Manuel de santé des
femmes handicapées

Jane Maxwell, Julia Watts Belser et Darlena David

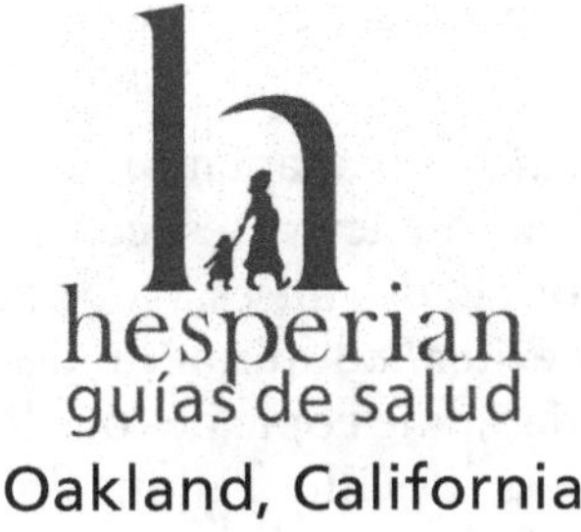

hesperian
guías de salud
Oakland, California

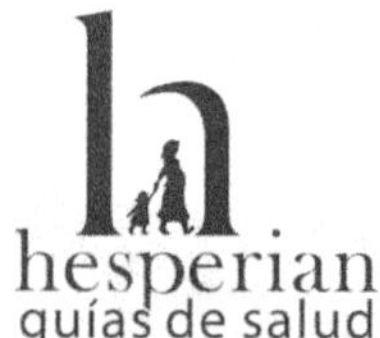

Publié par:
Hesperian Health Guides
2860 Telegraph Avenue
Oakland, California 94609, EE.UU.
www.hesperian.org

CE LIVRE PEUT ÊTRE AMÉLIORÉ AVEC VOTRE AIDE

Si vous êtes un agent de santé travaillant avec les communautés, un parent ou toute personne ayant des idées ou des suggestions sur la façon dont ce livre pourrait être amélioré pour mieux répondre aux besoins de votre communauté, veuillez écrire à Hesperian à l'adresse ci-dessus ou envoyez-nous un courriel à l'adresse hesperian@ hesperian.org

Nous vous remercions de votre aide.

CRÉDITS

Coordination technique : Jane Maxwell

Coordination de l'étude de la communauté : Jane Maxwell and Sarah Constantine

Soutien au projet : Soo Jung Choi, Michelle Funkhauser, Tawnia Queen, Heather Rickard, Karen Wu

Conception et production : Jacob Goolkasian, Shu Ping Guan, Christine Sienkiewicz, Sarah Wallis

Conception de la couverture : Iñaki Fernández de Retana, Jacob Goolkasian, Sarah Wallis

Rédaction supplémentaire : Pam Fadem, Judith Rogers, Edith Friedman

Sécretaires de redaction : Kathleen Vickery, Todd Jailer

Indexation : Victoria Baker

Relecture : Sunah Cherwin

Examen médical : Lynne Coen, Suzy Kim, Melissa Smith, Susan Sykes, Sandra Welner

Gestion de la rédaction : Darlena David

Supervision de la rédaction : Sarah Shannon

Gestion de la production : Todd Jailer

Artistes : Namrata Bali, Sara Boore, Heidi Broner, May Florence Cadiente, Barbara Carter, Gil Corral, Regina Faul-Doyle, Sandy Frank, Shu Ping Guan, Jesse Hamm, Haris Ichwan, Anna Kallis, Delphine Kenze, Joyce Knezevitch, Sacha Maxwell, Naoko Miyamoto, Lori Nadaskay, Mabel Negrete, Gabriela Nuñez, Connie Panzarini, Kate Peatman, Petra Röhr-Rouendaal, Carolyn Shapiro, Ryan Sweere, Sarah Wallis, Lihua Wang, David Werner, Mary Ann Zapalac

Couverture des emplacements des photos et des photographes (de la gauche vers la droite, dans le sens inverse des aiguilles d'une montre) : Uganda, Jan Sing ; World Bank/Cambodia, Masaru Goto ; Mexico, Suzanne C. Levine ; India, Amy Sherts ; Bulgaria, Sean Sprague/SpraguePhoto.com ; World Bank/Uzbekistan, Anatoliy Rakhimbayev

Couverture arrière : Uganda, UMCOR-ACT International, Paul Jeffrey ; Bangladesh, Jean Sack/ICDDRB, Courtesy of Photoshare

Permissions : Nous remercions les organisations suivantes de nous avoir donner la permission d'utiliser les illustrations: Breast Health Access for Women with Disabilities de Alta Bates Summit Medical Center (pour une image); Pearl S. Buck International, Vietnam (pour des images sur le langage de signe) ; Sahaya International, USA (pour des illustrations de langage de signe tirées des photos du *The Kenyan's Deaf Peer Education Manual*) ; et Jun Hui Yang pour les illustrations du langage de signe en Chinois).

REMERCIEMENTS

Il est impossible de remercier, de manière adéquate, toutes les personnes qui ont aidé à faire de « *Manuel de santé des femmes handicapées* », une réalité. Cela a commencé il y'a 10 ans comme une bonne idée partagée par 2 femmes, et est devenu une collaboration internationale remarquable entre les femmes handicapées et leurs amis dans plus de 40 pays.

Le fait de citer le nom d'une personne ne veut pas dire combien ses efforts et ses idées ont permis d'écrire ce livre. Chaque membre du personnel, chaque interne et bénévole ici à Hesperian a également aidé à faire paraitre ce livre dans le monde, y compris ceux qui ont mobilisé des ressources, gérer les finances, publier nos documents et les emballer et les distribuer à travers le monde.

Avec nos infatigables rédacteurs médicaux, nous avons fait appel à quelques réviseurs encore et encore, et ils méritent une mention spéciale et nos remerciements les plus sincères: Naomy Ruth Esiaba, Kathy Martinez, Gail McSweeney, Janet Price, Judith Rogers, Andrea Shettle, Ekaete Judith Umoh, et Veda Zachariah. Merci aux groupes des personnes handicapées qui ont beaucoup contribué à travers leurs cœurs, leur temps, et leurs expériences personnelles pour nous aider à nous assurer que les documents contenus dans ce livre, seraient utiles aux femmes handicapées dans le monde entier :

Afghanistan : Association Nationale des Femmes en situation de Handicap de l'Afghanistan (NAWDA)

Burkina Faso : Association Le Tisserin et Wilde Ganzen INGO

Cambodge: Women with Disabilities Committee of the Disability Action Council

Chine : MSI Professional Services

Colombie : Colombian Association for Disabled Peoples (ASCOPAR)

Corée du Sud : Korea Differently Abled Women United

El Salvador : La Asociación Cooperativa de Grupo Independiente Pro Rehabilitación Integral (ACOGIPRI)

Etats-Unis : Mobility International USA (MIUSA), Through the Looking Glass, Women Pushing Forward, and World Institute on Disability (WID)

Fiji : Support Group for Women with Disabilities

Finlande : Abilis Foundation, and The National Council on Disability

République de Georgie : Gori Disabled Club

Inde : Amar Jyoti Charitable Trust, Blind People Association, Catholic Relief Services (CRS), Disabled People's International, Humane Trust, and Sanjeevini Trust

Jamaique : Combined Disabilities Association

Kenya : The Bob Segero Memorial Project, and Hope

Laos : Lao Disabled People's Association, and Lao Disabled Women Development Center

Lebanon : Arab Organization of Disabled People, and National Association for the rights of Disabled People Lebanon (NARD)

Lesotho : Lesotho National Federation of Organizations of Disabled

Ile Maurice : Association des Femmes en situation de Handicap

Népal : Nepal Disabled Women Society, and Rural Health Education Services Trust (RHEST)

Nigeria : Family-Centered Initiative for Challenged Persons (FACICP)

Palau : Organization of People with Disabilities (Omekasang)

Philippines : Differently Abled Women's Network (DAWN), Disabled People's Internationa (DPI), and KAMPI

Russie : Perspektiva (Regional Society of Disabled People)

Tanzanie : Le Conseil National pour les Personnes en situation de Handicap.

Thailande : Disabled People's International-Asia Pacific

Trinidad/Tobago : Tobago School for the Deaf, Speech and Language Impaired

Ouganda : Disabled Women's Network and Resource Organisation (DWNRO), Mobility Appliances by Disabled Women Entrepreneurs (MADE), and National Union of Disabled Persons of Uganda

Vietnam : Vietnam Veterans of America Foundation

Yémen : Arab Human Rights Foundation

Zimbabwe : Disabled Women Africa (DIWA), National Council on Disabled Persons of Zimbabwe, Southern Africa Federation of the Disabled (SAFOD), and Women with Disabilities Development (ZWIDE)

Notre profonde gratitude à toute personne qui nous a généreusement consacré son temps et ses connaissances. Votre engagement à rendre les soins de santé accessibles aux femmes handicapées a contribué à la publication de ce livre.

Caroline Agwanda
Fatuma Akan
Firoz Ali
Janet Connatser Allem
Eric Anderson
Soc Balingit
Florence Baingana
Monica Bartley
Denise Bergez
Kim Best
Bimala Sharma Bhandari
Michael Blake
Cheri Blauwet
Joan Bobb-Alleyne
Claire Borkert
Tina Bregvadze
Ron Brouillette
Arlene Calinao
Cynthia Carmichael
Susan Canas
Silvia Casey
Phonesavanh Chandavong
Sivila Chanpheng
Sujith J. Chandy
Gladys Charowa
Farai Cherera
Rosemary Ciotti
Alicia Contreras
Ann Cupola Freeman
John Day
Kathryn Day
Roshni Devi
Tara Dikeman

Lori Dobeus
Pamela Dudzik
Shalini Eddens
Sana Ali El-Saadi
Jennifer Fahnbulleh
Nancy Ferreyra
Anne Finger
Lee Gallery
Monica Gandhi
Katherine Gergen
Anita Ghai
Eileen Girón Batres
Nora Groce
Heba Hagrass
Maria Harkins
Phyllis Harshaw
Sari Heifetz
Karen Heinicke-Motsch
Taija Heinonen
Susan Heller
Kevin Henderson
Judith Heumann
Rachael Holloway
Rob Horvath
Ralf Hotchkiss
Honora Hunter
Venus Ilagan
Namita Jacob
Lisa Jensen
Usha Jesudasan
Kathy Al Ju'beh
Rachel Kachaje
James G. Kahn
Wendy Kahn
Deborah Kaplan

Manali Kasbekar
Susan Kaur
Christie Keith
Jennifer Kern
Jahda Abou Khalil
Jackie Ndona Kingolo
Pat Kirkpatrick
Kristi L. Kirschner
Justine Kiwanuka
Mari Koistinen
Kathleen Lankasky
BA Laris
Ye Ja Lee
Anne Leitch
Cindy Lewis
Gertrude Likopo Lesoetsa
Rebecca C. Lim
Hoang Cam Linh
Sari Loijas
Lizzie Longshaw
Josephine Lyengi
Annie Malinga
Peggy Martinez
Rajaa Masabi
Melissa May
Katherine McLaughlin
Joan McNeil
Lemnis Geraldo Mendez
Ruth Miller
Linda D. Misek-Falkoff
Sruti Mohaptra
Linda Mona
Winifred Mujesia

Frank Mulcahy
Irene Busolo Mwenesi
Dorothy Musakanya
James Mwanda
Safia Nalule
Sucheta Narang
Kanika Sophak Nguon
Papa Djibril Niang
Cathy Noble
Corbett O'Toole
Deborah Ottenheimer
Judy Panko Reis
Lauri Paolinetti
Rafael Peck
Elizabeth Pearl Penumaka
KP Perkins
Minh Hang Pham
Allison Phillips
Judith Pollack
Jureeratana Pongpaew
Zohra Rajah
Barbara Ridley
Pia Rockhold
Denise Roza
Laura Ruttner
Mariana Ruybalid
Robert Sampana
Beatriz Elena Satizabal
Marsha Saxton
Estelle Schneider
Rosemary Segero
Lonny Shavelson

Maya Shaw
Julia Shelby
A.Shivasanthakumar
Caroline Signore
Meenu Sikand
Julia Simonova
Kathy Simpson
Jan Sing
Judith Smith
Florence Nayiga Ssekabira
Yvette Swan
Susan Sygall
Michael Tan
Supattraporn « Mai » Tanatikom
Le Tesserin
Carolyn Thompson
Uma Tuli
Meldah B. Tumukunde
Doralee Uchel
James Ullman
Nance Upham
Aruna Uprety
Elizabeth Valitchka
Koen Van Rompay
Jyoti Chandulal Vidhani
Zainab K. Wabede
Jessica Mak Wei-E
Ann Whitfield
Amy Wilson
Dayna Wolfe
Lin Yan

Nous voulons aussi remercier et nous rappeler des femmes qui ont beaucoup contribué, pas seulement pour ce livre, mais à la communauté des femmes handicapées dans le monde entier. Malheureusement, elles sont mortes avant la publication de ce livre : Hellen Winifred Akot, Tanis Doe, Ana Malena Alvarado, Connie Panzarini, Nanette Tver, Barbara Waxman-Fiduccia, et Sandra Welner.

Nous remercions également les fondations et les particuliers suivants pour leur générosité dans l'appui financier de ce projet : Alexandra Fund ; Chaim Tovim Tzedakah Fund of the Shefa Fund ; Christopher Reeve Paralysis Foundation ; Displaced Children and Orphans Fund/ Leahy War Victims Fund, U.S. Agency for International Development (selon les termes du contrat no. 06-TSC-022 de JHPIEGO) ; Flora Family Foundation ; Ford Foundation ; Global Fund for Women ; James R. Dougherty Jr. Foundation ; Jennifer Kern ; Kadoorie Charitable Foundation ; Margaret Schink ; Marguerite Craig ; Marji Greenhut ; May and Stanley Smith Charitable Trust ; Fonds Fiduciaire Norvégien-Néerlandais pour la Parité Hommes-Femmes/Banque Mondiale ; Agence Suédoise de Développement International ; West Foundation et Change the Game Academy, ONG Wilde Ganzen Pays Bas.

TABLE DES MATIÈRES

Introduction..1

    Pourquoi un livre sur la santé des femmes handicapées ?................ 1

    Obstacles à l'accès aux soins de santé de qualité 2

    A qui est destiné ce livre ? 2

1. Le handicap et la communauté 5

    Qu'est-ce qu'un handicap ? 6

    Causes du handicap................................. 10

    Fausses idées et mythes sur le handicap 15

    Travail pour le changement 16

2. Offrir des soins de santé adaptés aux personnes handicapées............................. 29

    L'accès aux soins de santé est un droit pour tous 33

    Rendre les services de santé accessibles .. 35

    Des idées peu coûteuses pour faciliter l'accès aux bâtiments............................. 38

    A l'agent de santé : 41

    Travail pour le changement 44

3. La santé mentale 49

    Les obstacles à la santé mentale 50

    Les troubles mentaux courants................. 54

    Maladie mentale grave (psychose) 59

    Comment venir à bout de la santé mentale.................................. 60

    Les familles et les communautés peuvent promouvoir la santé mentale............... 68

4. Comment comprendre votre corps 71

    Le début de la transformation physique chez la fille (puberté)........................... 71

    Les saignements mensuels (règles, menstruations) 74

    Lorsque votre corps se transforme 76

    Le système reproducteur d'une femme ...77

    Lorsque vous être incapables de contracter une grossesse (stérilité)....... 81

5. Prendre soin de son corps 85

    Bien manger pour être en bonne santé... 86

    Faire du sport 88

    Prévention des problèmes de santé courants..96

    Passage de l'urine et des selles.............. 100

    Traitement et prévention des infections urinaires 105

    Le contrôle des intestins........................ 107

    La menstruation.................................... 109

    Secrétions vaginales.............................. 111

    Escarres de décubitus 114

    Hypertension artérielle soudaine avec des migraines (aréflexie).................... 117

    Gérer la douleur.................................... 120

    Travail pour le changement 121

6. Les examens médicaux **125**

Les femmes handicapées ont besoin
   d'examens médicaux........................125
L'examen des seins.............................. 128
L'examen pelvien 130

Autres examens pour rester
   en bonne santé 135
Travail pour le changement 136

7. La sexualité **139**

Les croyances néfastes à la sexualité
   des femmes handicapées 140
Comment apprendre la sexualité 142
Les différentes méthodes pour avoir
   des rapports sexuels 147

Les problèmes éventuels lors
   des rapports sexuels 151
Travail pour le changement 154

**8. Santé sexuelle : Eviter les infections sexuellement transmissibles
y compris le VIH/SIDA** **157**

Définition des infections sexuellement
   transmissibles 158
Définition du VIH/SIDA......................... 169
Éviter les infections à la maison 179

Rapports sexuels protégés 180
Travail pour le changement 182

9. La planification familiale **185**

Comment fonctionnent les méthodes
   de planification familiale ? 187
Les méthodes locales de
   contraception 189
Les méthodes hormonales 196
Allaitement.. 199

La méthode naturelle 200
Stérilisation 203
Les méthodes contraceptives d'urgences
   (la pilule du lendemain).....................205
L'avortement...207

10. Grossesse **209**

Décider du moment d'avoir un bébé.....209
Planifier votre grossesse et votre
   accouchement.................................. 213
Rester en bonne santé pendant la grossesse
   215

Les 9 mois de grossesse 217
Malaises pendant la grossesse 220
Problèmes médicaux fréquents 230
Travail pour le changement 233

11. Le travail et l'accouchement **235**

Le travail et l'accouchement.................236
Accouchement par intervention
   chirurgicale (Césarienne) 244
Signes dangereux pendant le travail......245
Signes dangereux pour la mère
   au cours des premiers jours de
   l'accouchement 247

Soins de la nouvelle maman.................249
Soins du nouveau-né 250
Travail pour le changement 251

12. Prendre soin de votre bébé **253**

Allaiter le bébé 255
Si vous ne pouvez pas allaiter 257
Difficultés liées à l'allaitement 259
VIH/SIDA et allaitement 261
Utiliser d'autres types de lait 263
Nourrir un bébé plus âgé 265
Réconforter le bébé 266
Dormir avec le bébé 268
Changer et habiller le bébé 268
Nettoyer le bébé 269
Porter et se déplacer avec un bébé 271
Suivre le bébé 273
Protection de la santé des enfants 274

13. Grandir avec un handicap **277**

Problèmes de santé causés par le
vieillissement 278
Trouver de nouvelles façons de faire
les choses 281
Dépression (tristesse extrême ou
insensibilité) 282
Lorsque les menstrues cessent
(ménopause) 282
Relations sexuelles après la fin des
menstrues 284
Vivez une vie active 285
Travail pour le changement 286

14. Abus, violence, et auto-défense **287**

Différents types d'abus 289
Violence physique 294
Prévention des abus 295
Soutien aux femmes qui quittent les
partenaires violents 297
Abus sexuel 298
Agression sexuelle et viol 299
Mauvais traitement dans
les établissements 306
Ce que vous pouvez faire pour être
à l'abri de la violence 308

15. Soutien aux donneurs de soins **313**

La communauté doit valoriser
les donneurs de soins 315
Les donneurs de soins ont également
besoin d'aide 317
Prenez soin de vous 319
Former un groupe de donneurs
de soins 321

Pages vertes **327**

Comment prendre des médicaments en
toute sécurité 327
Prendre d'autres médicaments avec
votre médicament pour personnes
handicapées 328
Types de médicaments 330
Liste des problèmes 331
Contraceptifs oraux 356
Planification familiale d'urgence 358
Médicaments contre le VIH/SIDA
(Traitement ARV) 359

Prenez soin de votre matériel **364**

Prothèses auditives 364
Utilisation d'un bâton pour
se déplacer 366
Prenez soin de votre
fauteuil roulant 367

Le langage de signes pour la santé **370**

Pour en savoir plus **373**

Liste de mots difficiles **378**

Index **382**

Introduction

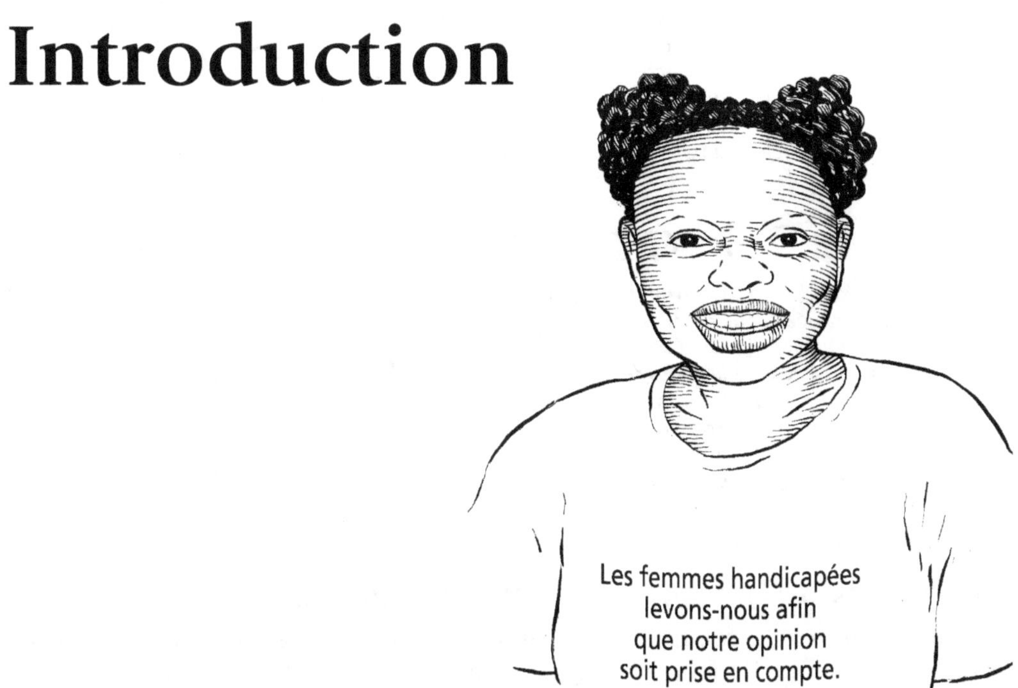

Pourquoi un livre sur la santé des femmes handicapées ?

Les femmes handicapées doivent rester en bonne santé. Une bonne santé va au-delà de l'absence de maladies. Lorsqu'une femme porteuse d'un handicap est en bonne santé, cela veut dire qu'elle se sent bien dans son corps, dans ses pensées et dans son esprit.

Les femmes handicapées peuvent s'occuper de leur propre santé lorsqu'elles ont des informations qui confirment leur connaissance de leurs corps et de leurs besoins en matière de santé. Elles peuvent également utiliser ces informations pour changer la façon dont les gens perçoivent le handicap. Si les femmes handicapées prennent leurs vies en main, elles gagneront le respect et le soutien de leurs communautés. Bien que le handicap lui-même ne constitue pas un problème de santé, la plupart du temps, les problèmes de santé des femmes handicapées, ne sont pas traités. Cela peut signifier qu'un simple problème de santé chez une femme porteuse de handicap, si il n'est pas traité, peut devenir un problème qui met la vie en danger.

Nous devons éliminer les obstacles qui empêchent les femmes handicapées d'être en bonne santé.

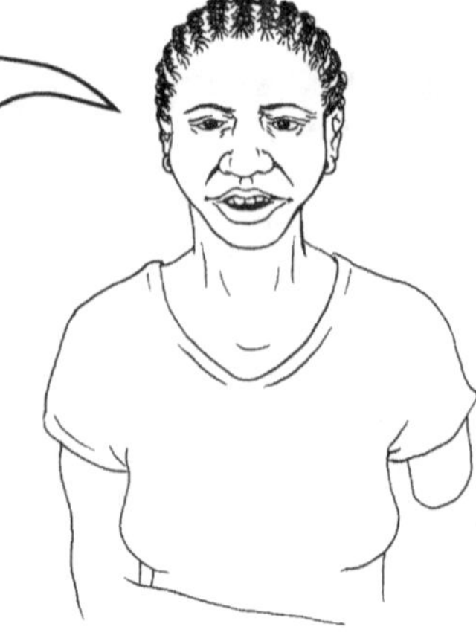

—Lizzie Longshaw,
Conseil National des
Personnes Handicapées du
Zimbabwe

OBSTACLES À L'ACCÈS AUX SOINS DE SANTÉ DE QUALITÉ

Comme la plupart des femmes, les femmes en situation de handicap ont des difficultés à avoir accès aux soins de santé dont elles ont besoin et au moment où elles en ont besoin.

Même si une femme vit près d'un centre de santé et possède assez d'argent pour payer les services, la plupart des cliniques, centres de santé et hôpitaux n'ont pas été construits de sorte à ce que tout le monde y ait accès. Les femmes handicapées se heurtent à des obstacles pour avoir accès aux soins de santé, lorsque les établissements sanitaires n'ont pas de rampes pour les fauteuils roulants, n'ont pas d'informations en Braille ou sur des cassettes audio pour les aveugles ou les malvoyants, n'ont pas des interprètes en langage de signe pour les femmes sourdes, et n'ont pas du personnel qui peut aider les femmes qui ont des problèmes d'apprentissage ou de compréhension.

L'autre problème est que les médecins et autres agents de santé ne sont généralement pas formés pour comprendre les besoins sanitaires des femmes handicapées. De ce fait, les agents de santé peuvent avoir des préjugés sur le handicap qui rendent difficile et complexe l'accès des femmes aux soins de santé de qualité.

Lorsque les femmes handicapées n'ont pas accès aux ressources, à l'éducation, et aux autres opportunités, elles sont plus vulnérables à la pauvreté, à l'exploitation, et à l'abus. Sans la foi en et la prise de conscience de leurs droits, elles sont parfois marginalisées sur le plan social. Cela crée même plus d'obstacles à l'accès aux soins de santé.

A QUI EST DESTINÉ CE LIVRE ?

Ce livre a été écrit pour les millions de femmes handicapées dans le monde qui souffrent et meurent inutilement parce qu'elles n'ont pas accès aux soins de santé appropriés.

Ce livre peut aider de nombreuses femmes handicapées à mieux s'occuper d'elles-mêmes, d'améliorer leur santé, leurs capacités et leur autonomie en général et leur aptitude à prendre plus efficacement part aux activités de leurs communautés.

Ce livre est un manuel de réadaptation et ne contient pas toutes les informations nécessaires pour diagnostiquer et traiter les différentes sortes de maladies, maux, ou handicap. Ce livre a d'autres objectifs.

Ce livre donne des informations sur la manière dont un handicap peut rendre les besoins en matière de santé d'une femme handicapée différents de ceux d'une femme qui ne sont pas porteuse de handicap.

Les informations contenues dans ce livre aideront les femmes en situation de handicap à avoir de meilleurs soins auprès des autres.

Ce livre aidera les agents de santé, ainsi que les membres de la famille et les donneurs de soins, à apprendre que le handicap en lui-même n'est pas synonyme de maladie, mais qu'une femme handicapée –une femme aveugle, ou une femme qui utilise un fauteuil roulant - peut contracter des maladies comme le VIH/SIDA ou le paludisme, tout comme les femmes qui ne sont pas porteuses de handicap.

Ce livre aidera les familles, les amis, les agents de santé communautaires, et d'autres personnes qui assistent les femmes handicapées, à être des partenaires dans la prise en charge.

Ce livre contient également des informations sur les causes sociales du handicap, et propose des moyens pour aider à changer les sentiments et les croyances qui sont nuisibles à la santé des femmes handicapées, à leurs familles, et à leurs communautés.

Pour rendre le livre le plus utile possible, les femmes handicapées du monde entier, ont partagé leurs besoins en matière de santé, leurs croyances et leurs pratiques, et nous ont dit ce qu'elles souhaitaient qu'on aborde dans le livre. Leurs voix, leurs expériences, et leurs histoires ont aidé à façonner la rédaction et sont évoquées dans chaque page.

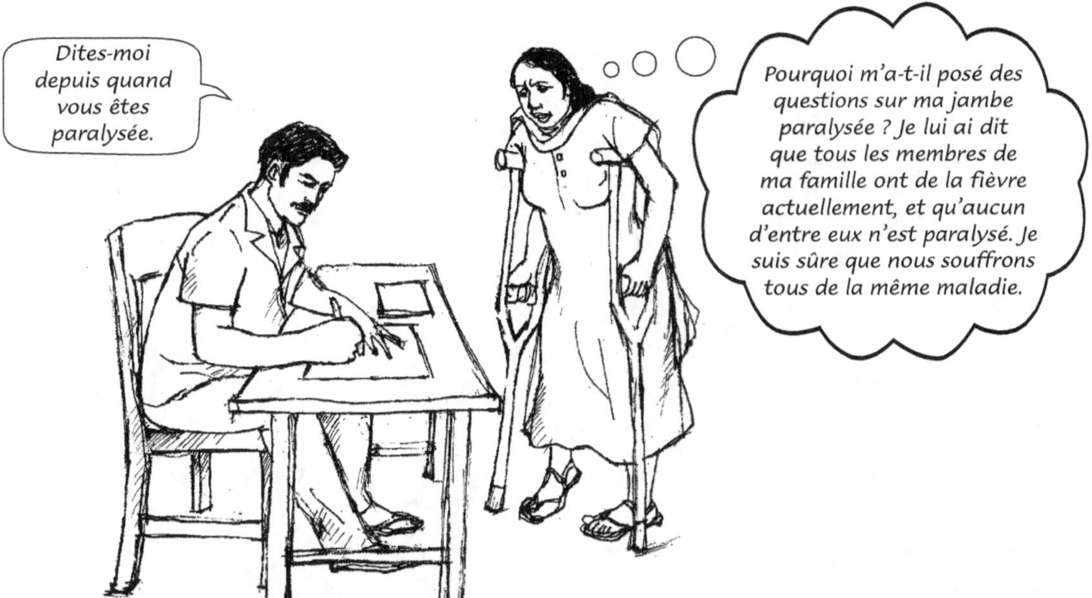

Le handicap et la communauté

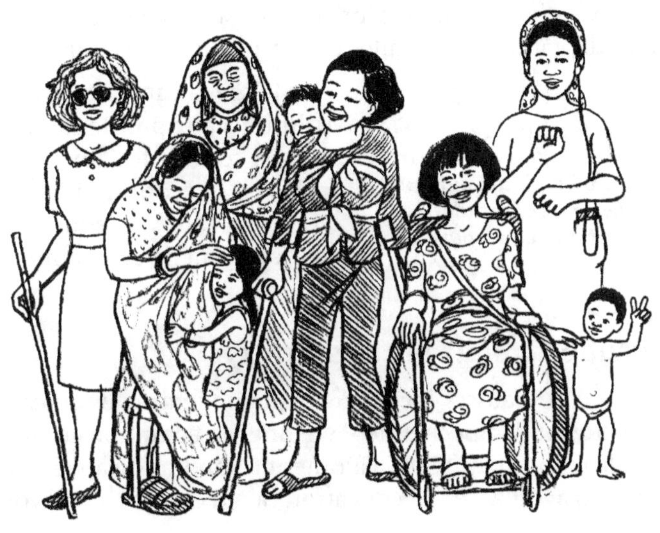

Les femmes handicapées ont droit à la santé. La bonne santé dépend de la quantité des aliments nutritifs, de l'activité physique régulière, et de l'accès aux informations et aux services pour prévenir et traiter les problèmes de santé, notamment les problèmes liés à la santé reproductive. Aussi pour développer tout leur potentiel, les filles et les femmes handicapées ont besoin d'une bonne éducation, d'emplois et d'opportunités pour être impliquées dans leurs communautés.

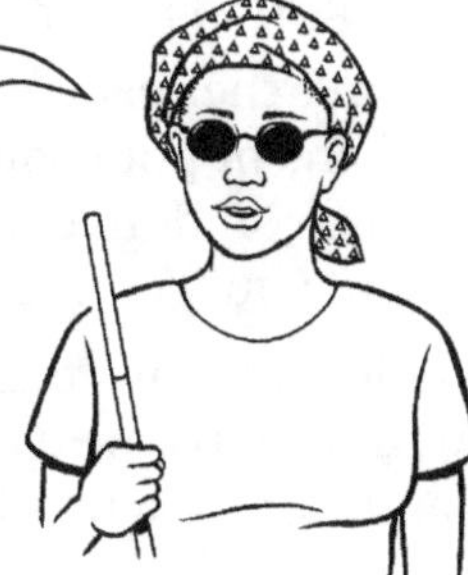

1 femme sur 10 est porteuse de handicap qui affecte sa vie au quotidien.

Qu'est-ce qu'un handicap ?

De nombreuses femmes handicapées utilisent le terme « déficience » pour faire référence à leurs propres limites. Ces limites peuvent comprendre la cécité, la surdité, l'état physique qui peut rendre la mobilité ou la parole difficile, rendre la compréhension ou l'apprentissage plus difficile, ou encore peut provoquer des convulsions.

Une femme handicapée peut se déplacer, voir, entendre, ou apprendre ou comprendre de manière différente par rapport à une femme qui ne souffre pas de handicap. Elle peut faire des activités de la vie quotidienne de façon différente lorsqu'elle communique, mange, se lave, s'habille, se lève lorsqu'elle est couchée, et s'occupe de son bébé ou encore l'allaiter. L'adaptation à ses limites fait partie de sa vie au quotidien.

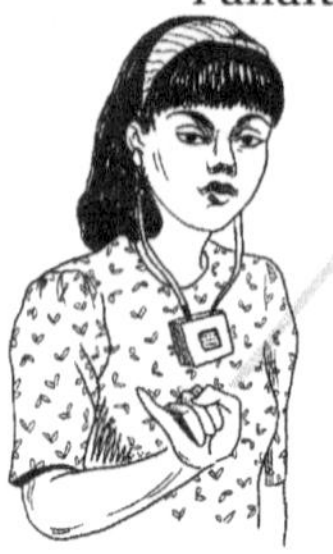

Malgré la capacité de la femme à trouver des solutions aux problèmes causés par son handicap, elle est confrontée aux obstacles sociaux, physiques, culturels et économiques qui l'empêchent d'avoir accès à la santé, à l'éducation, à la formation professionnelle et à l'emploi.

Les attitudes créent les obstacles

Les attitudes et les fausses idées sur ce qu'une femme handicapée peut faire ou ne peut pas faire, peuvent l'empêcher de vivre une vie épanouie et saine, ou de prendre part à la vie de la communauté. Ils s'ajoutent à son handicap en créant des barrières qui l'empêchent d'avoir accès à l'éducation ou à l'emploi, et d'avoir une vie sociale.

Par exemple, un enseignant peut penser qu'une fille ne peut pas apprendre parce qu'elle est aveugle ou sourde. Mais, la capacité d'une fille à voir ou à entendre n'est pas le problème. Une fille qui est aveugle peut apprendre en écoutant et en utilisant d'autres sens tels que l'odorat et le toucher. Elle peut même apprendre plus si elle possède des

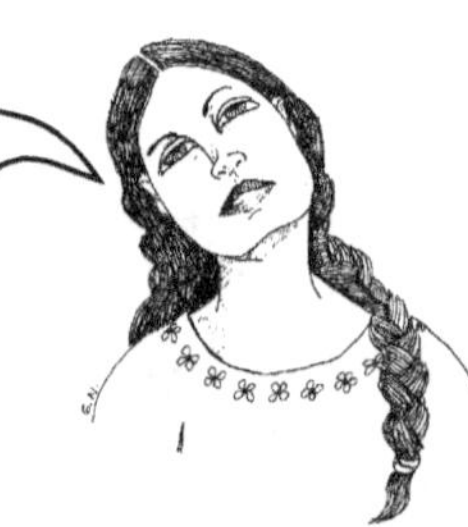

livres en Braille ou des informations sur les cassettes audio. Et une fille qui est sourde peut apprendre à travers le langage de signes et les méthodes d'apprentissage visuel.

Une femme qui ne peut pas marcher peut être capable d'avoir une très bonne carrière et être en mesure de gagner de l'argent pour soutenir sa famille. Mais si sa famille ou sa communauté ont honte de la façon dont elle se déplace et souhaitent qu'elle reste cachée, c'est ce sentiment de honte qui l'emmènera à se sentir handicapée.

Il existe des personnes handicapées dans toutes les communautés. Cela est normal. Mais, il n'est pas normal pour une personne d'être victime de discrimination et d'exclusion à cause de son handicap. Cela handicape cette personne d'avantage.

La compréhension médicale du handicap

De nombreux médecins et autres agents de santé ne voient que le handicap dont une personne peut souffrir. Ils ne considèrent pas la personne souffrant de handicap comme une personne ou une femme complète. Ils pensent que les personnes souffrant de « handicap » ont quelque chose « qui ne va pas » chez eux et doivent être soignées, rééduquées ou protégées.

Si à cause des escaliers ou des mauvaises attitudes, les hôpitaux ne sont pas fréquentés par tout le monde, c'est le système médical qui a donc un « problème » et qui doit être soigné ou rééduqué. Dans ce cas, il ne s'agit pas de la femme handicapée mais de la compréhension médicale du handicap qui empêche la femme handicapée de vivre une vie saine et épanouie.

Nous allons nous occuper de nos handicaps, mais seulement si vous pouvez arrêter de provoquer la discrimination sociale à laquelle nous sommes confrontées.

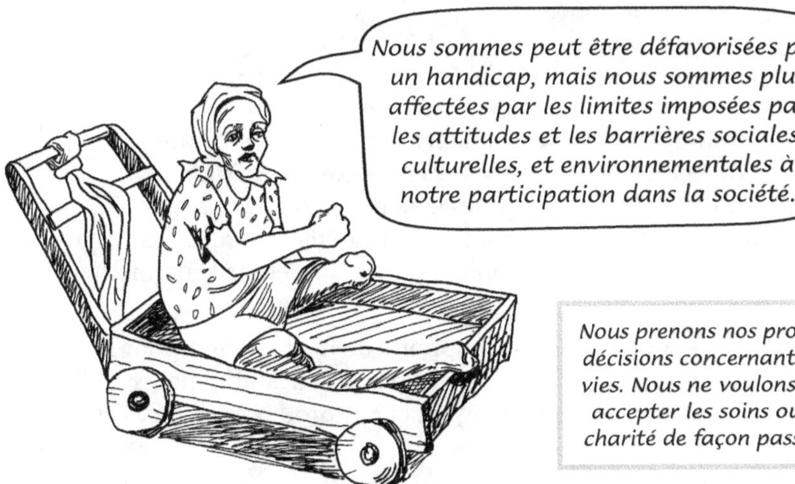

Le handicap fait partie de la vie

Il y'aura toujours des personnes nées avec des handicaps. Et il y'aura toujours des accidents et des maladies. Mais, les gouvernements et les communautés peuvent travailler pour changer les causes sociales du handicap—les limites imposées aux personnes handicapées à cause des attitudes, et des barrières sociales, culturelles, économiques, et physiques à leur participation dans la société. La santé physique et mentale des femmes handicapées s'améliorera lorsque les communautés amélioreront l'accès, feront face aux préjugés, et créeront des opportunités d'emploi.

Des femmes souffrant de handicaps montrent la voie à suivre à Bangalore, en Inde

Dans la ville de Banglore au sud de l'Inde, 4 jeunes femmes handicapées physique--Shahina, Noori, Devaki et Chandramma—fabriquent et fixent des supports et des appareils de réadaptation. Elles travaillent à l'Atelier de Supports de Réadaptation par les Femmes Handicapées (RAWWD), qui a été créé en 1997 par 8 femmes handicapées qui ont été formées par une ONG nommée Mobility India pour fabriquer des supports de mobilité.

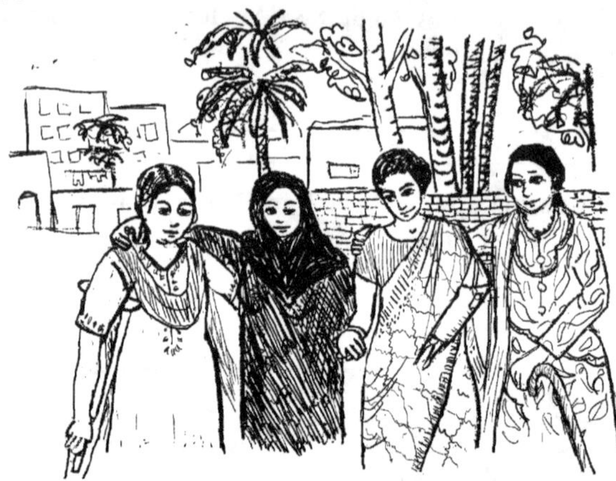

Bien qu'il existe d'autres équipements, seuls les techniciens étaient disponibles pour mesurer et fabriquer des supports, et les femmes handicapées hésitaient à aller vers eux jusqu'à ce que RAWWD fût créé. Elles étaient gênées de laisser les hommes prendre les mesures et fabriquer des supports pour elles. En raison de cela, de nombreuses femmes n'ont pas utilisé les supports qui pourraient leur permettre d'être mobiles.

RAWWD fabrique maintenant une variété de supports de réadaptation pour les chevilles, les pieds et les genoux. Nous avons des béquilles, des déambulateurs, des chaussures, des ceintures, des appareils orthopédiques et des prothèses (jambes et pieds artificiels).

Au fur et à mesure que les femmes de RAWWD renforcent leur confiance et leurs compétences, elles fournissent des services à d'autres organisations travaillant avec des personnes handicapées, et maintenant elles fournissent aussi des services à plusieurs hôpitaux et médecins privés à Bangalore.

Les femmes obtiennent le matériel pour fabriquer les supports, tenir les registres de clients, organiser des visites de suivi, et gérer leur business. RAWWD encourage aussi les autres femmes handicapées à devenir des techniciennes et les forme à fabriquer des supports et des appareils de réadaptation. Cela fait la promotion des femmes handicapées , notamment les femmes qui ont été abandonnées par leurs familles, et leur permet aussi d'avoir des moyens de subsistance.

Ressources et opportunités

Dans plusieurs communautés, les femmes ont très peu de ressources et d'opportunités par rapport aux hommes. Cette inégalité entre les hommes et les femmes est aussi réelle chez les personnes handicapées.

Les fauteuils roulants, les prothèses, les cours en langage de signe, les ardoises de Braille (qui permettent aux femmes aveugles de lire) et d'autres ressources sont souvent chères et moins disponibles pour les femmes handicapées par rapport aux hommes. Sans de tels supports, les filles et les femmes handicapées ont difficilement accès à l'éducation et ont des difficultés à faire les choses elles-mêmes. Par conséquent, elles sont moins en mesure d'obtenir des emplois, d'avoir un contrôle de leurs propres vies, et de prendre activement part à la vie de leurs communautés.

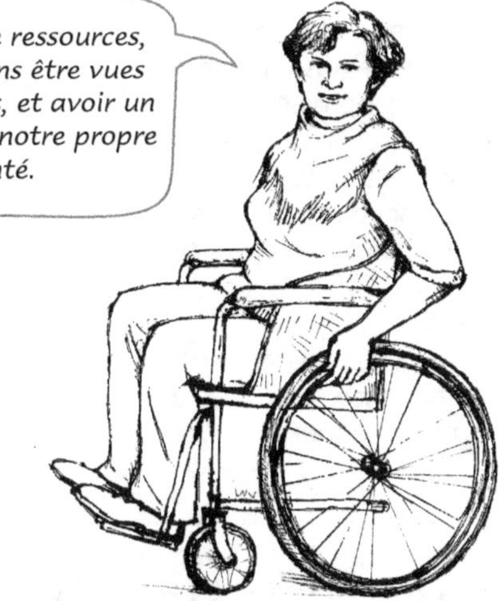

Barrières physiques

De nombreuses femmes handicapées ne peuvent pas utiliser les infrastructures, les banques, ou les hôpitaux parce que la plupart des immeubles n'ont pas de rampe, de rambarde, d'ascenseurs, etc. Les barrières physiques empêchent les femmes handicapées de se déplacer par elles-mêmes. Lorsque les femmes sont confrontées à ces barrières, elles ne sont pas parfois en mesure d'avoir une bonne alimentation, assez d'exercice, ou des soins de santé dont elles ont besoin.

De nombreuses personnes, y compris les agents de santé peuvent penser que si une femme qui utilise un fauteuil roulant ne peut pas entrer dans un immeuble à cause des escaliers, elle doit apprendre à porter des attelles, ou à utiliser des béquilles, ou avoir quelqu'un pour la porter. Ce n'est pas son handicap, mais plutôt la barrière physique qui l'empêche d'entrer dans l'immeuble. S'il y'avait une rampe pour qu'elle puisse rouler son fauteuil dans l'immeuble, il n' y'aurai pas de problème.

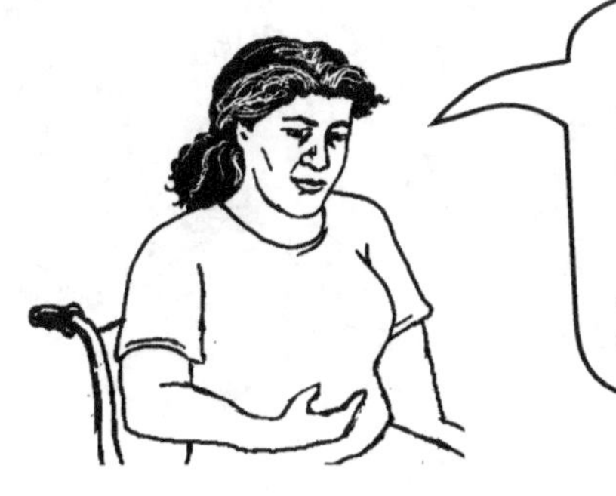

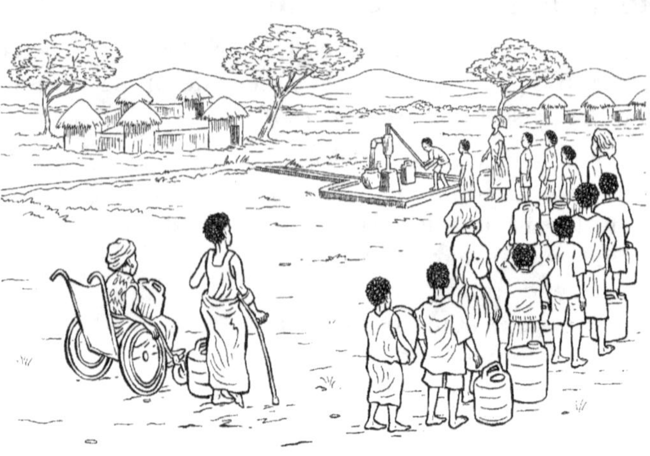

Les agents de développement viennent dans les villages avec leurs projets. Et ils y travaillent avec les femmes ; toutes les femmes. Et la femme handicapée... elle s'occupera d'une famille aussi. Ils mettront en place des projets d'eau qui ne sont pas accessibles aux femmes handicapées. Et celles-ci voudront aussi puiser de l'eau. Et ils ne pensent pas à tout cela.

—*par une femme Zimbabwéenne participant à la 3e Conférence Mondiale sur les Femmes à Nairobi en 1985.*

Les femmes handicapées qui ont droit à la suppression des barrières sociales et physiques.

Causes du handicap

Certaines femmes sont handicapées depuis leur naissance. D'autres deviennent plus handicapées au fil du temps. Certaines femmes deviennent handicapées soudainement, à cause d'un accident ou d'une maladie.

Il n'est pas possible de prévenir les handicaps. Les bébés se forment de façon différente dans l'utérus et personne ne connait la raison.

Mais plusieurs handicaps chez les bébés sont causés par les mauvaises conditions de vie des femmes. Si les femmes peuvent avoir une alimentation plus nutritive, se protéger des produits chimiques toxiques, et avoir des soins de santé, y compris les soins au moment de la naissance, plusieurs handicaps pourraient être évités.

PAUVRETÉ ET MALNUTRITION

La pauvreté est l'une des grandes causes du handicap. Les personnes pauvres sont les plus exposées au handicap, parce qu'elles sont obligées de vivre et de travailler dans un environnement malsain avec une mauvaise hygiène, des conditions de vie insalubres, et un faible accès à l'éducation, à l'eau potable, ou à une bonne et suffisante alimentation. Cela entraîne des maladies comme la tuberculose et la polio—et les handicaps sévères qu'elles provoquent—la plupart de ces maladies courantes sont facilement transmissibles.

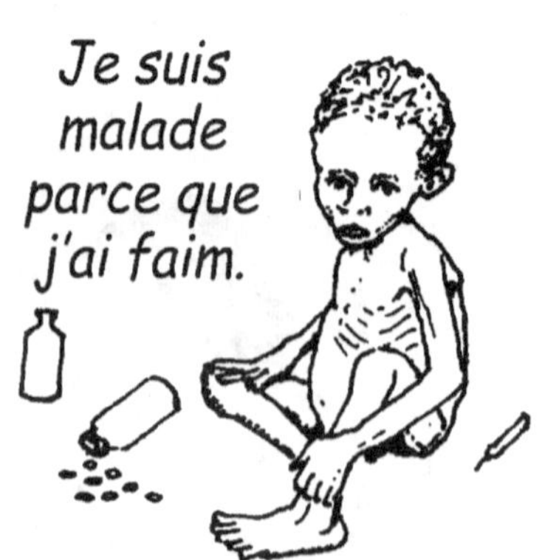

De nombreux bébés qui sont nés dans des familles pauvres, peuvent naître avec un handicap ou peuvent mourir en bas âge. Cela peut être dû au fait que la mère ne mangeait pas assez lorsqu'elle était enceinte ; ou peut être qu'elle ne mangeait pas assez lorsqu'elle était jeune. Dès l'enfance, la fille est parfois moins nourrie que le garçon. De ce fait, elle peut grandir plus lentement et ses os peuvent ne pas se développer normalement ; ce qui peut provoquer une difficulté plus tard au cours de l'accouchement—surtout si elle ne reçoit pas des soins de santé appropriés.

Si un bébé ou un enfant n'est pas bien nourri, il peut devenir aveugle ou avoir des difficultés d'apprentissage ou de compréhension.

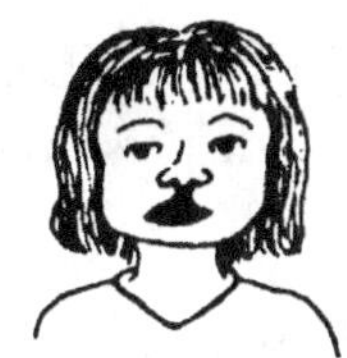

Lorsqu'elle était enceinte, la mère de cette fille souffrant de fente labiale et palatine n'a pas mangé des aliments contenant de l'acide folique et du calcium (tels que les légumes à feuilles vertes foncées, le haricot et les œufs).

GUERRE

Dans les guerres actuelles, les civils sont plus tués ou handicapés que les militaires, et la plupart d'entre eux sont des femmes et des enfants. Les explosions peuvent provoquer la surdité, la cécité, l'infirmité et d'autres blessures. La santé mentale est aussi fortement affectée par la violence. La destruction des maisons, des écoles, des centres de santé et des moyens de subsistance causée par les conflits et les guerres, entraîne l'accroissement du handicap, de la pauvreté et des maladies.

Les mines terrestres, les bombes à fragmentation, et les produits chimiques utilisés lors des guerres provoquent des handicaps dans le monde de nos jours plus que toute autre chose. Ils blessent souvent des femmes qui exercent leurs activités quotidiennes, telles que l'agriculture, et la recherche de l'eau et du bois.

Les explosions et les mines provoquent des blessures à la jambe et au bras, et parfois un enfant ou une femme doit être amputé(e). Mais seulement ¼ des personnes amputées obtient une jambe artificielle pour remplacer la jambe perdue, parce qu'elle est généralement chère ou difficile à trouver. Les membres de Mukti et Satti et le Pied de Jaipur sont des jambes artificielles fabriquées par des groupes en Inde qui sont de bonne qualité et peu couteux. Pour de plus amples informations, voir page 374.

Le traité international visant à interdire les mines illégales pourrait sauver de nombreuses vies et éviter des handicaps, mais certains gouvernements refusent toujours de le signer. Si votre gouvernement ne l'a pas encore signé, mettez-lui la pression.

ACCIDENTS NUCLÉAIRES

Beaucoup de personnes ont souffert après s'être exposées à une radiation massive. Cela s'est passé après des accidents dans les usines d'énergie nucléaire à Three Mile Island aux USA en 1979, et à Chernobyl en Ukraine en 1986. Et cela s'est également passé lorsque les USA ont jeté des bombes nucléaires sur le Japon en 1945. Ces incidents ont provoqué des destructions et des morts à grande échelle à cause de l'exposition à la radiation.

Les personnes qui ont survécu à ces accidents et à ces bombardements ont souffert notamment de cancers—de tumeurs dans diverses parties du corps, particulièrement dans la glande thyroïde—ou la leucémie (cancer du sang) ; toutes ces maladies conduisent à une mort précoce. Dans les communautés où ces incidents nucléaires se sont passés, il y a eu également un accroissement du nombre d'enfants nés avec des difficultés d'apprentissage, tels que le syndrome de Down.

FAIBLE ACCÈS AUX SOINS DE SANTÉ

Des soins de santé appropriés peuvent prévenir le handicap. Le travail et l'accouchement difficiles peuvent provoquer des anomalies congénitales, telles que la paralysie cérébrale. Les sages-femmes qualifiées peuvent identifier les risques et gérer les urgences ; elles peuvent éviter que les bébés naissent avec un handicap. L'Immunisation peut aussi prévenir certains handicaps. Mais la plupart du temps, les vaccins ne sont pas disponibles, ou les populations sont pauvres ou vivent loin de la ville, dans des zones où il n'y a pas assez de vaccins pour tout le monde.

MALADIE

Certaines maladies que la femme enceinte contracte peuvent provoquer des problèmes physiques ou des difficultés d'apprentissage lorsque le bébé naitra. Ces maladies peuvent provoquer les anomalies congénitales, comme la rougeole (rubéole), qui est une cause fréquente de surdité chez les nouveau-nés. Il existe un vaccin qui protège contre la rubéole, mais une femme qui est immunisée contre la rubéole ne doit pas tomber enceinte avant un mois.

La syphilis (voir page 163), l'herpès (voir page 165), et le VIH (voir page 169) peuvent être aussi transmis de la mère à l'enfant et provoquer des anomalies congénitales. Les femmes doivent donc être examinées et traitées pour les maladies sexuellement transmissibles afin de protéger le fœtus.

Si une femme souffre de rougeole (rubéole) au cours des 3 premiers mois de grossesse, son bébé pourrait naitre sourd.

Certaines maladies que le bébé ou l'enfant peuvent aussi provoquer un handicap, telles que la méningite, la polio, et la rougeole. Il est important que les nouveau-nés soient vaccinés pour être protégés (voir page 276). Les enfants qui vivent dans les endroits où la lèpre (maladie de Hansen) sévit, doivent être examinés et traités le plus tôt possible.

MÉDICAMENTS ET INJECTIONS

Lorsqu'ils sont bien utilisés, certains médicaments injectés, tels que les vaccins, sont importants pour protéger la santé et prévenir le handicap. Cependant, il y'a dans le monde de nombreuses injections qui sont inutiles. Chaque année, ces injections inutiles rendent malade, tuent ou handicapent de millions de personnes, notamment les enfants.

Le fait de faire des injections avec une aiguille ou une seringue sale est une cause fréquente d'infection et peut faire passer des germes qui provoquent des maladies graves, telles que le VIH/SIDA ou l'hépatite. Les injections souillées constituent également une cause fréquente d'infections qui provoquent la paralysie, des lésions de la moelle épinière

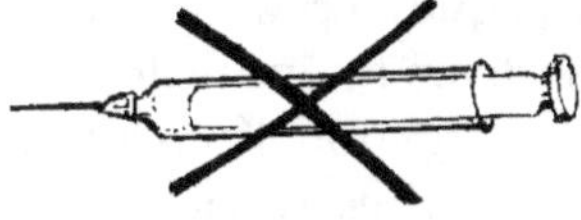

Eviter les injections inutiles.

et la mort. Certains médicaments administrés par voie injectable peuvent également provoquer des réactions allergiques dangereuses, un empoisonnement et la surdité chez le fœtus.

Une aiguille ou une seringue ne doit jamais être utilisée pour injecter plus d'une personne sans être régulièrement desinfectée.

Certains médicaments pris pendant la grossesse, peuvent provoquer des maladies chez le fœtus. L'usage excessif des médicaments injectables, tels que l'ocytocine pour accélérer l'accouchement et 'donner de la force' à la mère en travail, prive le bébé d'oxygène pendant l'accouchement. Il constitue une cause majeure de lésion cérébrale. Le fait de prendre l'alcool et le tabac au cours de la grossesse, peut provoquer des lésions sur le fœtus.

Tout le monde doit tenir compte des risques et des avantages éventuels de l'utilisation des médicaments. Les médecins, les infirmiers (e) et autres agents de santé, les pharmaciens, et toute autre personne doivent arrêter le mauvais usage et l'usage abusif des médicaments—particulièrement les injections. Pour avoir une idée sur le danger des injections inutiles, voir *Helping Health Workers Learn* (Aider les Agents de Santé à Apprendre), Chapitres 18, 19, et 27.

CONDITIONS DE TRAVAIL DANGEREUSES

Les femmes qui travaillent pendant de longues heures sans se reposer suffisamment, sont exposées aux accidents. Les femmes qui travaillent dans les usines, les mines ou les plantations peuvent être exposées aux machines, aux outils et aux produits chimiques dangereux. Les accidents, la surcharge de travail et l'exposition aux produits chimiques peuvent provoquer un handicap.

Un nombre croissant de femmes ont été en permanence blessées à cause de la violence au travail. Les superviseurs font souvent usage de la violence et des menaces pour emmener les femmes à travailler davantage et plus rapidement. Parfois, les autorités appellent les militaires ou la police pour empêcher les femmes d'aller en grève ou de protester contre les mauvaises conditions de travail.

ACCIDENTS

De nombreux enfants et femmes sont victimes de blessures handicapantes à la maison, en raison des brûlures dues aux feux de cuisson, les chutes, les accidents de la route, et le fait de respirer ou de consommer des produits chimiques toxiques. Les accidents de travail, notamment dans les secteurs moins règlementés, tels que les secteurs de la construction, l'agriculture, les mines, et les plus petites entreprises, constituent une source fréquente de handicap.

POISONS ET PESTICIDES

Les poisons, tels que le plomb trouvé dans la peinture, et les pesticides, tels que le poison pour rats, et autres produits chimiques peuvent provoquer un handicap chez les adultes, et des malformations sur les fœtus. Le fait de fumer ou de chiquer du tabac, et de boire l'alcool pendant la grossesse peut aussi nuire au bébé avant sa naissance.

Les gens utilisent parfois des produits chimiques sur leur lieu de travail ou dans les plantations sans être formés sur leur utilisation sans risque, ou sans même savoir s'ils sont dangereux. Les accidents dans les usines peuvent déverser du poison dans l'air, l'eau, ou sur le sol, provoquant de terribles problèmes de santé, y compris le handicap permanent.

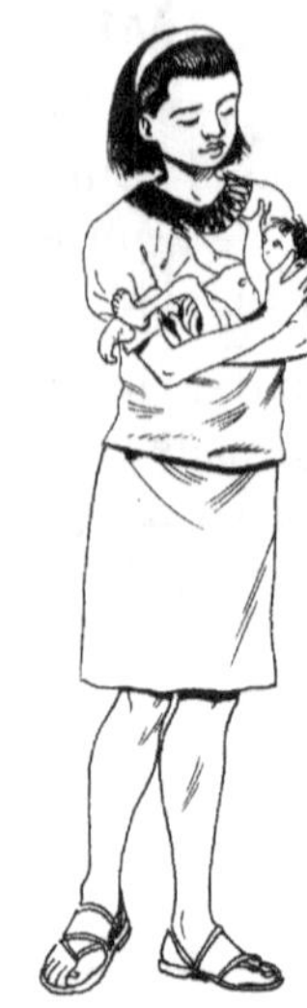

Cette femme était une ouvrière agricole et était exposée aux produits chimiques dangereux lorsqu'elle était enceinte. Cela a affecté le fœtus, et le bébé est né avec un handicap.

HANDICAP HÉRÉDITAIRE

Certains handicaps sont connus pour être héréditaires, tels que l'atrophie musculaire spinale et la dystrophie musculaire (maladies du muscle et des cellules nerveuses qui transportent les signaux provenant du cerveau, rendant les muscles du corps de plus en plus faibles et cessant petit à petit de fonctionner). Les femmes qui ont déjà un ou plusieurs enfants handicapés sont plus susceptibles de donner naissance à un enfant ayant le même problème. Lorsque des parents proches, tels que des frères et sœurs, des cousins germains, ou des parents et des enfants ont des enfants ensemble, ces enfants sont davantage exposés au handicap. Les enfants nés des mères âgées de 40 ou plus, sont plus exposés au syndrome de Down. Cependant, la plupart des handicaps ne sont pas héréditaires. Ils ne sont pas, non plus, provoqués par la mère d'une manière significative. Dans la plupart des cas, les parents d'un bébé né avec un handicap n'ont rien fait pour provoquer le handicap. Ils ne doivent pas être blâmés.

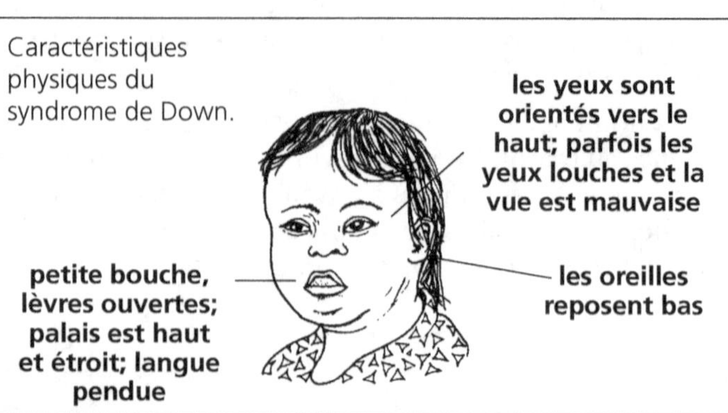

Fausses idées et mythes sur le handicap

Les coutumes et les croyances locales peuvent véhiculer des idées fausses et nuisibles sur le handicap. Certaines personnes pensent qu'une femme est touchée par le handicap lorsqu'elle ou ses parents ont fait quelque chose de mauvais dans une vie antérieure, ou qu'ils ont désobéi, ou l'un de ses parents a commis l'adultère. En général, les gens blâment la mère. Mais, **les mères ne doivent pas être blâmées pour le handicap de leurs enfants.** Et le fait de blâmer quelqu'un pour un handicap ne sert à rien.

L'autre idée nuisible sur le handicap est la croyance que toute personne qui est « différente » doit être exclue, moquée et critiquée. Certaines personnes pensent qu'une personne handicapée est un mauvais présage ou apportera la malchance. Les femmes handicapées sont souvent victimes d'abus, ou obligées de mendier ou de se prostituer pour survivre. Souvent, les femmes handicapées sont victimes d'abus sexuel, parce que les gens pensent qu'elles ne sont pas atteintes de VIH/SIDA ou que le fait d'avoir des rapports sexuels avec elles aide à guérir du VIH/SIDA ou à avoir de la chance par rapport à une activité.

Mais la vérité est que : Aucune femme handicapée ne doit jamais être victime d'abus. Le handicap n'est jamais une punition. Le handicap n'est pas provoqué par la sorcellerie ou la malédiction. Le handicap n'est pas contagieux et ne se propage pas. Les gens peuvent aussi ne pas comprendre ce qu'une femme handicapée peut faire ou non. Ils peuvent ne pas réaliser que :

- Vous êtes adulte et vous pouvez prendre des décisions ;
- Vous devez être instruite ;
- Vous avez besoin de soins de santé ;
- Vous pouvez aussi être atteinte de maladies, telles que le cancer et le VIH/SIDA ;
- Vous avez besoin des opportunités et du respect, et non de la pitié et de la sympathie ;
- Vous pouvez travailler. Vous pouvez être professionnelle et embrasser une carrière ;
- Vous pouvez gagner de l'argent, posséder une propriété et soutenir votre famille ;
- une femme dans un fauteuil roulant, parlant.Je ne suis pas un enfant et je n'ai pas besoin que vous pensez ou agissez à ma place.
- Vous pensez et vous avez des sentiments et des émotions ;
- Vous pouvez danser et faire des exercices ;
- Vous pouvez assumer des responsabilités, prendre des décisions et jouer un rôle de leadership et vous impliquer dans la communauté ;

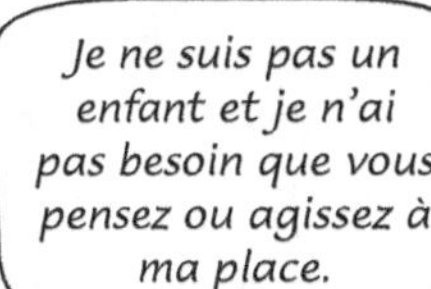

- Vous pouvez avoir des relations étroites avec tout le monde. Vous pouvez aimer et être aimée par une personne qui n'est pas handicapée ou par une personne handicapée ;
- Vous avez des désirs sexuels, et vous pouvez être sexuellement active ;
- Vous pouvez vous marier et avoir des enfants ;
- Vous êtes en mesure d'avoir des rapports sexuels, mais vous pouvez ne pas en vouloir.
- Lorsque vous avez des difficultés d'apprentissage ou de compréhension, vous avez ni plus ni moins des besoins sexuels que les autres femmes.
- La plupart du temps, vous donnerez naissance à des bébés qui n'ont pas de handicap tout comme les autres femmes.
- Vous êtes une bonne mère.
- Si vous avez un handicap physique ou une difficulté d'apprentissage, vous n'avez pas de problèmes ou de troubles mentaux.
- Vous ne jetez pas un mauvais sort aux adultes et aux enfants, et vous ne portez pas malheur.

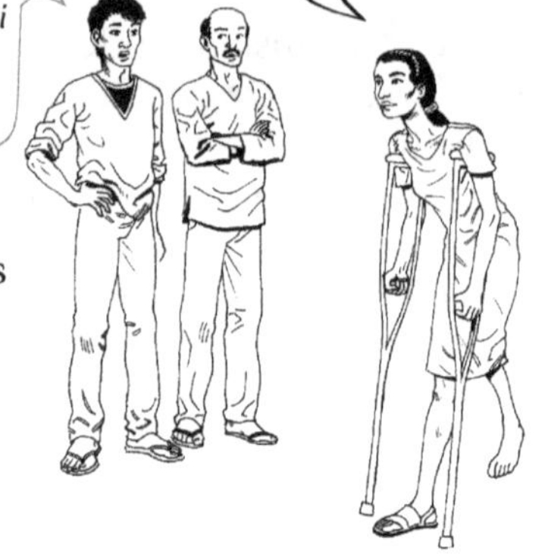

Travail pour le changement

Le handicap d'une femme ne l'affecte pas elle seule. Il affecte plusieurs personnes: sa famille, ses amis, et surtout, sa communauté. Une femme handicapée peut mieux se sentir si les personnes autour d'elle, la valorisent et la soutiennent. Changer la manière dont les femmes handicapées sont traitées, constitue un travail de longue haleine. Mais cela n'est pas impossible.

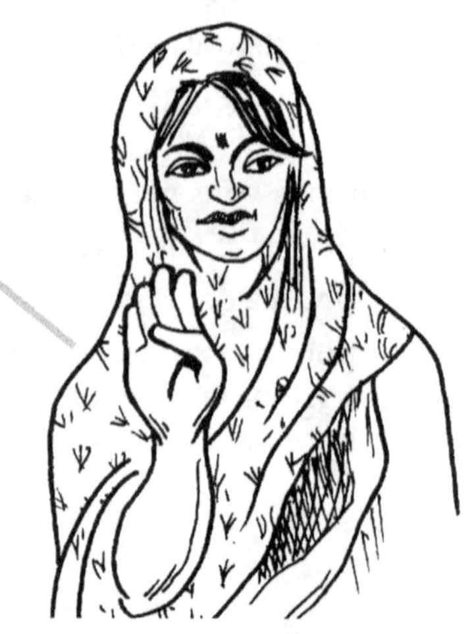

CE QUE LES FEMMES HANDICAPÉES PEUVENT FAIRE

Vous pouvez vous faire entendre en plaidant pour vos droits et en vous assurant que les questions de handicap soient une priorité.

- Refuser d'être confinée dans un seul endroit. Etre aventurière et profiter des expériences.
- Acquérir des compétences en affaires, et s'émanciper sur le plan économique.

Trouver la sécurité sur le marché

Oppah Ndlovu du Zimbabwe utilise un fauteuil roulant et est un membre respecté de la communauté. Elle a mis en œuvre un projet rentable de vente de légumes et de tomates. Maintenant, les groupes communautaires achètent les légumes chez elle. Avec ce revenu régulier, Oppah a pu acheter une maison.

- Insister sur la participation dans la communauté à tous les niveaux.
- Devenir des modèles pour les autres filles et femmes.
- Parler de votre handicap.
- Proposer d'accompagner les autres filles et femmes où elles doivent aller.
- Prendre part aux activités sportives.

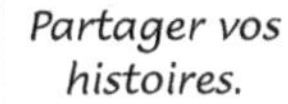

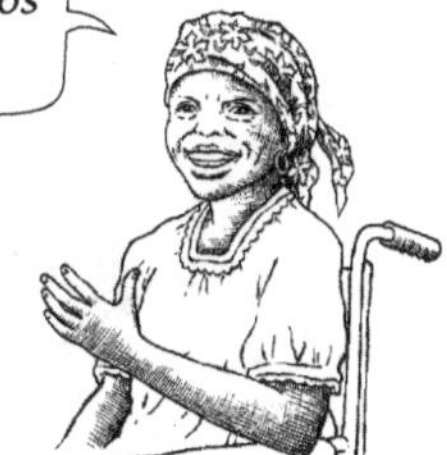

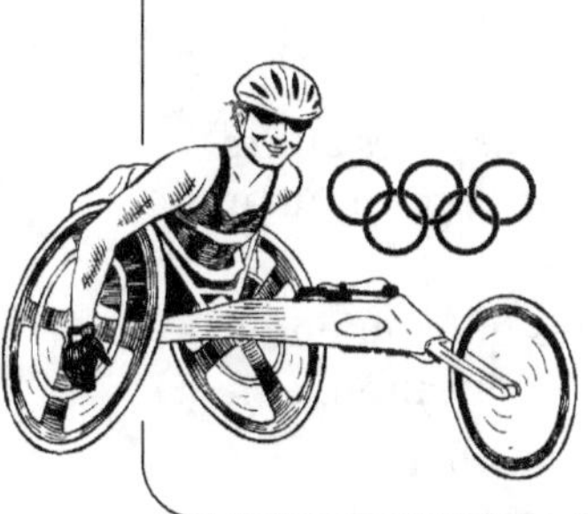

Athlètes de niveau olympique

Un nombre croissant de femmes prennent part aux Jeux Paralympiques, une compétition sportive internationale pour les athlètes handicapés, y compris de handicap moteur, d'amputations, de déficience visuelle, et de paralysie cérébrale. Les Jeux Paralympiques sont organisés tous les 4 ans, après les Jeux Olympiques. Il s'agit d'une activité très instructive qui permet aux populations de voir des femmes handicapées participer avec confiance et compétence.

Une joueuse de bowling dissipe les mythes

Constance Sibanda, une joueuse de bowling aveugle, a été nominée Sportive de l'année en Ouganda, dissipant les mythes selon lesquels, en tant que femme handicapée, elle était « morte depuis longtemps et inutile. » Constance a obtenu deux médailles d'or dans une compétition mondiale. Depuis lors, elle a amassé davantage de médailles dans le domaine du bowling pour aveugles et a participé à des compétitions en Afrique du Sud, en Ecosse, et au Royaume-Uni. Constance invite toutes les femmes et filles à explorer leurs talents cachés.

Ensemble vous pouvez décider des choses qui peuvent être changées dans votre communauté afin d'améliorer la vie pour tous. Par exemple, vous pouvez:

- Organiser un cours d'alphabétisation pour les femmes qui ne peuvent pas lire ou écrire.

- Monter une petite affaire ensemble en fabriquant et en vendant des objets d'art.

- Partager les informations sur les services communautaires et travailler à les rendre plus accessibles.

- Essayer de collecter des fonds – soit à travers un prêt à faible taux d'intérêt ou un don –pour mettre en œuvre un projet qui génère des revenus ou rendre la communauté plus accessible.

- Organiser des campagnes de sensibilisation sur le handicap et plaider pour une nouvelle définition de l'émancipation.

- Collaborer avec les leaders locaux ou le gouvernement afin d'avoir un meilleur traitement envers les femmes handicapées.

Vous pouvez également aider les groupes communautaires :

- Considérer les diverses causes des problèmes de santé auxquels vous et les autres femmes handicapées sont confrontées et décider de ceux auxquels la communauté peut apporter une solution.

- Prendre des mesures en plaidant pour des activités et des mesures qui rendent la vie meilleure pour tout le monde, y compris des soins de santé, l'éducation, et le transport des personnes handicapées.

- Insister sur les infrastructures accessibles.

- Former un petit groupe. La voix d'une organisation est plus forte que celle d'un individu. Élaborer un plan sur ce que le groupe fera et les étapes qu'il franchira pour réaliser chacune de ses idées.

- Élever votre voix contre les politiques et les lois qui vous discriminent.

Sensibiliser les populations sur l'accès aux infrastructures

Dorothy, une utilisatrice de fauteuil roulant à Bangalore, la capitale d'un état de l'Inde, a constaté que l'immeuble qui abritait les bureaux du premier ministère, n'avait pas de rampes. L'entrée de l'immeuble était aussi trop étroite pour elle. Elle en parla aux gardes et insista qu'ils l'aident pour qu'elle puisse honorer son rendez-vous.

Ensuite, Dorothy envoya de centaines d'emails pour raconter ce qui s'est passé. Cela a accru la pression sur le gouvernement afin qu'il apporte des changements.

A un autre moment, Dorothy suivait un match de cricket, et la police lui a demandé, « Pourquoi voulez-vous venir ici pour suivre le match en live ? Vous pourriez rester à la maison et suivre confortablement le match à la télévision. » Elle répondit que, tout comme les autres, elle aussi voulait suivre le match en live.

CE QUE LES FAMILLES PEUVENT FAIRE

La façon dont les femmes handicapées sont traitées par leurs familles, leurs amis, et les autres personnes qui les aident, est déterminante. La plupart du temps, une fille handicapée est considérée comme stupide, dépendante et incapable de s'aider soi-même et d'aider les autres, et ne mérite donc aucune ressource. Souvent, les familles aussi la considèrent comme un fardeau honteux à dissimiler, et lui privent du droit de s'exprimer ou de prendre ses propres décisions. Si cela se passe dans une famille ou une communauté, le problème ne vient pas de la fille ou de la femme handicapée, mais des personnes qui sont autour d'elle.

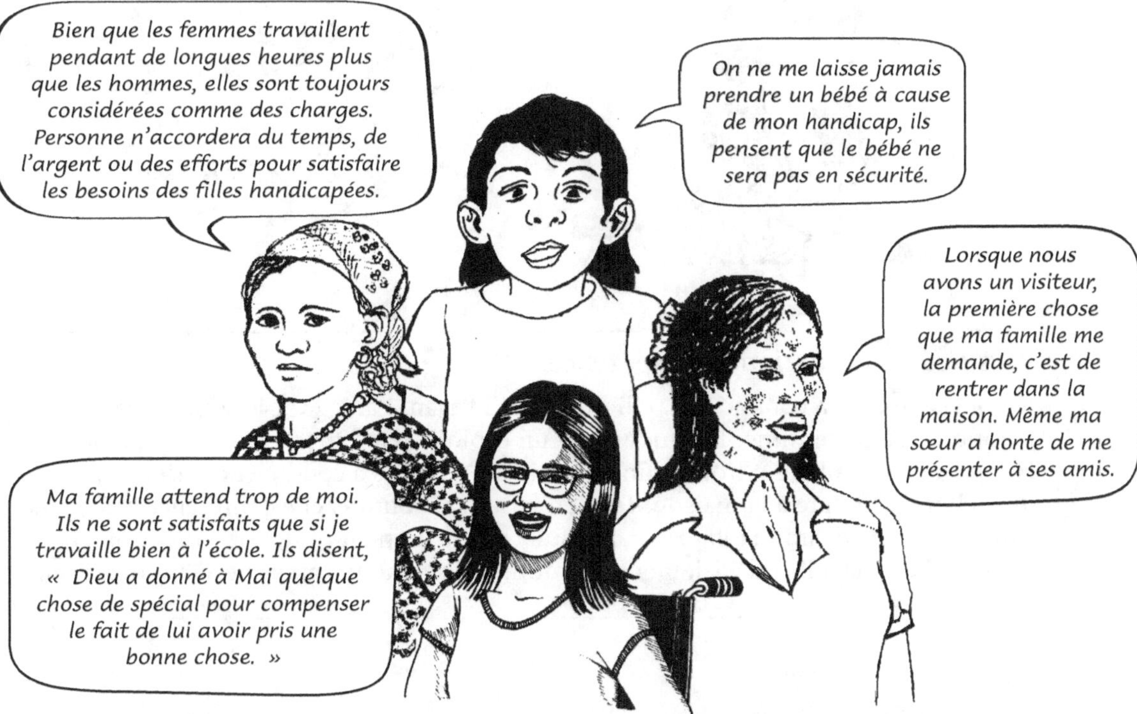

Confiance instaurée

Lorsque Christine avait 13 ans, sa jambe a été amputée à cause d'une maladie. Au début, Christine pensait que c'était la fin de ses rêves. Mais, ses parents la traitaient bien et très vite Christine repris confiance. Au début, les parents de Christine la surprotégeaient, mais elle insista qu'ils la traitent comme ses autres frères et sœurs. Christine a terminé le collège et a reçu des prix d'excellence. Le changement de Christine a fait que le reste de la famille et la communauté réalisèrent que sa jambe amputée ne l'empêchait pas de réaliser ses rêves.

La seule chose qui peut changer ces attitudes est la conscience sociale. Les femmes et les filles handicapées ont besoin d'une bonne alimentation, d'éducation, de soins de santé, et d'opportunités pour être engagées dans les activités physiques et sociales. Voir Chapitre 3: Santé mentale et Chapitre 15: Soutien aux donneurs de soins.

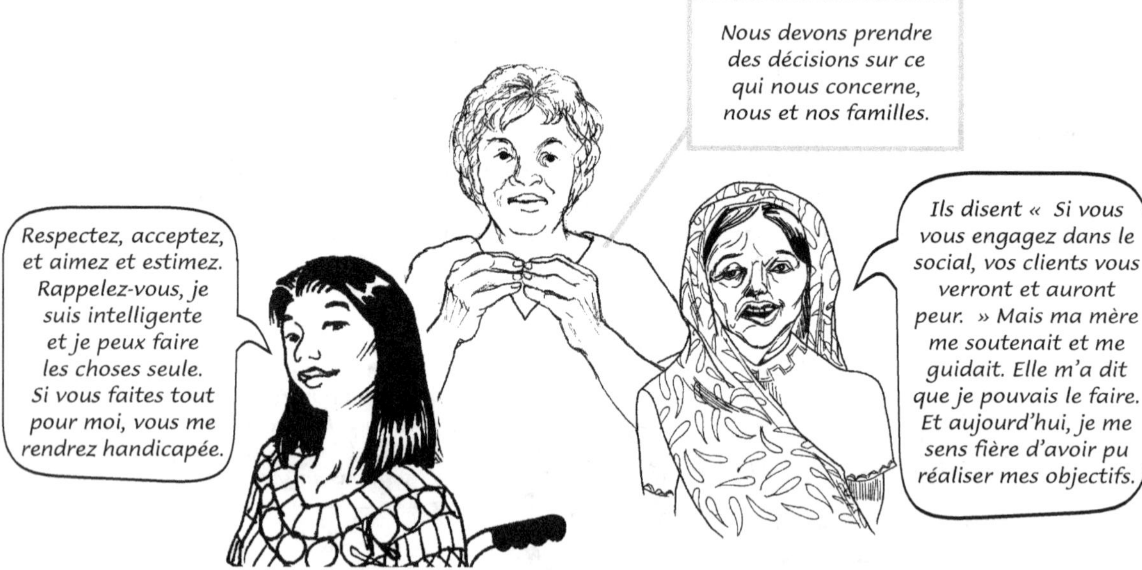

Vous pouvez acquérir des compétences

Hong Ha de Laos a contracté la polio lorsqu'elle avait 2 ans. Avec le soutien de la famille, elle a pu terminer les études avec un diplôme en français. Étant donné que Hong Ha n'arrivait pas à trouver un emploi, elle a appris à coudre et ouvrit ensuite un atelier de couture à la maison. Tout en faisant la couture, elle commença des cours d'Anglais. Avec un ami, Hong Ha par la suite ouvre un petit centre de formation en Anglais chez elle. Elle est également coordonnatrice d'un programme sur le handicap.

Assistance précoce

Dans les premières années de leur vie, tous les enfants acquerront plus de compétences physique, mentale, sociale et de communication plus rapidement et plus facilement qu'au cours de toute autre période de leur vie. Etant donné que le bébé apprend dès sa naissance, il est important que les familles commencent à lui accorder une grande attention afin d'aider les enfants handicapés le plus tôt possible.

Cela est important parce que chaque nouvelle aptitude qu'un enfant acquiert repose sur les aptitudes qu'il possède déjà. Chaque nouvelle aptitude lui permet également d'acquérir d'autres aptitudes plus complexes. Par conséquent, lorsqu'un enfant n'acquiert pas une aptitude, il ne peut en acquérir d'autres aptitudes qui dépendent de la première.

Former un groupe de soutien pour les parents des enfants handicapés

Les femmes qui ont des enfants handicapés sont souvent délaissées par leurs partenaires et doivent élever seules leurs enfants. Les groupes de soutien aux parents peuvent être utiles. Les femmes adultes handicapées peuvent donner des conseils sur les types de difficultés auxquelles les filles handicapées peuvent être confrontées au fur et à mesure qu'elles grandissent. Cela peut aider leurs mères à mieux les soutenir.

Vous pouvez former un groupe de soutien pour les adolescentes handicapées pour qu'elles puissent s'entraider et se soutenir mutuellement.

CE QUE LES COMMUNAUTÉS PEUVENT FAIRE

Les groupes communautaires peuvent aider le gouvernement, les agents de santé, les enseignants, les agents de la réadaptation à base communautaire, et les leaders communautaires à avoir plus d'informations sur les questions de handicap. Ils peuvent aussi sensibiliser le public à travers le théâtre de rue, les débats, et d'autres moyens pour leur faire savoir que les femmes handicapées ont les mêmes droits à l'éducation, aux soins de santé et au transport tout comme les

personnes qui ne sont pas porteurs de handicaps. Les communautés peuvent créer des opportunités d'emploi et donner des informations sur les services offerts aux femmes handicapées.

Les filles et les femmes handicapées sont plus confiantes, croient en elles, et développent leur plein potentiel lorsque les parents et les familles les aiment et les acceptent, et lorsqu'elles ont accès à l'éducation, à l'emploi, et aux soins de santé. Toutes les ressources communautaires, tels que les écoles, les banques, les lieux de culte, les hôpitaux, et les cliniques doivent également être accessibles pour tout le monde.

Education

L'éducation est très importante pour les filles handicapées, y compris l'éducation en langage de signes et en Braille ou les cassettes audio pour les filles qui sont sourdes ou aveugles

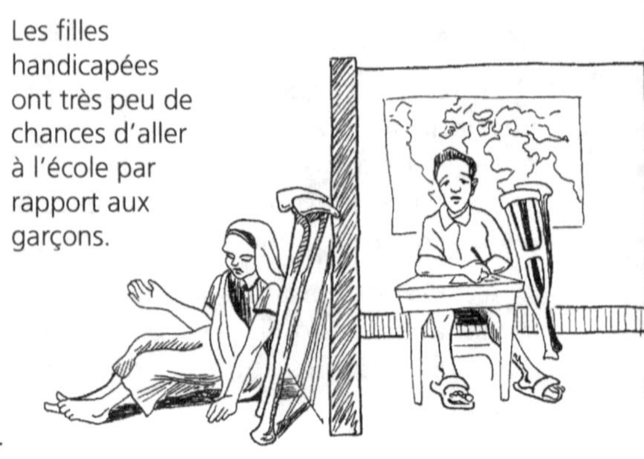

Dans beaucoup de pays pauvres, si les filles handicapées ne sont pas en mesure d'aller à l'école et d'être instruites, elles seront réduites à la mendicité pour survivre lorsqu'elles seront adultes.

Lorsque la communauté entière travaille afin de promouvoir les droits à l'éducation des personnes handicapées, cela peut susciter un grand changement de mentalité.

Les groupes communautaires peuvent discuter des problèmes et encourager chacun, y compris les autres enfants à accepter et à respecter les filles handicapées. Ils peuvent créer des opportunités d'éducation de la petite enfance, ou faciliter l'accès aux subventions du gouvernement, ou apporter leur aide à travers d'autres moyens. Avec l'éducation, les femmes handicapées peuvent soutenir et enrichir leurs communautés.

Rendre les communautés accessibles à tout le monde

Partout dans le monde, les femmes handicapées travaillent pour rendre les cliniques, les écoles, les marchés, les rues de la ville, les bus, et les communautés plus accessibles aux personnes handicapées.

Les communautés peuvent veiller à ce que les immeubles et les routes soient accessibles lors de leur construction au lieu d'apporter des changements plus tard. De cette manière, tout le monde pourra autant que possible utiliser les infrastructures publiques quel que soit l'âge, l'aptitude ou la condition physique. Elles serviront les jeunes et les personnes âgées ayant des aptitudes excellentes ou limitées, dans des circonstances idéales ou difficiles. (voir pages 38 à 40).

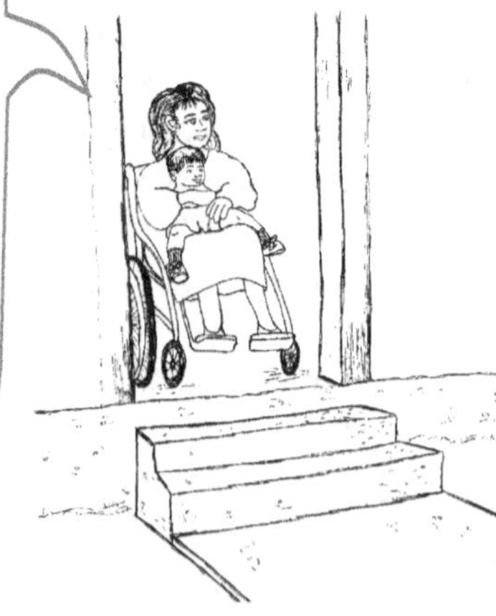

Mais l'accès désigne plus que les aspects physiques tels que les rampes. L'accessibilité signifie également que tout le monde peut communiquer et comprendre ce qui passe. Ainsi une femme en situation de handicap peut faire plus de choses seule et plus de gens verront que le handicap est une partie importante de la vie. Lorsque les femmes en situation de handicap sont valorisées dans la communauté, la communauté commencera à penser différemment du handicap.

Les gouvernements doivent fournir les ressources nécessaires pour rendre les systèmes de transport, les immeubles, les programmes publics et les infrastructures accessibles à tous, y compris les femmes en situation de handicap. Certains gouvernements sanctionnent ceux qui refusent de coopérer.

Emmener le gouvernement à apporter des changements

Après avoir pris part à un atelier sur le libre accès, les femmes du Centre de Développement des Femmes en situation de Handicap de Lao ont produit une vidéo sur l'accès libre des personnes en situation de handicap. Elles ont commencé à échanger avec les responsables des divers secteurs du gouvernement de la facilitation de la participation des personnes en situation de handicap dans la société. Leurs idées ont été approuvées par le bureau du Premier Ministre, les ministres de la communication, du transport, des postes et de la construction, de l'emploi et du bien-être social, et des affaires étrangères. Elles ont pu collecter des fonds pour construire des rampes à 47 endroits de la capitale, Vientiane.

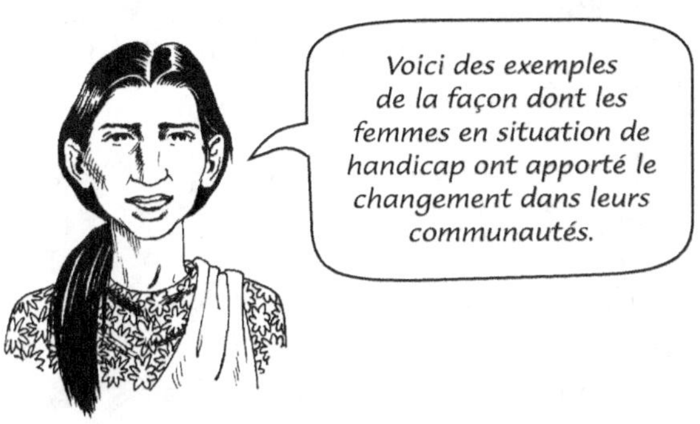

Rendre l'accès possible

Alicia Contreras de Mexico a été atteinte de la polio lorsqu'elle était enfant. Un thérapeute sage conseilla aux parents d'Alicia sur l'importance de la motiver à être indépendante. Ses parents se sont arrangés pour qu'elle aille régulièrement à l'école de la maternelle à l'école supérieure. Alicia a été la première étudiante en situation de handicap de son école, et son succès ouvrit ainsi les portes de l'école aux enfants souffrant de handicap.

En fin de compte, Alicia alla à l'université. Elle avait cours au troisième étage, et il était difficile de monter les escaliers sans utiliser des béquilles. Alicia alla voir le directeur de l'université et lui demanda de ramener sa classe au premier étage. Il accepta immédiatement. « Ils avaient une autre salle disponible, » se rappela Alicia. « Mais le directeur n'avait jamais pensé que les étudiants handicapés pourraient avoir accès aux classes situées à l'étage, et je n'avais pensé à poser la question. » Parfois, Alicia a dû lutter davantage pour apporter des changements.

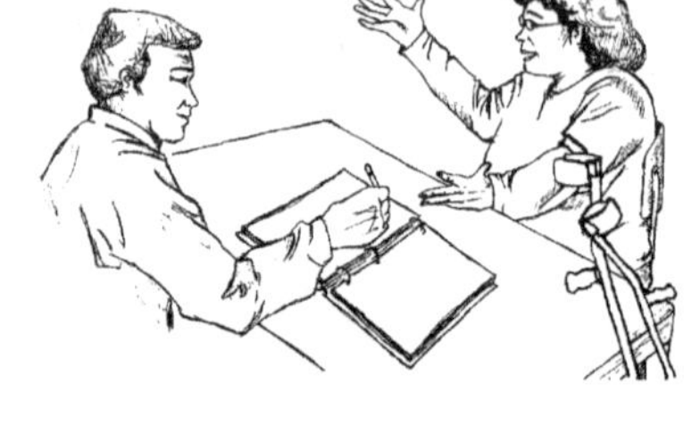

Alicia devint membre d'une association de personnes handicapées appelée « Free Access. » Le groupe pensait que les personnes handicapées avaient les mêmes droits que toute autre personnes et travaillaient à rendre la communauté plus accessible. Par exemple, ils discutaient avec les agents du transport urbain des difficultés de mobilité auxquelles sont confrontées les personnes handicapées. Par conséquent, les agents du transport urbain adaptèrent certains bus pour les rendre accessible aux personnes handicapées.

Free Access est toujours actif aujourd'hui. Depuis 1993, il travaille avec les agents du gouvernement et les organisations non-gouvernementales pour améliorer les conditions de vie des personnes handicapées. Et il reste toujours beaucoup à faire !

Le changement de politiques n'est pas évident. C'est un processus long et complexe. Cela peut prendre plusieurs années et demande beaucoup d'efforts de la part des populations. Vous devez comprendre les coûts, les personnes affectées, et les politiques qui affectent les conditions que vous voulez changer. Il est facile de se décourager lorsque vous luttez pour le changement. Si vous vous sentez dépassée ou découragée, essayez de chercher des conseils auprès des autres femmes handicapées ailleurs dans votre pays, et même hors de votre pays. Et rappelez-vous que vous avez le droit d'utiliser les infrastructures publiques. Vous pouvez créer une communauté accessible.

Voici une histoire sur les personnes handicapées qui ont formé un groupe et apporté des changements dans la ville.

Rendre une ville accessible

A Ekaterinburg, en Russie, le Freedom of Movement Society a travaillé avec la municipalité pour rendre la ville plus accessible. La loi Russe exige que les personnes handicapées aient accès aux immeubles et aux bus publics, mais beaucoup d'endroits sont toujours inaccessibles. La municipalité de Ekaterinburg a mis en œuvre un programme de handicap pour rendre les immeubles accessibles.

Mais un groupe de personnes handicapées qui utilisent des fauteuils roulants ou des béquilles se rendent compte que, bien que le gouvernement essayait de les aider, beaucoup d'endroits qu'il reconstruisait étaient toujours inaccessibles pour eux. Ils ont compris que le gouvernement ne pouvait pas le faire sans leur aide.

Ainsi, les personnes handicapées formèrent le Freedom of Movement Society. Elles commencèrent en dressant une liste des endroits de la ville les plus importants à rendre accessible. Elles rencontrèrent les agents de la cité et leur montrèrent la liste. Les agents de la mairie se sont rendus compte qu'ils avaient besoin des conseils des personnes handicapées. Le Freedom of Movement Society veillait à ce que ses membres soient impliqués dans le comité de la mairie qui était chargé de l'amélioration de l'accès. Les personnes handicapées devraient approuver tout projet que le comité décidait de mettre en œuvre.

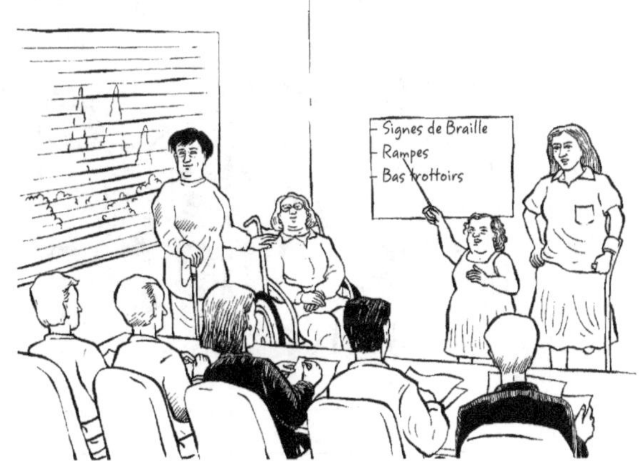

Le Freedom of Movement Society élabora des directives que les architectes pourraient utiliser pour rendre les immeubles accessibles. Ils ont pu prendre des photos des immeubles qu'ils voulaient construire, et indiquèrent clairement les changements à apporter.

Maintenant, les anciens immeubles sont en train d'être changés. Et les nouvelles directives sont utilisées partout dans la ville. Grâce au travail de Freedom of Movement Society, tous les nouveaux immeubles de bureau et plusieurs autres immeubles sont accessibles aux personnes handicapées. Les nouveaux trottoirs sont abaissés à certains endroits pour les personnes utilisant des fauteuils roulants. Le nouveau centre commercial de la ville est accessible aux personnes handicapées. Le Freedom of Movement Society a également emmené la mairie à rendre plusieurs écoles et les salles de cinéma accessibles.

—*Monde du Handicap*

Prendre des mesures

- Organiser des activités sociales qui aident les filles handicapées à sortir et à rencontrer d'autres personnes handicapées et d'autres jeunes filles.
- Partager des informations sur la recherche et la création d'emplois.
- Soutenir les femmes qui sont maltraitées à la maison ou en public ou sur leur lieu de travail.
- Dispenser une formation sur le leadership et l'aptitude à vivre en société.

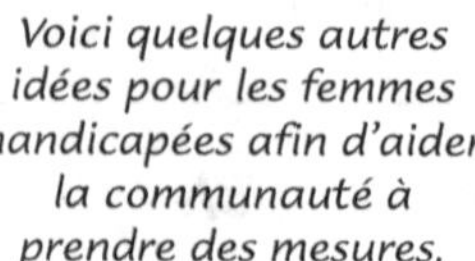
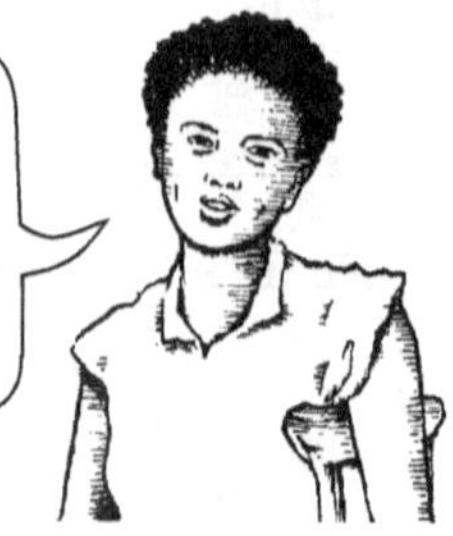

Fourniture des ressources pour le changement en Ouganda

L'Association Ougandaise des Femmes Handicapées a créé un programme de prêt renouvelable pour permettre aux femmes handicapées de monter leurs propres affaires, fournir des infrastructures éducatives et de mobilité et former un groupe de théâtre pour sensibiliser le public sur le handicap. Elle vise à promouvoir les droits et le bien-être des femmes handicapées, plaider pour une meilleure éducation des enfants handicapés, enseigner les aptitudes nécessaires à la vie autonome, partager des informations sur la santé reproductive, et « lutter contre la pauvreté, l'ignorance, les inégalités sociales, et les maladies. »

Des femmes apportent le changement à El Salvador

A El Salvador, le groupe de défense des droits des handicapées ACOGIPRI met en œuvre des programmes féminins depuis 1987, et regroupe des femmes en handicapées issues de milieux socio-culturels différents pour tenir des discussions sur la sexualité et d'autres sujets. Il travaille aussi à:

- Dispenser une formation sur l'alphabétisation et le leadership ;
- Rendre les infrastructures et services disponibles pour les filles et les femmes quel que soit leur handicap ;
- Lutter contre la discrimination et la violence

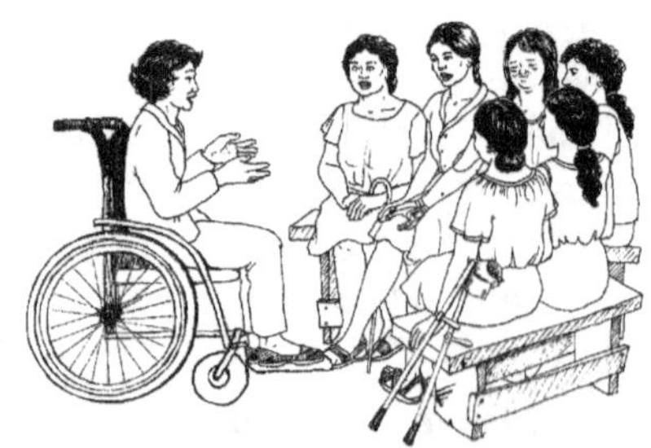

Les communautés sont plus fortes lorsque tout le monde est impliqué

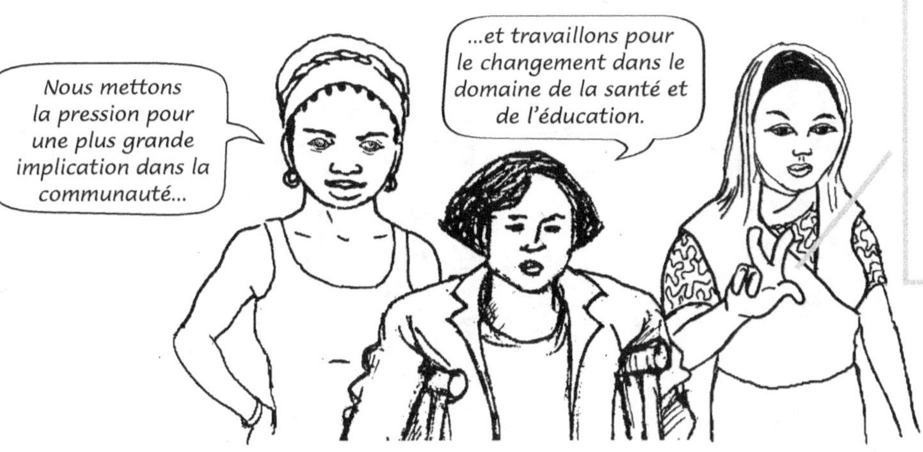

Malgré les obstacles dus aux préjugés, l'ignorance et la discrimination, les femmes handicapées partout dans le monde, renforcent leurs compétences pour l'autosuffisance.

Les femmes handicapées doivent être entendues lorsque les décisions sont prises à tous les niveaux et sur chaque question –pas seulement les questions liées au handicap. Personne n'a toutes les réponses. Tout le monde, femmes et hommes handicapés ou non, les personnes qui luttent pour les droits humains, et pour les droits des travailleurs et pour la dignité des femmes partout dans le monde, doivent s'unir pour aider les femmes handicapées de vivre en bonne santé, à être autonomes et à mener une vie utile. En nous assurant que nous entretenons la vie en chacun de nous, et en apprenant des autres, nous pouvons construire un monde plus juste pour tous.

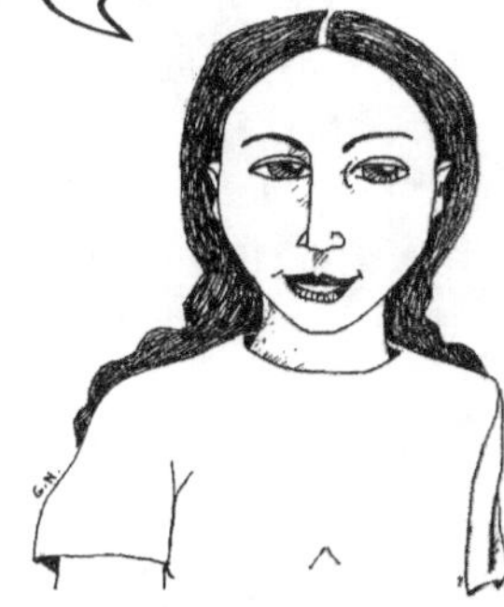

CHAPITRE 2

Offrir des soins de santé adaptés aux personnes handicapées

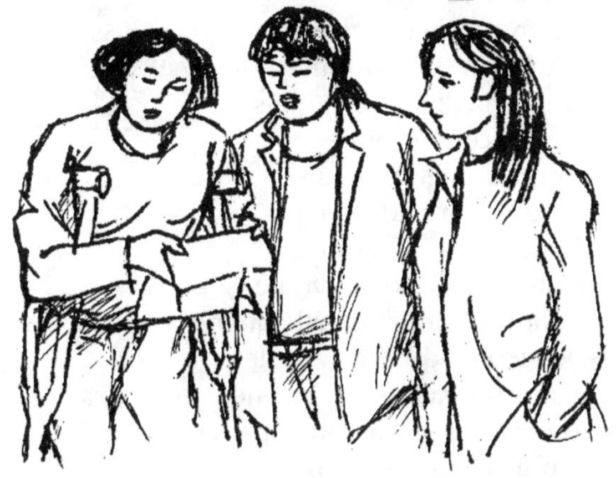

Les femmes handicapées ont le droit d'avoir accès aux soins de santé appropriés. Mais peu de centres de santé, de cliniques, et d'hôpitaux sont accessibles aux femmes handicapées. Ils peuvent aussi être très chers ou très éloignés, et vous ne serez peut-être pas en mesure de vous y rendre, de payer pour la consultation ou le traitement, ou de communiquer avec les agents de santé.

Dans ce chapitre, nous raconterons l'histoire d'une femme, Delphine, et la manière dont elle a travaillé avec les autres femmes de sa communauté pour résoudre le problème de santé dont elle souffrait. Delphine et ses amies ont découvert que la solution durable à son problème était d'aller au-delà de la situation de Delphine. Les problèmes de santé d'une femme handicapée, comme la plupart des problèmes de santé de toutes les femmes, ne sont presque jamais leurs problèmes à elle seule—ses problèmes de santé concernent toute la communauté.

Comme Delphine et ses amies, vous et d'autres femmes handicapées que vous connaissez, pouvez travailler ensemble afin d'avoir accès à des soins de santé appropriés, d'identifier les causes de ces problèmes dans votre communauté et travailler à apporter le changement.

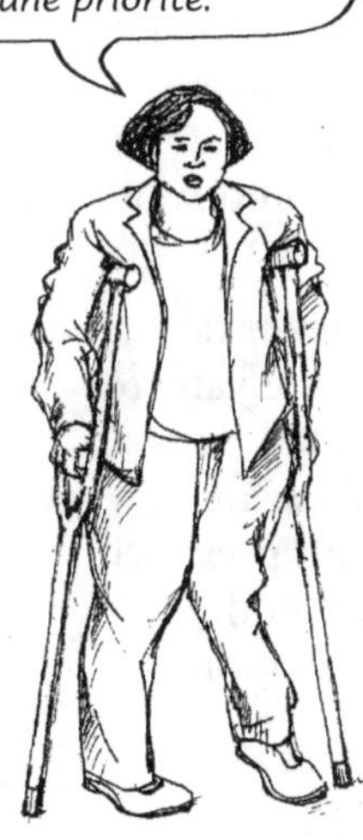

L'histoire de Delphine

Delphine souffre d'une paralysie cérébrale. Elle utilise une chaise roulante pour se déplacer. Elle a un copain qui ne veut pas que quelqu'un dans la communauté sache qu'il entretient des relations sexuelles avec une femme qui a un handicap. Il est un « mari de nuit, » qui lui rend visite seulement la nuit, et s'en va avant qu'il ne fasse jour.

Delphine se rendit compte un jour qu'elle avait un écoulement vaginal anormal. Elle essaya les traitements traditionnels pour remédier à cela, mais sans succès. L'écoulement s'empira, et elle eut aussi une douleur abdominale. Finalement, Delphine se rendit à la clinique. On ne voulait pas croire en elle quand elle raconta qu'elle avait des relations sexuelles, et elle ne voulait pas donner le nom de son copain de peur de ne plus jamais le revoir.

A la clinique, ils insistèrent sur le fait que son handicap avait causé son problème et essayèrent d'étirer ses bras et ses jambes, chose qui empire ses spasmes musculaires, et ils tentèrent de lui donner des médicaments pour relaxer ses muscles. Les produits ne firent aucun effet pour soulager sa douleur abdominale, et cela s'aggravait au fur et à mesure. Elle commença aussi à suer et à faire une forte fièvre, à avoir des douleurs lorsqu'elle urinait.

Delphine se rappela d'un groupe de femmes handicapées dont lui avait parlé une amie qui se regroupaient et elle alla vers ces dernières pour exposer son problème. Elles lisaient récemment un livre qui leur avait été offert, intitulé où les femmes n'ont pas de docteurs et elles apprirent comment une infection pouvait se transmettre d'une personne à une autre à travers les rapports sexuels.

Deux femmes du groupe se désignèrent volontaires pour accompagner de nouveau Delphine à la clinique. Ensemble, elles seront en mesure de convaincre le docteur sur le fait qu'elle ait eu des relations sexuelles. Ainsi, le docteur fit les tests appropriés et découvrit que Delphine a une sérieuse infection dans son utérus causée par la gonococcie et la chlamydia (voir Chapitre 8). Il lui prescrivit le médicament approprié. Il lui dit aussi que son copain devra aussi prendre le médicament, et qu'il devait aussi utiliser des préservatifs pendant les rapports sexuels afin de ne pas la contaminer de nouveau.

RECHERCHE DES CAUSES PROFONDES DES PROBLÈMES

Après que Delphine ait pris les produits et qu'elle se sentait mieux, elle crut que son problème de santé était terminé.

Mais après avoir lu le livre, elle savait que cela n'était pas vrai. La prochaine fois que son copain viendrait lui rendre visite, elle sera de nouveau infectée s'il ne suivait pas aussi le traitement et n'utilisait pas les préservatifs.

Delphine discuta du problème avec les autres femmes handicapées du groupe, et ensemble elles décidèrent de jouer à un jeu appelé « Mais Pourquoi... » pour aider chacune à identifier toutes les conditions qui ont occasionné le problème.

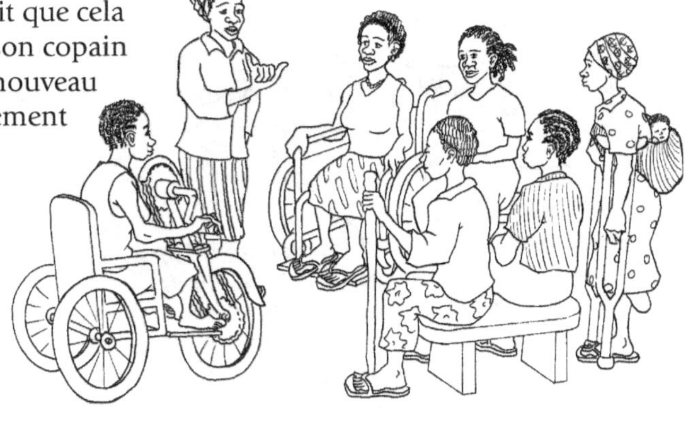

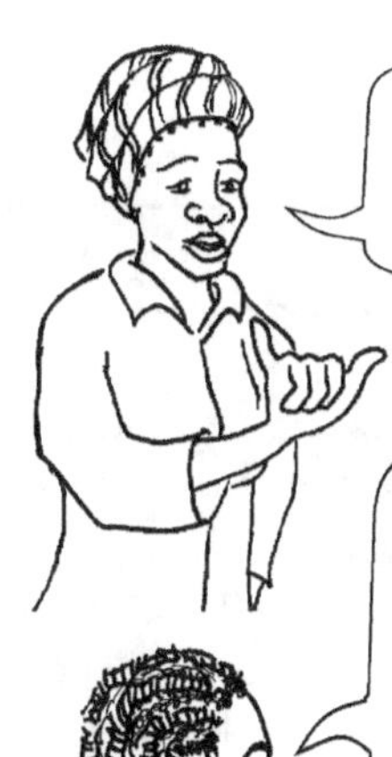

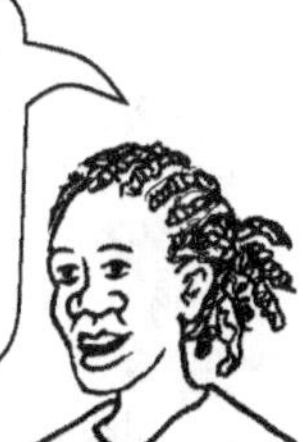

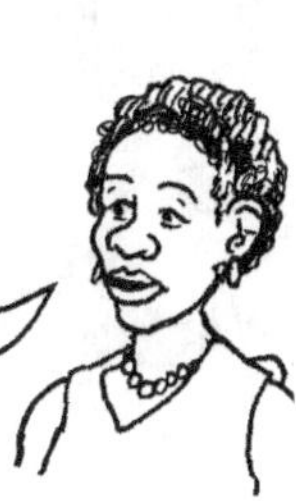

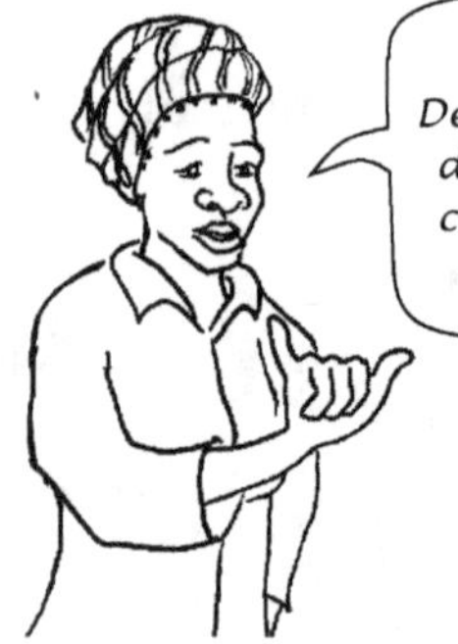

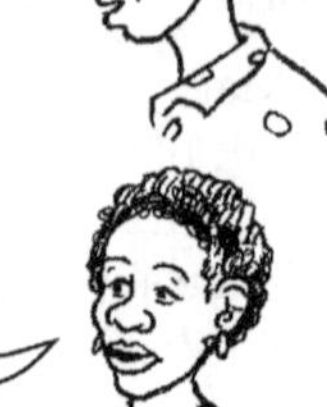

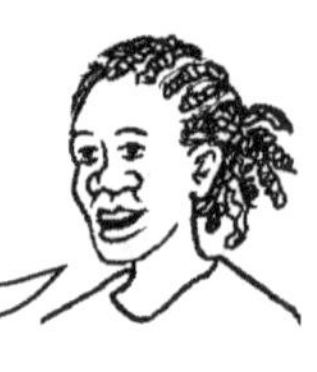

Lorsque les femmes terminèrent le jeu, elles décidèrent de noter toutes les causes. De cette manière, il était facile d'identifier les différentes conditions qui causaient les problèmes de santé et les différents domaines dans lesquels il fallait trouver des solutions.

LES CAUSES PHYSIQUES	FAUSSES IDÉES SUR LE HANDICAP	CAUSES SOCIALES GÉNÉRALES
• Les germes de la Gonococcie • Les germes de la Chlamydia • Le corps de la femme est plus sensible aux IST que celui de l'homme, surtout si il y a des coupures ou des plaies dans le vagin ou sur le col de l'utérus. • Une mauvaise nutrition et plusieurs grossesses peuvent affaiblir les femmes et leurs systèmes immunitaires.	• Les femmes handicapées ne sont pas des femmes « normales ». • Les femmes handicapées ne peuvent pas avoir des relations sexuelles. • Les médecins croient que la plupart des problèmes de santé des femmes handicapées sont liés à leur handicap.	• Les hommes ont souvent d'autres partenaires sexuels. • Les hommes n'aiment pas utiliser les préservatifs parce que ce n'est pas « virile » et ça diminue le plaisir sexuel. • Manque de connaissances sur les IST. • Les préservatifs féminins sont chers et difficile à trouver. • Les hommes ont honte de leurs partenaires handicapées.

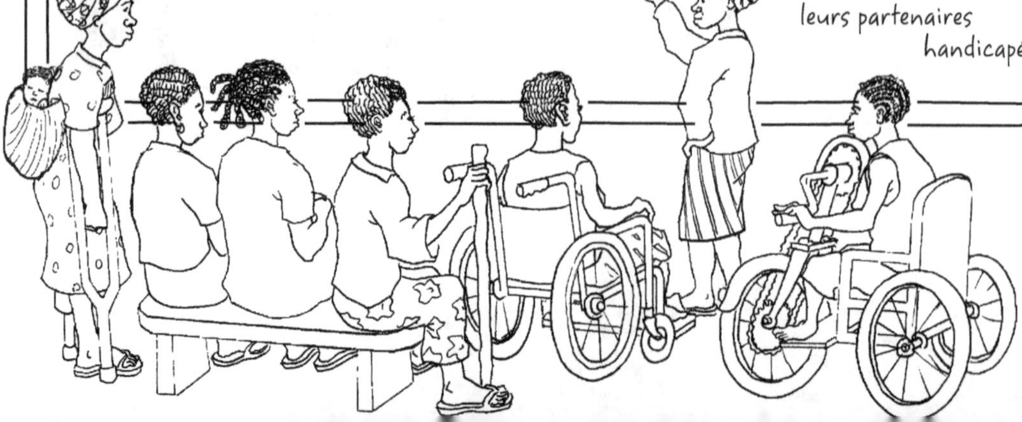

L'accès aux soins de santé est un droit pour tous

Des soins de santé appropriés permettent d'éviter que le handicap ne s'aggrave. Ils permettent aussi d'éviter des problèmes de santé causés par le handicap. Traité un problème bénin, au moment opportun—tel que traiter une escarre de décubitus causée par le fait d'être assis ou couché longtemps dans la même position —empêche le mal de devenir une menace à la vie.

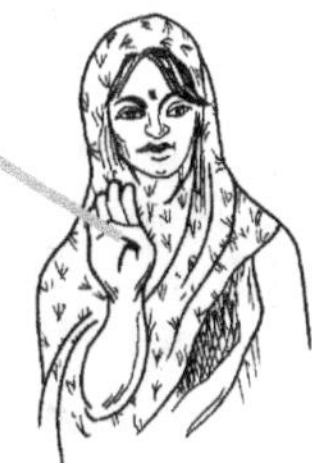

Les centres de santé doivent être accessibles à toutes les femmes handicapées, quel que soit leur statut social. Les soins de santé appropriés incluent des services de santé gratuits ou à moindre coût, une assurance santé, ou l'accès aux financements afin de payer les soins de santé, et des moyens de transport en commun accessibles. Cela est particulièrement important pour les femmes qui sont isolées ou qui sont pauvres.

La pauvreté et la santé

Les politiques économiques et commerciales mondiales ont favorisé plus de pauvreté, moins de ressources pour les soins de santé, et des inégalités sociales entre les populations. Ces inégalités ont rendu l'accès aux soins de santé difficile pour les femmes elles- mêmes et pour leurs familles. Les coûts des soins de santé constituent une autre barrière. Il existe aussi des barrières financières, tel que le coût des médicaments et du déplacement qui rendent l'accès aux services de santé difficile.

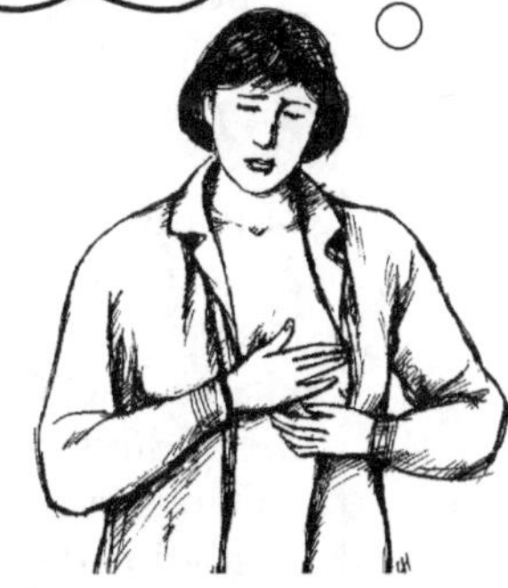

Il est difficile pour les femmes handicapées d'avoir accès aux soins de santé. Dans la plupart des pays africains par exemple, une seule personne handicapée sur cent a accès aux services de santé dont elle a besoin. En plus du manque de services et d'infrastructures, il y a le coût, la distance, les barrières physiques et les attitudes néfastes. Même lorsqu'une femme a de l'argent, les services de santé disponibles sont rarement appropriés aux besoins sanitaires des femmes handicapées, en particulier leur besoins en santé reproductive.

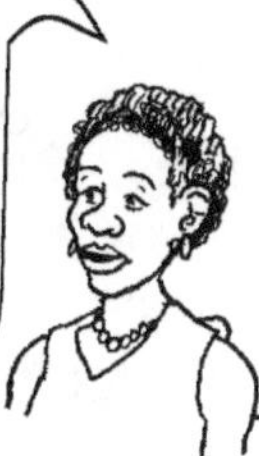

Le Nigeria brise les barrières

Ekaete Judith Umoh vient de la riche région pétrolière du Delta du Niger au Nigeria et est une rescapée de la poliomyélite. A présent, elle est parfois appelée « Mama Mainstream, » à cause de son insistance sur le fait que tous les programmes de santé prennent en compte les filles et les femmes handicapées sur tous les plans de la planification et des services du programme. « Celle qui porte les chaussures sait où ça fait le plus mal, » dit Ekaete. « Nous sommes des femmes et nous méritons aussi les autres services fournis aux autres femmes au sein de la société. »

En 2000, Ekaete a créé the *Family-Centered Initiative for Challenged Persons* (FACICP), une organisation non-gouvernementale qui travaille pour le respect des droits et des besoins des personnes handicapées, notamment les femmes et les filles dans tous les programmes de santé et de développement.

Le FACICP à travers son projet 'Health Care Without Barriers' met l'accent sur l'inclusion des besoins d'accès et la participation des femmes handicapées dans le secteur de la santé. « Le but du projet, » élaboré par Ekaete, « est d'offrir des services de prise en charge en santé reproductive, y compris des informations sur le VIH/SIDA aux femmes handicapées. Nous sommes sur le point de traduire des informations sur la santé reproductive en braille pour les femmes aveugles, et nous tenons maintenant des rencontres mensuelles pour parler de l'éducation sexuelle, plus précisément des cas de grossesses, de responsabilité parentale et de handicap. »

FACICP travaille aussi en partenariat avec la Société pour la Santé Familiale (SSF), une organisation qui offre une formation sur les problèmes de santé des femmes. « SSF a donné son accord pour nous inviter à tous ses programmes de formation et ateliers afin de promouvoir la sensibilisation sur les besoins sanitaires des femmes handicapées, » nous raconte Ekaete. FACICP travaille avec SSF afin de s'assurer que les ateliers soient tenus dans des endroits accessibles avec des fauteuils roulants, et que les échanges soient traduits en langage des signes, donc les femmes sourdes peuvent également participer. Avec la formation de la SSF, les femmes handicapées peuvent devenir des éducatrices sanitaires dans leurs communautés.

Ekaete et ses collègues demandent aux gouvernements, aux organisations multilatérales, et à la société civile de commencer à utiliser « l'optique des personnes handicapées » dans toutes leurs activités de développement. Ils ont proposé, par exemple, que la Banque Mondiale finance les projets prenant en compte la formation, l'assistance technique, les consultations, les financements de projets et la distribution des ressources matérielles pour les personnes handicapées. Cela garantira que les droits et les besoins sanitaires des personnes en situation de handicap constitueront toujours une priorité et ne seront pas oubliés. Comme nous l'a rappelé Ekaete, « les personnes handicapées sont partout, et ont les mêmes droits et les mêmes privilèges que tous les citoyens de la communauté. »

Rendre les services de santé accessibles

Les femmes handicapées et les agents de santé tous unis peuvent améliorer les
services de santé pour les femmes handicapées. Ils peuvent trouver des moyens pour
faciliter l'accès aux centres de santé, l'utilsation des équipements, le renforcement des
connaissances sur le handicap, et la sensibilisation des agents de santé. La plupart de ces
changements ne sont pas difficiles à réaliser.

Ces changements aideront aussi beaucoup d'autres, tels que les vieilles personnes qui
n'arrivent plus à se déplacer aussi vite que quand elles étaient jeunes, ou une personne qui
a eu un accident et qui est temporairement handicapée avec un pied ou un bras fracturé.

Des idées pour rendre les services de santé plus accessibles aux personnes handicapées

- Rendre visite aux personnes qui habitent loin des centres de santé une fois par
  semaine ou par mois ;
- Offir des soins de santé gratuits aux femmes handicapées ;
- Rendre les équipements accessibles ;
- Fournir un moyen de transport public ou privé au centre de santé. Les moyens
  de transport doivent être accessibles pour les personnes qui utilisent des fauteuils
  roulants, des béquilles, ou qui ont des difficultés pour marcher.

Pour plus d'informations sur l'accès, voir « Pour en savoir plus, » page 373.

LES BARRIÈRES AUX SOINS DE SANTÉ

- Pour une femme qui utilise un fauteuil roulant ou des béquilles, il est difficile de se
  rendre dans un centre de santé. Ces centres sont très éloignés et il n'y a pas de moyen
  de déplacement pour permettre à une femme handicapée de s'y rendre facilement.
- Les équipements et les infrastructures, tels que les lits bas ou les cathéters de bonne
  qualité ne sont pas souvent disponibles.
- Les heures d'ouverture du centre de santé peuvent ne pas
  être appropriées.
- Peut-être qu'il y a un nombre restreint de femmes
  médecins bien que beaucoup de femmes se sentent
  embarrassées de se faire consulter par un médecin de
  sexe masculin.
- Les agents de santé ne savent pas comment
  communiquer avec une personne qui est sourde, et il n'y
  a pas de matériels d'information pour les femmes qui sont aveugles.
- Les agents de santé, à savoir les infirmières et les médecins, ne sont peut-
  être pas très bien formés, ou n'ont peut-être pas assez de connaissances sur
  le handicap. Ils peuvent se faire de fausses idées sur le handicap et ne vous
  écouteront peut-être pas.
- Les services de santé peuvent s'avérer coûteux et vous aurez peut-être
  à corrompre quelqu'un avant de pouvoir rencontrer un agent de santé
  (corruption).

LES SUGGESTIONS POUR FACILITER L'ACCÈS AUX CLINIQUES ET AUX HÔPITAUX

Les cliniques ou les hôpitaux doivent :

- Etre à proximité, et il doit y avoir des moyens de transport permettant de s'y rendre ;
- Etre facile à utiliser pour les personnes qui utilisent des fauteuils roulants ou des béquilles, ou ceux qui ont des difficultés pour marcher ;
- Avoir des rampes, des ascenseurs ou des escaliers ;
- Avoir des toilettes pratiques pour les femmes handicapées.

Les cliniques et les hôpitaux doivent aussi avoir un personnel formé qui peut bien communiquer avec les personnes qui sont sourdes ou aveugles, ou qui souffrent d'une paralysie cérébrale, et qui peuvent veiller à ce que les femmes qui ont des difficultés d'apprentissage arrivent à comprendre ce qui se passe dans les cliniques.

Les cliniques et les hôpitaux peuvent :

- Former tout le monde sur le handicap ;
- Recruter des femmes handicapées en tant que membres du personnel de santé dans les cliniques et dans les hôpitaux ;
- Mettre des barres ou des cordes autour des constructions pour permettre aux personnes aveugles ou malvoyantes de se déplacer en toute sécurité ;
- Organiser des activités sur la santé et sur les femmes handicapées ;
- Offrir des sessions mensuelles ou régulières de conseil pour les femmes handicapées ;

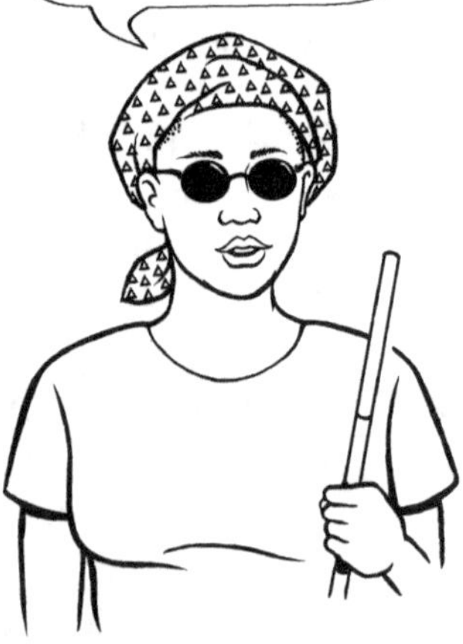

- Permettre aux femmes handicapées de combiner autant de rendez-vous que possible dans les différents départements le jour où elles vont à la clinique ou à l'hôpital. Certains centres de santé peuvent permettre aux agents de santé villageois de prendre ces rendez-vous pour les femmes handicapées.
- Rendre les informations sur la manière d'utiliser les services de santé accessibles et compréhensibles ;
- Traduire les informations sur la santé dans diverses langues ;
- Fournir les informations sur la santé aux femmes aveugles sous forme de braille ou de cassettes audio ;
- Encourager les agents de santé à utiliser un langage simple, clair et des photos pour illustrer ce qu'ils disent aux femmes qui ont des difficultés d'apprentissage et de compréhension ;
- Former les agents de santé à communiquer avec les femmes qui n'arrivent pas à s'exprimer clairement ;
- Former le personnel en langage de signes afin qu'ils puissent donner des informations aux femmes sourdes.

Il sera plus facile pour une femme sourde d'aller dans une clinique où un agent de santé comprend le langage de signe utilisé par les personnes sourdes qui vivent dans cette communauté. S'il n'y a pas un lieu de formation sur le langage de signes à proximité de la clinique, l'agent de santé pourra peut-être apprendre avec l'association nationale des sourds, ou avec une personne sourde qui vit dans les parages. Il peut aussi utiliser un dictionnaire local du langage de signes s'il y'en a. Même sans l'usage du langage de signes formels, les agents de santé peuvent communiquer en faisant des gestes. Les femmes sourdes elles-mêmes peuvent être les personnes habilitées pour montrer aux agents de santé le type de communication qu'elles comprennent mieux.

Voir « Le langage de signes pour la santé, » pages 370 à 372.

Les agents de santé de la communauté peuvent fournir des soins

Dans plusieurs pays, les compétences nécessaires pour s'occuper des femmes handicapées sont considérées comme spéciales ; et seuls les médecins sont habilités à le faire. Cependant, la plupart de ces services pourraient être assurés à moindre coût par des agents de santé, des enseignants et des agents de la réadaptation formés et issus de la communauté.

Offrir des services aux enfants handicapés

Les agents de terrain de l'hôpital et du Centre de Réadaptation pour les Enfants Handicapés de Kavre au Népal, soutiennent les enfants handicapés à travers tout le Népal. Ces agents de terrain formés s'occupent des enfants souffrant d'escarres de décubitus, et font une thérapie physique et des exercices pour solidifier les muscles affectés et éviter les crampes. Les agents de terrain aident également les enfants à se déplacer plus facilement dans la communauté.

Pour plus d'informations sur le soutien de la communauté aux personnes en situation de handicap, voir *L'Enfant Handicapé au Village* (Disabled Village Children).

Des idées peu coûteuses pour faciliter l'accès aux bâtiments

Des idées peu coûteuses pour faciliter l'accès aux bâtiments du centre de santé et de l'hôpital peuvent être conçues pour accueillir toutes les personnes ou de garder certaines à l'extérieur. C'est incroyable la manière dont peu de passages, de rampes, de rambardes, des escaliers avec de petites marches, des ascenseurs, des toilettes spacieuses, ou des sols qui ne sont pas glissants rendent des bâtiments accessibles à tous.

Les rambardes (ou cordes)

Les rambardes (ou cordes) le long des passages qui mènent à un bâtiment et le long des murs à l'intérieur permettent aux personnes aveugles, ou qui ont des problèmes d'équilibre ou des difficultés à marcher à se déplacer facilement.

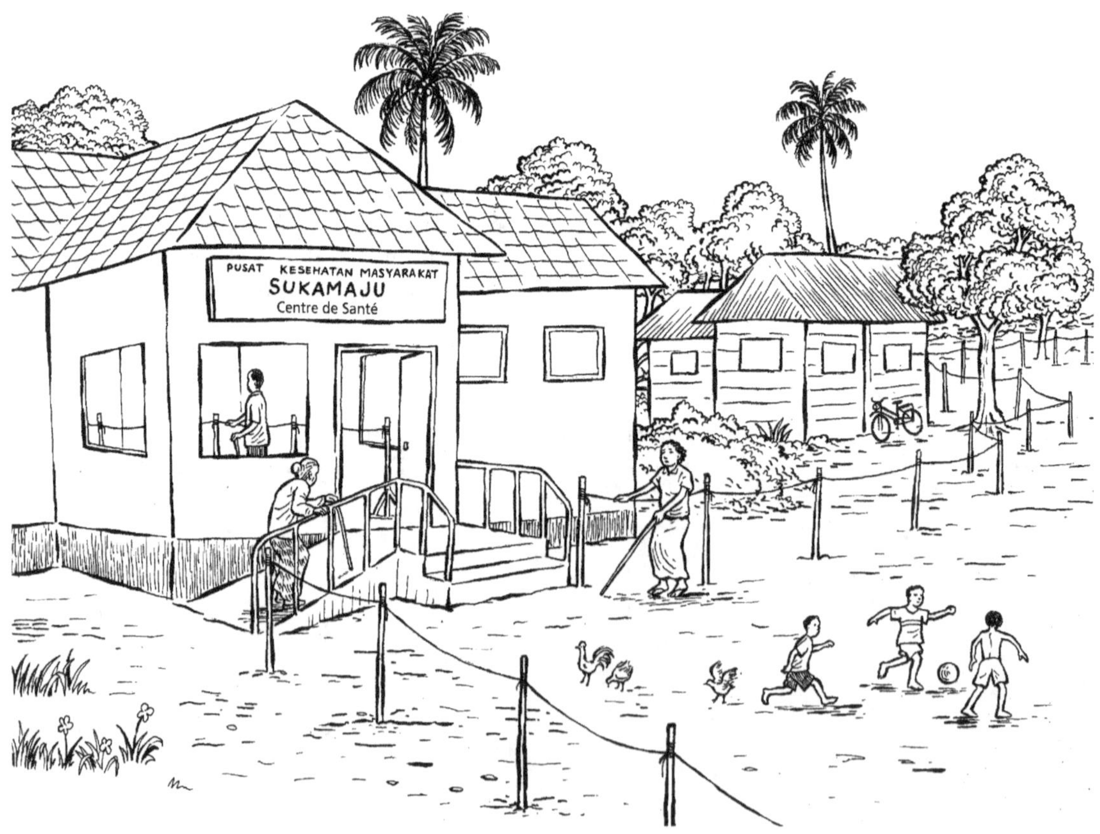

Les passages avec des cordes et les routes à revêtement doux avec des bordures textures rendent les zones autour de l'hôpital accessibles. Les bordures texturées peuvent aider les femmes aveugles ou malvoyantes.

Portes

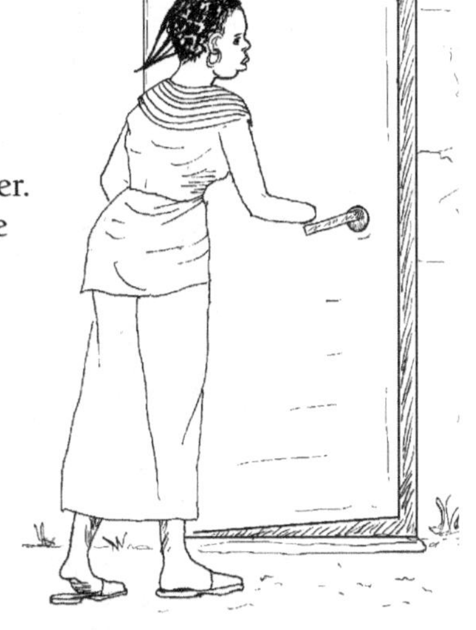

Une porte à poignée est plus facile à utiliser qu'une porte avec un bouton. Les personnes qui ne peuvent pas bouger facilement leurs mains, peuvent souvent appuyer sur la poignée. De nombreuses personnes utilisant les fauteuils roulants trouvent aussi que les poignées sont faciles à utiliser. Et quiconque tenant quelque chose, trouvera toujours facile d'ouvrir une porte avec une poignée.

Vous pouvez changer la poignée d'une porte en une poignée plus facile à manipuler en soudant une plaque métallique sur la poignée. Placer la poignée suffisamment en bas pour faciliter l'accès aux personnes de petite taille ou celles qui utilisent un fauteuil roulant.

S'il est difficile d'ouvrir une porte, vous pouvez utiliser de l'huile, de la graisse, ou de la cire de bougie sur les charnières. Alors, la porte s'ouvrira plus facilement. Parfois, les portes sont trop étroites et une personne utilisant un fauteuil roulant ne peut pas avoir accès à la salle. Si l'espace est restreint, comme dans les toilettes, assurez-vous que la porte s'ouvre de l'extérieur sur un grand espace ou une salle. Lorsqu'une porte s'ouvre sur une petite salle, il peut être difficile d'entrer et de sortir. Parfois, les portes peuvent être transformées en portes coulissantes dans ce cas faire glisser si l'espace est limité.

La porte doit être assez large pour qu'une personne utilisant un fauteuil roulant puisse passer. Il doit y avoir assez d'espace pour le fauteuil et les roues.

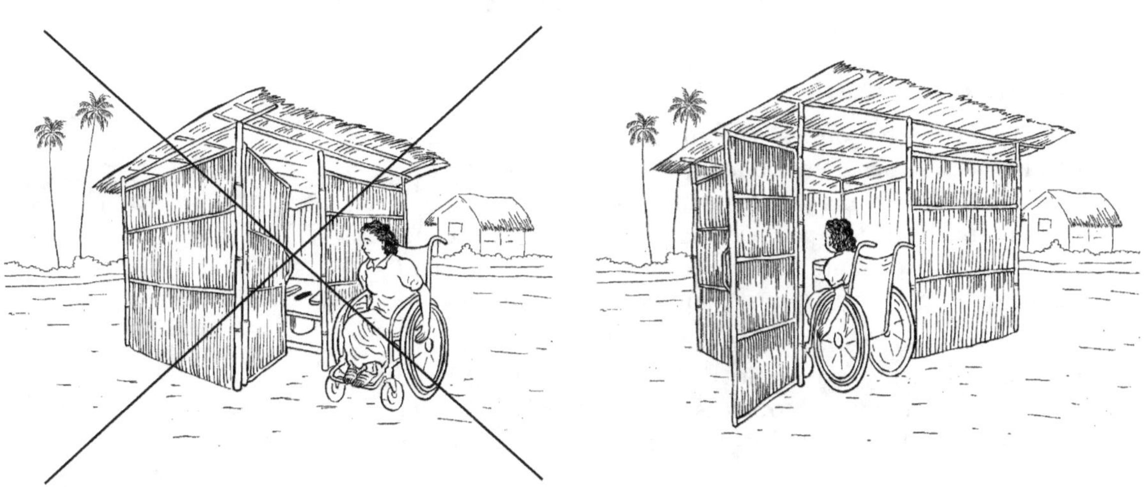

Parfois, vous pouvez changer les charnières d'une porte afin qu'elle s'ouvre dans l'autre sens.

Construire des rampes

Les rampes permettent à de nombreuses personnes d'entrer et de sortir facilement des bâtiments et des lieux publics, tels que les centres de santé, les écoles et les bibliothèques. Les rampes n'aident pas seulement les personnes qui utilisent des fauteuils roulants ; elles aident également les personnes qui ont des difficultés à marcher ou celles qui ont des blessures temporaires.

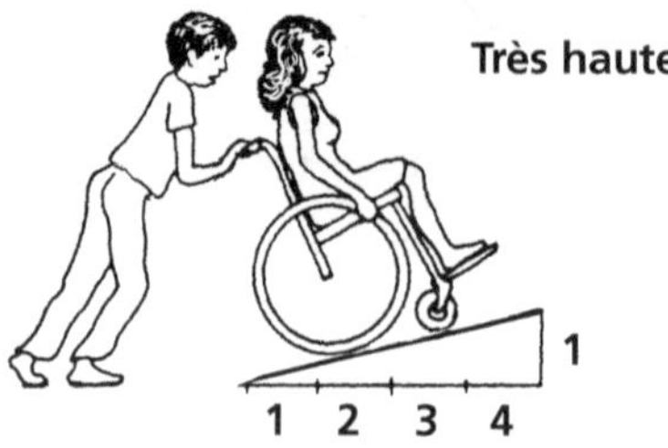

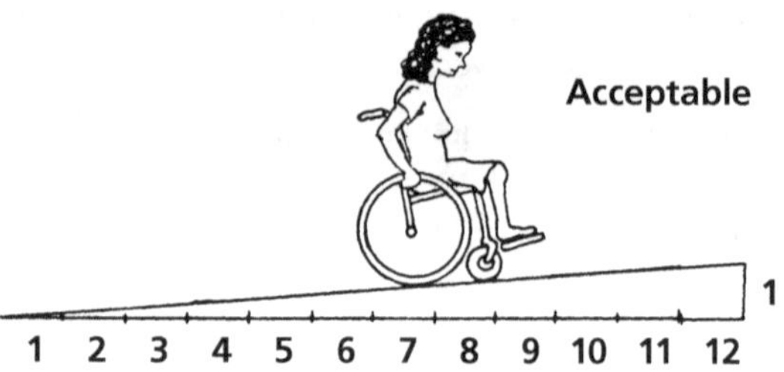

Cette rampe est 4 fois plus haute que la hauteur normale. Elle est très haute pour de nombreuses personnes, sauf pour des courtes distances.

La longueur des rampes peut être entre 8 et 12 fois plus élevée que leur hauteur normale. La longueur de cette rampe est 12 fois plus élevée que sa hauteur normale. Cette pente convient aux personnes qui utilisent un fauteuil roulant.

Toilettes

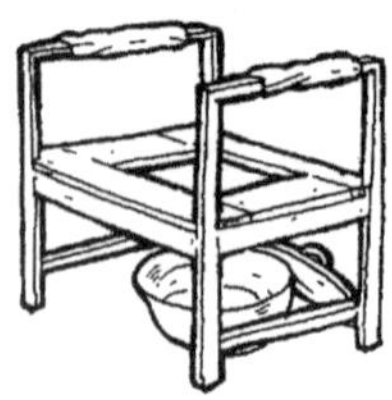

Si vous utilisez un fauteuil roulant, les toilettes doivent être plus spacieuses pour vous permettre de vous déplacer librement et de passer de votre fauteuil au siège des toilettes. Il est facile pour vous de vous rasseoir sur votre siège si les toilettes sont au même niveau ou plus bas que le siège de votre fauteuil roulant. S'il n'y a pas un siège (dans les toilettes ou les latrines traditionnelles), ou si le siège est très bas, vous pouvez fabriquer un simple siège de boîtier avec des poignées de maintien et une ouverture. Vous pouvez aussi placer une barre ou une poignée de maintien sur le mur pour éviter de tomber. Voir la page 123.

Les lits d'hôpitaux

De nombreuses personnes, pas seulement celles qui sont handicapées, se plaignent du fait que les lits des hôpitaux sont très hauts. Ces lits sont généralement très hauts par rapport aux lits que les gens utilisent chez eux. Il est facile pour les agents de santé de prendre soins des malades étant donné qu'ils ne doivent pas se courber pour les soigner.

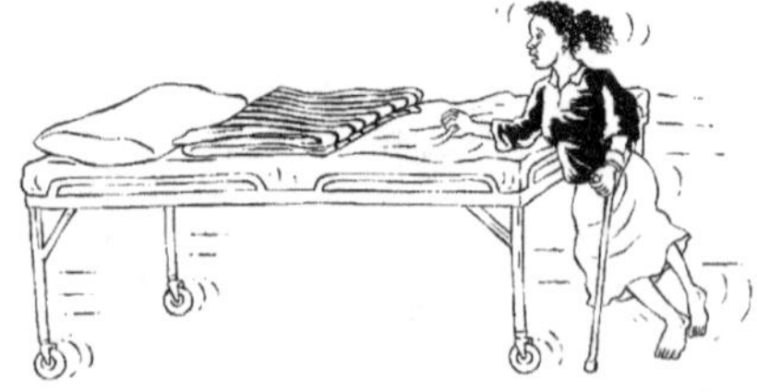

Lorsque les gens sont malades ou qu'ils souffrent d'un handicap, ils peuvent avoir des difficultés pour monter sur un lit ; parce que les lits ont toujours des roulettes. Cela peut être dangereux, car le lit peut bouger et s'éloigner de la personne qui essaie d'y monter.

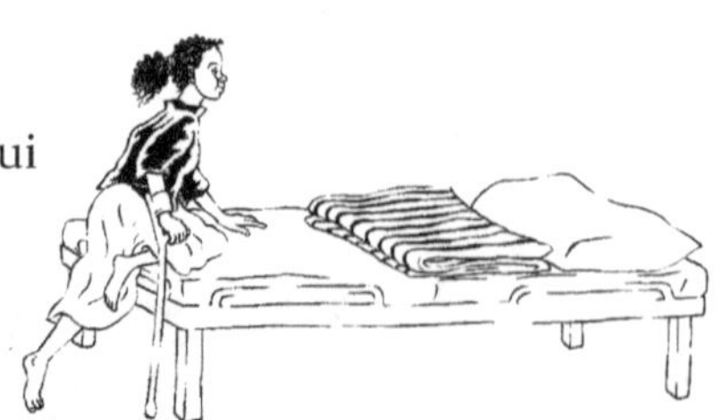

Si certains lits dans les centres de santé n'avaient pas de roulettes et n'étaient pas très hauts, chacun pouvait choisir le lit qui lui conviendrait le mieux.

A l'agent de santé

S'INFORMER SUR LE HANDICAP

En général, les médecins et les autres agents de santé sont formés pour soigner les personnes qui ne souffrent pas de handicap. Parfois, ils apprennent très peu sur le handicap au cours de leur formation. Leur seul contact avec les personnes handicapées peut être lorsqu'ils essaient « de soigner » leur handicap.

Les agents de santé doivent apprendre plus sur le handicap. Ils doivent connaitre la façon dont un handicap spécifique peut jouer sur les aspects de la vie d'une femme, tels que la grossesse ou le vieillissement.

La bonne façon pour les agents de santé d'apprendre plus sur le handicap est d'impliquer les femmes handicapées dans les programmes de formation. Les agents de santé auront confiance en apprenant des expériences des femmes handicapées ; ce qui leur permettra de pouvoir former les autres agents de santé sur les soins adaptés aux personnes handicapées.

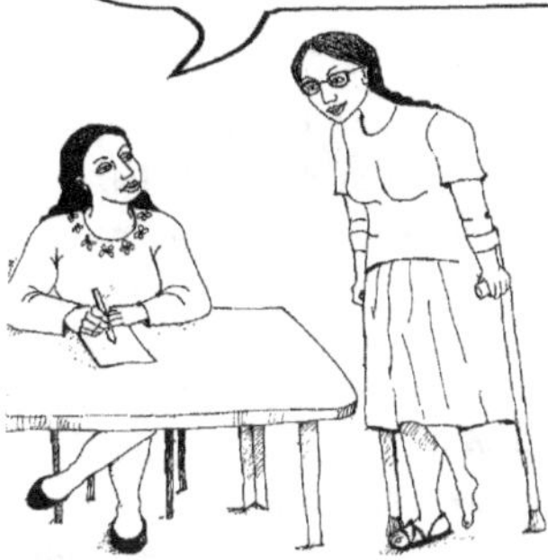

Écouter ce qu'une femme handicapée vous raconte sur son état de santé. Vous pouvez plus tard lui demander si elle sent que son handicap affecte son problème de santé ou non.

Les agents de santé apprennent des femmes handicapées

Les agents du Ministère de la Santé en Ouganda ont interrogé et échangé avec les sages-femmes et les accoucheuses traditionnelles à travers le pays afin de collecter des informations dont ils ont besoin pour améliorer leur travail. Plusieurs d'entre eux ont dit qu'ils avaient besoin de plus d'informations sur la manière d'aider les femmes handicapées.

Maintenant, le Ministère de la Santé de l'Ouganda commence à organiser des sessions de formation afin de partager plus d'informations sur la santé des femmes handicapées. Les femmes handicapées participent à l'organisation des sessions de formation. En partageant leurs expériences avec les agents de santé, les femmes handicapées peuvent répondre à des questions sur la manière appropriée de soigner une femme handicapée. Les agents de santé et les femmes handicapées apprennent les uns des autres.

Lorsqu'une femme handicapée vient vous voir pour un problème de santé, considérez-la comme une femme comme toutes les autres femmes. Demandez-lui d'abord la raison de sa venue et ce dont elle a besoin. N'ayez pas de préjugés sur son handicap.

Encouragez-la à poser des questions. De cette manière, elle peut vous expliquer ses problèmes. Respectez ses opinions. Après tout, elle comprend mieux ses problèmes de santé plus que n'importe qui d'autre et peut prendre de bonnes décisions en ce qui concerne le traitement.

Aidez-la à se détendre et donnez-lui le temps d'exprimer ses questions tacites. Cela l'aidera à ne pas avoir peur. Parfois, une femme handicapée n'a pas l'assurance de poser des questions sur ce qui lui préoccupe vraiment. Ou peut-être qu'elle ne se sent pas à l'aise. Toutefois, vous pouvez l'aider à surmonter sa peur, à être plus confiante, et à avoir les informations et les soins dont elle a besoin.

Demandez aux personnes handicapées ce qu'elles attendent de vous. Et lorsqu'elles posent des questions, vous ne devez pas forcément connaître toutes les réponses. Il est bien d'admettre que vous ne connaissez pas une chose, et de proposer de chercher les informations dont elles ont besoin.

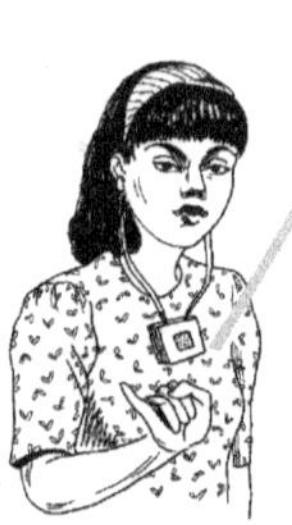

Dans ma clinique idéale, l'agent de santé dira : « Y a t'il quelque chose sur votre handicap dont vous pensez que je devrais savoir ? Dites-moi comment votre handicap affecte vos soins de santé. »

Respect

Toute personne qui se préoccupe de l'état de santé d'une femme handicapée doit savoir prendre soin d'elle d'une manière suffisamment réceptive. Toute personne qui s'occupe de sa santé doit toujours la traiter avec dignité et respect. Malheureusement, on doit toujours le rappeler à certaines personnes. La femme doit être encouragée à parler de la cause de son problème et de la façon dont elle voudrait résoudre cela. De cette manière, l'agent de santé apprendra à comprendre les différents types de handicap. La collaboration réduit les conflits et les confrontations et donne de bons résultats!

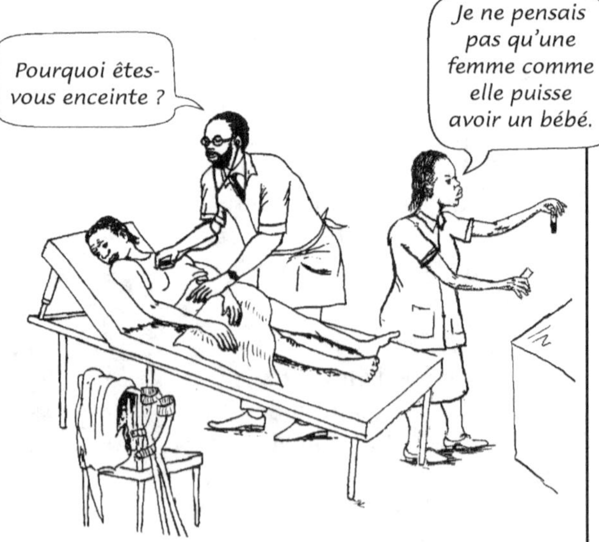

Lorsque les médecins et les autres agents de santé ont peu de connaissances sur le handicap, leur attitude peut frustrer une femme handicapée.

AIDER LES FEMMES SOUFFRANT DE HANDICAP SPÉCIFIQUE

Une femme aveugle ou malvoyante

- A moins que ce ne soit un cas d'urgence, ne touchez pas à la femme avant de lui avoir dit qui vous êtes.
- Ne pensez pas qu'elle ne peut pas vous voir du tout.
- Parlez-lui normalement.
- Si elle se déplace avec un bâton, ne le lui retirez pas.
- Dites au revoir avant de vous en allez ou de partir.

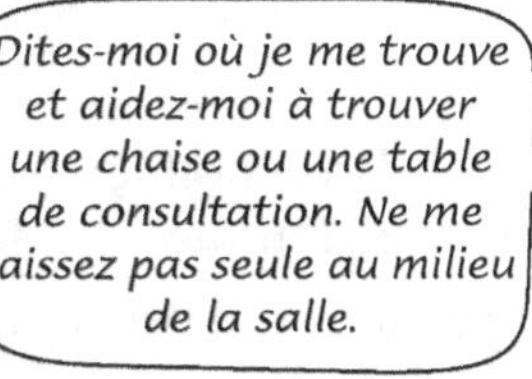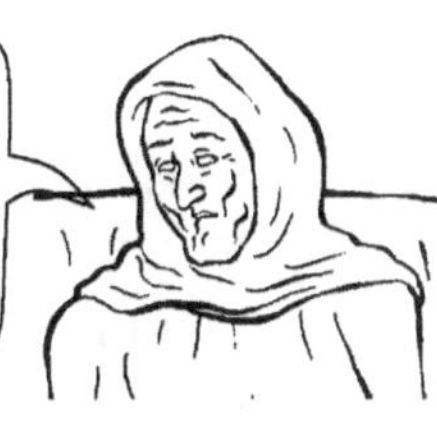

Une femme sourde ou malentendant

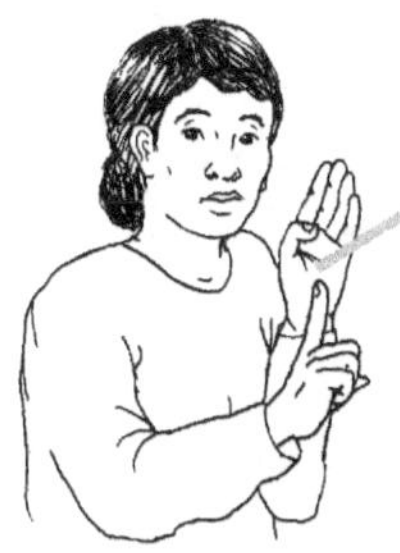

- Assurez-vous d'avoir retenu son attention avant de parler. Si elle n'est pas assise en face de vous, touchez gentiment son épaule.
- Ne criez pas ou n'exagérez pas votre discours.
- Regardez-la en face et ne couvrez pas votre bouche avec quelque chose.
- Demandez-lui la meilleure manière de communication.

Une femme qui a des difficultés à se déplacer

- Ne présumez pas qu'elle est mentalement faible.
- Si possible, asseyez-vous de sorte à l'avoir en face de vous.
- Ne déplacez pas des béquilles, des cannes, des déambulateurs, ou des fauteuils roulants sans la permission de la femme ou sans prévoir son retour.
- Si elle utilise un fauteuil roulant, ne vous appuyez pas dessus ou ne touchez pas son fauteuil sans sa permission.

Une femme qui a des difficultés à parler

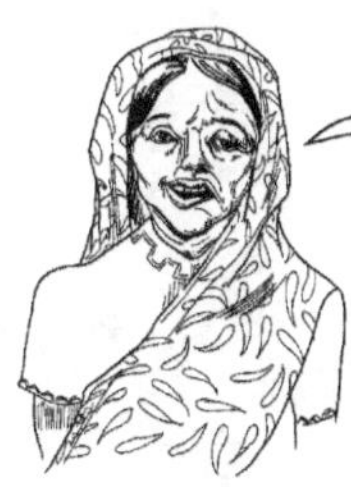

- Bien qu'elle parle lentement et difficilement, cela ne veut pas dire qu'elle a des difficultés à apprendre ou à comprendre.
- Demandez-lui de répéter tout ce que vous ne comprenez pas.
- Posez des questions auxquelles elle peut répondre par « oui » ou « non. »
- Permettez-lui de prendre le temps nécessaire pour expliquer son problème. Soyez patient.

Une femme avec des difficultés d'apprentissage ou de compréhension

- Utilisez des mots simples et des phrases courtes.
- Soyez poli et patient et ne la traitez pas comme une enfant.

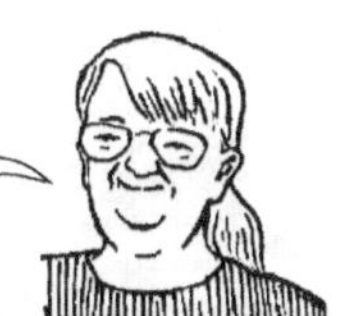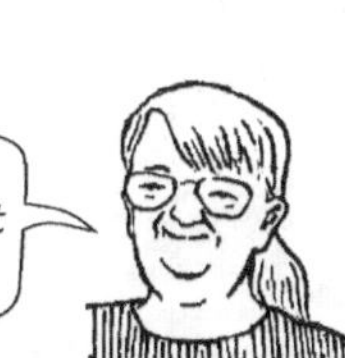

Travail pour le changement

Voici des suggestions que vous pouvez utiliser pour travailler en collaboration avec les agents de santé afin d'améliorer les services de santé. Ces activités peuvent être utilisées pour:

- Sensibiliser sur l'accessibilité à et la disponibilité des soins de santé, et les attitudes qui empêchent les femmes handicapées d'y avoir accès.
- Identifier les actions qui peuvent améliorer les soins de santé pour les femmes handicapées.

Les rencontres de partage d'expériences personnelles sur les barrières aux soins de santé peuvent renforcer la confiance de chaque femme.

Etape 1. Chacune à quelque chose à offrir

Afin d'aider chacun à se sentir à l'aise, et de montrer comment chaque personne peut contribuer, vous pouvez demander à chaque femme de dire quelque chose qu'elle sait bien faire ou quelque chose dont elle est fière. (Personne n'est oblig ée de parler d'elle si elle ne veut pas.) Par exemple :

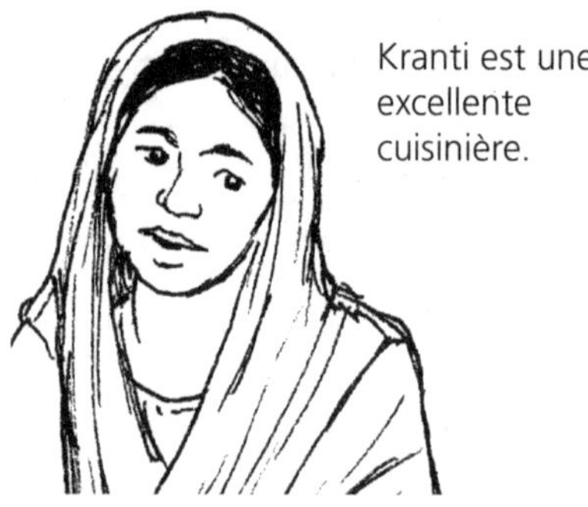

Kranti est une excellente cuisinière.

Maria réconcilie ses sœurs.

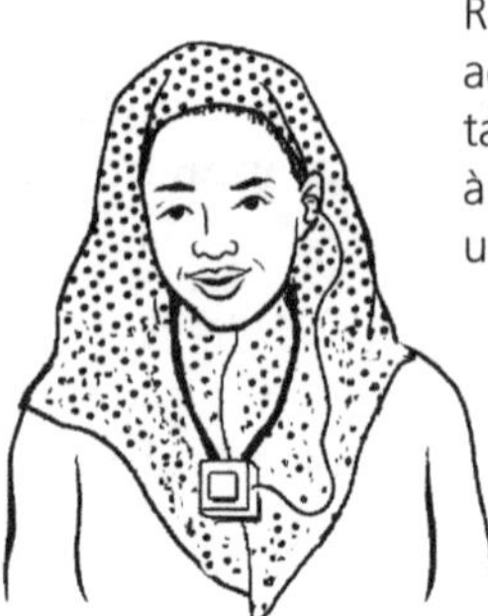

Rania est une accoucheuse talentueuse et a aider à donner naissance à une centaine bébés.

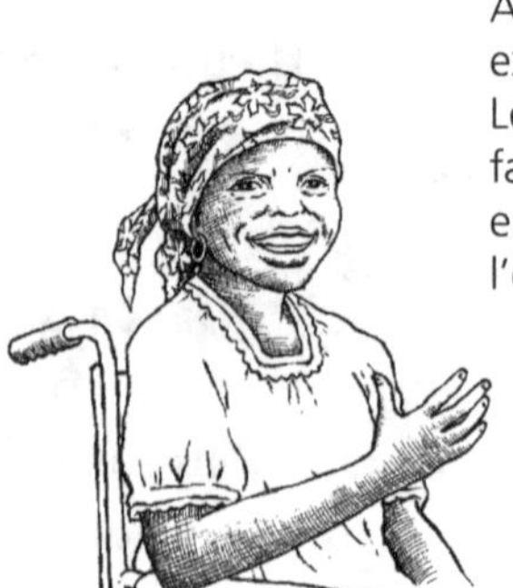

Adetoun est une excellente conteuse. Les enfants de sa famille et de son entourage adorent l'écouter.

Etape 2. Partager des expériences sur l'accès aux soins de santé

Demandez à chaque personne de raconter quelque chose qu'elle a vu ou expérimenté qui a empêché une femme handicapée d'avoir accès à des soins de santé adéquats. Dressez une liste pêle-mêle sur les difficultés décrites par les femmes.

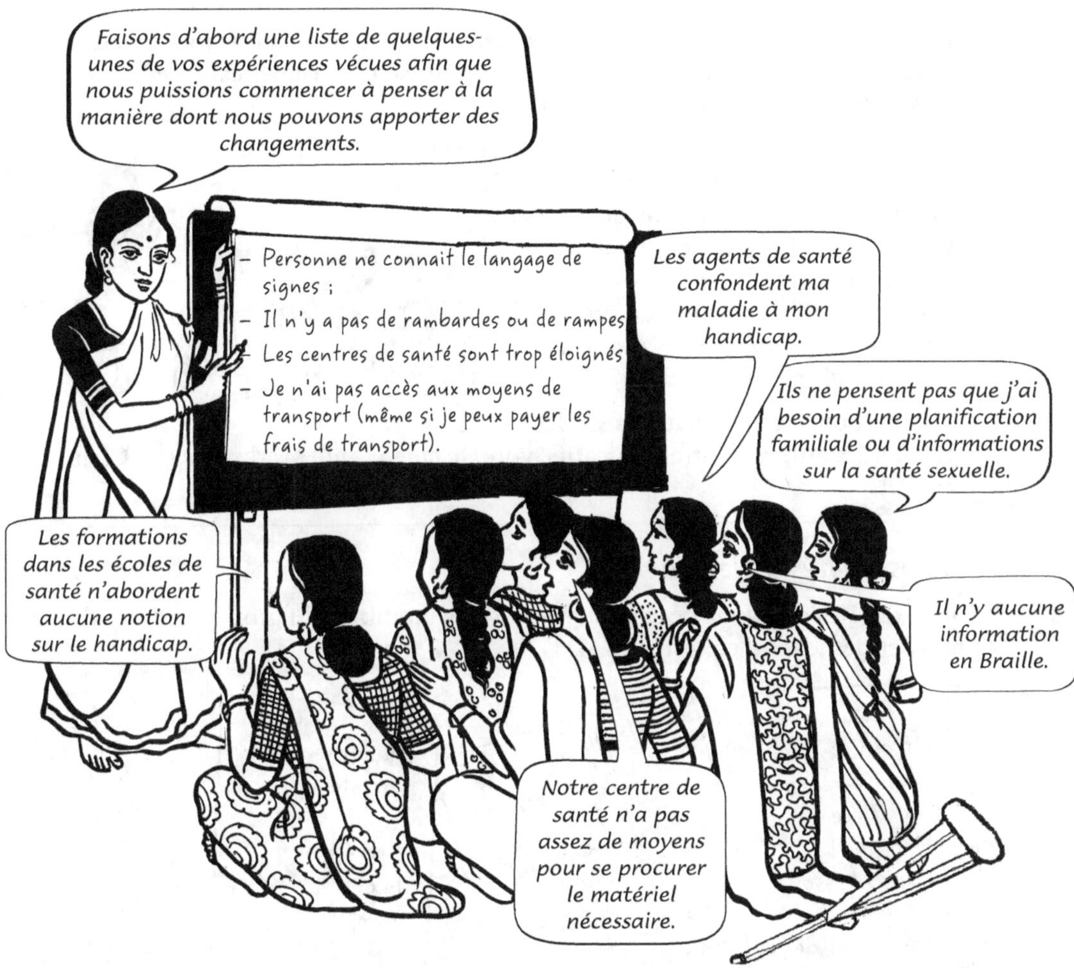

Etape 3. Jeux de rôles afin de connaitre les barrières aux soins de santé adéquats

Utiliser le jeu de rôle pour permettre à chacun de comprendre les difficultés relevées. Diviser le groupe en plusieurs équipes comprenant des agents de santé et des femmes handicapées. Demander à chaque groupe de prendre quelques minutes pour préparer le rôle à jouer sur la difficulté pour une femme handicapée d'avoir accès aux soins de santé adéquats. Encourager chacun à participer.

Jeux de rôles

L'une des meilleures façons d'aider les gens à comprendre les problèmes ou les situations de la vie réelle est de faire un jeu de rôle. Lorsqu'il est accompagné d'une discussion en groupes, le jeu de rôle peut aider un groupe à noter les attitudes, les habitudes, les différents comportements, et la manière dont ils jouent sur la santé des femmes. Le jeu de rôle est important pour sensibiliser et explorer les alternatives de solutions aux problèmes sociaux.

Jouer un rôle doit être amusant—mais cela doit être pris au sérieux. Les actions et les personnages peuvent être exagérés à certains moments, mais au fond, ils doivent être vrais tels que les choses et les gens sont réellement. Le jeu de rôle peut être réalisé avec un peu ou aucun entraînement à l'avance ou mémorisation des parties.

(Pour plus d'informations sur les rôles et les autres théâtres éducatifs, voir *Helping Health Workers Learn*, Chapitres 14 et 27.)

Les possibilités du jeu de rôle

Voici des rôles que vous pouvez suggérer si les membres du groupe ont des difficultés à proposer des idées d'eux-mêmes :

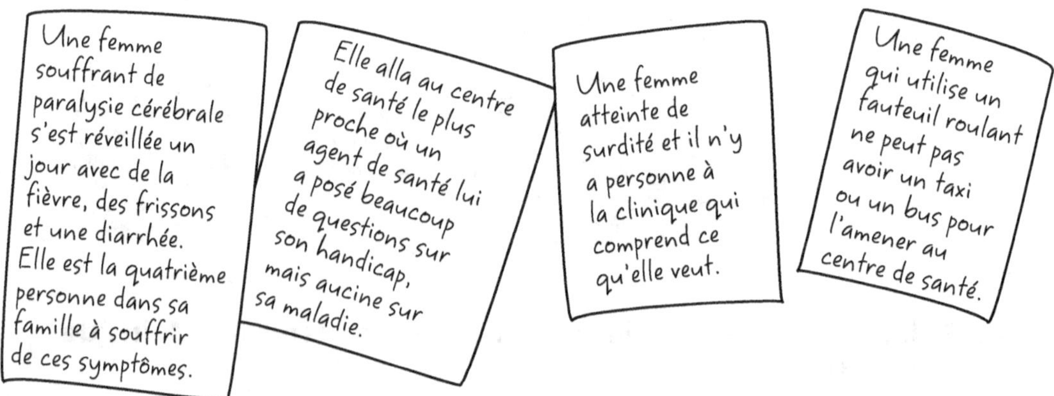

Après avoir joué chaque rôle, demandez aux « acteurs » de rejoindre le groupe. Invitez le groupe à se poser des questions sur les rôles joués qui pourront approfondir leur compréhension des difficultés d'accès aux soins de santé appropriés.

Etape 4. Visite d'un centre de santé

Après que les membres du groupe aient identifié l'ensemble des barrières à l'accès aux soins de santé appropriés, ils pourront visiter les centres de santé les plus proches pour regarder de plus près les causes des problèmes des femmes handicapées. Répartir le groupe en 2, si il y'a assez de personnes, avec au moins un agent de santé dans chaque groupe, et visiter un ou plusieurs centres de santé. (Si possible, éviter qu'un groupe visite un centre de santé dont l'agent a pris part aux travaux de groupes). Demander à une ou deux femmes du groupe d'écrire ou de noter tous les problèmes et les obstacles qu'elles trouvent. Demandez-leur aussi de noter toute chose qu'elles trouvent important pour les femmes handicapées.

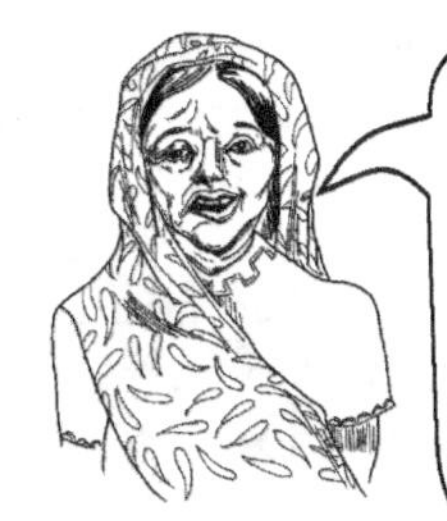

La visite des centres de santé peut aussi être utilisé comme un exemple sur la manière dont les femmes peuvent s'aider mutuellement et d'unir leurs forces pour surmonter les obstacles. Par exemple, les personnes utilisant des fauteuils roulants peuvent guider les femmes aveugles, et les femmes aveugles peuvent aider les femmes qui ont des difficultés pour marcher.

Etape 5. Qu'avez-vous trouvé au centre de santé ?

Lorsque vous êtes revenu des visites, est-ce que chaque groupe a décrit les problèmes qu'il a trouvés et les choses qui sont utiles pour les femmes handicapées ? Demandez aussi à chaque groupe de dire comment il a été traité par le directeur du centre de santé et le personnel. Vous pouvez dresser une liste ou cartographier les problèmes rencontrés.

Comparez les expériences des différents centres de santé. Est-ce que les groupes rencontrent les mêmes problèmes ?

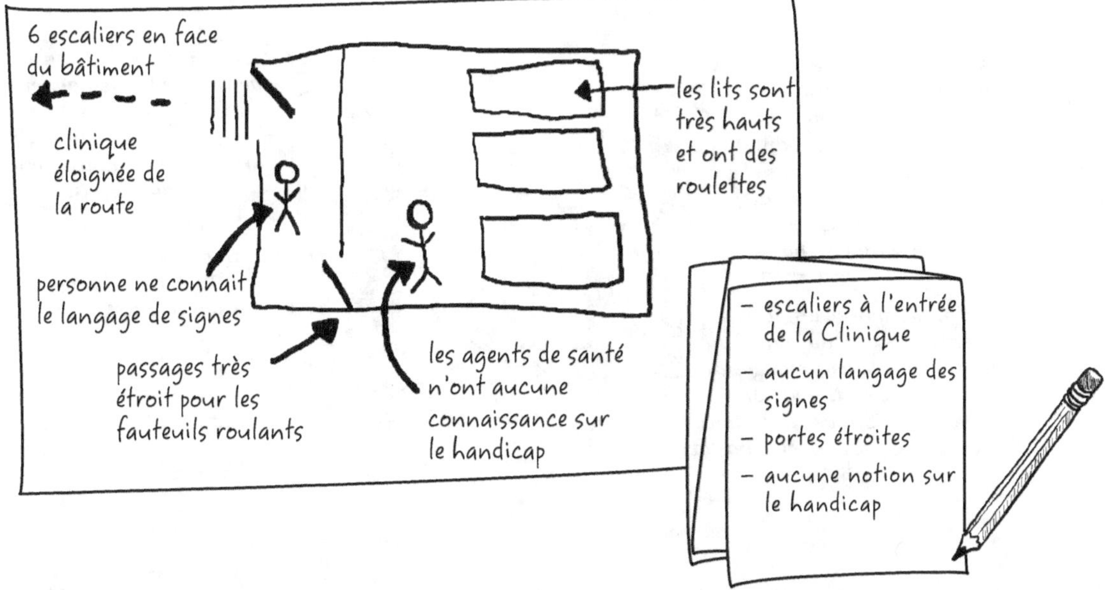

Etape 6. Quels sont les problèmes les plus importants ?

Discutez des problèmes rencontrés au cours des visites dans les centres de santé et demandez aux femmes de décider de ceux qui doivent être résolus, ou qu'elles aimeraient résoudre en première position. L'amélioration des services de santé peut demander du temps et de la planification. Votre groupe voudra étudier la liste afin de voir ce que vous pouvez changer rapidement, et ce qui prendra du temps. Demandez-leur de donner la raison pour laquelle il est important de travailler sur les problèmes qu'elles ont choisis, et dire quels sont leurs espoirs et souhaits pour le changement qu'elles apporteront afin que les problèmes soient résolus.

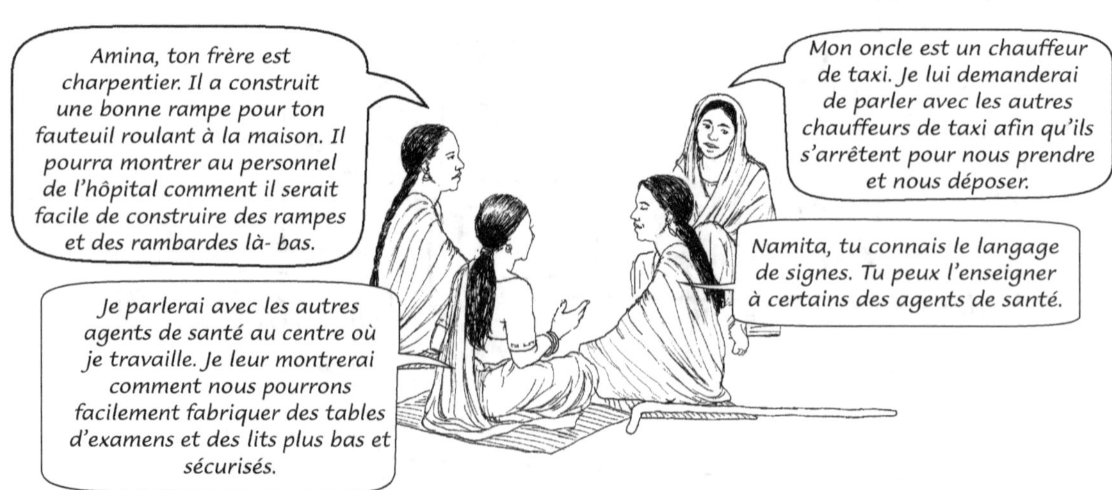

Etape 7. Un plan d'action pour l'amélioration

Une fois que les membres du groupe ont choisi 1 ou 2 problèmes qui ont rendu difficile l'accès à des soins de santé appropriés pour les femmes handicapées, ils peuvent élaborer un plan afin de résoudre ces problèmes. Demandez aux membres du groupe de discuter des diverses manières possibles de résoudre chaque problème, et demandez-leur de penser aux autres personnes qui peuvent les aider à réaliser ces progrès. Faites ressortir les étapes qui seront nécessaires pour réaliser ces progrès et décidez de la personne responsable de chaque étape. Ensuite, passez à l'action!

CHAPITRE 3

La santé mentale

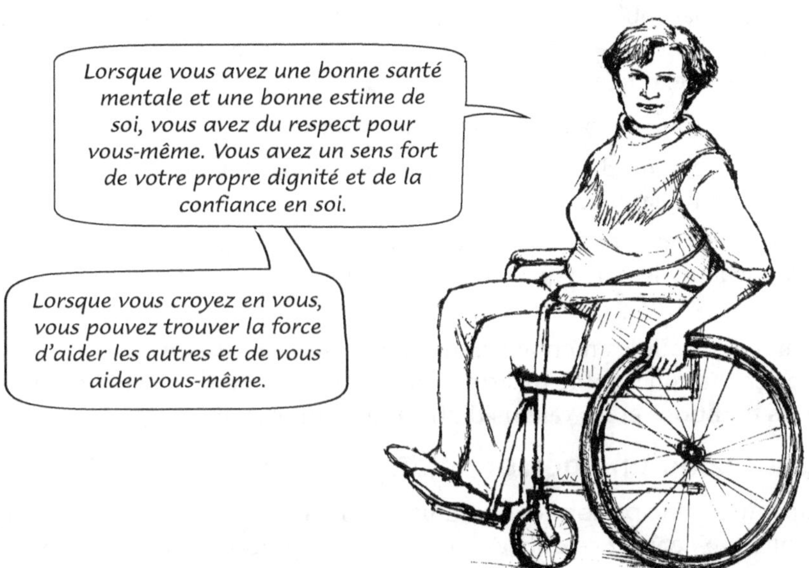

Avoir un esprit sain est tout aussi important qu'être en bonne santé. Lorsque votre esprit est sain, vous avez la force émotionnelle de prendre soin de vous-même et de votre famille, de voir les problèmes et faire de votre mieux pour les résoudre, de planifier votre futur et de créer des relations satisfaisantes avec les autres. Lorsque vous avez une bonne santé mentale, vous pouvez accepter l'aide des autres et vous mettre toujours en valeur.

De nombreuses femmes handicapées développent des problèmes de santé mentale qui les empêchent de faire face à des défis, d'être satisfaites de leur vie ou d'apporter leur contribution à la communauté. Ces troubles mentaux peuvent souvent être liés au handicap, mais en général, ils sont causés par la manière dont la communauté traite les femmes vivant avec un handicap.

Ce chapitre décrit les obstacles à la santé mentale auxquels sont confrontées les femmes vivant avec un handicap. Il décrit aussi les troubles mentaux et fait des propositions d'étapes à suivre pour se sentir mieux. Il montre aussi des moyens que les familles et les communautés peuvent utiliser pour promouvoir la santé mentale.

Souvenez-vous, **il n'y a aucune solution rapide aux troubles mentaux.** Faites attention si quelqu'un vous la promet.

Les obstacles à la santé mentale

Le stress, la discrimination, l'isolement, et les évènements traumatisants constituent quelques obstacles à la santé mentale que les femmes vivant avec un handicap rencontrent. Bien sûr, ce ne sont pas toutes celles qui rencontrent ces problèmes qui développent des problèmes de santé mentale. Le stress par exemple n'est pas une maladie mentale bien que l'excès de stress peu constituer un problème lorsque vous n'arrivez plus à faire face aux obstacles que vous rencontrez. Les évènements traumatisants dans votre vie ne provoquent pas toujours des problèmes de santé mentale, mais si vous n'avez pas de soutien pendant la période où vous tentez de les comprendre et de les assumer émotionnellement, cela peut arriver.

En pensant aux troubles mentaux, souvenez-vous que :

- Il n'y a pas une ligne claire entre les réactions normales aux évènements de la vie et les problèmes de santé mentale.

- La plupart des gens présentent certains signes décrits dans ce chapitre à différentes périodes de leur vie parce que chacun rencontre des problèmes d'un moment à l'autre.

- Les signes des troubles mentaux peuvent varier selon les communautés. Un comportement qui semble bizarre à un étranger peut être considéré comme normal selon les traditions et les valeurs d'une autre communauté.

Si vous pensez qu'une personne a un problème de santé mentale

Si vous soupçonnez une personne d'avoir un problème de santé mentale, cherchez à mieux la connaître. Ecoutez ce que les autres disent à propos de son comportement et la manière dont elle a changé. Puisque les troubles mentaux trouvent leurs racines dans la famille ou dans la communauté, pensez à la manière dont ces facteurs peuvent contribuer à occasionner le problème. Cependant, ce ne sont pas toutes les maladies mentales qui ont des causes identifiées. Souvent, on ne connait simplement pas la raison pour laquelle une personne développe des troubles mentaux.

LE STRESS

Lorsque vous êtes beaucoup stressée chaque jour et sur une longue période, vous pouvez vous sentir submergée et incapable de vous en sortir. Le problème peut s'aggraver si l'on vous a appris à ne pas vous mettre en valeur et à négliger vos propres besoins.

Changements physiques et maladies dues au stress

Lorsque vous êtes stressées, votre corps se prépare à réagir rapidement et à repousser le stress. Certains changements qui s'opèrent sont :

- Le cœur commence à battre plus rapidement.

- La pression artérielle augmente.

- La personne respire plus rapidement.

- La digestion ralentit.

Il se peut que vous vous sentiez faible ou malade. Cependant, le vrai problème peut être quelque chose d'injuste ou de mal dans la vie.

Lorsque le stress est soudain et sévère, vous pouvez sentir ces changements dans votre corps. Ensuite une fois le stress parti, votre corps retourne à la normale. Cependant, lorsque le stress est peu sévère et apparait lentement, vous pouvez ne pas remarquer combien il affecte votre corps bien que les signes soient toujours là.

Le stress qui continue pendant une longue durée peut mener aux signes physiques fréquents de l'anxiété et la dépression, tels que les maux de tête, les problèmes intestinaux et le manque d'énergie.

Les barrières sociales occasionnent le stress

Les mêmes barrières qui empêchent les femmes vivant avec un handicap d'avoir des soins médicaux provoquent également le stress dans leur vie quotidienne. Etant donné qu'elles rencontrent plusieurs sources de stress, il est particulièrement important que les femmes vivant avec un handicap de trouver le soutien dont elles ont besoin pour se sentir fortes et confiantes en leurs capacités, et de maintenir leur estime de soi.

Le genre

Le genre est la manière dont une communauté définit ce que c'est que d'être un homme ou une femme. Dans les communautés qui ne valorisent pas les filles autant que les garçons, les filles subissent plus de stress. Vos frères peuvent bénéficier d'une meilleure éducation ou de plus de nourriture. Vous pouvez être beaucoup critiquée et on peut ne pas remarquer vos efforts. Une fille vivant avec un handicap est plus sujette à être traitée de la sorte qu'une fille qui ne souffre pas de handicap ou un garçon handicapé. En grandissant, il peut vous arriver de croire que vous ne méritez pas d'être bien traitée par votre partenaire et votre famille, de bénéficier de soins médicaux lorsque vous êtes malade ou de développer vos compétences. Lorsque vous êtes dans cette situation, votre famille peut penser que votre très faible importance dans la famille et dans la communauté est naturelle et juste – pourtant en réalité cela est injuste.

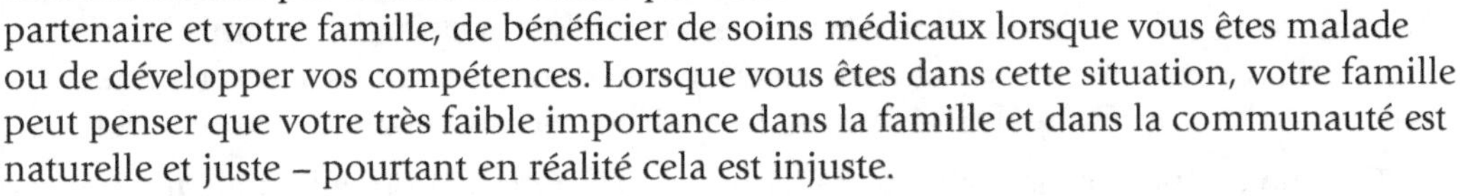

La pauvreté

Lorsqu'une famille est pauvre, il est plus difficile pour une fille ou une femme handicapée d'avoir les compétences dont elle a besoin pour travailler. Elle pourrait ne pas avoir la prothèse auditive ou les béquilles dont elle a besoin pour aller à l'école. Si une fille ou une femme handicapée n'a pas la chance de contribuer à soutenir la famille, elle peut être traitée comme un fardeau. Si la famille ne dispose pas d'assez de nourriture, elle peut décider de donner une grande partie aux membres qui travaillent pour la soutenir.

Les attitudes face au handicap

Les communautés peuvent aussi avoir des faibles attentes par rapport aux choses que les filles ou les femmes vivant avec un handicap sont en mesure de faire. Ayant appris qu'elles ont très peu de choses sur lesquelles espérer, les femmes vivant avec un handicap ont très peu tendance à se valoriser. Elles manquent souvent de confiance en soi pour plaider pour un changement au sein de la communauté.

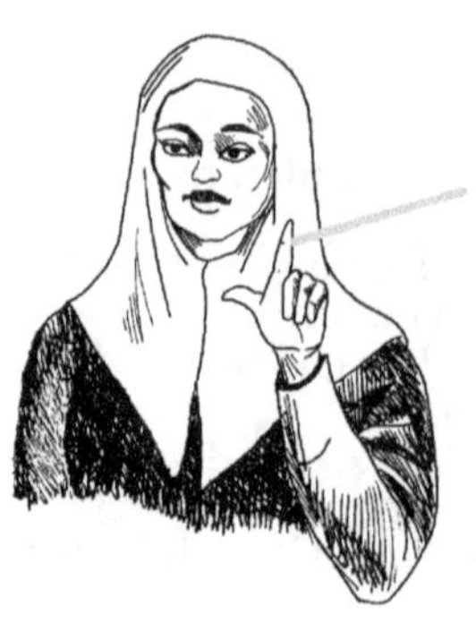

La discrimination, le stress, et l'estime de soi

Notre association a été créée en 1989 par des femmes vivant avec un handicap afin de promouvoir le bien-être de la femme vivant avec un handicap. Nous sommes 21 membres avec des handicaps divers (visuel, auditif, et physique, et difficulté à parler). Nous nous rencontrons une fois par mois pour parler de nos problèmes et essayer de trouver des solutions.

Nous acceptons toutes que les femmes vivant avec un handicap sont souvent victimes de discrimination, parce que :

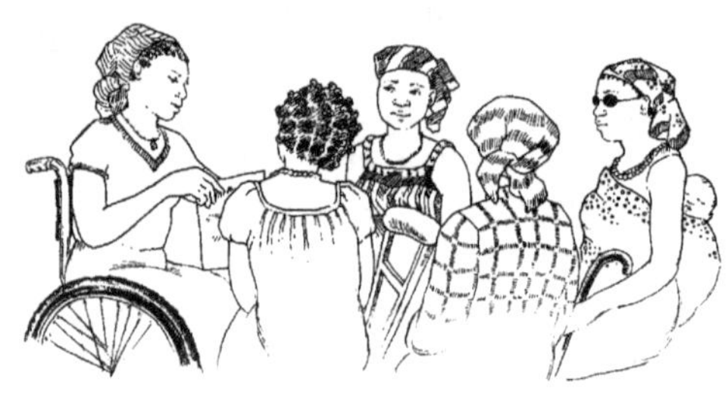

- nous sommes des femmes ;
- nous sommes handicapées ; et
- nous sommes pauvres pour la plupart.

Nous sommes rejetées comme partenaires convenables de mariage ou comme la « mauvaise » image au travail. Les filles et les femmes vivant avec un handicap n'ont pas souvent la possibilité d'aller à l'école même lorsque celle-ci est accessible. Par exemple, même dans les écoles spéciales pour les enfants vivant avec un handicap, les garçons sont généralement privilégiés.

Nous avons peu de chances de bénéficier d'une formation afin de trouver un emploi. Nous subissons des abus physiques, émotionnels et sexuels. Contrairement aux hommes et les femmes qui ne souffrent pas de handicap, nous avons rarement l'opportunité de prendre des décisions à la maison et dans la communauté.

Cependant, pour chacune de nous dans l'association, le problème majeur est le manque d'estime de soi. La société nous enseigne à ne pas nous valoriser. Nous sommes généralement considérées comme incapables de prendre soin d'un homme, d'avoir des enfants et de faire des travaux utiles. Nous sommes alors considérées sans valeur. Même nos familles élargies ont besoin de nous uniquement lorsque nous nous montrons très utiles envers elles.

—Dormaa Ahenkro, Ghana

L'image du corps

La communauté peut considérer les femmes handicapées comme moins importantes que les autres femmes parce qu'elles ne correspondent pas à l'image d'une belle femme selon cette communauté. Cependant, les femmes vivant avec un handicap voient une grande diversité de corps et de comportements autour d'elles et sont conscientes de ces différences. Il peut leur arriver aussi de se sentir belles, bien habillées, capables et fortes même avec leurs cicatrices, leurs difformités, leurs amputations, leurs prothèses auditives, leurs expressions et gestes inhabituels, leurs fauteuils roulants, leurs béquilles, leurs bâtons, leurs cannes, ou la possibilité d'avoir des attaques (crises) ou faire des selles et d'uriner en public.

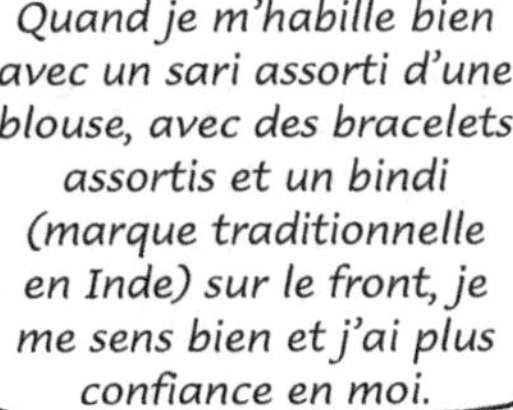

Comment j'ai changé mon image

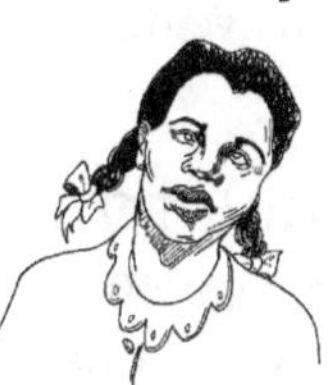

Je me nomme Rose et je viens du Kenya. Je suis aveugle et il y a plusieurs des membres de ma famille et des amies qui m'aident à m'occuper de moi au quotidien. J'apprécie beaucoup leur aide, cependant j'étais aussi frustrée parce que je ne pouvais pas trop contrôler la manière dont je suis habillée, ou la manière dont les choses étaient faites. J'avais l'impression d'être tout le temps traitée comme une enfant parce que personne ne semblait me traiter avec respect.

Je voulais me sentir plus indépendante alors j'ai commencé à poser des questions. Lorsque quelqu'un m'aidait à m'habiller, je demandais à quoi ressemblaient mes habits et comment mes cheveux étaient tressés. Je demandais aussi comment les autres femmes de mon âge s'habillaient et se coiffaient.

Je me suis vite rendue compte que je finissais par ressembler à une enfant lorsque les aides-soignants m'habillaient et me coiffaient. Il n'est pas étonnant que je ne sois pas traitée avec respect. Pourtant, je suis une adulte de 25 ans et je n'aimerais pas être traitée comme une enfant. Alors j'ai demandé à mes aides-soignants de m'apprendre à faire moi-même mes cheveux comme le faisaient les autres femmes de la communauté. Elles étaient contentes de le faire. Elles n'y avaient jamais pensé auparavant. Comme elles avaient l'habitude de faire les cheveux de leurs filles, elles m'ont aidé de la même manière. Maintenant, mes amies m'aident à m'habiller comme les autres femmes de la communauté et les autres personnes de la communauté me traitent avec respect.

L'isolement

Les filles handicapées pourraient vivre à l'écart des autres enfants et ne pas avoir la chance de nouer des amitiés. Elles pourraient ne pas apprendre les valeurs sociales dont elles ont besoin pour bâtir des relations fortes en tant qu'adultes. Le fait d'être seules et isolées peut occasionner le stress. Il est important d'avoir des amis et de faire partie de la communauté pour développer une bonne estime de soi.

Une adolescente qui souffre d'un handicap a aussi besoin de soutien pour développer de la confiance en rapport avec sa sexualité afin de pouvoir bâtir des relations personnelles et intimes (voir page 142).

Les compétences professionnelles

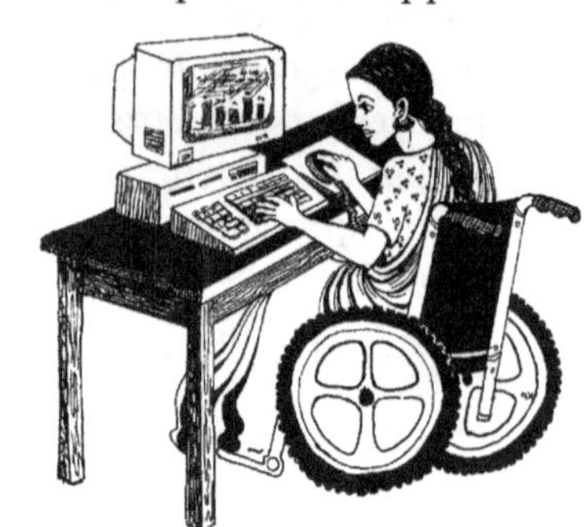

Les femmes vivant avec un handicap ont moins de chance d'être formées pour l'emploi et ainsi de gagner de l'argent. Si elles n'ont pas la chance d'acquérir des compétences professionnelles, il devient plus difficile de se prendre en charge et de soutenir leurs familles.

Les troubles mentaux courants

Bien qu'il y ait plusieurs sortes de problèmes de santé mentale, les plus fréquents sont l'anxiété, la dépression, les réactions au traumatisme, la consommation abusive de l'alcool ou de la drogue.

LA DÉPRESSION (TRISTESSE EXTRÊME OU SENTIMENT DE VIDE TOTAL)

La dépression affecte près de 5 femmes handicapées sur 10, contre environ 2 sur 10 pour les personnes qui ne souffrent de handicap. Cela n'est pas surprenant parce que de nombreuses filles vivant avec un handicap n'ont pas la chance d'être éduquées, de développer de la confiance ou d'apprendre à faire les choses d'elles-mêmes. En grandissant, les barrières sociales et les changements de votre état de santé vous rendent la tâche plus difficile pour vous et vous rendent mécontentes et déprimées.

Signes :

- sentiment de tristesse presque tout le temps
- insomnie ou excès de sommeil
- difficultés à réfléchir clairement
- manque d'intérêt pour les activités agréables, la nourriture ou le sexe
- problèmes physiques tels que des maux de tête et des problèmes intestinaux qui ne sont pas dus à des maladies
- manque d'énergie pour les activités quotidiennes
- pensées sur la mort ou le suicide.

Bien qu'il soit difficile de croire que vous en souffrez, la dépression ne dure pas toujours. Voir plus d'informations sur les moyens de surmonter la dépression (pages 60 à 69).

Au fil de votre croissance

Votre corps continuera à changer au fur et à mesure que vous prenez de l'âge. Vos tâches quotidiennes prendront plus de temps, certains handicaps s'aggraveront et vous pourrez avoir des handicaps 'secondaires' découlant de l'utilisation abusive de certaines parties de votre corps. Au fur et à mesure que vous prenez de l'âge, plusieurs choses pourraient 'mal' fonctionner dans votre organisme et vous devrez vous adapter à la manière dont vous faites souvent les choses. Ces changements constants peuvent vous faire penser que vous ne serez jamais vraiment indépendante et que vous devez toujours compter sur les autres. Votre estime de soi peut être affectée par le fait de sentir votre dépendance s'accroitre. Voir Chapitre 13 : Grandir avec un handicap.

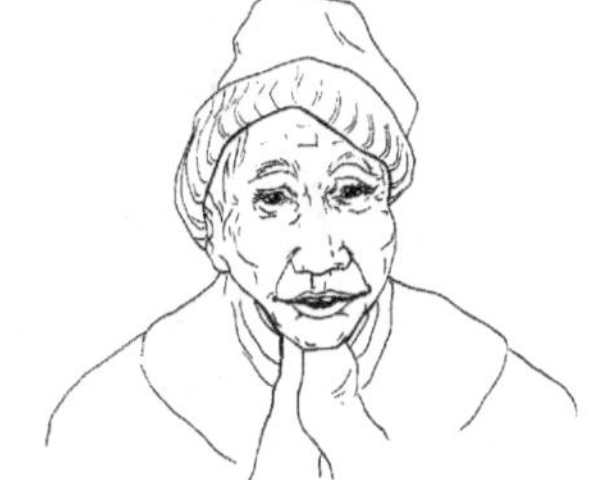

Si vous vous sentez triste la plupart du temps, ou vous n'arrivez pas à dormir, ou si vous remarquez un changement de votre humeur, parlez-en à un membre de votre famille en qui vous avez confiance ou à un agent de santé.

Le suicide

La dépression grave peut conduire au suicide. De nombreuses personnes ont pensé au suicide au moins une fois dans leur vie. Cependant, lorsque ces pensées sont de plus en plus fréquentes ou plus fortes, vous avez immédiatement besoin de l'aide d'un conseiller qualifié ou d'un psychologue.

- Vous sentez vous seule et isolée de votre famille et de vos amis ?
- Avez-vous perdu l'envie de vivre ?
- Consommez-vous régulièrement de l'alcool et de la drogue ?
- Avez-vous des problèmes de santé graves ?
- Avez-vous pensé au suicide ?
- Avez-vous déjà essayé de vous suicider ?

Si la réponse à l'une de ces questions est 'oui', vous pourrez vous sentir mieux simplement en parlant de vos problèmes à quelqu'un en qui vous avez confiance. Certains conseillers ou médecins peuvent utiliser des médicaments pour traiter la dépression.

Si une personne que vous connaissez envisage de se suicider, demandez à ce qu'elle soit surveillée de près et qu'elle ne soit pas seule. Demande-lui de ne pas laisser des objets dangereux autour d'elle. Si il y a un centre hospitalier psychiatrique dans votre communauté, demandez si il y a quelqu'un qui peut régulièrement échanger avec elle.

L'ANXIÉTÉ (SE SENTIR NERVEUX OU INQUIET)

Si les sentiments de nervosité ou d'inquiétude (d'autres noms utilisés fréquemment pour décrire l'anxiété sont 'les nerfs', 'les troubles nerveux' et 'les troubles cardiaques') persistent sur une longue durée et deviennent plus graves, alors il se peut que vous ayez des problèmes de santé mentale.

Signes :

- Etre tendu ou nerveux sans raison
- Transpirer
- Avoir des palpitations (en l'absence de maladie cardiaque)
- Avoir de fréquentes douleurs physiques qui ne sont pas causées par des maladies physiques et qui augmentent lorsque vous êtes tristes.

Les crises de panique sont une sorte d'anxiété sévère. Elles apparaissent de manière brusque et peuvent durer quelques minutes ou plusieurs heures. En plus des signes mentionnés ci-dessus, vous pouvez ressentir de la terreur et avoir peur de perdre conscience (s'évanouir) ou de mourir. Vous pouvez aussi avoir des douleurs à la poitrine, des difficultés à respirer et avoir l'impression que quelque chose d'épouvantable va se produire.

LE TRAUMATISME

Lorsqu'une chose horrible arrive à une femme, elle souffre d'un traumatisme. Certains des types les plus fréquents de traumatisme sont la violence conjugale, le viol, la guerre, la torture et les catastrophes naturelles. Le traumatisme est une menace pour le bien-être physique et mental de la femme. Par conséquent, elle se sent en danger, en insécurité, sans défense et incapable de croire au monde ou aux autres personnes autour d'elle. Il faut beaucoup de temps à une femme pour se remettre d'un traumatisme, surtout lorsqu'il est causé par une autre personne.

Handicap occasionné par le traumatisme

Lorsqu'une femme devient handicapée au cours de sa vie à cause d'un accident, de la guerre ou d'une maladie, le changement brusque peut devenir très difficile pour elle. Certaines femmes nouvellement handicapées pourraient penser qu'elles ne sont plus importantes pour elles-mêmes, leurs familles et leurs communautés. Elles pourraient aussi avoir peur ou être troublées à cause du traumatisme.

Souvent, une femme qui devient handicapée au cours de sa vie a grandi avec de la confiance, une bonne éducation et beaucoup de compétences. Il se peut qu'elle ait bâti des relations solides avec les autres et qu'elle attende d'être respectée. Lorsqu'elle devient handicapée, cela peut prendre du temps pour que son corps s'adapte. Il peut même être plus difficile de s'adapter aux changements quant à la manière dont les autres la voient ou dont elle se voit elle-même.

Plusieurs femmes qui deviennent handicapées au cours de leur vie affirment avoir dû prendre la décision de ne pas abandonner. Bien qu'elles se sentent tristes ou choquées, elles se sont rendues compte qu'elles devaient décider de la manière de vivre leur vie. (Voir « L'histoire d'Annie, » page 63).

L'abus est une sorte de traumatisme

Les filles vivant avec un handicap sont particulièrement menacées d'abus ou de violence par un membre de leur famille. On parle d'abus lorsque quelqu'un fait des attouchements à connotation sexuelle à une fille ou lorsqu'un père, un frère, un cousin, ou un aide-soignant la force à avoir des rapports sexuels. L'abus peut aussi impliquer le fait de frapper ou de blesser une fille, le fait de l'humilier, de s'occuper d'elle d'une manière cruelle ou de refuser de s'occuper d'elle. L'abus est une sorte de traumatisme qui peut nuire à la santé mentale de la fille. Si une femme a été abusée ou blessée à son enfance, cela peut l'affecter pendant plusieurs années.

De nombreuses femmes vivant avec un handicap qui continuent d'être abusées étant adultes ne se plaignent pas parce qu'elles pensent qu'elles ne méritent pas d'être bien traitées. Voir le Chapitre 14 pour plus d'informations sur l'abus.

LES RÉACTIONS AU TRAUMATISME

Si vous avez subi un traumatisme, vous êtes susceptibles d'avoir plusieurs réactions différentes telles que :

- le fait de se rappeler du traumatisme de manière répétitive. Pendant que vous êtes éveillée, vous pouvez toujours vous souvenir de choses effroyables qui se sont passées. Il peut vous arriver d'en rêver ou d'avoir des insomnies parce que vous y pensez pendant la nuit.

- le fait de se sentir engourdie ou de ressentir les émotions moins qu'avant. Il peut vous arriver d'éviter des personnes ou des endroits qui vous rappellent le traumatisme.

- le fait de devenir très vigilante. Si vous êtes constamment à la recherche du danger, vous aurez des difficultés à dormir. Vous pouvez réagir de manière exagérée lorsque vous êtes surprise.

- le fait de se sentir en colère ou honteuse de ce qui est arrivé. Si vous êtes passée par un traumatisme dans lequel d'autres sont morts ou ont été grièvement blessés, il peut vous arriver de vous sentir coupable du fait que les autres ont souffert plus que vous.

- le fait de se sentir isolée et distante des autres.

- le fait d'avoir des troubles du comportement étranges ou violents au cours desquels vous êtes confuse en ce qui concerne l'endroit où vous vous trouvez.

Plusieurs de ces signes sont des réactions normales à une situation difficile. Par exemple, il est normal de se sentir en colère après un traumatisme ou d'être vigilante au cas où la situation serait encore dangereuse. Toutefois, vous avez besoin d'aide si les signes sont graves au point de vous empêcher de mener vos activités quotidiennes, ou si ils apparaissent des mois après le traumatisme.

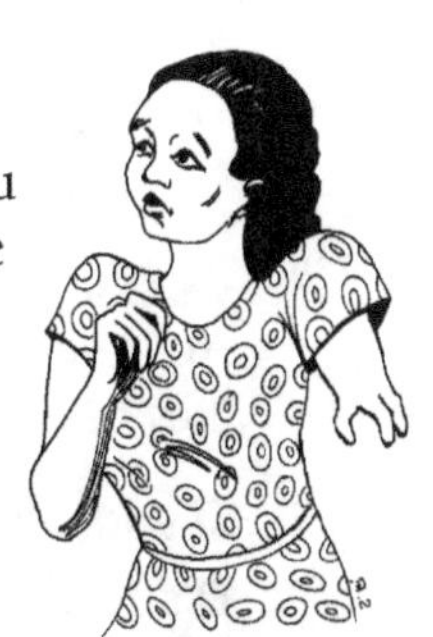

Les personnes souffrant de réactions traumatiques peuvent aussi se sentir anxieuses ou déprimées ou consommer de l'alcool ou de la drogue avec excès.

Solutions pour surmonter les réactions traumatiques

Si vous avez été victime d'un traumatisme, vous aurez besoin d'aide pour :

- apprendre à faire de nouveau confiance aux autres.

- parler de votre vie avant le traumatisme aussi bien que de vos expériences actuelles. Ainsi, vous pouvez vous rendre compte que bien que la vie ait beaucoup changé, vous êtes la même personne à bien des égards.

- exprimer les choses douloureuses dont il est difficile de parler ou qui sont 'enfouies' là où on ne peut pas s'en souvenir. Le dessin, la peinture ou encore une activité apaisante comme le massage peut vous aider à exprimer ou à soulager ces sentiments douloureux.

- comprendre vos réactions. Une fois que vous comprenez vos réactions, les sentiments ont moins de contrôle sur vous.

- faire un plan pour ces souvenirs que vous ne pouvez pas éviter. Si les souvenirs du traumatisme vous font réagir de manière effrayante, il sera bénéfique de faire un plan pour ces choses qui sont inévitables. Par exemple, vous pouvez vous dire : « Son visage ressemble à celui de mon agresseur, mais il est une personne différente et n'a pas l'intention de me faire du mal. »

- vous rappelez que vous n'êtes pas responsable de ce que vous avez dit ou fait si vous avez été violée ou blessée d'une manière ou d'une autre. Toute responsabilité incombe à ceux qui vous ont fait mal. Les personnes qui vous ont fait du mal peuvent faire en sorte que vous ayez l'impression de ne plus jamais pouvoir être entière. Bien que les mauvaises expériences puissent vous changer, vous pouvez surpasser même les épreuves les plus terribles avec l'aide des personnes qui s'occupent de vous.

Essayez de garder un objet de votre nouvelle vie près de vous lorsque vous dormez. Ainsi, si vous rêvez de votre traumatisme, à votre réveil l'objet vous rappellera que vous êtes désormais en sécurité.

Si vous connaissez quelqu'un qui a subi un traumatisme

D'abord, il serait mieux que les amis, la famille ou les aides-soignants d'une femme qui a subi un traumatisme l'aident à faire ses activités quotidiennes ou à les faire pour elle si telle est sa volonté. Vous pouvez lui faire savoir que vous voulez l'écouter et que vous pouvez attendre qu'elle soit prête à en parler. Plus tard, encouragez-la à reprendre les activités qu'elle aimait faire ou qui faisaient partie de sa routine quotidienne.

Maladie mentale grave (psychose)

Les femmes vivant avec un handicap sont exposées aux maladies mentales si elles ont :

- eu des problèmes de santé mentale par le passé.
- perdu des membres de leur famille ou si elles en sont séparées.
- subi de la violence ou ont eu des partenaires violents.
- peu de soutien social.

Une femme vivant avec un handicap peut être atteinte d'une maladie mentale si elle présente l'un de ces signes :

- Elle entend des voix et voit des choses que les autres n'entendent ni ne voient (hallucinations).
- Elle a des croyances étranges qui affectent sa vie quotidienne (délires) — par exemple, elle croit que ses voisins essaient de la tuer.
- Elle ne prend plus soin d'elle-même — par exemple, elle ne s'habille pas, ne se lave pas ou ne mange pas.
- Elle se comporte d'une manière bizarre, par exemple elle dit des choses insensées.

Des signes similaires peuvent être occasionnés par les maladies, l'intoxication, les médicaments, la consommation abusive de la drogue, ou une lésion du cerveau. Les personnes qui ne sont pas mentalement malades agissent souvent d'une manière qui conduit les autres à se poser des questions sur leur santé mentale, particulièrement si ces comportements sont en rapport avec des croyances ou des traditions qui ne sont pas partagées avec la communauté entière. Par exemple, lorsqu'une femme dit avoir reçu des conseils dans une « vision », elle peut être en train de s'inspirer des sources traditionnelles de la connaissance et de l'orientation – pas qu'elle a des hallucinations ou qu'elle est mentalement malade. Il est plus probable que ces signes soient ceux de la maladie mentale s'ils sont très fréquents et forts à tel point d'empêcher la personne de mener ses activités quotidiennes.

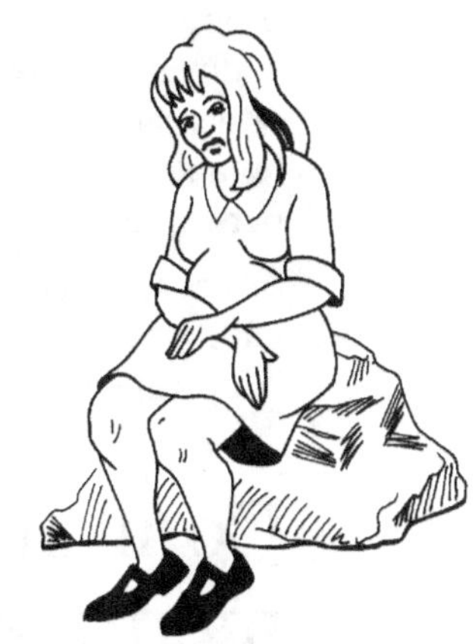

COMMENT TRAITER UNE MALADIE MENTALE

Bien que dans la plupart des endroits, les familles s'occupent des personnes malades mentales, il est encore mieux si elles sont suivies par un psychologue qualifié. Dans certains cas, les médicaments sont nécessaires mais ils ne devraient pas être le seul traitement.

Les guérisseurs traditionnels jouent souvent un rôle important dans le traitement de la maladie mentale. Un guérisseur qui vient de la même communauté que la personne malade pourrait la connaître ainsi que sa famille, la comprendre et se faire une idée claire du stress qu'elle a subi. Certains guérisseurs utilisent des traitements ou des rituels qui peuvent aider une femme à surmonter son problème.

Quel que soit le traitement administré, une personne atteinte de maladie mentale devra être toujours traitée avec gentillesse, respect et dignité

Posez-vous ces questions avant de décider du traitement de la maladie mentale :

- Quel est l'objectif de chaque étape du traitement ?
- Qu'espérons-nous ?
- Si la personne ne constitue pas un danger pour elle-même et pour les autres, peut-elle être soignée tout en restant à la maison ou vivant avec les autres dans sa communauté ?
- La famille sera-t-elle associée au traitement ?
- La personne qui administre le traitement est-elle respectée au sein de la communauté ?
- Existe-t-il un des traitements qui provoquent des effets secondaires, de la souffrance physique ou de la honte ?

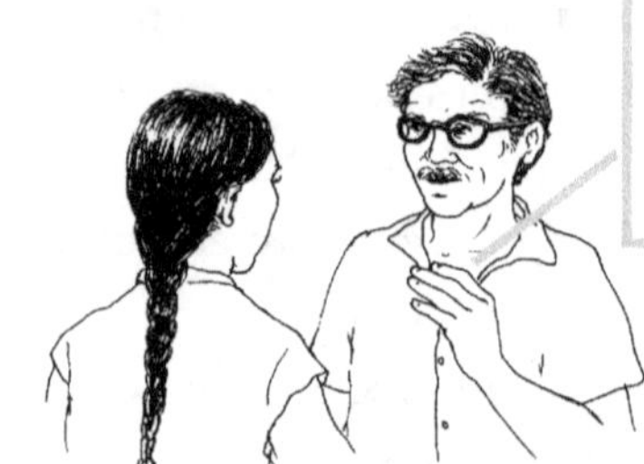

La partie la plus importante de tout traitement est le soutien et les soins de la famille et des amis.

Lorsqu'une personne doit recevoir un traitement dans un hôpital, demandez toujours la permission de visiter l'établissement avant de l'y laisser seule. Assurez-vous de la propreté de l'hôpital, de la sécurité des patients et de la possibilité de recevoir des visites, et du suivi constant du personnel de santé qualifié. Les patients devraient être libres de se déplacer, à condition qu'ils ne constituent pas un danger pour eux-mêmes ou pour les autres. Aussi, rassurez-vous de connaître les procédures à suivre pour faire sortir la personne de l'hôpital plus tard.

Les services de santé mentale pourraient avoir les mêmes barrières que les autres bâtiments et services, ce qui complique la mobilité et la communication des personnes handicapées. Voir pages 36 à 40: idées pour améliorer l'accès à tous les services de santé.

Comment venir à bout de la santé mentale

Pour se construire une meilleure vie, les femmes vivant avec un handicap ont besoin de santé, d'éducation, et de la possibilité de se déplacer de façon autonome afin de gagner leur vie. Cependant, une difficulté rencontrée dans l'atteinte de ces objectifs peut mettre votre santé mentale à l'épreuve. En général, vous n'avez pas besoin de soins d'un psychologue qualifié pour surmonter la plupart des sentiments de dépression, d'anxiété, ou d'une faible estime de soi. Il y a des moyens dont vous pouvez vous servir pour commencer à vous sentir mieux avec l'aide d'une autre personne ou d'un groupe.

Les choses que vous pouvez faire avec peu de ressources

- Passez du temps avec vos amis à faire du jardinage, de la cuisine ou à faire d'autres activités quotidiennes.

- Exprimez vos sentiments. Le fait d'écrire des poèmes, des chansons et des histoires peut vous aider à transmettre des messages que vous avez du mal à transmettre aux autres. Vous pouvez aussi exprimer vos sentiments sans utiliser de mots à travers la danse, le dessin, la peinture ou la musique. Vous n'avez pas besoin d'être un artiste compétent pour vous exprimer par ces canaux.

- Créez des cadres agréables. Essayez d'aménager votre milieu de vie à votre goût. Essayez d'avoir autant de lumière et d'air frais que possible.

- Essayez d'avoir de belles choses autour de vous. Cela pourrait signifier mettre des fleurs dans la pièce, jouer de la musique, ou se rendre dans un endroit avec une belle vue.

- Pratiquez des rites traditionnels qui augmentent la force intérieure et aident à apaiser le corps et l'esprit.

Apprenez à vous détendre

- Fermez les yeux et imaginez un endroit sécurisé et paisible où vous aimeriez être. Cela pourrait être n'importe quel endroit : sur une montagne, près d'un océan ou d'un lac ou dans un champ.

- Continuez à penser à cet endroit pendant que vous inspirez profondément par les narines et expirez par la bouche.

- Si cela marche, pensez à une pensée positive comme « Je suis en paix » ou « Je suis en sécurité ».

- Continuez à respirer en vous concentrant sur l'endroit ou sur la pensée. Faites ceci pendant environ 20 minutes (aussi longtemps qu'il est nécessaire pour faire cuire du riz).

- Si vous commencez à vous sentir mal à l'aise ou apeurée à un moment de l'exercice de relaxation, ouvrez les yeux et respirez profondément.

Vous pouvez faire cet exercice dans votre groupe ou à la maison lorsque vous avez des difficultés à dormir ou lorsque vous vous sentez tendue et effrayée. La respiration profonde aide à apaiser les sentiments de nervosité.

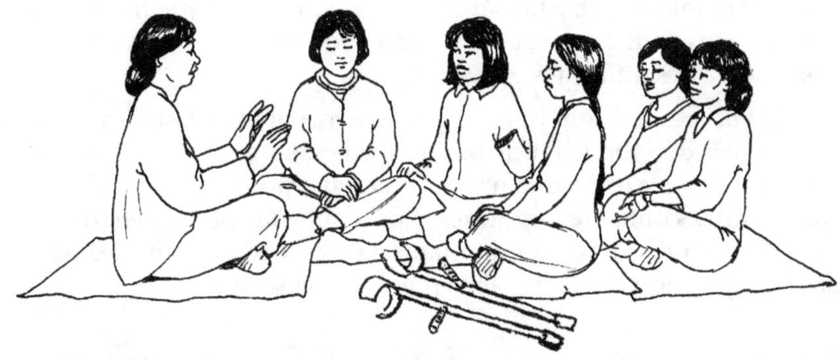

Les relations d'entraide

Dans une relation d'entraide, 2 ou plusieurs personnes prennent l'engagement d'apprendre à se connaître, à se comprendre et à s'entraider.

Les relations d'entraide peuvent vous aider à avoir du soutien, à reconnaître les sentiments et à contrôler les réactions impulsives. On peut former une relation d'entraide entre amis, entre membres de la famille, entre femmes vivant avec un handicap, entre des femmes qui travaillent ensemble ou dans un groupe formé pour un autre objectif.

Soyez prudentes dans le choix de vos relations d'entraide. Formez des relations avec seulement des personnes qui respecteront vos sentiments et votre vie privée. Pour plus d'informations sur comment former des groupes d'entraide, voir pages 65 à 66.

APPRENEZ À VOUS VALORISER

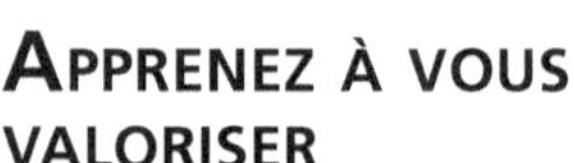

Lorsqu'une femme grandit avec le soutien de sa famille, de son école et de sa communauté pour vivre la meilleure vie possible, son estime de soi sera très élevée, qu'elle soit handicapée ou non. Cependant, si elle grandit avec le sentiment qu'elle est moins importante que les autres à cause de son handicap, elle doit apprendre à se valoriser.

L'une des parties les plus importantes de la santé mentale est l'estime de soi. Vous avez une bonne estime de soi lorsque vous savez que vous méritez d'être traitée avec respect. Vous savez que les gens vous écoutent et valorisent vos opinions. Vous vous sentez capable de faire face à des difficultés et des défis.

Les filles et les femmes qui sont traitées avec respect par leurs familles, leurs écoles et leurs communautés développent une bonne estime de soi. Plus les familles et la communauté peuvent vous donner le respect nécessaire pour vivre une vie meilleure, plus vous vous sentirez confiante. Les autres choses qui vous permettent d'avoir une bonne estime de soi sont les travaux importants, la sécurité financière, les relations amoureuses et la protection contre les abus physiques et sexuels.

Comment accroître son estime de soi

Apprendre à vous valoriser et à développer votre estime de soi est un processus qui commence au moment où vous grandissez et continue tout le long de votre vie. Toutefois, même si on ne vous valorisait pas étant enfant, si on ne vous protégeait pas, ou si vous n'aviez pas la chance de développer de la confiance ou d'apprendre à faire les choses de vous-même, vous ne devez pas vivre ainsi étant adulte. Vous pouvez vous valoriser et avoir du respect pour vous-même et on vous verra telle que vous êtes – de toute façon, votre expérience vous a appris à vous adapter et à travailler avec votre handicap.

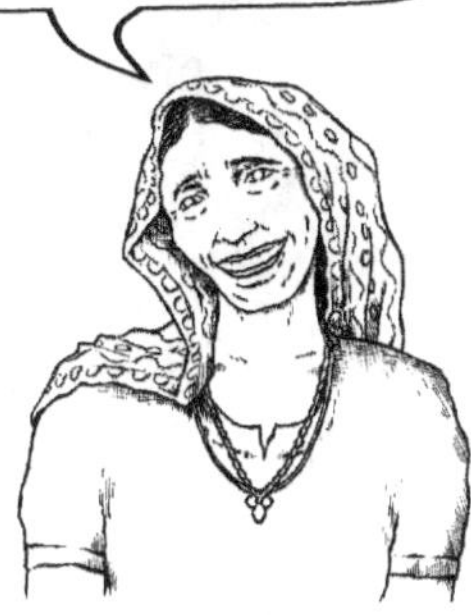

Avec l'aide et le soutien de ses amis et de sa famille, une femme qui devient subitement handicapée peut apprendre à dominer son handicap. Elle peut apprendre à faire les choses différemment, d'une manière qui s'adapte à son handicap. Elle ne doit cependant pas changer sa manière de se valoriser et de se respecter simplement parce que son corps ou ses facultés mentales ont changé.

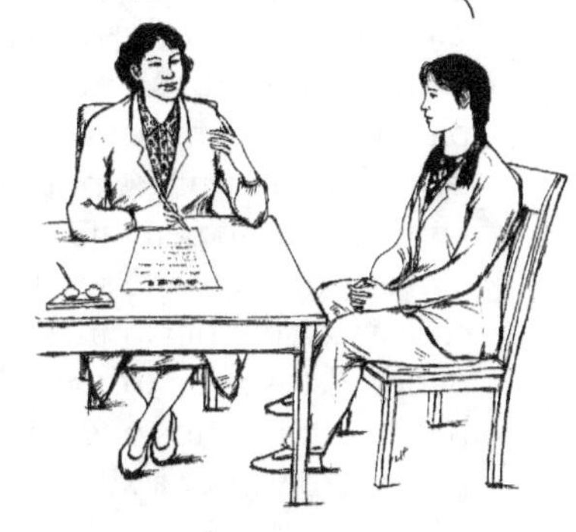

L'histoire d'Annie

Dr Annie est médecin, femme et mère. Elle est devenue sourde des suites de maladie et elle s'est retrouvée brusquement handicapée à cause de la perte de son ouïe. Lorsqu'elle est entrée dans le monde des personnes handicapées, elle a expérimenté la solitude que vivaient plusieurs de ces femmes. Dr Annie savait qu'elle pouvait soit abandonner son ancien mode de vie, soit faire des choix qui lui permettraient de vivre une vie aussi normale que possible. Elle a appris à lire sur les lèvres et à communiquer par écrit lorsque les autres n'arrivaient pas à la comprendre. La dignité et le courage de Dr Annie face à une grande perte personnelle et à la souffrance a été un exemple positif pour plusieurs personnes.

Le choix de Neelima

Lorsque Neelima était adolescente, elle a essayé de se suicider en buvant de l'acide. L'acide a complètement brulé ses intestins et son estomac. Les médecins Indiens qualifiés qui lui ont sauvé la vie lui ont dit qu'elle devrait faire un choix : Après l'opération, elle serait capable ou de parler, ou de manger de petites portions de nourriture, mais pas les deux. Neelima a choisi de pouvoir manger. Elle est restée mentalement forte après que son larynx a été retiré et ne pouvait plus parler. Malgré son handicap, Neelima a terminé ses examens scolaires et a entamé une carrière dans la restauration.

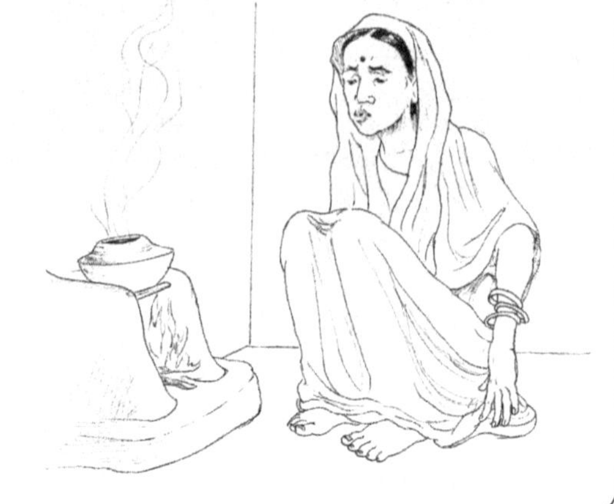

Toujours bonne cuisinière, Neelima s'est fait une renommée en préparant de la nourriture à la maison pour ensuite la vendre.

Il n'est pas toujours facile d'apprendre à se valoriser, mais cela peut se faire en faisant de petits pas.

La première étape est d'aller à la rencontre des gens. Si vous n'avez pas l'habitude de sortir, vous pourriez essayer de vous asseoir devant votre porte et de saluer vos voisins. Ensuite, si vous en avez la possibilité, allez au marché et échangez avec les gens. Lorsqu'ils apprendront à vous connaître, ils comprendront que les femmes vivant avec un handicap et celles qui ne souffrent pas de handicap ne sont pas vraiment très différentes. A chaque fois que vous sortirez, il sera plus facile de rencontrer des gens et de discuter avec eux.

Souvent, le handicap d'une femme fait qu'il est difficile pour elle de parler avec les autres. Les femmes qui sont sourdes ou qui ne peuvent pas parler clairement peuvent essayer d'utiliser des gestes ou des images pour communiquer. Une femme sourde peut aussi enseigner un peu le langage des signes à ses voisins. Commencez par choisir 2 ou 3 personnes avec qui vous voulez parler. Essayez de trouver des moyens d'échanger beaucoup de choses. Ensuite, avec le temps, vous pouvez travailler à aller vers plus de personnes.

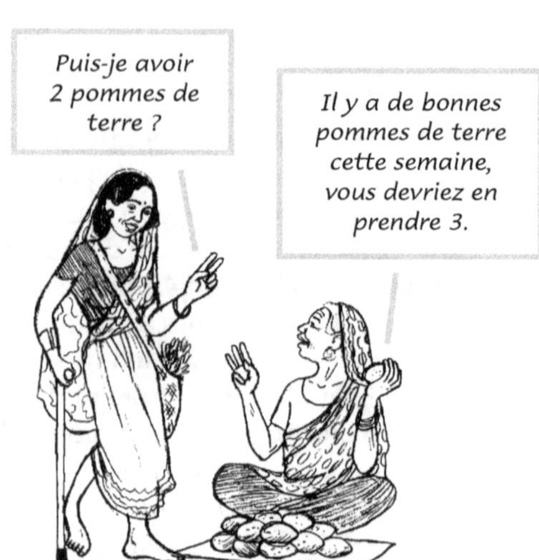

La seconde étape est de créer ou rejoindre un groupe de femmes vivant avec un handicap. Un groupe peut trouver un endroit sécurisé où les femmes s'exprimeront librement. Les échanges avec les autres femmes peuvent vous aider à commencer à :

- apprécier votre confiance en vous-même et à revendiquer votre droit de prendre des décisions pour améliorer votre vie.
- apprendre à connaitre vos forces et vos faiblesses.
- partager les idées et les expériences concernant les défis liés au handicap.
- parler de l'acceptation et du bon entretien de votre corps.
- vous soutenir mutuellement pendant les moments heureux ainsi que les moments difficiles.
- apprendre à devenir indépendante.
- vous sentir bien dans votre corps et ne pas permettre aux images négatives du handicap de changer ce sentiment.

La chose la plus difficile a été de me convaincre moi-même

Tina, une femme en Géorgie partage son expérience après avoir été victime d'un crime qui l'a handicapé :

J'ai été choquée lorsque j'ai réalisé que j'étais handicapée et en fauteuil roulant. Je pensais que j'étais la responsable mais jour après jour, je me disais « Tes fils t'aiment et ton mari a besoin de toi. Tu es esthéticienne et les femmes attendent que tu leur rendes belles. Tu dois vivre. » Je me suis rendue compte que j'étais utile aux membres de ma famille et à la société.

J'ai décidé de vivre – et de travailler pour eux et avec eux. Maintenant, je vois que ma vie est devenue meilleure.

FORMEZ DES GROUPES D'ENTRAIDE

Les rencontres avec d'autres femmes handicapées peuvent donner plus de force et d'espoir à une femme et ainsi l'aider à faire face aux défis quotidiens.

Le simple fait de pouvoir parler d'un problème peut être utile. Après qu'une femme ait raconté son histoire, la responsable peut demander si il y a des expériences semblables. Après que tout le monde ait écouté les histoires, les femmes peuvent discuter des choses qu'elles ont en commun et chercher à savoir si les problèmes sont causés par les conditions sociales, et trouver des solutions pour apporter un changement le cas échéant.

Ensuite, les femmes peuvent décider de résoudre les problèmes séparément ou ensemble. Les femmes qui agissent ensemble sont plus fortes qu'une femme qui agit seule.

Comment créer un groupe d'entraide

1. Trouvez 2 ou plusieurs femmes qui veulent créer un groupe.

2. Trouvez un lieu de rencontre et décider de la date et de l'heure des rencontres. Il est préférable de trouver un endroit calme comme une école, un centre de santé, une coopérative ou un lieu de culte.

3. Discutez de ce que vous comptez faire. Choisissez ensemble les sujets les plus importants dont vous voulez parler. Généralement, les groupes d'entraide de femmes en situations fonctionnent bien lorsqu'ils sont dirigés par des femmes vivant avec un handicap.

4. Apporter du soutien au lieu de donner des conseils. Souvenez-vous que—chaque femme doit choisir elle-même la manière dont elle veut faire face aux difficultés. Personne ne devrait lui dire ce qu'elle doit faire.un groupe de femmes handicapées qui écoutent pendant que l'une d'entre elles parle.

5. Demandez à chacune de garder la discussion du groupe privée.

6. Donner l'occasion à chacune de parler mais rassurez-vous que la discussion reste centrée sur le sujet principal. Les membres pourraient vouloir diriger le groupe à tour de rôle après quelques premières rencontres. Cela peut permettre aux femmes timides d'apprendre à diriger.

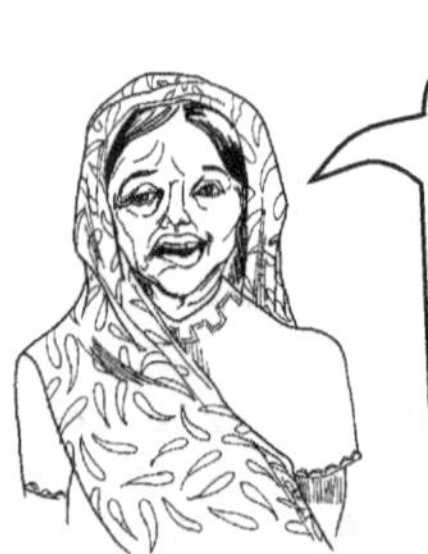

Reconnaissez vos sentiments. Les femmes cachent souvent leurs sentiments (ou ne se rendent pas compte qu'elles en ont) parce qu'elles pensent qu'ils sont mauvais, dangereux ou honteux.

Ecrire une histoire, une pièce de théâtre ou peindre. Vous pouvez inventer une histoire sur une situation similaire à celles que les femmes du groupe ont expérimentées. Le fait qu'une femme entende les autres parler de leurs sentiments peut l'aider à gérer les siens aussi. La responsable commence l'histoire et ensuite une autre femme continue de raconter la suite et ainsi de suite jusqu'à ce que chacune ait contribué avec quelque chose et l'histoire se termine. Le groupe peut aussi exprimer l'histoire telle qu'elle est racontée ou la reproduire sous forme de peinture sur un tableau.

Voici quelques questions qui peuvent aider les membres du groupe à parler de leurs sentiments :

- Quels sont les sentiments ou les expériences qui sont les plus importants(es) dans cette histoire ?

- Pourquoi ces sentiments sont survenus ? Comment la femme affronte-t-elle ces sentiments ?

- Qu'est-ce qui peut l'aider à développer un nouvel équilibre dans sa vie ?

- Que peut faire le groupe pour vous aider ?

Comprendre les causes d'un problème.
En discutant entre elles, les femmes
vivant avec divers types de handicaps
commencent à réaliser que plusieurs
d'entre elles souffrent des mêmes
problèmes. Cela peut aider à identifier
les causes premières.

**Créer une image de votre
communauté.** Cet exercice fonctionne
mieux quelque moment après la
création du groupe. Votre groupe

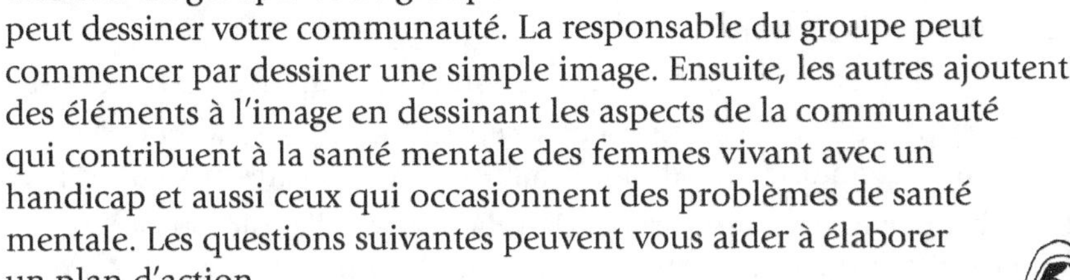

peut dessiner votre communauté. La responsable du groupe peut
commencer par dessiner une simple image. Ensuite, les autres ajoutent
des éléments à l'image en dessinant les aspects de la communauté
qui contribuent à la santé mentale des femmes vivant avec un
handicap et aussi ceux qui occasionnent des problèmes de santé
mentale. Les questions suivantes peuvent vous aider à élaborer
un plan d'action.

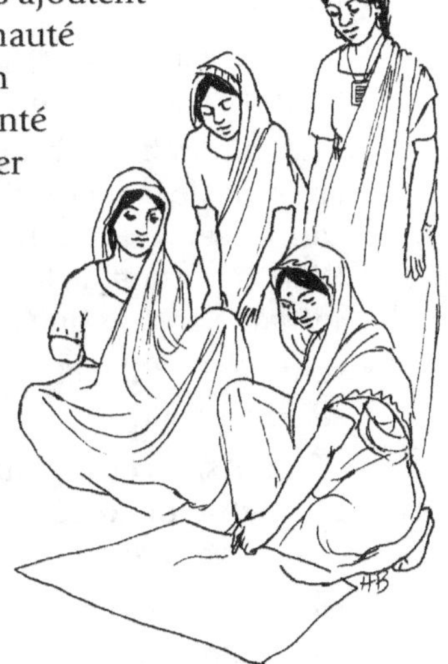

- Comment pouvons-nous renforcer ces parties de la
  communauté qui contribuent actuellement à la santé
  mentale des femmes vivant avec un handicap ?

- Quelles nouvelles choses faut-il faire ?

- Comment pouvons-nous contribuer à apporter ces
  changements ?

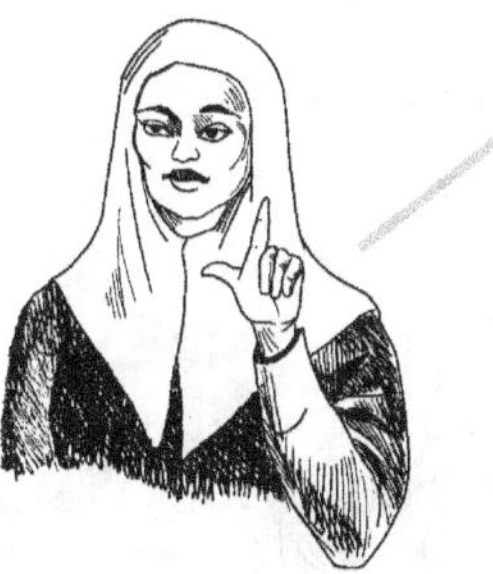

Nous avons planifié d'aller ensemble
auprès du conseil du village pour
sensibiliser à l'accessibilité aux
projets d'eau et aux toilettes
communautaires. Il serait plus
difficile si une d'entre nous essayait
de le faire seule.

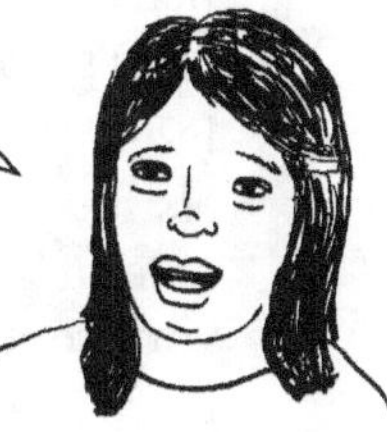

Les familles et les communautés peuvent promouvoir la santé mentale

Les familles qui encouragent et qui renforcent les capacités des filles et des femmes vivant avec un handicap font la promotion de leur santé mentale. La manière dont vous êtes traitées par votre famille et la communauté façonne votre manière de vous valoriser. Lorsque la famille et la communauté s'attendent à ce que vous fassiez bien les choses et veulent que vous fassiez de votre mieux, vous avez beaucoup de chances de grandir avec une bonne estime de soi, d'être forte dans votre propre intérieur et d'avoir confiance en vos capacités.

Les familles et les communautés doivent :

- reconnaître les filles et les femmes handicapées comme des membres à part entière ;

- montrer par des exemples qu'elles valorisent et acceptent les filles autant que les garçons, et que les filles et femmes en situation handicap sont égales aux autres ;

- soutenir les filles vivant avec un handicap pendant la période d'adolescence au cours de laquelle elles deviennent femmes. Elles ont besoin de la même connaissance et du même traitement que les autres filles de leur communauté. Il est important de les encourager à s'habiller selon leur âge et à reconnaitre leur sexualité en tant que jeunes femmes ;

- soutenir les filles et les femmes vivant avec un handicap ayant des problèmes de santé mentale.

Les familles, les enseignants, les agents de santé et les autres peuvent tous apporter de l'aide en **mettant l'accent sur ce que vous pouvez faire plutôt que sur ce que vous ne pouvez pas**, par exemple :

- croire que vous pouvez vivre une vie heureuse et épanouie et apporter votre contribution à la communauté.

- vous encourager à essayer de nouvelles choses et à les faire vous-même au lieu de vouloir toujours vous protéger et tout faire pour vous.

- assurez-vous que vous aidez à la maison et que vous contribuez aux activités de la maison.

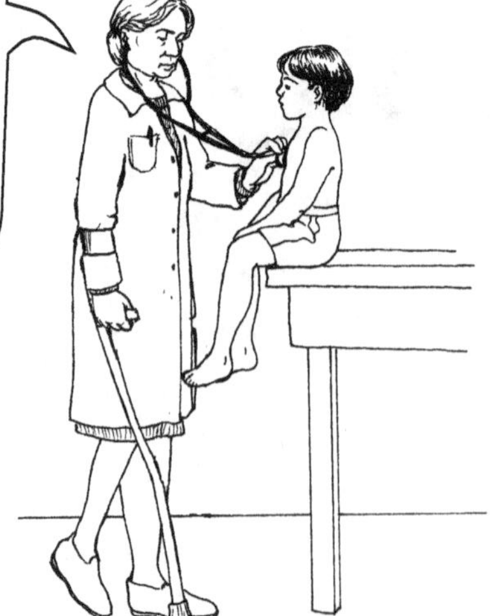

Eduquer les filles vivant avec un handicap

Les filles vivant avec un handicap ont besoin d'aller à l'école et d'apprendre avec les autres enfants. Une fille handicapée a plus de chances d'avoir une forte estime de soi si sa famille lui trouve un moyen d'aller à l'école et si l'école trouve de la place pour elle. Travaillez avec les autres familles pour convaincre les écoles d'accepter les enfants vivant avec tout type de handicap. Parlez avec les enseignants pour les aider à comprendre les forces de votre fille et pour les sensibiliser sur le handicap. Aidez l'école à comprendre les moyens de l'intégrer dans les différentes activités.

Les filles vivant avec un handicap ont besoin d'avoir accès à l'éducation et d'acquérir des compétences qui leur permettront d'avoir un emploi. Elles pourront ainsi subvenir à leurs besoins et apporter leur contribution à leur famille et à leur communauté.

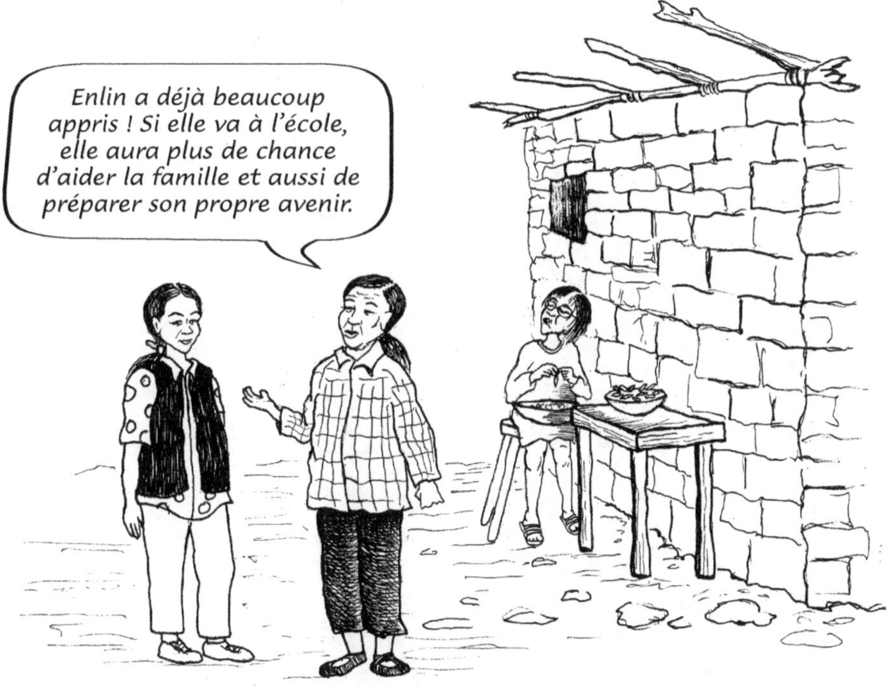

CHAPITRE 4

Comment comprendre votre corps

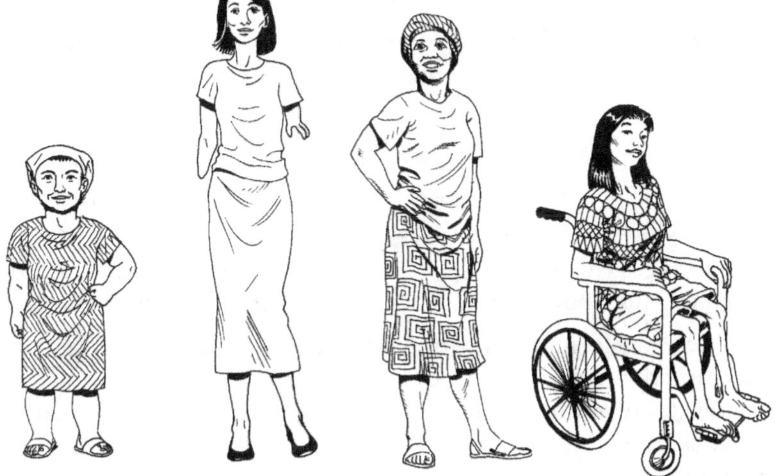

Les corps de ces 4 femmes peuvent paraître différents les uns des autres, mais ils subissent tous les mêmes transformations.

Il est important de comprendre le fonctionnement de votre corps. Plus vous connaissez votre corps, mieux vous pourrez prendre soin de vous. Lorsque vous comprenez votre corps et les transformations naturelles, vous serez en mesure de savoir si les choses arrivent du fait de votre handicap ou si cela est une transformation normale qui survient chez toutes les femmes. Cela vous permettra de savoir si les conseils que vous prodiguent les autres sont utiles ou nuisibles pour vous.

Le début de la transformation physique chez la fille (puberté)

Même si elles sont différentes de l'extérieur, la plupart des femmes subissent les mêmes transformations physiques au cours de leur vie.

Parfois, entre l'âge de 9 à 15 ans, le corps d'une fille commence à se développer pour prendre l'apparence du corps d'une femme ; c'est la puberté. Votre handicap ne vous empêchera pas de subir ces transformations. Toutes ces transformations sont normales et surviennent chez toutes les filles, en situation de handicap ou non.

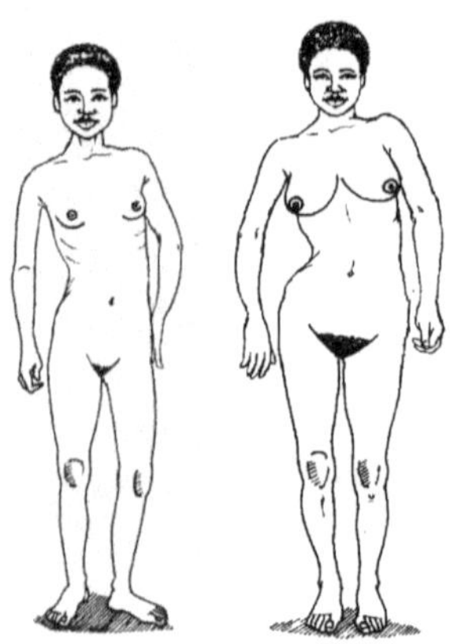

Voici les principales transformations que vous observerez au cours de la puberté :

- Vous devenez plus grandes et plus rondes.
- Des poils apparaissent sous vos aisselles, entre vos jambes et sur vos organes génitaux.
- Le volume de vos seins augmente jusqu'à avoir la capacité de produire du lait pour les bébés après l'accouchement.
- A l'intérieur de votre corps, l'utérus, les trompes, les ovaires et le vagin se développent et changent de position.
- Votre vagin commence à saigner.
- Votre saignement mensuel débute (règles, menstruations).
- Vous commencez à avoir plus de pensées et de pulsions sexuelles.
- Votre visage peut devenir gras avec une possible éruption de boutons.
- Vous pouvez transpirez davantage, et l'odeur de votre sueur peut être différente de celle d'avant la puberté.

Tous ces changements sont normaux et naturels. Ils vous aideront à réaliser que vous devenez une femme prête à avoir des relations sexuelles et à tomber enceinte.

Ces transformations sont naturelles et normales. Les transformations physiques et sentimentales vous aident à être conscientes du fait que vous devenez une femme prête à avoir des relations sexuelles et à contracter une grossesse. Toutefois, la puberté peut être une période difficile. Vous ne vous sentez ni fille, ni femme votre corps est quelque part au milieu.

Que vous soyez une personne handicapée ou non, au cours de ces années, il serait important de prendre soins de vous, de manger sain (page 86) et de rester propre durant vos menstruations (page 109). Il est également important de vous protéger contre les agressions sexuelles (Chapitre 14).

Parfois, à cause de la manière dont on la traite, une fille handicapée peut avoir pitié d'elle-même et avoir honte de son corps. Elle peut être dominée, repliée sur elle-même et très dépendante des membres de sa famille. Pour plus d'informations, voir estime de soi et santé mentale (voir pages 62 à 63).

Au niveau des hormones

Bon nombre de transformations qu'une fille subit au cours de son développement physique sont causées par les hormones. Ce sont des substances sécrétées par le corps qui contrôlent la manière et la période de votre développement physique. Peu avant le début de vos premières règles, votre corps commence à sécréter plus d'hormones appelées œstrogène et progestérone. Ce sont les deux principales hormones qui régulent le cycle menstruel (page 75)

Les hormones régulent également la période où une femme peut contracter une grossesse. Ils régulent la période où ses ovaires libèreront un œuf (un œuf par mois) et permettent aux seins de produire du lait pour son bébé après l'accouchement. De nombreuses méthodes de planification familiale sont conçues pour empêcher les grossesses en régulant les hormones dans le corps de la femme (page 196).

Au niveau des seins

Les seins de la jeune fille commencent à se développer entre 9 et 15 ans. Vous ne devez pas avoir honte ou être gênée par vos seins. Ils sont le signe que votre corps devient celui d'une femme. L'un de vos seins peut commencer à se développer avant l'autre, le plus petit a presque toujours un retard à rattraper. Ne paniquez pas si vos seins n'ont pas exactement la même forme. De nombreuses femmes ont des seins qui sont légèrement différents au niveau du volume ou de la forme ; et si vos seins paraissent différents de ceux d'une autre fille, cela est normal. Il y en a de toutes les formes et de tous les volumes.

Lorsque vos seins prennent plus de volume, ils peuvent produire du lait pour les bébés après l'accouchement. Les seins peuvent être très sensibles. Lorsqu'on les touche au cours des rapports sexuels, ils peuvent exciter tout votre corps, durcir vos mamelons et lubrifier votre vagin pour d'éventuels rapports sexuels. Voir les informations sur comment faire examiner vos seins.

Vos seins peuvent également s'enfler et vous faire mal juste avant le début de vos règles, ou vos mamelons peuvent parfois vous faire mal.

Une fois que vos seins se sont développés, vous devez commencer à les faire examiner une fois par mois afin de vous assurer qu'ils sont en bonne santé ou qu'ils ne développent pas une masse inhabituelle. Généralement, une femme a la possibilité de découvrir toute masse inhabituelle au niveau de ses seins si elle apprend la manière de se faire examiner les seins (page 128). Quelquefois, une masse au niveau du sein qui persiste peut être le symptôme d'un cancer de sein. Des examens médicaux réguliers vous permettront de découvrir tôt vos problèmes de santé.

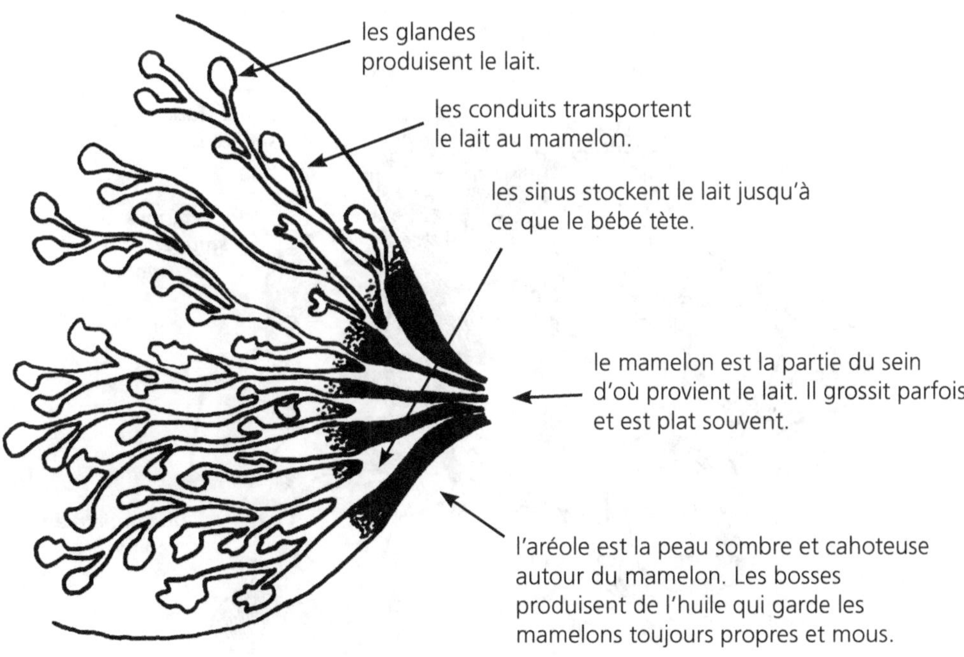

Les saignements mensuels (règles, menstruations)

Presque toutes les filles et les femmes handicapées auront le même cycle menstruel que celles qui ne sont pas handicapées. Les menstruations sont le signe que vous pouvez contracter une grossesse. Aucune fille ne peut savoir exactement le moment où elle aura ses premiers saignements mensuels. Cela arrive lorsque vos seins et poils commencent à pousser. Plusieurs mois avant l'apparition de vos premières règles, vous pouvez également observer une humidité au niveau du vagin. Cela peut tacheter vos sous-vêtements. C'est tout à fait normal.

Vous pouvez ressentir des douleurs pelviennes, avoir mal à la tête, au bas du dos ou aux seins. Vous pouvez également avoir des changements d'humeur juste avant le début de vos règles. Par exemple, vous pouvez être très sensibles et vous pouvez facilement perdre votre tempérament.

Si vous êtes aveugles ou malvoyantes, ou si vous avez des difficultés pour déplacer vos bras ou vos jambes, demandez à un membre de la famille ou à une amie en qui vous avez confiance de vous aider à gérer vos règles. Voir comment aider une fille ou une femme qui a des difficultés pour comprendre ou apprendre la gestion des menstruations (page 110). Voir comment prendre soins de vous lors des menstruations (page 109) et aussi les informations sur la santé sexuelle et les menstruations (page 182).

Lorsqu'une femme vieillit, ses menstruations prendront fin. Pour la plupart des femmes, cette transformation survient lorsqu'elles ont entre 45 et 55 ans. Voir « Lorsque les menstruations prennent fin » (page 282).

Il y'a diverses appellations des menstrues partout dans le monde.

Le cycle mensuel (le cycle menstruel)

Le cycle menstruel n'est pas le même chez toutes les femmes. Pour la plupart des femmes, le cycle menstruel dure environ 28 jours — exactement comme le cycle de la lune. Toutefois, certaines femmes observent leurs règles généralement tous les 20 jours, tandis que peu d'entre elles les observent tous les 45 jours. Durant la première année où vous observez vos menstrues, elles viendront probablement à différents moments au cours de chaque mois. Ceci est tout à fait normal. Il vous faudra plusieurs mois avant d'avoir un cycle régulier.

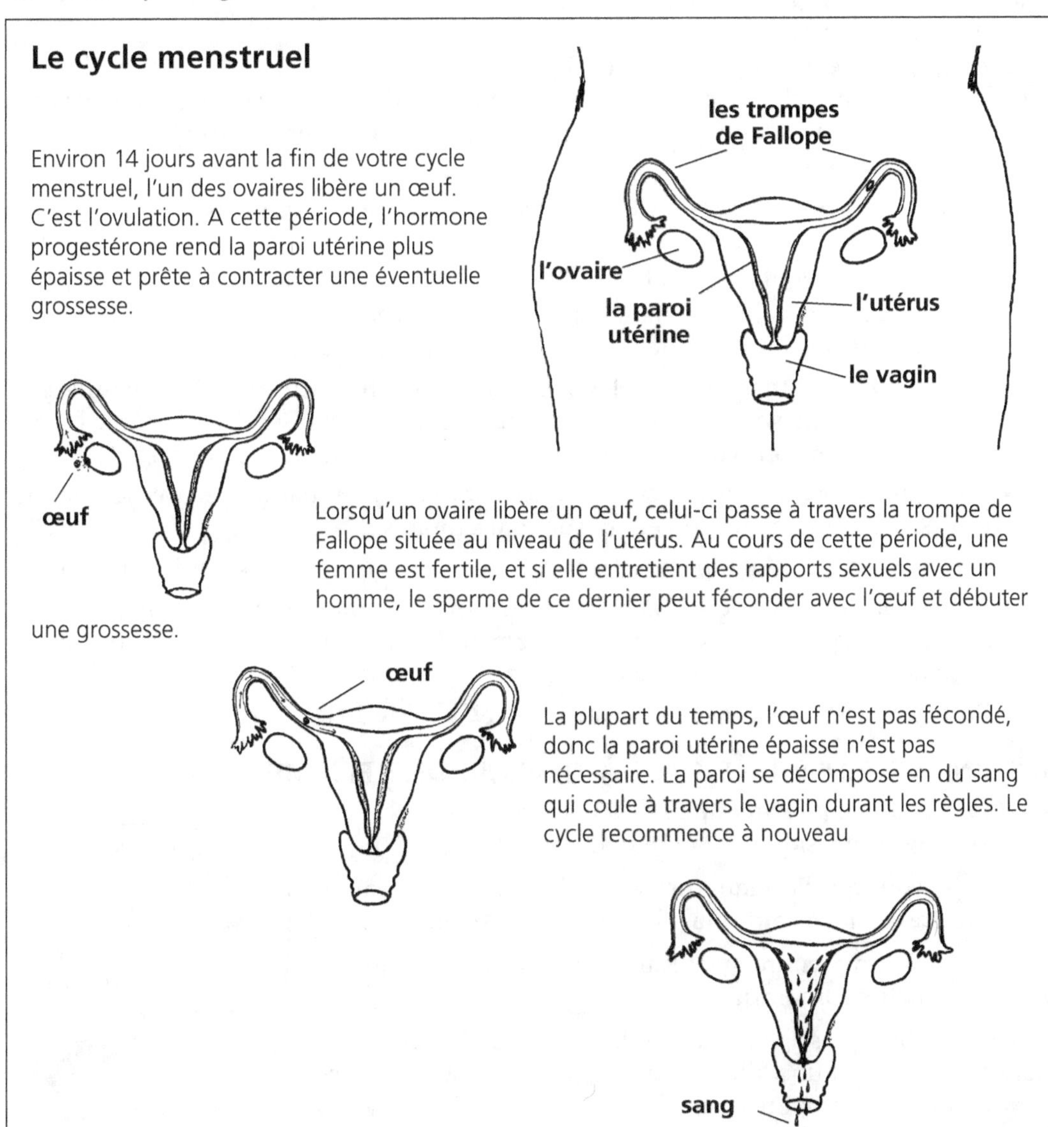

Lorsque votre corps se transforme

Le fait de pouvoir poser des questions et d'exprimer vos
sentiments est important, en particulier vos confusions
et craintes à l'égard de votre corps qui se transforme et
de vos émotions. C'est sûr que dans toute votre vie, la
puberté, la sexualité, la fécondation et la grossesse,
ainsi que la ménopause sont les signes probables
que vous subissez de grandes transformations au
niveau de votre corps et de votre santé. Lorsque
vous acceptez votre développement physique, vos
émotions et vos sensations sexuelles, vous pourrez prendre soins de vous-mêmes et vous
respecter. En tant que femme prenez le temps d'étudier vos propres sentiments et de les
partager avec les autres :

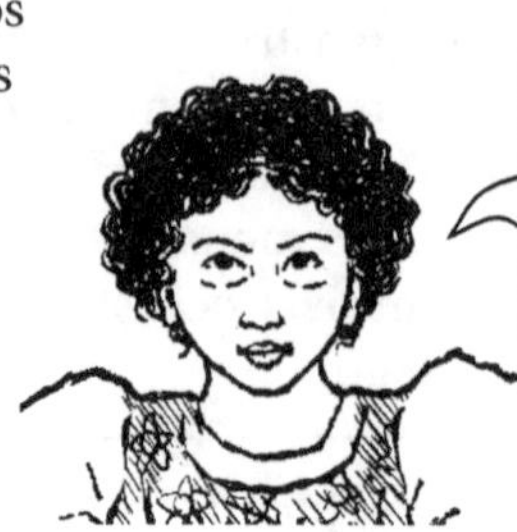

- Soyez à l'aise avec votre corps et acceptez votre handicap comme partie intégrante
  de vous.

- Informez-vous sur la sexualité et les responsabilités qui en découlent. Les proches
  plus âgés, les travailleurs de la santé, les conseillers et d'autres adultes handicapés
  peuvent être de bonnes sources d'informations pour vous.

- Développez et entretenez des relations aimables et affectueuses avec vos familles,
  amis, et ceux que vous aimez. Les relations positives sont essentielles pour le bien-
  être. Ces interactions vous procureront un réseau de soutien important.

- Interagissez avec d'autres filles et femmes handicapée, en particulier avec les femmes
  qui exercent une profession et qui sont dans un foyer.

- Evitez de perdre du temps avec les personnes qui vous font vous sentir mal.

- Impliquez-vous dans les évènements en dehors de la maison. Saisissez-les comme
  des opportunités pour explorer et développer des relations d'amitié, ainsi que pour
  approfondir et partager ce que vous savez faire le plus.

- Protégez-vous contre les abus sexuels. (voir Chapitre 14).

COMMENT AIDER UNE FILLE À DEVENIR UNE FEMME

Il est important de préparer une fille à faire face aux
transformations physiques avant le stade de la maturité.

Assurez-vous qu'elle soit informée sur les menstrues avant
ses premières règles, et aidez-la à les gérer dès le début.

Aidez-la à comprendre que ses transformations physiques
et émotionnelles sont normales.

Les membres plus âgés de la famille et les aides-soignantes
doivent encourager une fille à échanger et à poser ouvertement
des questions concernant ses transformations physiques avec
humour. Cela permettra à une fille handicapée de savoir, même
avant le début de la puberté, que ses proches sont disponibles pour
d'éventuelles questions.

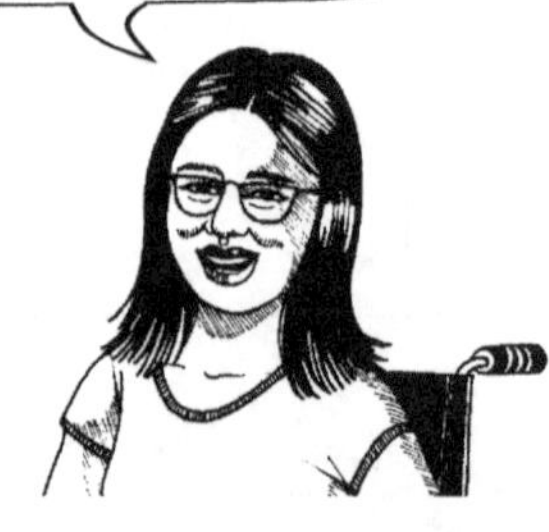

Ce que la famille et les aides-soignantes peuvent faire

Les parents et d'autres membres de la famille peuvent :

- accepter que son corps se transforme en celui d'une femme exactement comme toutes les autres filles.
- l'aider à échanger avec d'autres filles et femmes handicapées.
- l'encourager à développer des relations d'amitié et des activités en dehors du cadre familial. Ceci lui donnera confiance ainsi qu'une orientation.
- lui donner à manger et des soins médicaux appropriés.
- lui parler de la sexualité et l'encourager à poser des questions et à exprimer ses sentiments sur la sexualité.
- la protéger contre les abus sexuels.

Les célébrations de l'âge de la maturité

Dans certaines communautés, la cérémonie qui indique qu'une fille a atteint l'âge de la puberté est un grand évènement dans le but d'informer la communauté que la fille « a grandi » et qu'elle est prête pour le mariage.

Si vous vivez dans une communauté qui organise des cérémonies en faveur des changements qui indiquent qu'une fille devient une femme, assurez-vous d'en organiser une pour votre fille qui a atteint l'âge de la maturité.

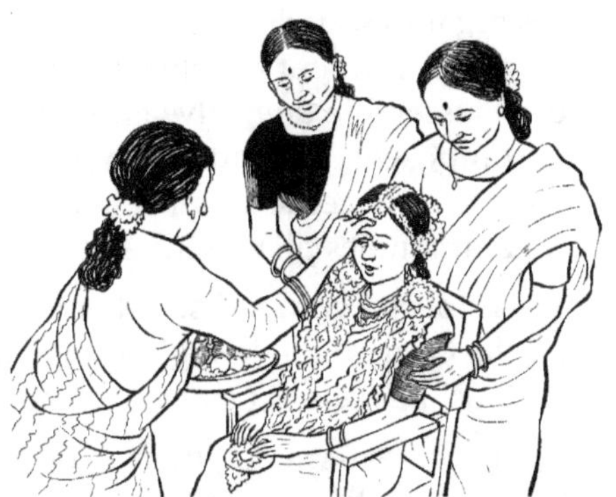

Dans certaines communautés en Inde, on offre un bain cérémonial à la fille, et on l'habille comme une nouvelle mariée. Il s'ensuit une grande fête lors de laquelle les participants lui offrent des cadeaux.

Ce que peuvent faire les professionnels de la santé

Ils peuvent s'assurer que les filles handicapées soient prises en compte dans tous les projets d'éducation dans le domaine sanitaire qu'ils organisent afin que les filles apprennent à connaitre leur corps. Ils peuvent également enseigner aux familles et aux enseignants des filles et des femmes vivant avec un handicap, qu'elles ont pratiquement les mêmes corps que les filles ou femmes qui ne sont pas handicapées.

Le système reproducteur d'une femme

Le corps d'une femme et celui d'un homme sont quasiment identiques, qu'ils soient en situation de handicap ou non. Les femmes et les hommes ont des cœurs, reins, poumons, et d'autres organes en commun. Toutefois, il existe une grande différence au niveau de leurs organes sexuels ou reproducteurs. De nombreux problèmes de santé chez les femmes affectent ces parties de leur corps.

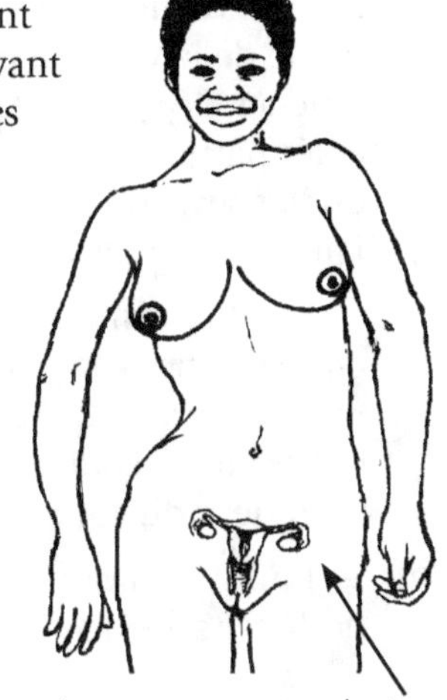

Les organes reproducteurs d'une femme

Les organes sexuels externes

Les organes sexuels externes et ceux qui sont entre les jambes de la femme forment la vulve. Le dessin ci-dessous vous montre à quoi ressemble une vulve et présente les différentes parties qui la composent. Cependant, le corps de chaque femme diffère en ce qui concerne la taille, la forme, et la couleur des parties, notamment les plis externes et internes.

Le fait de comprendre la manière dont vos organes sexuels et reproducteurs fonctionnent vous permettra de savoir comment contracter ou éviter une grossesse.

Parfois les gens utilisent le mot vagin pour se référer à toute la partie. Cependant, le vagin est la partie qui s'étend à l'orifice de la vulve à l'intérieur de l'utérus. Le vagin est souvent appelé le 'canal de naissance.'

Les plis externes et internes de la peau protègent le vagin. Les plis sont parfois appelés 'lèvres.' Les plis internes sont doux, sans poils et sont sensibles au toucher. Lors des rapports sexuels, les plis internes grossissent et deviennent plus sombres.

L'hymen est une membrane qui se situe entre l'orifice de la vulve et le vagin. L'hymen peut se distendre, se déchirer et saigner légèrement du fait des travaux difficiles, du sport et d'autres activités. Cela peut également arriver lorsqu'une femme a des rapports sexuels pour la première fois. Tous les hymens sont différents. Certaines femmes n'ont pas du tout d'hymen et toutes les femmes ne saignent pas au cours de leurs premiers rapports sexuels.

Le clitoris est petit et a la forme du bouton d'une fleur. Le clitoris est la partie de la vulve la plus sensible au toucher. Le fait de caresser le clitoris et les parties qui l'entourent peuvent exciter sexuellement une femme et la faire jouir (orgasme).

L'orifice urinaire est le petit trou entre l'orifice vaginal et le clitoris. Elle mène à l'urètre qui est un petit conduit qui assure l'écoulement de l'urine à l'extérieur du corps.

L'anus est l'orifice intestinal où les déchets (selles) sortent du corps.

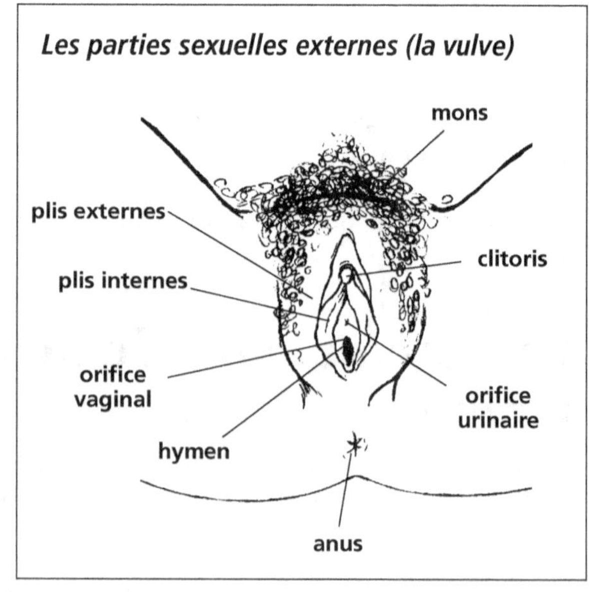

Les parties sexuelles externes (la vulve)

Les organes sexuels internes de la femme

Les organes reproducteurs internes chez la femme sont situés dans la zone pelvienne la zone située entre les hanches. Les os de la hanche sont situés en dessous de la taille. Si vos os de la hanche n'ont pas les mêmes formes, vos organes reproducteurs ne seront pas affectés.

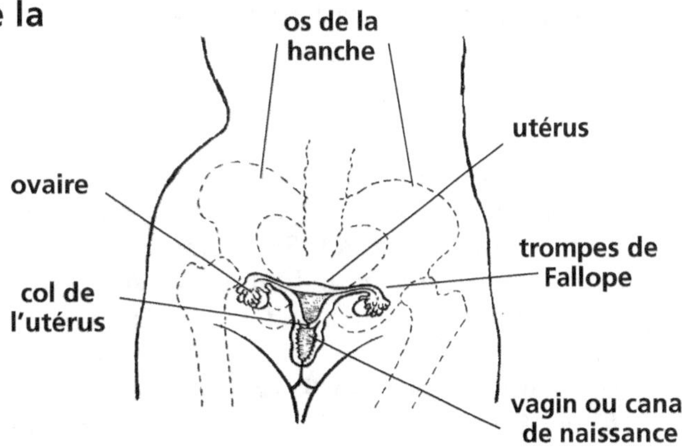

Une femme possède deux ovaires, avec un à l'intérieur de chaque trompe. Chaque ovaire a environ la taille d'une amande ou d'un raisin. L'un des ovaires libère un œuf dans l'une des trompes de Fallope tous les mois. L'œuf se déplace à travers la trompe de Fallope jusqu'à l'utérus, un petit organe musculaire creux qui se distend et s'élargit lorsque la femme est enceinte.

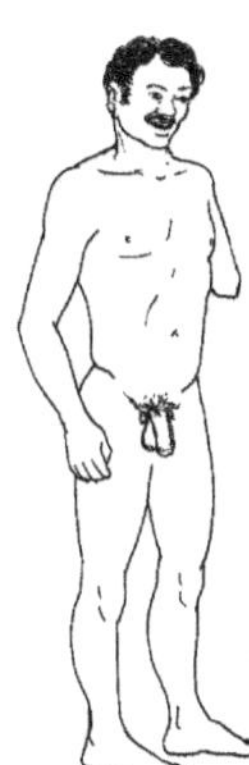

Les organes sexuels de l'homme

Les organes sexuels d'un homme sont plus faciles à voir que ceux de la femme parce qu'ils sont pour la plupart situés à l'extérieur du corps. Les testicules (couilles) sécrètent l'hormone masculine principale appelée la testostérone. Lorsqu'un corps commence sa transformation, il produit plus de testostérone. La testostérone est responsable de la transformation du corps d'un garçon en celui d'un homme. Cette transformation est similaire à celle que subit le corps de la fille qui produit plus d'hormones féminines.

Les testicules assurent également la sécrétion du sperme chez l'homme. Le spermatozoïde se déplace à travers un canal situé dans le pénis où il se mélange à un liquide produit par les glandes. Ce mélange du liquide et du spermatozoïde est appelé le sperme.

Que se passe-t-il lors des rapports sexuels ?

Lors des rapports sexuels, le sperme de l'homme provient de son pénis lorsqu'il éjacule (jouit). Chaque goutte de sperme contient des milliers de spermatozoïdes invisibles à l'œil nu. Lorsque l'homme éjacule dans le vagin de la femme ou près de ses organes génitaux, les spermatozoïdes pénètrent dans 'l'orifice' utérine (le col de l'utérus) jusque dans l'utérus.

Le vagin est constitué d'une membrane spécifique qui s'étend facilement lors des rapports sexuels (et aussi pendant l'accouchement). Le vagin produit un liquide ou de l'humidité (sécrétion) qui lui permet de rester propre et d'éviter les infections. Le vagin sécrète plus de liquide au cours des rapports sexuels pour faciliter la pénétration du pénis afin d'éviter que le vagin se déchire, et de permettre aux spermatozoïdes d'atteindre l'utérus.

Comment contracter une grossesse

Environ 14 jours après le début de chaque cycle menstruel, lorsque la paroi utérine est prête, l'un des ovaires libère un œuf. C'est l'ovulation. L'œuf se déplace ensuite à travers un conduit jusque dans l'utérus. A cette période, une femme devient féconde et peut contracter une grossesse. Si elle a récemment eu des rapports sexuels avec un homme, les spermatozoïdes de ce dernier peuvent pénétrer dans l'utérus à travers la paroi utérine pour féconder l'œuf. C'est la fécondation qui marque le début de la grossesse. Si l'œuf n'est pas fécondé par l'un des spermatozoïdes de l'homme, il n'y a pas de grossesse, et la paroi utérine est nettoyée au cours des règles.

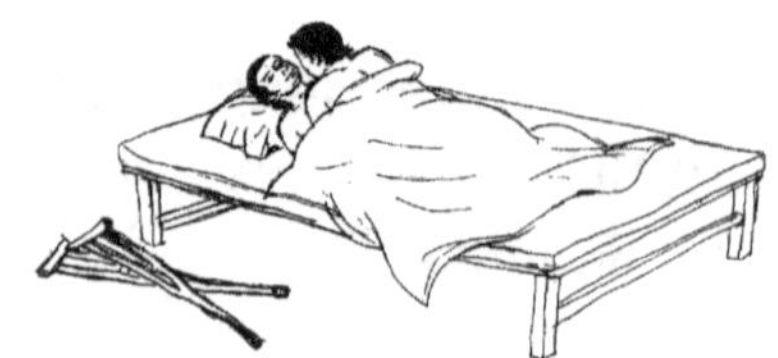

9 mois plus tard...

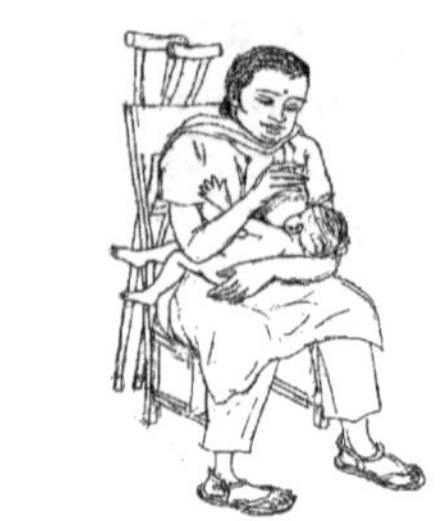

CE QUE DEVRAIT SAVOIR CHAQUE FEMME SUR LES RAPPORTS SEXUELS

- Vous pouvez contracter une grossesse après vos premiers rapports sexuels avec un homme.

- Vous pouvez contracter une grossesse si toutefois vous avez eu des rapports sexuels sans utiliser les méthodes de planification familiale (même si vous avez eu des rapports une seule fois).

- Vous pouvez contracter une grossesse même si l'homme pense qu'il n'a pas éjaculé.

- Vous pouvez contracter une infection sexuellement transmissible (IST) ou le VIH si vous n'utilisez pas un préservatif lors des relations sexuelles avec une personne infectée. (Vous ne pouvez pas savoir si une personne est infectée ou non simplement en la regardant—voir page 172).

- Il est plus facile pour une fille ou une femme de contracter une IST et le VIH chez un homme au cours des rapports sexuels que de les lui transmettre. Ceci s'explique par le fait que le sperme reste pendant longtemps dans son vagin.

- Il est plus difficile de savoir si une fille ou une femme a une IST parce que les signes d'infection sont souvent à l'intérieur de son corps.

Utilisez toujours un préservatif masculin ou féminin pour vous protéger contre les IST et le VIH/ SIDA. Bien que les spermatozoïdes et les virus responsables des infections soient minuscules, ils ne peuvent pas traverser le plastique ou le latex d'un préservatif s'il est placé correctement (voir pages 190 à 191).

Pour plus d'informations sur les méthodes de prévention des infections, voir le Chapitre 8. Pour éviter les grossesses non-désirées, voir le Chapitre 9.

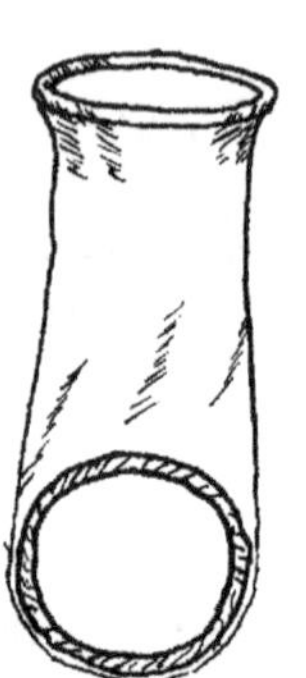

préservatif pour femme
(préservatif féminin)

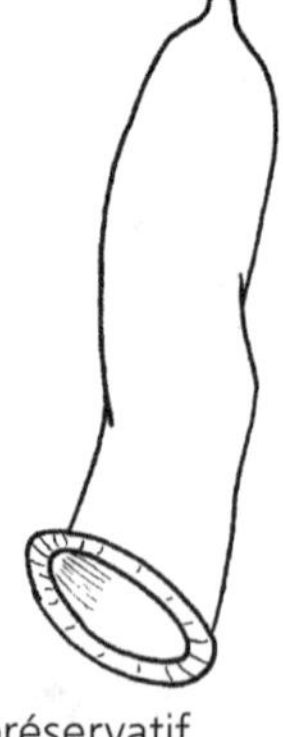

préservatif
pour homme

Lorsque vous être incapables de contracter une grossesse (stérilité)

Le handicap n'est pas la cause de la stérilité. Certaines femmes handicapées sont stériles, mais pas autant que les femmes qui ne sont pas handicapées. En général, la stérilité d'une femme handicapée n'est pas causée par son handicap.

QU'EST-CE LA STÉRILITÉ ?

On dit que dans un couple un homme et une femme est infertile s'il n'arrive pas à concevoir un enfant après des rapports durant quelques temps, un mois ou une année sans l'utilisation d'une méthode de planification familiale. Un couple est également stérile après 3 fausses couches ou plus (la perte des grossesses).

Un homme ou une femme qui a déjà eu un enfant peut devenir stérile par la suite. Il/ elle peut développer un problème après la naissance du dernier enfant. Parfois, le problème ne provient pas seulement de l'homme ou de la femme mais de la combinaison des deux. Et parfois, les deux partenaires paraissent en bonne santé et aucun médecin ou aucun examen ne peut trouver la cause du problème.

QU'EST-CE QUI PROVOQUE LA STÉRILITÉ ?

La stérilité chez la femme

Les principales causes de l'infertilité chez la femme sont:

1. **Les lésions dans ses trompes ou à l'intérieur de son utérus.** Les lésions ou la peau rugueuse épaisse dans la trompe empêchent l'œuf de se déplacer à travers la trompe, ou les spermatozoïdes d'atteindre l'œuf. Les lésions au niveau de la trompe peuvent empêcher l'œuf fécondé de s'attacher à la paroi utérine. Parfois une femme a des lésions sans le savoir parce qu'elle ne se sent pas malade, mais des années plus tard, elle apprend qu'elle est stérile. Les lésions peuvent être causées par :

   - une infection causée par une IST non-traitée qui se déplace jusque dans l'utérus ou dans les trompes (les maladies inflammatoires pelviennes ou MIP), ou causée par une tuberculose (TB) dans le pelvis.

   - un avortement à risque ou des problèmes suite à un accouchement provoquant des lésions ou des infections dans l'utérus.

   - des conditions insalubres lors de l'insertion d'un dispositif intra-utérin (DIU). Un petit appareil placé à l'intérieur de la trompe pour éviter les grossesses qui ont provoqué une infection.

   - des complications causées par une opération au niveau du vagin, de l'utérus, des trompes, ou des ovaires.

2. Les problèmes d'ovulation. Si le cycle menstruel d'une femme stérile dure moins de 21 jours d'intervalle, ou plus de 35 jours d'intervalle, il est possible qu'elle ne produise pas d'œuf. Ceci peut être provoqué du fait que son corps ne produise pas suffisamment d'hormones, ou ne les produise pas au bon moment. Parfois, ceci survient lorsqu'une femme devient plus âgée et s'approche de la fin de son cycle menstruel (ménopause). Certaines femmes ne produisent pas d'œuf lorsqu'elles prennent ou perdent rapidement du poids, si elles sont trop grosses ou minces, ou si elles sont malades.

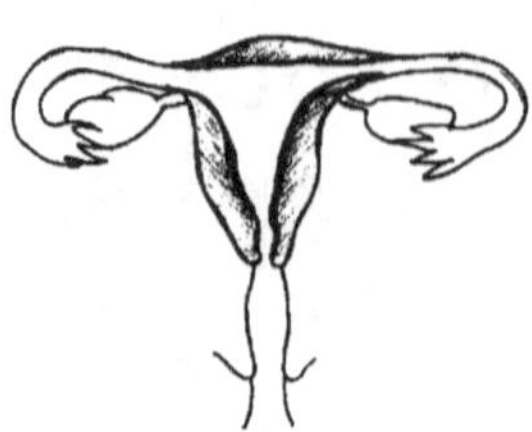

un ovaire ne produisant pas d'œuf.

3. L'apparition des tumeurs (fibromes) dans son utérus. Les fibromes sont des tumeurs qui ne causent pas de cancer, mais peuvent occasionner une fausse couche.

les fibromes

La stérilité chez l'homme

Les principales causes de la stérilité chez l'homme sont :

1. L'insuffisance de spermatozoïdes.

2. La production de spermatozoïdes malades par les testicules. Ceci peut arriver lorsqu'il porte des vêtements trop serrés qui pressent les testicules contre le corps, lorsqu'il travaille dans un environnement chaud tel que près des chaudières, des fourneaux, ou des moteurs particulièrement lorsqu'il conduit pendant plusieurs heures sans arrêt. Ceci peut également arriver lorsqu'il reste assis toute la journée, ou pendant longtemps dans un bain chaud avant les rapports sexuels.

3. L'impossibilité d'éjaculer du fait des lésions à l'intérieur de ses tubes provoquées par une infection sexuellement transmissible (IST), ou du fait d'une blessure à la colonne vertébrale.

La stérilité chez l'homme et la femme

Chez l'homme et la femme, la stérilité peut être provoquée par :

1. Les pathologies telles que les oreillons, le diabète, la tuberculose et le paludisme.

2. La consommation d'alcool, du tabac (fumer ou chiquer) et de la drogue.

3. La malnutrition, l'excès de stress, le surmenage, ou l'exposition à certaines substances chimiques.

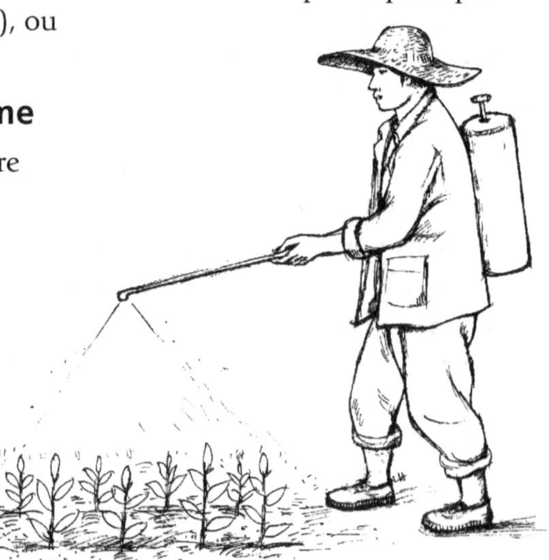

FONDER UNE FAMILLE À TRAVERS L'ADOPTION

Certaines femmes handicapées font le choix de fonder une famille à travers l'adoption. Une femme peut opter pour ce choix du fait de sa stérilité ou de celle de son partenaire, ou parce qu'elle a des problèmes qui l'empêchent de concevoir un enfant. Elle peut également décider d'adopter un enfant simplement parce qu'elle voit en cela une bonne manière de devenir mère et de fonder une famille.

Comment devenir mère

Comme la plupart des jeunes filles au Etats-Unis, lorsque je grandissais, j'avais pour rêve d'avoir un partenaire et de fonder une famille. Toutefois, contrairement à d'autres jeunes filles, je ne croyais pas qu'il se réaliserait. Je me déplaçais en fauteuil roulant et je n'avais pas de modèles de référence de parents en fauteuil roulant. Je n'avais jamais été encouragée à penser que ce serait possible pour moi de fonder ma propre famille.

Lorsque j'ai rencontré mon époux pour la première fois, j'étais sûre qu'il était le bon partenaire pour moi. Il a partagé mon rêve que je gardais secret, qui était de fonder une famille à travers l'adoption. Je savais qu'il existait des enfants qui avaient perdu leur famille biologique et qui attendaient d'être dans une « famille permanente. » Je savais qu'à l'intérieur de moi, nous pourrions devenir cette famille pour ces enfants.

D'abord, mes parents pensaient que mon époux trouverait injuste le fait « de le surcharger en lui demandant de prendre soin de l'enfant « . Ils n'imaginaient pas que je puisse prendre soin d'un enfant. Bien que je fusse nerveuse, je savais que j'étais en mesure de faire beaucoup de choses auxquelles les gens ne croyaient pas. Par le passé, je m'occupais de la maison, j'avais mon propre emploi, et je m'occupais des enfants de certains amis. Je savais que mon époux et moi pouvions le faire.

Nous avions essayé plusieurs centres d'adoption jusqu'à ce que nous trouvions celui qui nous a soutenu dans notre projet de devenir parents. Nous avons réalisé que nous ne pouvions pas changer les préjugés. Donc, si un centre d'adoption pensait que notre projet ne marcherait pas, nous allions simplement vers un autre centre. Après avoir trouvé un centre qui adhérait à notre projet, nous avons mis en avant nos capacités à jouer le rôle de parents.

Enfin, nous avons trouvé un enfant qui répondait à nos attentes et nos rêves : une fille en fauteuil roulant comme moi. Nous craignions que le juge qui devait légalement confirmer l'adoption dise non à cause de mon handicap. Toutefois, il a vu que nous correspondions vraiment, donc il a confirmé l'adoption.

Je me sens honorée d'assister ma fille au cours de sa croissance, et de l'aider à devenir la personne adorable et compétente qu'elle est actuellement.

—Karen Braitmayer

CHAPITRE 5

Prendre soin de son corps

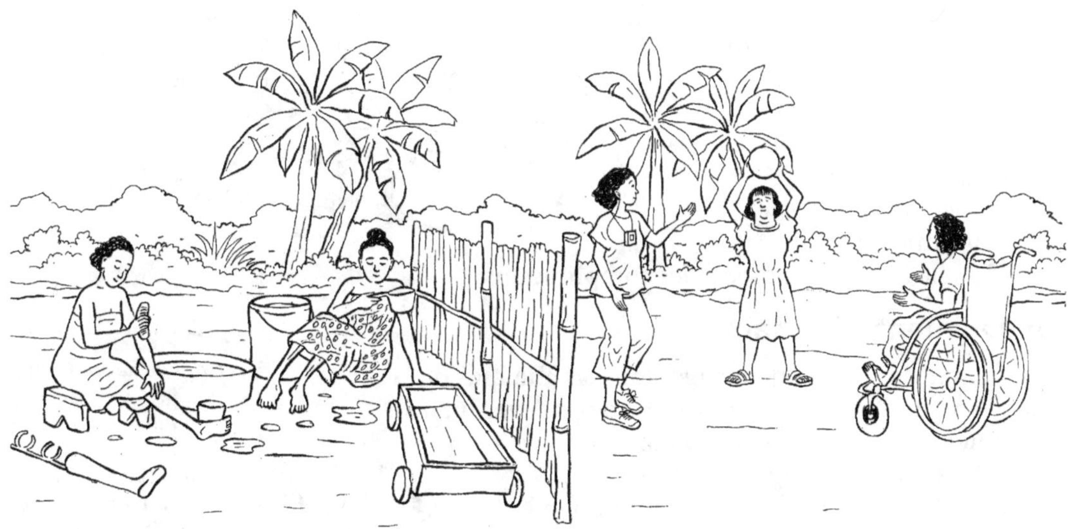

Certaines personnes pensent que le handicap est synonyme de maladie. Cela n'est pas vrai. Mais le fait d'être en situation de handicap peut vouloir dire que vous devez faire plus attention dans votre routine quotidienne afin de rester en bonne santé.

En tant que femme handicapées, vous connaissez et comprenez votre corps plus que quiconque. Par exemple, vous ne devez pas vous fier à une douleur pour dire que quelque chose ne va pas ; vous devez surveiller attentivement et soigneusement votre corps chaque jour, notamment les parties que vous ne pouvez pas sentir ou voir. Ou si vous avez une sensation inhabituelle, ou une douleur quelque part, ou des plaies ou des infections, vous devez chercher à connaitre la cause le plus tôt possible. Si nécessaire, vous pouvez demander de l'aide à un membre de la famille, à un ami, ou à quelqu'un en qui vous avez confiance.

Ce chapitre contient des informations qui vous aident à rester en bonne santé et à éviter des problèmes de santé. Si vous avez besoin d'aide pour les soins quotidiens, ce chapitre contient des informations qui aident votre famille et les aides-soignants à vous en fournir.

Bien manger pour être en bonne santé

Toutes les femmes ont besoin d'une bonne alimentation pour effectuer leurs tâches quotidiennes, éviter les maladies, et avoir des enfants en bonne santé. Mais, le fait de ne pas bien manger (malnutrition) est le problème de santé le plus récurent et le plus handicapant chez les femmes dans les pays pauvres. Lorsque la nourriture n'est pas partagée à part égale au sein d'une famille ou d'une communauté, c'est généralement les femmes, surtout celles handicapées, qui ne mangent pas à leur faim.

Depuis l'enfance, le garçon est parfois mieux nourri que la fille. Par conséquent, la fille peut grandir plus lentement et ses os peuvent ne pas se développer convenablement ; cela peut provoquer un handicap plus tard. Pour une fille qui est née avec un handicap, cela peut aggraver son handicap. De même, lorsqu'une femme ne mange pas assez (est malnutrie) et tombe malade, elle est plus exposée à des complications.

Pour une meilleure santé, tout le monde dans la famille, y compris les filles et les femmes handicapées, a besoin d'une bonne alimentation.

Une alimentation saine

Vous n'avez pas besoin de manger tous les aliments de la page 87 pour rester en bonne santé. Vous pouvez manger les aliments que vous avez l'habitude de manger, et si possible, ajouter d'autres aliments disponibles dans votre communauté. Les aliments contenant des protéines sont particulièrement utiles pour fortifier votre peau et vos muscles, et les aliments contenant du calcium (lait et produits laitiers, légumes verts à feuilles, fèves de soja, et crustacés) sont aussi utiles pour fortifier vos os. Voici quelques suggestions :

- Des aliments principaux moins chers, tels que le riz, le maïs, le petit mil, le blé, le manioc, la pomme de terre, etc.

- Certains aliments contenant des protéines animales, tels que le lait, le yaourt, le fromage, les œufs, le poisson ou la viande (qui aident à fortifier le corps).

- D'autres aliments qui sont sources de protéines, tels que le haricot, les lentilles, les graines, les noisettes, les algues, et le soja.

- Les fruits et légumes riches en vitamines et en minéraux (qui aident à protéger et à régénérer le corps).

- Et une petite quantité de graisse et de sucre (qui donnent de l'énergie).

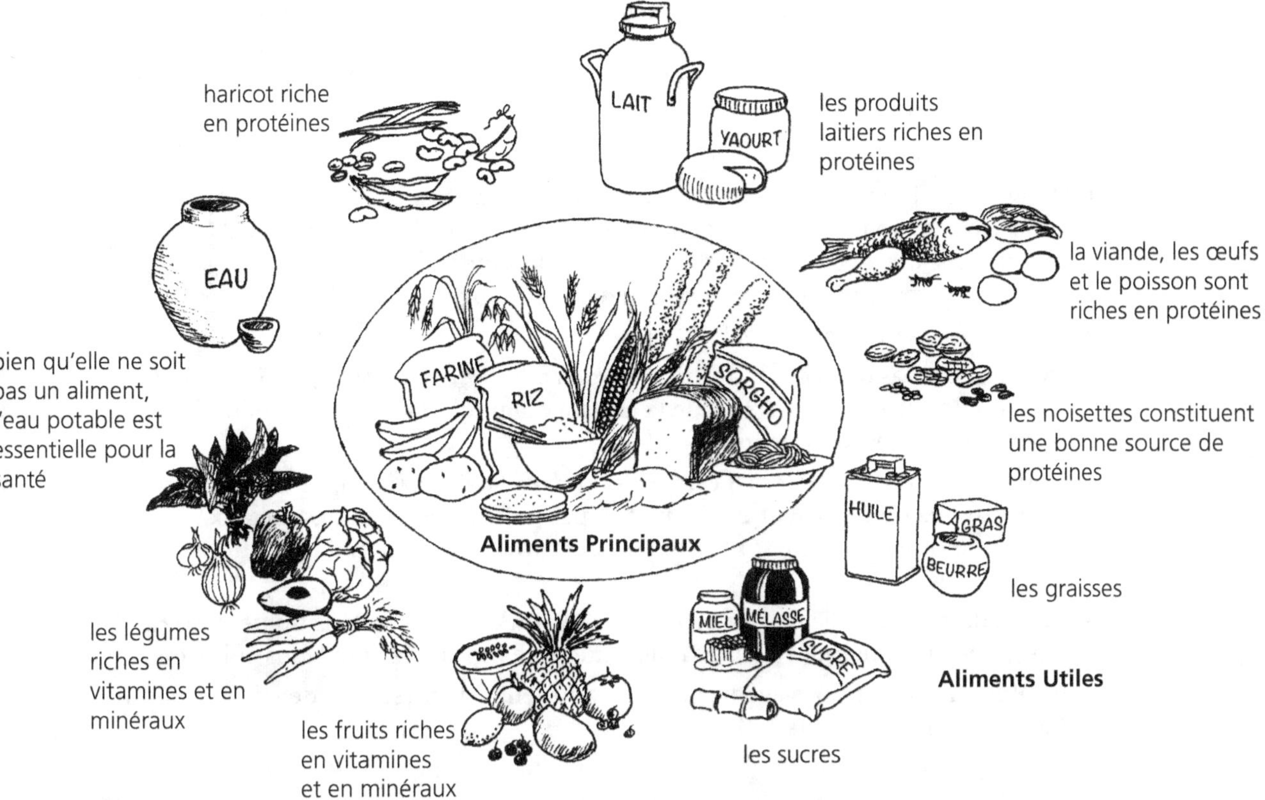

Éviter l'anémie (sang faible)

Sans une bonne alimentation, toute fille ou femme peut souffrir d'un problème de santé général ou d'une anémie. Cela survient lorsque vous ne mangez pas assez d'aliments riches en fer. L'anémie est très courante chez les femmes, surtout celles enceintes ou allaitantes. Elle provoque la fatigue extrême et affaiblit la résistance aux infections et aux maladies. Des saignements importants au cours de l'accouchement peuvent également provoquer l'anémie tout comme le paludisme et l'ankylostome. (Echanger avec un agent de santé sur la façon d'éviter ou de traiter le paludisme. L'ankylostome se traite facilement avec le mébendazole, page 347).

Les signes de l'anémie sont :

- Paupière intérieure, ongles et intérieur des lèvres pâles ;
- Faiblesse et sensation de fatigue ;
- Vertige, surtout lorsqu'on se lève d'une position assise ou couchée;
- Évanouissement (perte de conscience) ;
- Difficulté à respirer ;
- Palpitations.

Pour éviter et traiter l'anémie, essayez de manger au quotidien des aliments riches en fer, tels que des légumes verts à feuilles vertes foncées (feuilles d'hibiscus comestibles, épinards, feuilles de drumstick, feuilles de taro, feuilles de manioc) et des œufs, du lait, des raisins, de la mélasse, et de la viande.

Il est même possible d'obtenir plus de fer si vous :

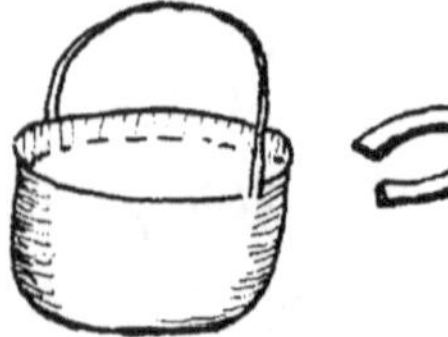

- Mangez les aliments riches en fer avec des tomates ou des fruits, tels que les mangues, les papayes, les citrons et les citrons verts. Ceux-ci contiennent tous de la vitamine C, qui aide votre corps à utiliser le fer contenu dans la nourriture.

- une marmite et 2 fers à cheval.

- Préparer le repas dans des marmites. Si vous ajoutez des tomates, du jus de citrons verts, ou de citron au repas lors de la cuisson, la plupart du fer provenant des marmites ira dans la nourriture.

- Ajoutez un morceau de fer tel qu'un clou en fer ou un fer à cheval dans la marmite. **Assurez-vous qu'ils soient en fer pur,** et pas un mélange d'autres métaux. Certains métaux tel que le plomb, sont dangereux et provoquent des malformations congénitales.

- Mettez un morceau de fer pur propre, tels qu'un clou en fer dans un petit jus de citron pendant quelques heures. Puis, faites une limonade avec le jus et buvez.

Dans plusieurs régions, les agents de santé donnent du fer (sulfate de fer) aux femmes enceintes pour éviter l'anémie.

Faire du sport

Toutes les femmes devraient faire des exercices pour garder leurs corps solides, flexibles, et en bonne santé. Les exercices aident vos muscles, votre cœur et vos poumons à rester solides, et permettent d'éviter l'hypertension, la fragilité des os et la constipation. Les exercices vous permettront également d'éviter l'obésité. L'obésité provoque des problèmes de santé et vous empêche de mener vos activités au quotidien.

Souvent, le handicap d'une femme ne lui permet pas d'utiliser ou de bouger son corps, ou certaines de ses parties, assez bien pour faire les exercices dont elle a besoin. Les muscles qui ne sont pas utilisés régulièrement deviennent faibles ou développent des spasmes. Les articulations qui ne sont pas déplacées dans toute leur amplitude de mouvement deviennent raides et ne peuvent plus se redresser ou se plier complètement. Si vous souffrez d'un handicap qui affecte votre corps, assurez-vous de bouger votre corps dans toute son amplitude de mouvement. Pour cela, vous aurez peut-être besoin d'aide.

Les exercices physiques peuvent aussi aider les femmes qui se sentent déprimées. Certains types d'exercices peuvent réellement aider à soulager votre douleur. De nombreuses personnes dorment mieux lorsqu'elles font des exercices réguliers. Lorsque votre corps est solide et en bonne santé, vous avez plus d'énergie, vous vous sentez mieux et vous aurez moins mal.

La plupart des femmes font tous les exercices dont elles ont besoin pendant les activités quotidiennes, tels que la cuisine, le nettoyage, les travaux champêtres, la collecte d'eau et de bois, et la prise en charge des enfants. Les femmes handicapées peuvent en faire de même autant que possible.

S'il est très difficile pour vous de bouger votre corps, essayez de changer de position plus souvent. Si vous avez l'habitude de vous asseoir toute la journée, changez de position en vous couchant pendant un moment.

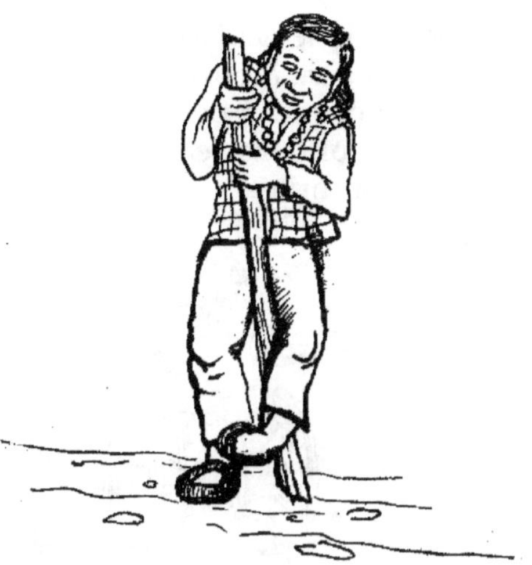

Si vous êtes parfois penchée en avant...

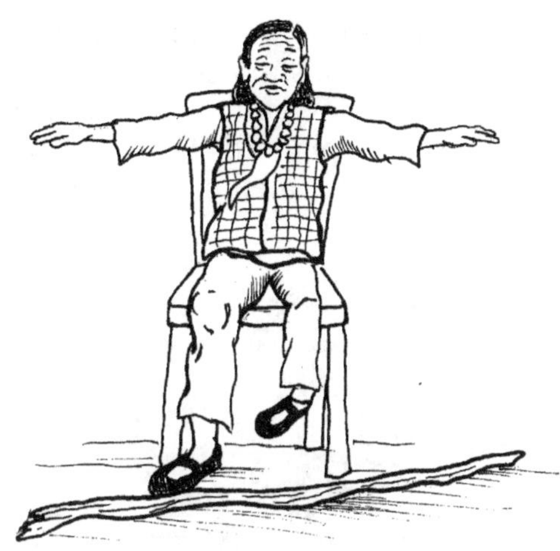

...essayez d'étendre les muscles de votre poitrine.

Vous n'avez pas besoin de faire des exercices difficiles pour vous sentir bien. Il est préférable de commencer lentement, surtout si vous ne bougez pas beaucoup actuellement, ou si vous ne pouvez pas bouger une partie de votre corps, si elle est faible ou douloureuse, ou si vous passez beaucoup de temps dans la même position. Le fait de rester sur place peut rendre les articulations et les muscles raides et douloureux, ou peut figer le corps dans une position donnée. Si votre corps s'habitue aux mouvements, vous pourrez faire plus d'exercices.

LES EXERCICES PHYSIQUES PEUVENT ÊTRE AMUSANTS

Essayez de faire des exercices amusants. Certaines femmes aiment monter sur un âne ou baudet. Le fait de contrôler l'animal, de bouger votre corps pour répondre à ses mouvements, et de garder votre équilibre constitue tous des formes d'exercice. Essayez de faire des exercices avec une autre personne. Vous êtes plus susceptibles de continuer à faire des exercices lorsque vous passez du temps avec un ami. Il est également bien d'avoir quelqu'un qui peut vous aider en cas de besoin.

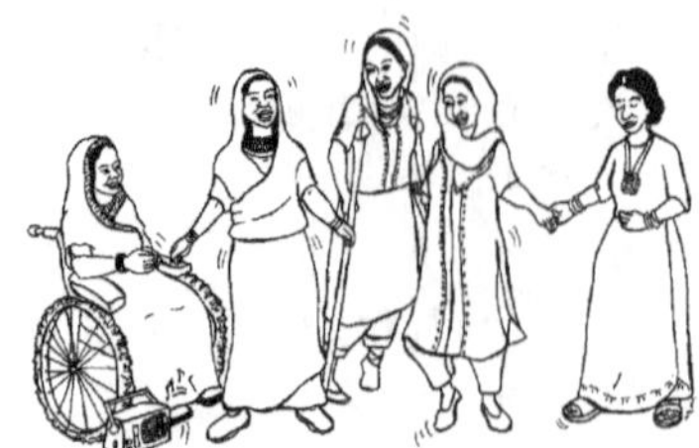

Certaines femmes s'amusent en dansant...

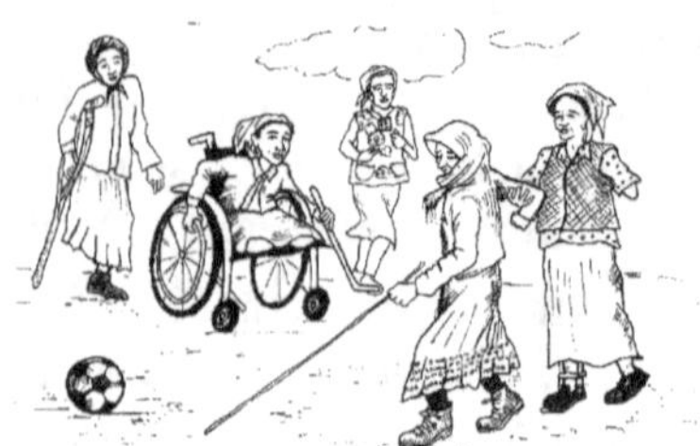

...ou en faisant du sport

Pour de nombreuses femmes handicapées, le fait de nager et de se déplacer dans l'eau constitue de bons exercices. Etant donné que le corps pèse moins dans l'eau, les femmes qui ont des difficultés à se déplacer ou à marcher, peuvent mieux se déplacer dans l'eau. Ou elles ressentent moins de douleur dans l'eau. La natation est le meilleur exercice pour une personne souffrant d'arthrite.

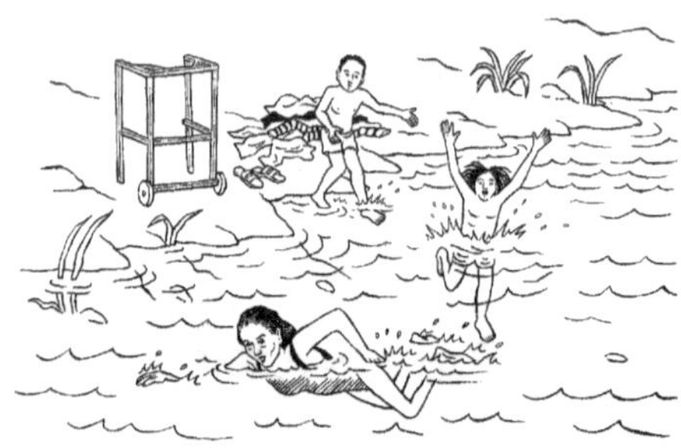

Assurez-vous que l'eau n'est pas très froide. Lorsque les muscles se refroidissent, ils se blessent plus facilement.

Le fait de soulever des objets lourds peut aider à fortifier vos muscles et vos os.

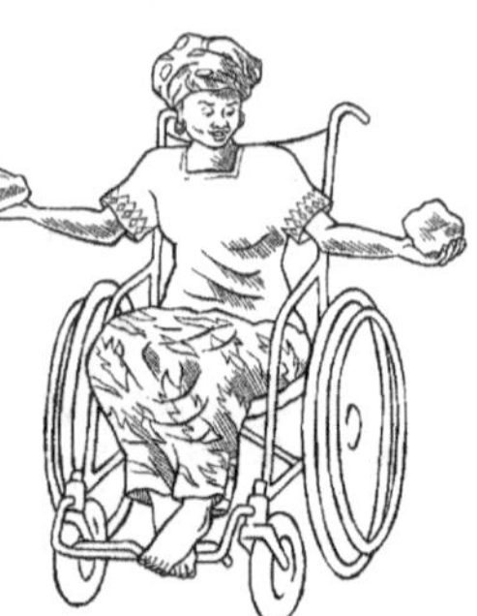

Si vous utilisez un fauteuil roulant, essayez de le pousser vous-même en faisant le tour de votre communauté.

Si cela n'est pas possible, essayer de soulever des objets (tels que des cailloux, des boîtes de conserve, ou une bouteille remplie d'eau) à maintes reprises. Cela permettra de fortifier les muscles et les os de vos épaules et de vos bras.

Comment soulever : Avant de soulever, asseyez-vous aussi droit et haut que vous le pouvez. Inspirez profondément, puis expirez. Pendant que vous soufflez, ramenez vos omoplates vers votre colonne vertébrale et soulevez l'objet. Inspirez profondément de nouveau lorsque vous tenez l'objet, puis soufflez lorsque vous reculez doucement.

ÉTENDRE VOS MUSCLES

Le fait d'étirer les muscles les rend plus flexibles, et plus faciles à bouger. Pour de nombreuses femmes handicapées, le fait d'étirer régulièrement les muscles veut dire qu'ils sont moins douloureux. Le fait de les étirer permet également d'éviter les blessures.

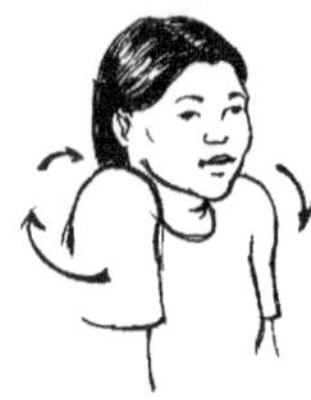

Étirez-vous toujours avant de commencer un travail ou un exercice difficile. Le fait de vous étirer et de commencer doucement vous permet d'éviter de vous blesser et de blesser vos muscles. Il est préférable de vous étirer après un exercice ou un travail difficile. Le fait de vous étirer permet de garder le corps flexible et d'éviter la douleur et la faiblesse à l'âge adulte.

Etirer un muscle :

1. Trouvez une position dans laquelle vous vous sentez en sécurité et ne risquez pas de tomber. L'étirement doit être doux. Il ne doit pas être dangereux. Par exemple, pour étirer la partie inférieure de votre dos, allongez-vous sur une natte en levant la tête. Pliez vos genoux et ramenez vos jambes vers votre poitrine autant que vous pouvez sans douleur.

2. Gardez votre corps dans cette position et compter doucement jusqu'à 30 (ou compter jusqu'à 10 trois fois). Ne faites pas rebondir ou bouger votre corps d'avant en arrière.

3. N'oubliez pas d'inspirer lorsque vous vous étirez. Si l'étirement commence à être douloureux, essayez de bouger la partie que vous étirez pour que l'étirement soit plus doux. Si cela ne calme pas la douleur, essayez une autre position.

Les femmes qui ont des difficultés pour se déplacer peuvent essayer d'étirer certains muscles. Souvent, vous avez besoin d'aide. Si une autre personne vous aide à étirer vos muscles, assurez-vous qu'elle déplace le muscle doucement. Ensuite, vous pouvez lui demander d'arrêter lorsque vous sentez un étirement.

Certaines personnes aiment mettre de la glace, un linge ou une serviette chaude, ou une compresse thermique (si il y'en a) sur leurs muscles avant l'étirement. Vous pouvez essayer cela afin de voir si cela permet à votre corps de se sentir mieux.

De nombreuses femmes ayant des muscles tendus, les étirent chaque matin avant de commencer leurs travaux quotidiens pour éviter de se blesser au cours de la journée. Dans la nuit, elles les étirent encore pour mieux dormir et atténuer la douleur après une longue journée.

Certaines femmes estiment pouvoir étirer leurs muscles pendant qu'elles accomplissent d'autres taches. Si possible, trouvez des moyens intégrant les étirements musculaires dans vos activités quotidiennes.

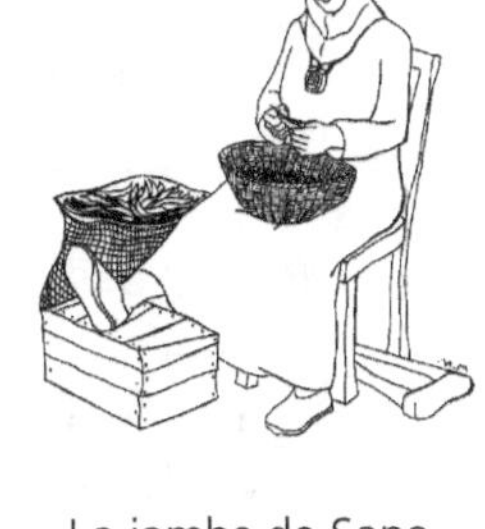

La jambe de Sana est paralysée par la polio. Lorsqu'elle fait la cuisine, elle étend sa jambe pour l'empêcher de se figer dans une seule position (une contraction).

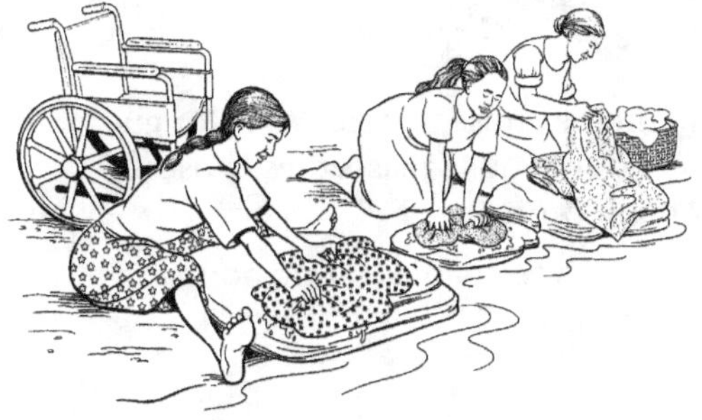

Maria souffre de paralysie cérébrale. Elle étire ses muscles en même temps qu'elle effectue ses travaux quotidiens. La roche garde ses jambes écartées, lui permettant ainsi d'étirer les muscles de ses jambes lorsqu'elle travaille. Cela permet d'éviter les spasmes musculaires. Elle maintient son dos le plus droit possible tout en étirant ses bras, ses jambes et son cou.

Si vous avez des muscles tendus, ou souffrez d'une paralysie cérébrale, d'une lésion de la moelle épinière, ou d'une douleur articulaire

Les femmes qui souffrent de douleurs articulaires ou de muscles tendus (spastiques) doivent faire attention aux exercices, tels que la course ou le fait de soulever des objets lourds. Ces types d'exercices peuvent provoquer beaucoup de stress au niveau des muscles et des articulations. Ils peuvent blesser vos muscles au lieu de les fortifier.

Détendre des muscles tendus (spastiques)

Les femmes souffrant de paralysie cérébrale, de sclérose en plaques, ou des lésions de la moelle épinière ont parfois des muscles tendus et raides (muscles spastiques). Un muscle peut devenir très raide ou agité, et la personne peut perdre le contrôle. Pour éviter les muscles spastiques, il faut suivre les règles suivantes :

- Ne tirez pas ou ne poussez pas directement contre le muscle spastique. Cela le rend encore plus tendu.

- Ne massez pas des muscles spastiques. Le fait de frotter ou de masser des muscles spastiques les rend généralement plus tendus.

- Pour détendre des muscles spastiques, trouvez une position qui permet à votre corps de se détendre. Le fait de rouler ou de tourner d'un côté à un autre peut aider. Souvent, le fait de bouger une autre partie du corps peut permettre de détendre les muscles spastiques. Vous pouvez également utiliser un linge (humide ou sec) pour détendre les muscles spastique.

Si vous utilisez un chariot à roulettes, des béquilles ou un fauteuil roulant

Si vous utilisez un chariot, des béquilles ou un fauteuil roulant, vous pouvez avoir mal aux épaules ou aux poignets parce que vous vous servez beaucoup de vos bras. Vos bras et vos épaules peuvent se blesser et se casser plus facilement. Pour éviter cela ; vous devez tendre vos bras et vos épaules assez souvent. Par exemple :

Les femmes qui utilisent les fauteuils roulants ont parfois des bras musclés. Mais, il est important de maintenir tous les muscles des bras et des épaules solides, pas seulement les muscles que vous utilisez pour pousser votre fauteuil. Pour éviter l'usage excessif de vos bras et de vos épaules, essayez de ne pas faire la même chose pendant une longue période. Par exemple, changer ou alterner la manière dont vous saisissez les choses. Servez-vous d'abord de la main gauche, puis de la main droite.

Le meilleur moyen pour fortifier les autres muscles de vos épaules est de pousser votre fauteuil roulant vers l'arrière.

Blessures dues à l'usage excessif

Les articulations constituent le lieu où les os du corps se réunissent. Les tendons relient les muscles aux os au niveau des articulations. Si vous faites le même mouvement à maintes reprises, tels que pousser un fauteuil roulant ou un chariot, ou marcher avec des béquilles, les tendons de votre poignet peuvent être endommagés.

Vous sentirez des douleurs à la main, ou ici, lorsqu'on tape doucement sur votre poignet.

Traitement :

- **Repos :** Reposer vos poignets et vos mains dans une position confortable autant que possible. Si vous devez continuer à vous déplacer ou à pousser votre fauteuil, portez une attelle pour garder vos mains et vos poignets immobiles autant que possible.

- **Attelle :** Pour fabriquer une attelle souple, enveloppez votre poignet et l'avant-bras avec un linge pour immobiliser l'articulation. En bandant d'abord le linge autour 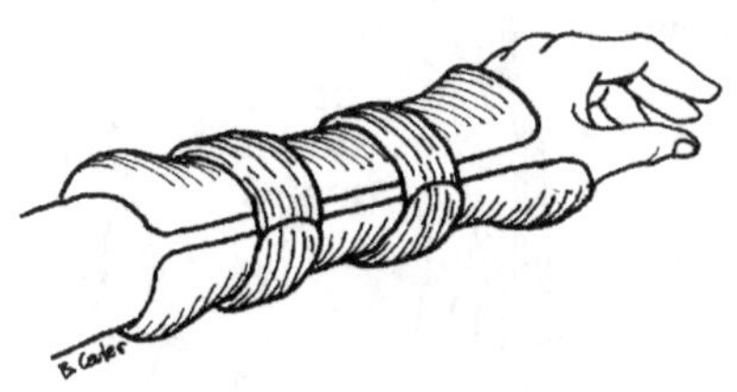 d'un morceau de bois fin, cela peut aider à maintenir l'articulation droite. Vous devez serrer suffisamment le bandage afin d'empêcher votre articulation de bouger, mais pas au point d'empêcher le sang de circuler ou de rendre la zone insensible. Si possible, portez l'attelle pendant que vous vous baladez et lorsque vous vous reposez ou dormez.

- **L'eau :** Remplissez une cuvette avec de l'eau chaude, et une autre avec de l'eau froide. Plonger pendant une minute vos mains et poignets dans l'eau froide, et ensuite pendant 4 minutes dans l'eau chaude. Faites cela 5 fois, en terminant avec l'eau chaude, au moins 2 fois par jour(ou le plus souvent possible). La cuvette d'eau chaude doit être toujours celle dans laquelle vous plongez vos mains en dernier.

- **Exercice :** Après chaque traitement à l'eau, faites des exercices avec vos mains et poignets. Cela contribuera à éviter plus de dommages causés aux tendons. Comptez jusqu'à 5 en tenant vos mains dans chacune de ces positions. Si vous avez mal en adoptant une de ces positions, essayez de changer un peu la position pour qu'elle soit plus confortable. Répétez ces mouvements 10 fois.

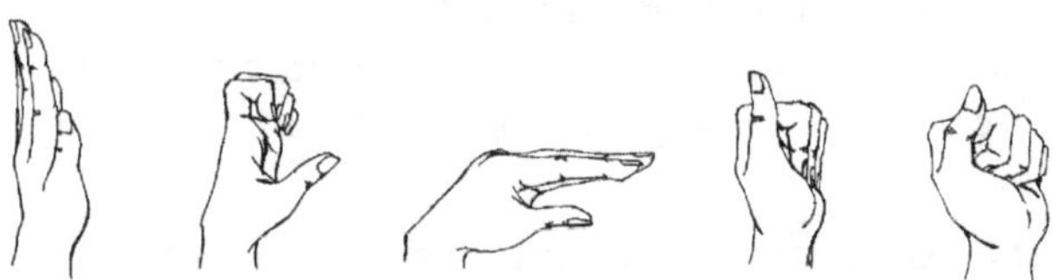

- **Médicament :** Si vos mains ou poignets vous font mal ou sont enflés, prenez de l'aspirine ou un autre médicament antidouleur qui réduit l'inflammation (voir page 336).

- **Opération :** Après 6 mois, si la douleur est constante, si vous vous sentez plus faible, ou si vous perdez la sensation, ou si vous avez des picotements dans les mains, demandez une assistance médicale. Il se peut que vous ayez besoin d'une injection au poignet ou d'une opération.

Prévention :

- Si possible, essayez de pousser ou de vous déplacer de manière à moins plier vos mains et vos poignets, et à exercer moins de pression sur eux.

- Si possible, demandez de temps en temps à quelqu'un d'autre de pousser votre fauteuil roulant ou chariot pour que vos mains et vos poignets puissent se reposer.

- Essayez de faire des exercices avec vos mains et vos poignets chaque heure, en faisant tous les mouvements qu'ils peuvent faire. Cela va étirer et fortifier les tendons et les muscles. Si l'exercice vous cause des douleurs, déplacez-vous lentement et doucement.

Si vos mains et poignets sont rouges ou chauds, il se pourrait qu'ils soient infectés. Voyez immédiatement un agent de santé.

Utilisation des béquilles

Si vous voulez utilisez des béquilles, veillez à ce qu'elles soient adaptées. Lorsque vous utilisez des béquilles, la plupart du poids de votre corps se ressent dans vos mains. Suivez donc nos conseils à la page 93 pour éviter d'endommager vos mains.

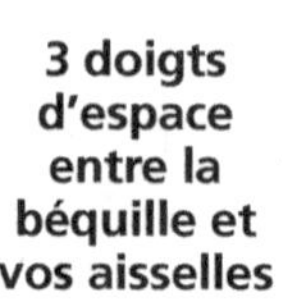
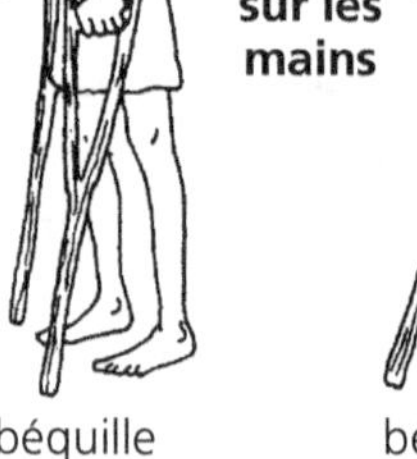

Si possible, utilisez toujours des béquilles d'avant-bras pour éviter les éventuels dommages sur les nerfs et sous les aisselles.Mais si vous préférez ou si vous n'avez que des longues béquilles, veillez à ce qu'elles ne s'appuient pas contre vos aisselles. Vos coudes doivent être légèrement courbés, et il doit y avoir 3 doigts d'espace entre la béquille et votre aisselle. Si les longues béquilles exercent une pression sur vos aisselles, en ce moment la pression sur les nerfs peut entrainer une paralysie des mains.

CONTRACTURES

Un bras ou une jambe qui est resté(e) plié(e) pendant longtemps peut se bloquer en une position (une contracture). Certains des muscles deviennent plus courts et le bras ou le pied ne peut pas bien se redresser. Ou, les muscles courts peuvent maintenir une articulation droite de sorte qu'elle ne puisse plus se plier. Les contractures peuvent parfois causer des douleurs.

Si vous avez souffert de contractures pendant plusieurs années, des mouvements légers et des étirements peuvent empêcher l'aggravation de l'état de l'articulation. Il sera difficile de redresser les articulations et les muscles jusqu'au bout, mais de simples exercices peuvent rendre vos articulations un peu moins raides et garder vos muscles solides.

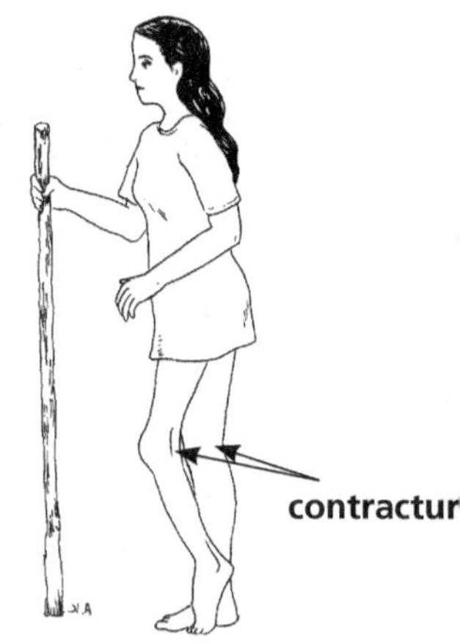

Pour prévenir les contractures et garder vos muscles solides, essayez chaque jour de vous exercer avec vos bras et vos jambes. Si nécessaire, trouvez quelqu'un qui peut vous aider à bouger les différentes parties de votre corps.

Exemples d'exercices qui permettent d'éviter quelques contractures et aident à garder les muscles solides

Pour faire des exercices avec l'avant de la partie supérieure de la jambe

1. pliez

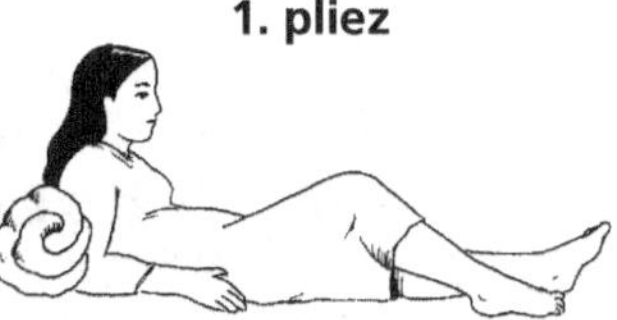

2. redressez

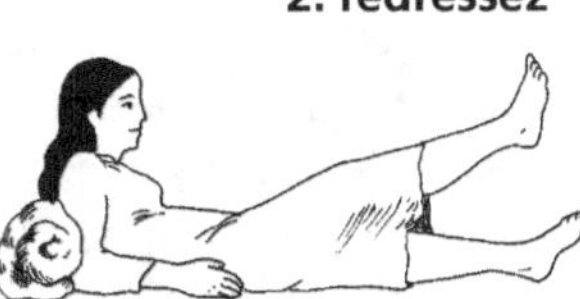

Pour faire des exercices avec l'arrière de la partie supérieure de la jambe

1. pliez

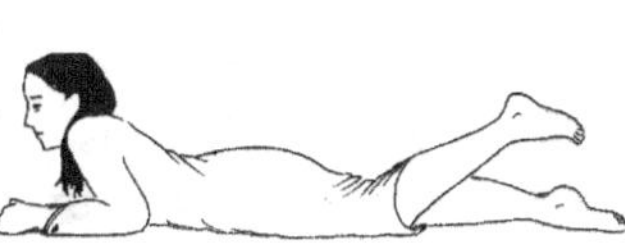

2. redressez

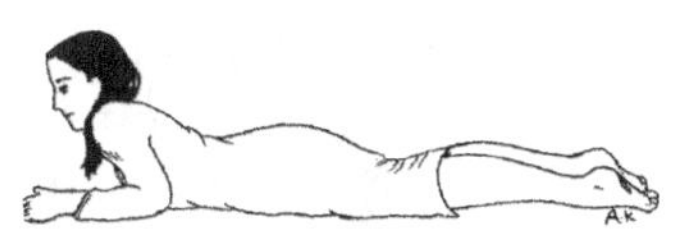

Pour faire des exercices avec la partie inférieure de la jambe

1. pointez les orteils vers le haut

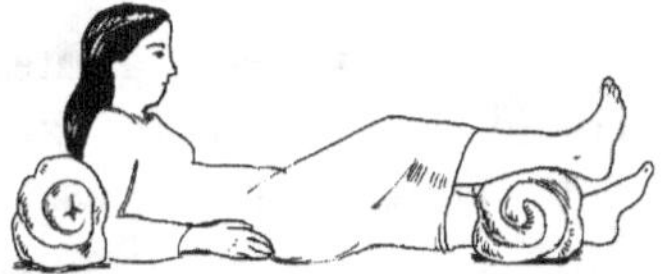

2. puis, relâchez

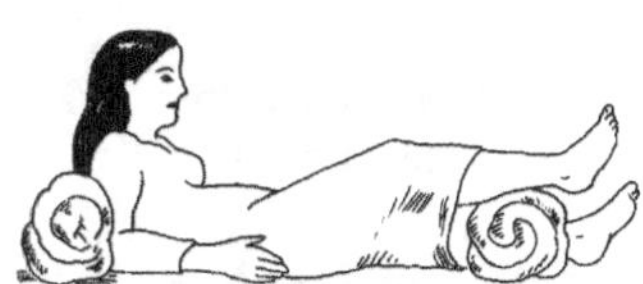

Pour faire des exercices avec les bras

pliez

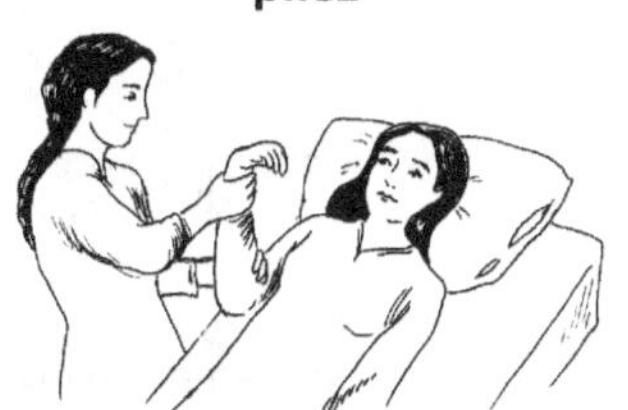

redressez

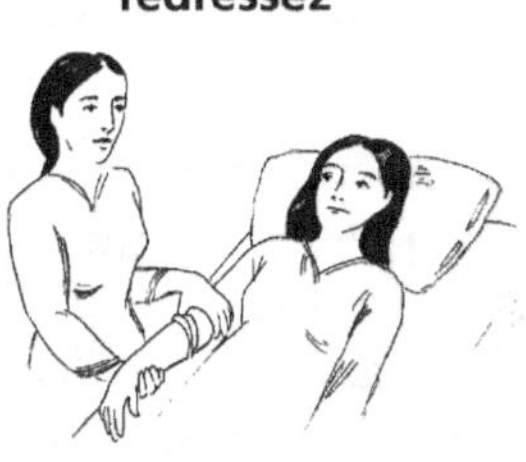

soulevez tout droit

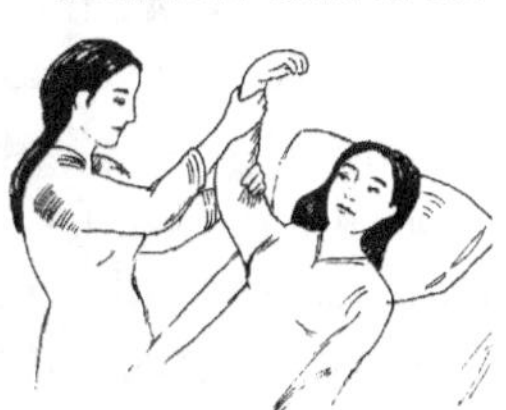

IMPORTANT ! Si une articulation est courbée depuis longtemps, allez-y doucement. N'essayez pas de forcer immédiatement.

Prévention des problèmes de santé courants

Comme vous connaissez et comprenez mieux votre corps plus que toute autre personne, vous pouvez apprendre aux membres de votre famille, à vos amis, et au personnel soignant comment ils peuvent mieux vous aider. N'ayez ni peur ni honte de leur demander de l'aide si vous avez un problème. Bien qu'il ne soit pas toujours possible d'éviter les maladies, la plupart des problèmes de santé ne s'aggraveront pas si les maladies sont traitées tôt. Si possible, essayez de faire régulièrement un bilan de santé. (voir Chapitre 6).

SOINS QUOTIDIENS

Vous pouvez rester en bonne santé et éviter les infections en vous lavant chaque jour et en vérifiant régulièrement votre peau. Si vous vous asseyez ou si vous ne vous déplacez pas beaucoup durant une bonne partie de la journée, vous devez être très prudent et vérifier votre peau pour vous rassurer qu'elle est en bonne santé (pages 114 à 117). Recherchez des œdèmes, des rougeurs, ou d'autres signes d'infection.

Examinez votre peau chaque jour.

Si vous voyez des égratignures, des coupures, ou des plaies, lavez-les, couvrez-les ou bandez-les afin qu'elles ne s'aggravent pas. Vous pouvez utiliser un miroir pour voir les parties difficiles à voir. Beaucoup de femmes non voyantes apprennent à détecter des plaies ou d'autres signes précurseurs par l'odorat ou le toucher.

Lavez vos cheveux régulièrement et vérifiez souvent qu'il n'y a pas de poux. Vérifiez aussi le cuir chevelu pour détecter des lésions ou la gale. Et essayez de porter des vêtements propres chaque jour, en particulier vos sous-vêtements et vos chaussettes.

Certaines femmes handicapées doivent faire attention aux signes « mineurs » et les signaler lorsqu'elles ont un problème de santé. Par exemple, une femme qui a une infection à l'utérus peut ne pas sentir de douleur, mais peut détecter un écoulement ou une odeur inhabituelle provenant du vagin. Une femme non voyante peut ne pas voir qu'une coupure est en train de devenir une infection, mais elle peut sentir la douleur et l'enflure.

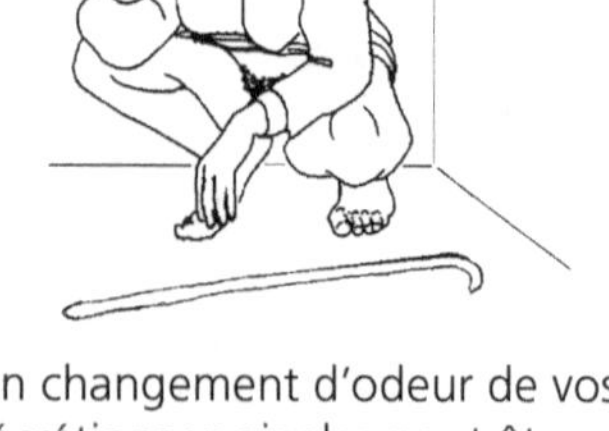

Un changement d'odeur de vos sécrétions vaginales peut être le signe d'une infection.

SOINS DES PIEDS ET DES MAINS

Si vous n'avez pas beaucoup de sensations dans vos pieds et vos mains, prenez soin de les protéger. Recherchez chaque jour des coupures et des plaies. Il est facile de vous brûler les pieds ou les mains si vous ne les sentez pas ; ou, vous pouvez avoir une plaie ou une coupure sans la sentir. Si vous détectez une plaie ou une coupure, gardez la propre et couverte jusqu'à ce qu'elle guérisse.

Protégez les parties de votre corps qui ne peuvent pas ressentir la chaleur ou le froid. Protégez vos mains avec des gants épais ou un linge plié lorsque vous prenez quelque chose de chaud. Et si vous vivez dans un endroit où il fait très froid, couvrez vos mains et vos pieds pour les protéger.

Utilisez un petit miroir pour voir la plante de votre pied, ou demandez de l'aide à quelqu'un d'autre. Recherchez :

- rougeur, œdème, sensation de chaleur, ou d'autres signes d'infection.
- fissures, plaies, ou peau éraflée.
- pus, saignement, ou mauvaises odeurs.
- ongles incarnés (le bord de l'ongle est coincé dans la peau).

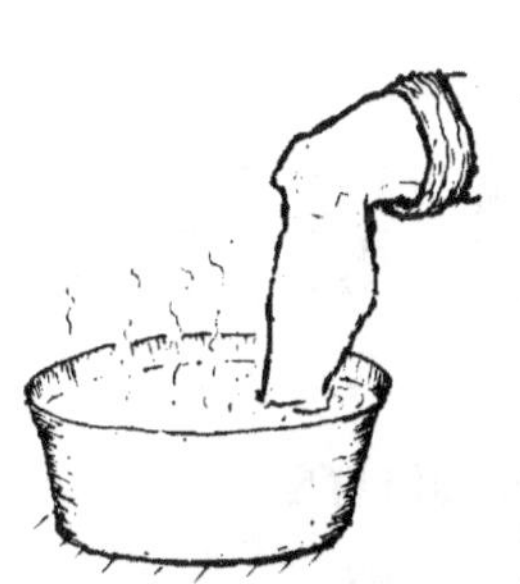

Si vous ressentez de la douleur, des picotements, des brûlures, ou si vous ne ressentez rien (insensibilité) dans vos pieds, parlez-en à un agent de santé. Il se peut que vous ayez une infection et que vous ayez besoin de médicament pour en guérir.

Pour vous aider à éviter les infections, lavez chaque jour vos pieds avec du savon et de l'eau chaude. Premièrement, vérifiez la température de l'eau avec votre coude où vous avez plus de sensibilité, où demandez de l'aide à quelqu'un qui n'a pas de problème de sensibilité de vérifier si ce n'est pas trop chaud pour vous. Essuyez-vous bien les pieds, surtout entre vos orteils. Si la peau de vos pieds est sèche et commence à se craqueler, trempez chaque jour vos pieds dans l'eau pendant 20 minutes. Ensuite frottez-les avec de l'huile végétale, de la vaseline, ou une lotion. Autres moyens de protéger vos pieds :

- Ne marchez pas pieds nus.
- Coupez les ongles de vos orteils d'un bout à l'autre, pas de façon arrondie, afin qu'il ne poussent pas dans votre peau (ongles incarnés). Et ne les laissez pas devenir très longs, sinon ils vous blesseront. Si nécessaire, demandez de l'aide à quelqu'un.
- Portez des chaussures confortables qui ne se frottent pas contre votre peau et ne provoquent pas des ampoules ou des rougeurs.
- Avant de porter vos chaussures, vérifiez l'intérieur pour voir s'il n'y a pas de choses telles que de petits cailloux, des épines, des saletés ou des insectes qui peuvent irriter vos pieds.
- Evitez de vous asseoir les jambes croisées. Cela complique la circulation du sang dans vos pieds.
- N'enlevez pas les cors, les callosités, ou la peau dure de vos pieds. Cela peut entrainer une infection.
- Portez des chaussettes. Assurez-vous qu'elles sont douces et ne se frottent pas contre vos pieds. Si vous voulez rapiécer les trous de vos chaussettes, essayez de faire des points de suture très lisses.
- Dans les pays les plus chauds, essayez aussi souvent que possible de vous asseoir sans couvrir vos pieds pendant la journée. Cela contribue à une bonne circulation sanguine et à prévenir l'infection de la peau qui est entre vos orteils.

Les femmes souffrant de lèpre (maladie de Hansen) doivent prendre des précautions particulières pour protéger leurs pieds contre les blessures et les infections, parce que la lèpre cause la perte de sensibilité dans les jambes et les pieds. Les femmes souffrant de lèpre sont moins susceptibles de ressentir des douleurs, des démangeaisons, ou d'autres signes d'un problème lorsqu' il est toujours minime et facile à traiter.

Les femmes souffrant de lèpre ont souvent du mal à tenir des objets. Pour rendre cela plus facile et éviter les blessures, utilisez ou fabriquez des outils avec des manches larges et douces, ou enroulez un chiffon épais autour des manches.

Pour fabriquer une manche :

Vous pouvez mouler une manche autour de la main fermée de la personne.

Utilisez le Mastic Epoxy ou le plâtre de moulage mélangé à une colle forte. Demander à la personne d'agripper la manche pendant qu'elle est toujours douce et laissez-la durcir.

Vous pouvez aussi fabriquer une manche avec de l'argile, ou enrouler plusieurs feuilles épaisses telles que les feuilles de banane, ou de mais autour de la manche.

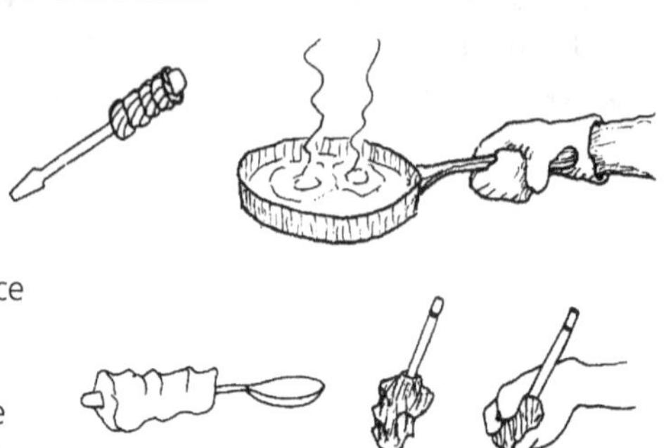

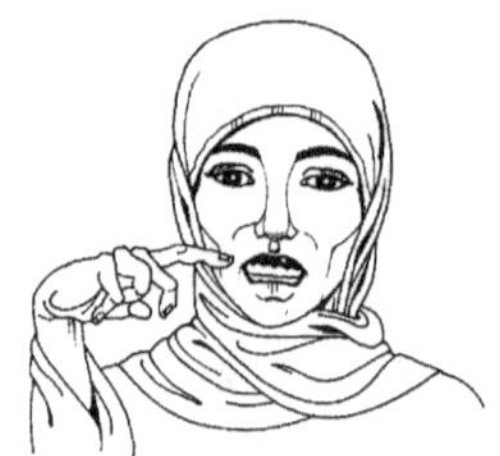

Parfois, les dentistes refusent de soigner les personnes souffrant de paralysie cérébrale. Cependant il est très important que tout le monde prenne bien soin de ses dents.

SOINS DE LA BOUCHE ET DES DENTS

Les femmes qui ont des difficultés à cause de la paralysie cérébrale, peuvent avoir du mal à se nettoyer les dents et les gencives. Mais si les dents ne sont pas régulièrement nettoyées, toute nourriture qui s'y colle ou se colle à vos gencives peut causer la carie. Si nécessaire, demandez de l'aide à quelqu'un en qui vous avez confiance.

Les femmes souffrantes de crises épileptiques (convulsions, « crises »)

Si vous utilisez la phénytoine (diphénylhydantoine, Dilantine) pour prévenir les convulsions, cela peut causer l'inflammation et l'élargissement de vos gencives. En prenant bien soin de votre bouche, vous pouvez éviter la plupart des inflammations. Essayez de vous rincer doucement la bouche avec de l'eau propre après chaque repas. Assurez-vous de bien nettoyer entre vos dents. En le faisant avec un doigt propre, cela fait aussi partie du massage de vos gencives.

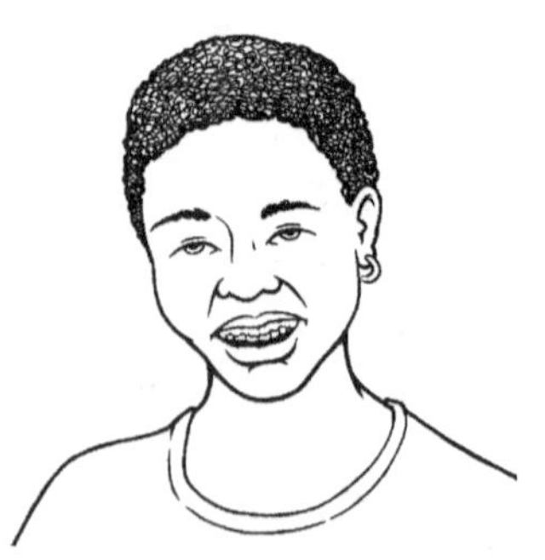

Les médicaments contre l'épilepsie peuvent causer une inflammation des gencives et des plaies sur les gencives, couvrant presque les dents. Vous pouvez éviter cela en gardant vos dents propres.

Il n'est pas nécessaire de nettoyer ses dents avec du dentifrice. Certaines personnes utilisent plutôt du bicarbonate de soude ou du sel. Si vous avez une brosse à dents, ce sont les poils de la brosse qui nettoient, il faut donc juste mettre de l'eau sur la brosse. Utilisez une brosse douce. Une brosse sèche et dure blesse les gencives et ne les protège pas. Faites attention si vous utilisez un cure-dent. Certains bois sont très durs et peuvent blesser et endommager les gencives. Le bois mou du neem (qui pousse dans beaucoup de pays chauds) fonctionne bien. Vous pouvez aussi enrouler un linge propre autour du bout pointu d'un petit bâton ou d'un cure-dent et l'utiliser avec prudence pour nettoyer vos dents une à une.

SOINS DES YEUX

Lavez-vous le visage chaque jour avec un savon doux et de l'eau propre. Cela vous permettra d'éviter les infections oculaires telles que la conjonctivite. Cette infection provoque une rougeur, du pus, et une légère sensation de 'brûlure' dans l'un ou les deux yeux. Les paupières se collent souvent après le sommeil. La plupart des conjonctivites sont très contagieuses. L'infection se propage facilement d'un œil à l'autre, et d'une personne à une autre.

N'utilisez pas la même serviette ou linge que quelqu'un qui a une infection oculaire. Et lavez-vous toujours les mains avant et après avoir touché vos yeux. Protégez vos yeux des mouches. Les mouches peuvent propager une infection d'une personne à une autre.

Traitement :

Nettoyez d'abord le pus de vos yeux avec un linge propre trempé dans de l'eau préalablement bouillie puis refroidie. Ensuite, appliquez de la pommade oculaire à l'érythromycine (page 344). Abaissez la paupière inférieure et appliquez un peu de pommade à l'intérieur, comme ceci. Il ne sert à rien d'appliquer la pommade hors de l'œil.

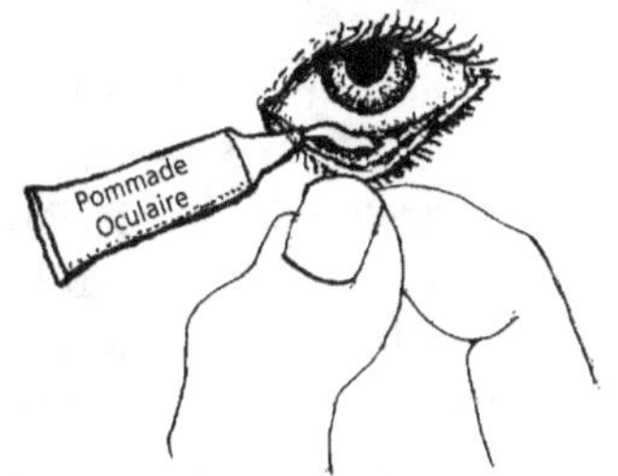

ATTENTION ! Ne touchez pas vos yeux avec le tube.

Si vous êtes atteint de la lèpre

Certains handicaps, telle que la lèpre, rendent une personne plus susceptible d'avoir des problèmes de vue ou de contracter une infection oculaire. Si vous avez la lèpre, les muscles autour de l'œil peuvent devenir faibles, ou ne pas avoir beaucoup de sensation. Cela signifie que vos yeux peuvent ne pas cligner assez. Si vos yeux ne clignent pas assez, cela peut provoquer la sécheresse oculaire ou une infection. Si vous ne clignez pas souvent les yeux, ou si vos yeux sont rouges, vous pouvez :

- Porter des lunettes de soleil, en particulier celles qui couvrent les cotés du visage.
- Portez un chapeau à large bord pour protéger vos yeux.
- Fermez bien vos paupières plusieurs fois par jour.
- Fermez bien vos paupières et roulez vos yeux vers le haut assez souvent.
- Lavez souvent la peau autour de vos yeux.

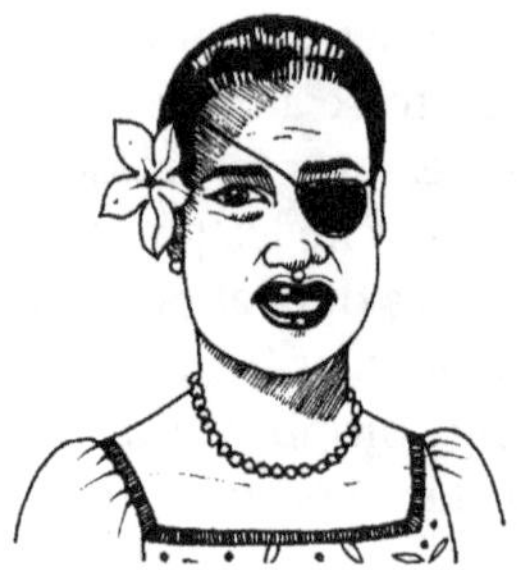

S'il y a du pus, suivez les informations pour le traitement de la conjonctivite (page 99). Gardez l'œil fermé autant que vous le pouvez. Si nécessaire, couvrez-le avec un pansement.

Vous pouvez faire un bandeau avec tout linge propre et doux ou une compresse et attachez-le autour de la tête (pas trop serré) pour le maintenir en place.

ou collez le linge ou la compresse sur l'œil comme ceci.

N'appuyez pas sur l'œil.

Si vous ne pouvez pas fermer vos paupières ('asynergie oculo-palpébrale'), collez votre œil avec un linge propre ou de la compresse pour éviter la sécheresse oculaire ou les infections.

Pour garder vos yeux humides et éviter les infections, mettez chaque jour quelques gouttes d'eau potable salée (une pincée de sel pour une tasse ou un verre d'eau potable) dans chaque œil.

Passage de l'urine et des selles

Certaines femmes handicapées n'ont pas le contrôle total sur le passage de l'urine ou des selles. Cette situation est particulièrement fréquente chez les femmes dont le handicap affecte les muscles inférieurs du corps, telles que la poliomyélite ou la lésion de la moelle épinière. Si vous ne pouvez pas laver vos organes génitaux vous-même, demandez à un membre de votre famille ou à un aide-soignant de vous aider à garder vos parties génitales propres et sèches. Si vous devez porter des couches lavables ou jetables pour recueillir vos urines ou vos selles, changez-les souvent pour éviter les éruptions cutanées, les infections et les lésions (voir la page 114).

Lorsque vous sortez, prenez un habit de rechange si possible. Ainsi, si vous perdez le contrôle de votre vessie ou de vos intestins et salissez vos vêtements, vous pourrez vous changer et éviter de vous retrouver dans l'embarras et éviter également une infection.

LE CONTRÔLE DE LA VESSIE

Si vous urinez souvent ou si vous avez des fuites urinaires, essayez l'exercice de contraction pour vous aider à fortifier vos muscles faibles. Cet exercice peut aussi vous aider à garder vos muscles solides, ainsi vous serez moins susceptible d'avoir des fuites urinaires à l'âge adulte.

L'exercice de contraction

Premièrement, faites cet exercice lorsque vous êtes en train d'uriner. Alors que les urines sortent, retenez-vous en contractant bien fort les muscles du vagin. Comptez jusqu'à 10, et relâchez les muscles pour permettre à l'urine de sortir. Répétez cela plusieurs fois à chaque fois que vous urinez.

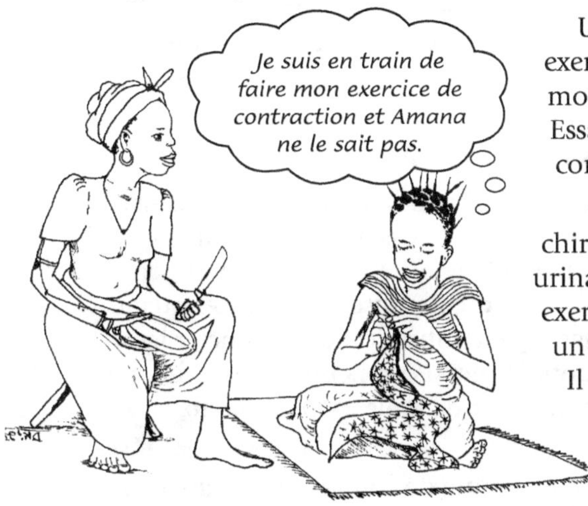

Une fois que vous savez comment faire cet exercice, vous pouvez le pratiquer à différents moments de la journée et personne ne le saura. Essayez de le pratiquer au moins 4 fois par jour, en contractant vos muscles 5 à 10 fois à chaque fois.

Certaines femmes pourraient avoir besoin de chirurgie pour les aider à contrôler leurs fuites urinaires. Si vos urines coulent beaucoup et que cet exercice ne vous aide pas, demandez des conseils à un agent de santé spécialisé en santé des femmes. Il est recommandé pour toutes les femmes de pratiquer l'exercice de contraction tous les jours. Cela aide à garder les muscles solides et à éviter des problèmes plus tard dans la vie.

L'évacuation de la vessie

Si votre handicap ne vous permet pas d'uriner sans aide, vous devez recourir à un autre moyen pour vider votre vessie. Certaines femmes peuvent uriner et vider leurs vessies si elles :

- Tapotent leur ventre au-dessus de la vessie, juste sous le nombril au dessus de l'os pubien.
- Poussent vers le bas avec les mains sur le bas ventre, au dessus de la vessie.
- Placent le poing sur le bas ventre et appuient doucement en penchant la partie supérieure de leur corps vers l'avant.
- Poussent pour expulser l'urine en contractant les muscles du ventre.

Vous pouvez utiliser ses méthodes uniquement si l'urine sort facilement avec une douce pression. Si vos muscles ne se relâchent pas pour faire sortir l'urine, en appuyant sur la vessie vous pouvez pousser l'urine à remonter dans les reins et à les endommager.

Si aucune de ses méthodes ne marche, vous aller devoir utiliser un tube en caoutchouc ou en plastique appelé cathéter. N'utilisez pas un cathéter à moins que ce ne soit le seul moyen par lequel vous pouvez uriner. Même une utilisation minutieuse du cathéter peut causer une infection de la vessie et des reins.

Utilisation d'un cathéter standard

Un cathéter est un tube flexible en caoutchouc utilisé pour drainer l'urine hors de la vessie. Un cathéter propre ou stérile est placé dans la vessie chaque 4 à 6 heures pour la vider. Plus une femme boit beaucoup pendant la journée, plus elle aura souvent besoin d'utiliser un cathéter.

Certaines femmes ne boivent pas beaucoup d'eau parce qu'elles ne veulent pas utiliser de cathéter très souvent. Cependant, cela peut causer d'autres problèmes. Si vous ne buvez pas assez, vous pouvez contracter une infection de la vessie ou des reins, ou avoir des difficultés à aller à la selle (constipation).

Il est important de ne pas laisser sa vessie être trop pleine. Cela peut causer l'aréflexie (voir page 117) et faire remonter l'urine dans les reins et à les endommager.

Beaucoup de femmes apprennent à utiliser un cathéter pendant qu'elles sont assises sur le siège de la toilette ou sur un pot. Les femmes peuvent aussi utiliser un cathéter dans un fauteuil roulant, en vidant l'urine dans une toilette ou un flacon. Expérimentez ce qui vous convient. Il faut de la pratique pour apprendre à utiliser un cathéter quand vous êtes assis, mais beaucoup de femmes trouvent que l'utilisation d'un cathéter leur permet de faire plus facilement leurs activités quotidiennes. Pour la plupart des femmes, la meilleure taille pour un cathéter est de 16. Un cathéter de taille 14 peut mieux convenir à une femme de très petite taille.

Une personne qui utilise un cathéter est plus susceptible de contracter une infection urinaire qu'une personne qui n'en utilise pas. Cela arrive généralement parce que le cathéter n'est pas assez propre et que les germes se sont infiltrés dans la vessie. Le nettoyage soigneux de votre cathéter est le meilleur moyen de prévention d'une infection urinaire. Lavez-vous toujours les mains avec du savon doux et de l'eau propre ou de l'eau froide préalablement bouillie avant de toucher le cathéter, et lavez-le avant et après utilisation. Gardez le cathéter dans un endroit propre quand vous ne l'utilisez pas.

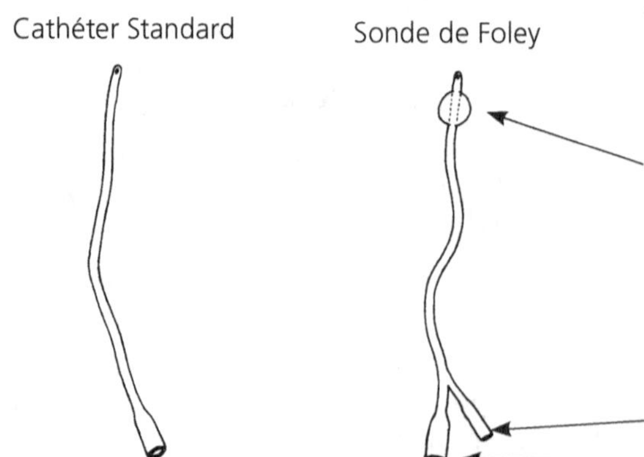

Une sonde 'Foley' (à demeure) comporte un petit ballon près de l'extrémité. Ce cathéter est fabriqué ainsi, afin de pouvoir rester dans la vessie pendant une longue période. Le ballon se rempli d'eau lorsqu'il est dans la vessie ; cela l'empêchera ainsi de sortir. Généralement 5cc d'eau suffisent pour maintenir la sonde de Foley à l'intérieur. Si elle sort, augmentez la quantité d'eau de 12cc à 15cc.

L'eau est injectée dans le ballon par ici.

Urine drainée.

Comment placer un cathéter

1. Faites bouillir le cathéter (et toute seringue ou instrument que vous pourrez utiliser) pendant 20 minutes. Ou lavez-les au moins avec de l'eau préalablement bouillie puis refroidie, et gardez-les propres.

2. Lavez soigneusement la peau autour des organes génitaux avec du savon doux et de l'eau propre. Prenez soin de nettoyer la zone par laquelle l'urine sort ainsi que les plis cutanés qui sont autour (la vulve). Si vous n'avez pas de savon doux, utilisez uniquement de l'eau propre. Un savon parfumé peut nuire à votre peau.

3. Lavez vos mains. Après lavage, touchez uniquement des choses très propres.

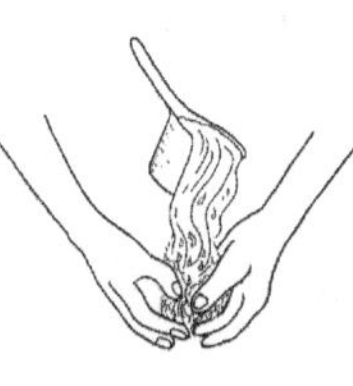

4. Si vous pouvez, asseyez-vous là où vos organes génitaux ne touchent à rien, comme l'avant d'une chaise, ou sur un siège de toilettes. Si vous devez vous asseoir à terre ou sur une autre surface solide, placez un linge propre en dessous et autour de vos organes génitaux.

5. Si vous devez toucher à quelque chose, lavez-vous encore les mains avec du savon doux et de l'eau.

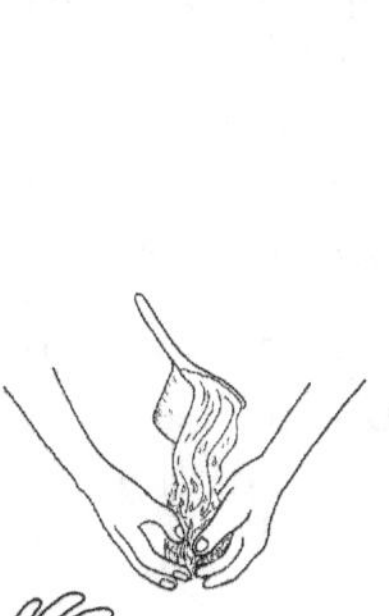

6. ecouvrez le cathéter d'un lubrifiant stérile à base d'eau (pas d'huile ou de vaseline). Cela aide à protéger la peau douce des organes génitaux et l'urètre. Si vous n'avez pas de lubrifiant, veillez à ce que le cathéter soit toujours mouillé par l'eau dans laquelle vous l'avez fait bouillir ou l'eau que vous avez utilisé pour le laver, et placez-le lentement.

(a continué)

7. Si c'est vous-même qui placez le cathéter, utilisez un miroir pour vous aider à voir là où se trouve l'orifice urinaire, et utilisez l'index et le troisième doigt pour tenir la peau autour du vagin ouvert. L'orifice urinaire est au-dessous du clitoris, presqu'à l'ouverture du vagin (voir page 78). Après avoir fait cela à quelques reprises, vous saurez ou se trouve l'orifice urinaire et vous n'aurez plus besoin d'utiliser un miroir.

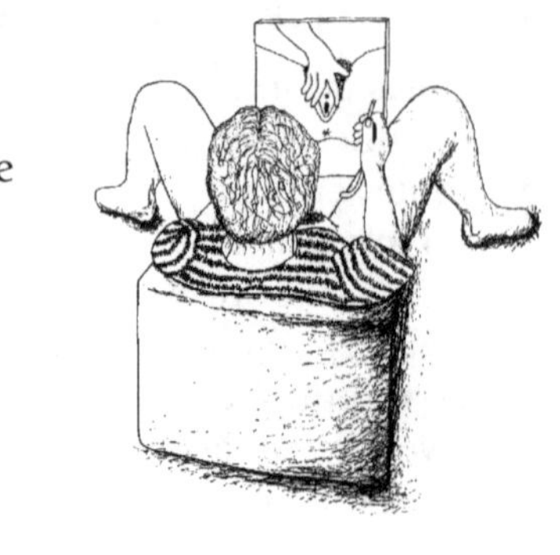

8. Puis, avec le majeur, touchez au-dessous de votre clitoris. Vous sentirez une sorte de petite bosse ou une fossette, et juste en dessous il y a l'orifice urinaire. Gardez le majeur juste au dessus de cet endroit, et avec l'autre main, tenez le cathéter propre par le bout avec 4 à 5 pouces, touchez, avec l'extrémité, juste au-dessous du bout de votre majeur, et guidez doucement le cathéter dans l'orifice urinaire jusqu'à ce que l'urine commence à sortir. Faites très attention à ne pas toucher l'extrémité du cathéter avec vos doigts ou vos mains.

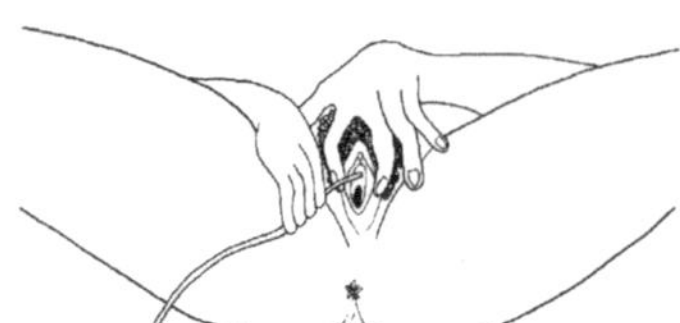

Veillez à ce que le cathéter soit dans une position vers le bas, pour que l'urine puisse sortir.

Vous saurez si le cathéter est entré dans le vagin au lieu de l'orifice urinaire, parce qu'il entrera facilement, mais aucune urine ne sortira. Alors, lorsque vous le retirerez, vous verrez du mucus dans le cathéter (la glaire cervicale). Rincez le cathéter avec de l'eau propre, et réessayez. Si vous avez une infection de la vessie ou du rein, parlez-en à un agent de santé. Il se peut que vous ayez une infection vaginale.

IMPORTANT !   Pour éviter une infection lorsque vous utilisez un cathéter, il est important que vous soyez très propre et que vous utilisiez uniquement un cathéter stérile. Si vous n'avez pas la possibilité d'utiliser un cathéter stérile à chaque fois, veillez à ce qu'il soit très propre.

Traitement et prévention des infections urinaires

Infection de la vessie

La plupart des femmes connaissent les signes d'une infection de la vessie, parce qu'elles ressentent une douleur ou une brûlure lorsqu'elles urinent, ou une douleur au bas ventre juste après avoir uriné. *Si vous ne ressentez rien au niveau du ventre,* vous devez rechercher certains de ces autres signes:

- Le besoin d'uriner très fréquemment
- Des urines troubles
- Des urines qui sentent mauvais
- Des urines qui contiennent du sang ou du pus
- Sudation ou sensation de chaleur (signes de l'aréflexie, page 117)

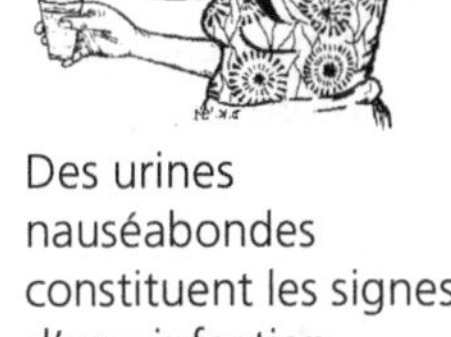

Des urines nauséabondes constituent les signes d'une infection.

Traitement de l'infection de la vessie

Commencez le traitement dès que vous détectez ces signes.

- Boire beaucoup d'eau. Essayez de boire au moins 1 tasse d'eau potable toutes les 30 minutes. Cela vous fera uriner assez souvent et pourra contribuer à évacuer les germes avant que l'infection ne s'aggrave.
- Ne pas avoir des rapports sexuels pendant quelques jours ou jusqu'à ce que les signes disparaissent.

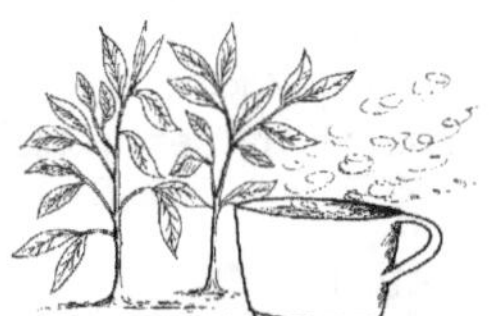

Souvent, les infections de la vessie peuvent être traitées avec une tisane ou d'autres remèdes à base de plantes médicinales. Demandez aux femmes âgées de votre communauté de vous recommander des plantes utiles.

S'il n'y a pas d'amélioration après 1 à 2 jours de traitement, commencez à prendre des médicaments et à boire beaucoup d'eau. S'il n'y a toujours pas d'amélioration au bout de 2 autres jours, consultez un agent de santé. Vous pourriez avoir une infection sexuellement transmissible (page 158).

Médicaments contre les infections de la vessie		
Médicament	**Posologie**	**Moment et voie d'administration**
cotrimoxazole (160 mg triméthoprime et 800 mg sulfaméthoxazole)	2 comprimés de 480 mg	Par voie orale, 2 fois par jour pendant 3 jours
ou **nitrofurantoine**	100 mg	Par voie orale, 2 fois par jour pendant 3 jours

L'infection du rein

Parfois, une infection de la vessie peut se propager du tube urinaire jusqu'aux reins. Les infections rénales sont plus graves que les infections vésicales.

Les symptômes de l'infection rénale:

- Douleurs au milieu ou au bas du dos souvent sévères, qui peuvent partir de la partie supérieure du corps aux côtes et dans le dos
- Nausées et vomissements
- Sensation de malaise et de faiblesse
- Fièvre et frissons
- Tout signe de l'infection de la vessie

Si vous avez les symptômes d'une infection vésicale et rénale, vous avez probablement une infection rénale. En général, lorsqu'une femme souffre d'une infection rénale, elle souffre beaucoup et peut tomber très malade. Elle a immédiatement besoin d'aide et les remèdes naturels ne suffisent pas. Commencez immédiatement à prendre l'un de ces médicaments. S'il n'y a pas d'amélioration après 2 jours, consultez un agent de santé.

Médicaments contre l'infection rénale		
Médicament	**Posologie**	**Moment et voie d'administration**
ciprofloxacine (ne pas utiliser en cas d'allaitement)	500 mg	Par voie orale, 2 fois par jour pendant 10 jours
ou céfixime	500 mg	Par voie orale, 2 fois par jour pendant 10 jours
ou cotrimoxazole (160 mg triméthoprime et 800 mg sulfaméthoxazole)	2 comprimés de 480 mg	por la boca, 2 veces al día pendant 10 jours
Si vous ne pouvez pas avaler des médicaments parce que vous vomissez, consultez un agent de santé. Vous aurez besoin d'injections.		

Comment vous aider à éviter les infections urinaires

Gardez vos organes génitaux propres. Les germes des organes génitaux et particulièrement ceux de l'anus peuvent entrer dans l'orifice urinaire et provoquer une infection. Essayer de laver vos organes génitaux chaque jour, et essuyez-vous toujours de l'avant vers l'arrière après les selles. En vous essuyant de l'arrière vers l'avant, cela peut propager les germes de l'anus dans l'orifice urinaire. Aussi, essayez de laver vos organes génitaux avant et après les rapports sexuels. Gardez très propres et secs les tissus et serviettes hygiéniques que vous utilisez pendant vos menstrues.

- Veillez à ce que votre cathéter ne soit pas plié ou tordu afin que l'urine puisse sortir facilement.
- Uriner après les rapports sexuels. Cela aide à laver le tube d'urine.
- Buvez beaucoup d'eau et uriner régulièrement.
- Ne vous couchez pas toute la journée. Restez le plus actif possible.

La plupart des femmes ne prennent des médicaments que lorsqu'elles ont les symptômes d'une infection. Cependant, certaines femmes contractent fréquemment des infections. Souvent, c'est au moment de leurs menstrues, qu'elles commencent à prendre des médicaments.

Le contrôle des intestins

Essayez d'aller à la selle au même moment chaque jour ou tous les deux jours. Faites-le même si vous êtes allée à la selle de façon inopinée à un autre moment. En fin de compte, votre organisme s'adaptera au programme et les selles seront évacuées plus facilement à des heures régulières. C'est ce qu'on appelle le programme d'élimination intestinale.

Les suppositoires tels que le bisacodyl ou la glycérine peuvent être utilisés. Ces pilules de forme ogivale introduites dans l'anus peuvent stimuler l'intestin et l'emmener à évacuer les selles.

Si vous ne pouvez pas vous servir des muscles de la partie inférieure de votre corps pour évacuer vos selles, vous pouvez vous servir de votre doigt pour les évacuer. Vous pouvez aussi utiliser cette méthode si vous avez des difficultés à aller à la selle (constipation) ou si vos selles sont dures.

Généralement, on évacue plus facilement les selles lorsqu' on est assis. Essayez donc d'enlever vos selles lorsque vous êtes assis sur le siège des toilettes ou sur un pot. Si vous ne pouvez pas vous asseoir, essayez de le faire en vous couchant sur le côté gauche. Si nécessaire, demandez de l'aide à quelqu'un. Veillez à ne pas mettre les selles dans le vagin ou dans l'orifice urinaire. Les germes nuisibles qui se trouvent dans les selles peuvent causer une infection.

Comment enlever les selles :

1. Couvrez votre main avec un gant propre en plastique ou en caoutchouc, ou un sac en plastique. Mettez de l'huile végétale ou minérale sur l'index ou sur tout autre doigt qui peut le mieux.

2. Introduisez votre doigt lubrifié dans l'anus à environ 2 cm (1 pouce).

3. Faites doucement des cercles avec le doigt environ 1 minute, jusqu'à ce que le muscle se détende et que les selles sortent.

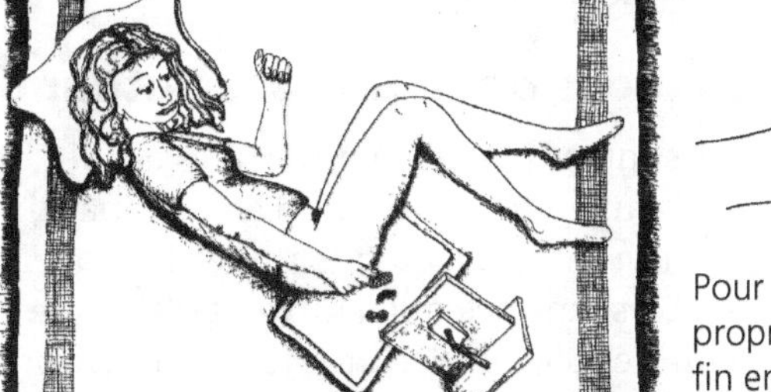

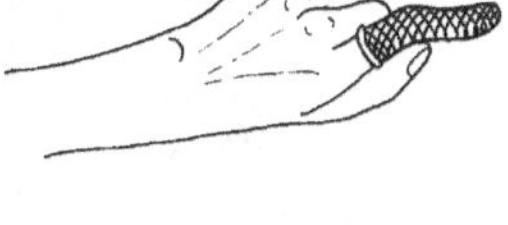

Pour garder votre doigt propre, utilisez un gant fin en caoutchouc ou un 'doigtier.'

4. Si les selles ne sortent pas d'elles-mêmes, enlevez autant que vous le pouvez avec votre doigt. **Soyez doux,** afin de ne pas égratigner ou couper la peau à l'intérieur de l'anus.

5. Lavez l'anus et la peau qui l'entoure, et lavez vos mains.

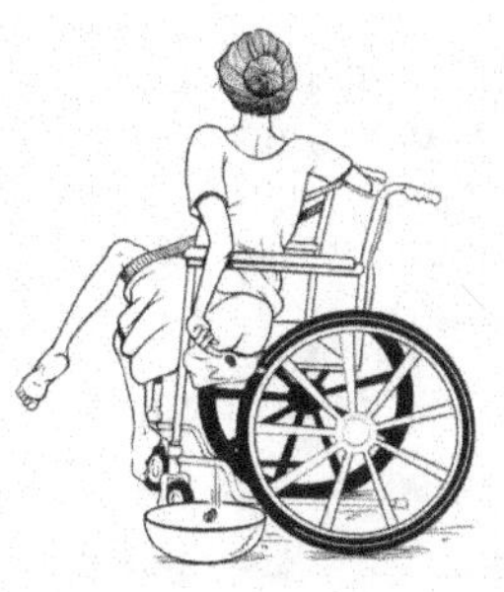

Certaines femmes peuvent enlever leurs selles pendant qu'elles sont assises dans un fauteuil roulant. Pour faire cela, faites un trou dans le sol ou cherchez un récipient pour y mettre les selles. Ensuite, avancez au bord de votre chaise, et tournez sur le coté aussi loin que vous le pouvez. Utilisez une courroie ou une ceinture pour soulever et mettre une jambe sur l'autre, de sorte à pouvoir atteindre votre anus avec la main. Vous pourriez nouer l'autre bout de la courroie autour de votre chaise, pour maintenir votre pied en place.

Constipation (difficulté à évacuer les selles)

Les femmes souffrantes de paralysie cérébrale et de lésion médullaire sont souvent constipées ou ont souvent des selles dures qui peuvent prendre plusieurs jours avant d'être évacuées. Cela peut causer de sérieux problèmes, tels que lorsque les selles forment une boule dure dans le rectum (fécalome), ou l'aréflexie (pages 117 à 119).

Pour éviter la constipation :

- Buvez au moins 8 verres d'eau chaque jour. L'eau est ce qu'il y a de mieux, si vous l'avez.
- Essayez de manger beaucoup de fruits, des légumes et des aliments riches en fibres—tels que les céréales entières, le manioc, le haricot ou d'autres légumes racine qui sont riches en fibres.
- Faites bouger votre corps et faites des exercices autant que possible.
- Ayez un programme d'élimination intestinale régulier.
- Ajoutez chaque jour un peu d'huile végétale à votre nourriture.
- Massez votre ventre.
- Mangez de la papaye ou des mangues mures, ou des bananes vertes.
- Mélangez une cuillerée de l'enveloppe de psyllium (isabgol, les graines écrasées de Plantago ovata) à un verre d'eau, 2 fois par jour.

Si vous n'êtes pas aller à la selle depuis 4 jours ou plus, vous pouvez prendre un laxatif doux, tel que le lait de magnésie. Mais, n'en prenez pas si vous avez une douleur quelconque à l'estomac. Aussi, ne prenez pas souvent des laxatifs. Les inserts qui contiennent de la glycérine (*Dulcolax* est l'une de ces marques) peuvent aussi être utilisés pour soulager la constipation.

Des inflammations douloureuses autour de l'anus (hémorroïdes)

Les hémorroïdes sont la dilatation des veines autour de l'anus. Souvent, elles démangent, brulent, ou saignent. La constipation les aggrave. Les femmes qui utilisent des fauteuils roulants, les femmes qui sont souvent assises, et les femmes qui souffrent d'une paralysie cérébrale sont plus susceptibles d'avoir des problèmes d'hémorroïdes à l'âge adulte. Si vous enlevez vos selles avec votre main, regardez s'il y a des saignements. Cela est un signe commun des hémorroïdes.

Ce que l'on doit faire si l'on a des hémorroïdes

- Asseyez-vous dans une bassine ou une casserole d'eau froide pour soulager la douleur.
- Suivez les conseils sur cette page, afin de prévenir la constipation.
- Trempez un tissu propre dans du hamamélis (un liquide de plante médicinale) et mettez-le sur la partie douloureuse.
- Agenouillez-vous et mettez vos fesses en l'air. Cela peut aider à soulager la douleur.

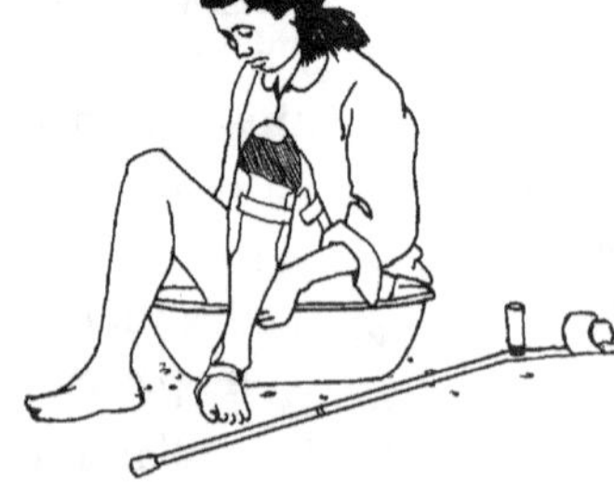

S'asseoir dans de l'eau froide peut rendre les hémorroïdes moins douloureuses.

La menstruation

Pendant la menstruation, la plupart des femmes et des filles utilisent des tampons de tissu plié ou des tampons de coton pour recueillir le sang coulant du vagin.

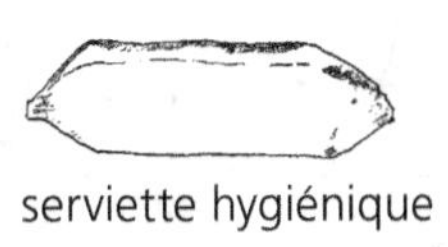

serviette hygiénique

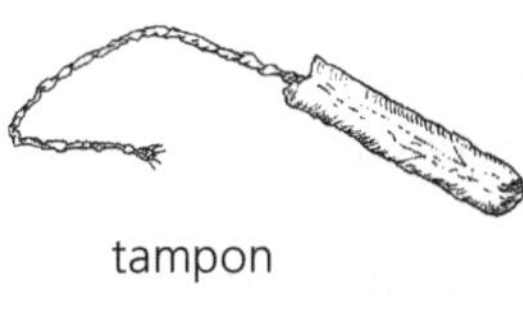

tampon

Ils sont maintenus en place avec une ceinture, une épingle, ou un sous-vêtement. Les serviettes hygiéniques doivent être changées plusieurs fois par jour, et bien lavées avec du savon et de l'eau, si elles vont être réutilisées.

Si possible, après avoir lavé les tissus, faites-les sécher au soleil, ou repassez-les avec un fer à repasser réglé au plus chaud. La chaleur les séchera, tuera aussi les germes et va prévenir les infections au prochain usage. Entre les menstruations, gardez les tissus dans un endroit propre et sec, à l'abri de la poussière et des insectes.

Certaines femmes mettent dans le vagin, quelque chose qu'elles ont payée ou fabriquée avec du coton, du tissu ou de l'éponge. On les appelle des tampons. Si vous utilisez des tampons, il faudra les changer au moins 3 fois par jour. Laisser un tampon faire plus d'un jour peut causer une grave infection.

Lavez chaque jour vos organes génitaux avec de l'eau, pour enlever le reste du sang. Si possible, utilisez un savon doux. Si vous urinez à l'aide d'un cathéter, accordez une attention particulière au lavage de la région autour de votre orifice urinaire pendant vos menstruations. Si le sang rentre dans le tube du cathéter, rincez-le immédiatement. Le sang peut bloquer le tube et empêcher l'urine de sortir.

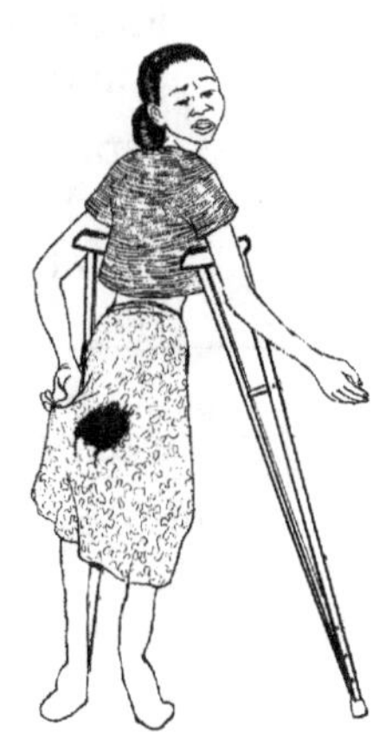

Certaines femmes handicapées pourraient avoir besoin d'aide supplémentaire au moment de leurs menstruations. **Ne vous sentez pas mal si parfois vous avez du sang sur vos vêtements ou votre literie.** Cela arrive parfois à toutes les femmes. Si vous avez besoin d'aide pour uriner et aller à la selle, vous pouvez alors changer vos couches en ce moment. S'il vous est difficile de changer vos couches pendant la nuit, dormez sur une serviette ou un tissu que vous pourrez laver facilement, s'il y a du sang dessus.

Si vous êtes handicapée visuelle

Quand vous avez pour la première fois votre menstruation, comme vous ne pouvez pas voir le sang, il vous sera difficile de dire quand vous l'avez eu. Mais après quelques mois, elle fera partie intégrante de votre vie, et vous aurez probablement des sensations dans votre corps qui vous le feront savoir. Pendant la période de menstruation, assurez-vous de changer vos couches ou tampons le plus souvent possible. Lavez vos mains à chaque fois que vous changez vos couches ou vérifiez si vous saignez. Demandez aux membres de la famille ou à quelqu'un en qui vous avez confiance de vérifier si vous n'avez pas de sang sur vos vêtements. Et si tel est le cas, demandez leur de vous aider à vous rassurer que toutes les taches de sang ont disparues de vos vêtements après lavage.

Si vous aidez une femme pendant ses menstruations, c'est mieux de porter des gants en plastique ou des sacs en plastique aux deux mains pour éviter que le sang ne touche votre peau. Bien que la possibilité de transmission des maladies d'une femme à une autre, pendant les menstruations reste très faible, il est bon de prévenir une éventuelle infection à l'hépatite et au VIH.

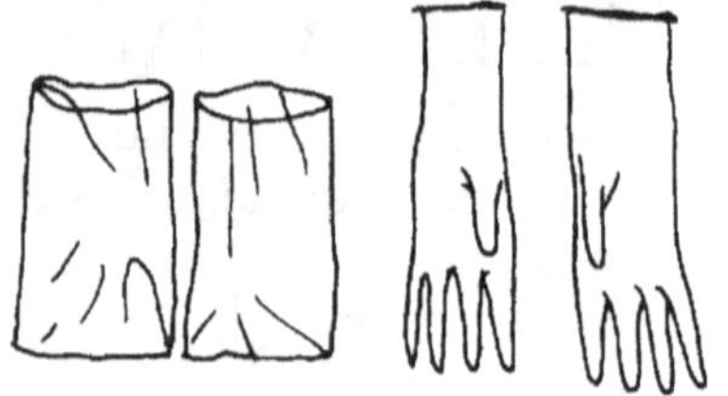

Aider les filles qui ont des difficultés à apprendre ou comprendre

Si une fille à des difficultés à comprendre et a besoin d'aide pour ses soins quotidiens, une grande sœur, une tante, ou sa maman peut lui montrer comment s'occuper de ses menstruations :

- Rassurez-vous que c'est le même genre de tampons ou de couches que vous utilisez que la fille va aussi utiliser.
- Montrez-lui comment on place le tampon ou la couche.
- Montrez-lui où jeter les tampons ou couches, ou comment les laver s'ils doivent être réutilisés.
- Placez un tampon ou une couche dans son sous-vêtement, afin qu'elle puisse « pratiquer » et être habituée à en mettre.
- Expliquez-lui qu'elle devrait utiliser un tampon ou une couche pendant ses menstrues pour que ses vêtements ne soient pas tâchés.

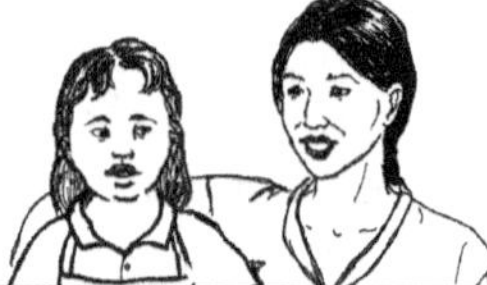

Malaise pendant les règles

Au cours des règles, l'utérus se contracte (se presse) afin de faire sortir la paroi interne. Ces contractions peuvent provoquer des douleurs dans le bas ventre ou le bas du dos qui sont parfois appelées des crampes. La douleur peut commencer avant ou juste après les règles.

De la chaleur sur le ventre peut permettre de réduire les crampes. Remplissez une bouteille ou un récipient avec de l'eau chaude et posez-le sur votre bas ventre ou le bas de votre dos. Ou bien utilisez un tissu épais imbibé d'eau chaude. Si la chaleur ne vous soulage pas, vous pouvez prendre un médicament contre les douleurs légères comme l'ibuprofène (page 345).

Les menstrues peuvent également provoquer des douleurs musculaires, ou vous rendre plus fatiguée que d'habitude. Les signes habituels de votre handicap peuvent s'aggraver pendant les menstrues. Chez certaines femmes, les seins s'enflent et deviennent douloureux pendant les menstrues. Et certaines femmes ont des sentiments particuliers et difficiles à contrôler.

Pour plus d'informations sur les saignements mensuels, voir page 74.

Saignements menstruels importants

Certaines femmes ont des saignements menstruels importants chaque mois. Cela peut être normal pour de nombreuses femmes, mais pour d'autres cela peut provoquer l'anémie (voir page 87). On parle de saignement menstruel important si votre tampon ou tissue est trempé en moins de 3 heures. Si cela vous arrive, prenez de l'ibuprofène (voir page 345). Cela peut réduire les saignements et permettre d'éviter l'anémie. Si cela ne fonctionne pas, ou si vous avez vos menstrues plus d'une fois toutes les 3 à 4 semaines, parlez-en avec un agent de santé.

Secrétions vaginales

Il est normal d'avoir une petite quantité d'humidité ou de sécrétion dans le vagin. C'est le moyen naturel par lequel le vagin se nettoie et se protège. Un changement de la quantité, de la couleur, ou de l'odeur des sécrétions vaginales peut être le signe d'une infection, mais il peut être difficile de dire de quel type il s'agit à partir de vos sécrétions.

Mycoses vaginales (mycose, pertes blanches, candidose)

La mycose est une infection courante causée par un champignon. Elle survient généralement dans les organes génitaux ou sur la partie de la peau où il reste chaud et humide (à partir de l'urine ou la transpiration) pendant une longue période. La mycose est généralement une infection sexuellement transmissible.

Toute femme peut contracter une mycose vaginale, surtout si elle s'assoit pendant de longues périodes, telles que les femmes qui utilisent un fauteuil roulant. Les mycoses surviennent également chez les femmes souffrant de diabète ou prenant des antibiotiques. Il est préférable de traiter les femmes enceintes avant l'accouchement, sinon le bébé peut contracter une mycose appelée muguet.

Infections cutanées

Les mycoses ne sont pas que vaginales. Les femmes peuvent aussi contracter des infections cutanées à levures, en particulier entre les plis de la peau autour de l'aine, le long de l'intérieur des cuisses, ou aux endroits où les parties du corps se touchent autour des bourrelets de graisse ou sous les seins.

Une mycose cutanée peut se transformer en une plaie ouverte. Si elle est salie par les selles ou l'urine, elle peut provoquer d'autres infections et se propager sur les autres parties du corps. Pour les femmes qui se déplacent difficilement et qui s'asseyent pendant des heures, cela peut être particulièrement dangereux si la mycose s'attaque aux os au bas de la colonne vertébrale.

Signes de la mycose :

- Rougeurs à l'intérieur et à l'extérieur du vagin, dans les plis cutanés, ou à l'intérieur des cuisses qui provoquent parfois des saignements ;
- Démangeaisons à l'intérieur ou à l'extérieur du vagin ;
- Une sensation de brûlure lors des urines ;
- Sécrétions blanches, grumeleuses comme du lait caillé ou du yaourt ;
- Une odeur de moisissure ou cuisson de pain.

La mycose peut être parfois traitée avec des remèdes naturels. Le traitement naturel consiste à mélanger 3 cuillères à soupe de vinaigre avec 1 litre (1 quart) d'eau bouillie et refroidie. Trempez un morceau de coton propre dans le mélange et insérez-le dans le vagin chaque nuit pendant 3 jours. Retirez le coton chaque matin.

Médicaments contre la mycose

Trempez un morceau de coton propre dans du violet de gentiane 1%. Insérez le coton dans le vagin chaque nuit pendant 3 jours. Retirez le coton chaque matin. Ou utilisez l'un des médicaments suivants. Des crèmes fabriquées à base des médicaments suivants peuvent également être appliquées sur toutes les rougeurs à l'extérieur du vagin ou sur les fesses ou les jambes. Appliquez doucement la crème sur les parties touchées.

Médicaments	Posologie	Moment et voie d'administration
miconazole	200 mg	À l'intérieur du vagin chaque nuit pendant 3 jours
ou nystatine	100.000 Unités	A insérer dans le vagin chaque nuit pendant 14 jours
ou clotrimazole	100 mg	A insérer dans le vagin chaque nuit pendant 3 nuits

---

Prévention des mycoses

Les mycoses se développent sur les parties chaudes et humides. La meilleure façon d'éviter les mycoses est de garder votre vagin, la peau tout autour, vos fesses et la peau sous les seins, propres et secs. Voici quelques suggestions :

- Si vous avez des fuites d'urine, changez vos sous-vêtements le plus souvent possible. Vous pouvez utiliser un linge propre ou un tampon (comme ceux que vous utilisez lors des menstrues) et les changez plus souvent au cours de la journée.

- Si vous êtes assis la plupart du temps, essayez de changer de position au moins une fois chaque heure—le plus souvent possible. Essayez de descendre du fauteuil et de vous coucher avec les jambes ouvertes pendant 15 minutes au moins 2 fois par jour. Cela permettra également d'éviter les escarres de décubitus (page 114).

- Si vous n'avez aucune sensation dans la partie inférieure de votre corps, utilisez un miroir pour voir si il n'y a pas de rougeurs inhabituelles sur ou autour du vagin. Si vous ne pouvez pas le faire vous-même, demandez à quelqu'un en qui vous avez confiance de le faire pour vous ; surtout si vous remarquez une odeur inhabituelle dans vos parties génitales.

- Portez des dessous propres et secs en coton (parce qu'ils absorbent l'humidité) qui sont adaptés pour laisser l'air entrer dans les parties génitales et les garder au sec.

- Lorsque vous vous couchez, ne portez pas de sous-vêtements. Cela permettra aux organes génitaux de rester secs.
- Pendant les menstrues, changez le linge ou le tampon plusieurs fois par jour. Si vous devez les utiliser encore, lavez-les avec de l'eau et du savon et faites-les sécher au soleil.
- Utilisez un tampon (à base de coton, un linge ou une éponge) à l'intérieur du vagin, et veillez à vous changer au moins 3 fois par jour. Le fait de garder un tampon pendant plus d'un jour peut provoquer des infections sévères (pour plus d'informations, voir page 109).

Vaginose bactérienne

La vaginose bactérienne est une autre infection qui provoque des sécrétions vaginales. Ce n'est pas une infection sexuellement transmissible. Si vous êtes enceinte, cela peut provoquer un accouchement prématuré.

Signes :

- Plus de sécrétions que d'habitude ;
- Une odeur de poisson, surtout après les rapports sexuels ;
- Légères démangeaisons.

Médicaments contre les sécrétions: traitement de la vaginose bactérienne		
Médicament	**Posologie**	**Moment et voie d'administration**
métronidazole	400 à 500 mg	Par voie orale, 2 fois par jour pendant 7 jours
ou métronidazole (éviter le métronidazole pendant les 3 premiers mois de la grossesse)	2 grammes (2000 mg)	Par voie orale, en prise unique
ou clindamycine	300 mg	Par voie orale, 2 fois par jour pendant 7 jours
ou clindamycine	5 grammes de crème 2% (2000 mg)	À l'intérieur du vagin au coucher pendant 7 jours
Votre partenaire doit également être traité avec 2 grammes de métronidazole par voie orale en prise unique.		
IMPORTANT ! Ne prenez pas de l'alcool lorsque vous prenez le métronidazole.		

Traitement :

IMPORTANT ! Les sécrétions vaginales peuvent être provoquées par les infections sexuellement transmissibles (IST). Voir la page 158.

Escarres de décubitus

Les escarres de décubitus sont particulièrement courantes chez les femmes qui utilisent les fauteuils roulants et qui se couchant sur le lit et ne changent pas régulièrement de position. Les escarres de décubitus commencent lorsque la peau sur les parties osseuses du corps sont pressées contre une chaise ou un lit. Les vaisseaux sanguins se ferment et le sang n'arrive pas à la peau. En fin de compte, une tâche noire ou rouge apparait sur la peau. Si la pression continue, une plaie ouverte peut se développer et s'infecter. Ou bien la plaie peut commencer à l'intérieur du corps, près des os, et se propager vers la surface. Si une escarre de décubitus n'est pas soignée, l'infection peut s'étendre à tout le corps et provoquer la mort.

Etant donné que ses os sont moins solides, une femme très mince est plus susceptible d'avoir des escarres de décubitus. Vous êtes également plus susceptible d'avoir des escarres de décubitus si :

- Vous utilisez un fauteuil roulant, ou vous êtes assise la plupart du temps ;
- Vous souffrez d'incontinence urinaire ;
- Vous avez des spasmes musculaires qui font que votre corps se frotte contre des draps ou des vêtements.

Signes

- Peau chaude, rouge, ou noire qui ne devient pas plus claire lorsque vous appuyez dessus ;
- Une enflure ou une plaie ouverte sur la peau.

Lorsque vous remarquez les premiers signes d'une escarre de décubitus :

- Changez votre position au moins une fois par heure.
- Utilisez du rembourrage supplémentaire pour protéger la partie de la pression.
- Surveillez la partie pour voir si l'état s'améliore ou se dégrade.

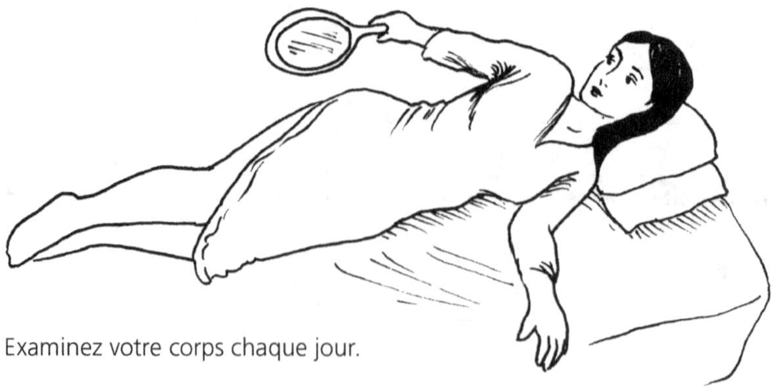

Examinez votre corps chaque jour.

Si vous souffrez d'une escarre de décubitus :

- Eviter toute pression sur la zone irritée. Ne pas s'asseoir ou se coucher sur la partie irritée en aucun moment.
- Laver doucement la plaie et la peau autour deux fois par jour avec de l'eau propre ou de l'eau bouillie et refroidie. Laver d'abord le bord de la plaie. Puis utiliser un nouveau morceau de tissu propre ou une compresse pour laver du centre vers les bords.
- Après avoir nettoyé, mettre un peu de pommade sur un morceau de tissu propre ou une compresse, et couvrir légèrement la plaie. Vous pouvez utiliser toute pommade douce, telle qu'une crème antibiotique ou de la vaseline. Cela empêchera la plaie de sécher et protégera la plaie de la poussière, des saletés, et des mouches et autres insectes.
- Veiller à ne pas frotter ou masser la peau autour de l'escarre de décubitus. Cela peut fragiliser la peau et la déchirer, et aggraver ainsi la plaie.

Si la plaie est profonde et contient beaucoup de peaux mortes:

- Elle doit être nettoyée 3 fois par jour.
- Elle est peut-être plus profonde qu'elle ne semble. Elle peut s'approfondir sous les bords de la peau. Lorsque la plaie est nettoyée, assurez-vous de retirer la peau morte. Petit à petit, la peau morte doit être retirée jusqu'à ce la peau rouge ou l'os soit visible.

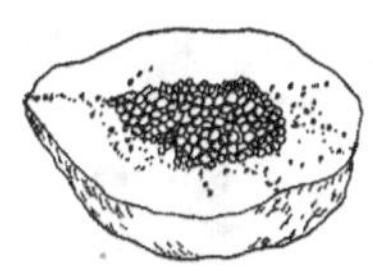

La peau morte peut être grise, noire, verdâtre, ou jaunâtre, et peut sentir mauvais si elle est infectée.

- Laver la plaie avec du savon et de l'eau à chaque fois que la peau morte est retirée. Utiliser du savon liquide chirurgicale si il y'en a. Après cela, rincer la plaie avec de l'eau propre ou de l'eau bouillie et refroidie.

Remèdes naturels pour les escarres de décubitus

La papaye : Ce fruit contient des produits chimiques qui radoucissent la peau morte et permettent de la retirer facilement. Tremper un tissu stérilisé ou un morceau de compresse dans le 'lait' qui provient du tronc ou du fruit vert d'un papayer. Mettre ce liquide sur la plaie. Faire cela 3 fois par jour.

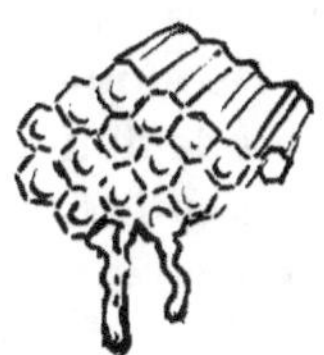

Miel et sucre : Ceux-ci vont tuer les germes, permettre d'éviter les infections, et accélérer la guérison. Mélanger du miel avec du sucre et en faire une pâte épaisse. Mettre la pâte sur la plaie et couvrir avec un linge ou une compresse propre et épaisse (de la mélasse ou des morceaux de sucre brut peuvent également être utilisés.). Nettoyer la plaie et appliquer la pâte au moins 2 fois par jour. Si le liquide provenant de la plaie rendent la pâte trop liquide, cela alimentera les germes plutôt que de les tuer.

Si une escarre de décubitus est infectée

Si l'escarre de décubitus sent mauvais, et est enflée, rouge et chaude, ou si avez de la fièvre et des frissons, la plaie s'est infectée. Il est préférable de voir un agent de santé qui peut découvrir les germes qui provoquent l'infection et prescrire les médicaments appropriés. Si cela n'est pas possible, vous pouvez utiliser des antibiotiques, tels que la doxycycline, l'érythromycine, ou la dicloxacilline (pages 341, 342 et 344).

* Les escarres de décubitus guérissent de l'intérieur vers l'extérieur ; donc vous remarquerez que la plaie se ferme progressivement. Cela prendra du temps, donc soyez patient.
* Vous pouvez prendre du paracétamol pour atténuer la douleur en cas de besoin (voir page 351).

Si vous avez perdu l'usage d'une partie de votre corps, il est important pour vous, votre famille et les personnes qui s'occupent de vous, d'en apprendre autant que possible sur les escarres de décubitus et leur traitement et prévention. Les escarres de décubitus sont très courantes chez les personnes souffrant d'une lésion de la moelle épinière. Parfois, les plaies commencent à l'hôpital juste après la blessure parce que la personne blessée ne change pas de position assez souvent pour soulager la pression. Avec l'attention nécessaire, personne ne devrait souffrir d'escarres de décubitus.

Éviter les escarres de décubitus

Même si vous ne pouvez pas faire de grands mouvements, essayez de bouger ou de vous déplacer au moins toutes les 2 heures. Si vous êtes tout le temps couchée, demandez à une Autre personne de vous aider à changer de position si vous ne pouvez pas le faire facilement.

Essayez de placer un oreiller ou une couverture en tissu doux à l'endroit où les parties de votre corps se frottent, comme entre vos genoux ou entre la tête et les bras. Vous pouvez également vous allonger ou vous asseoir sur quelque chose de doux qui réduit la pression sur les parties osseuses. Un coussin ou un matelas ayant des parties évidées fera l'affaire. Vous pouvez fabriquer un coussin ou un matelas simple avec un sac en plastique rempli de haricot ou de riz cru. Le sac doit être rempli de nouveau une fois par mois. Si vous utilisez un fauteuil roulant, assurez-vous de vous asseoir sur un bon coussin.

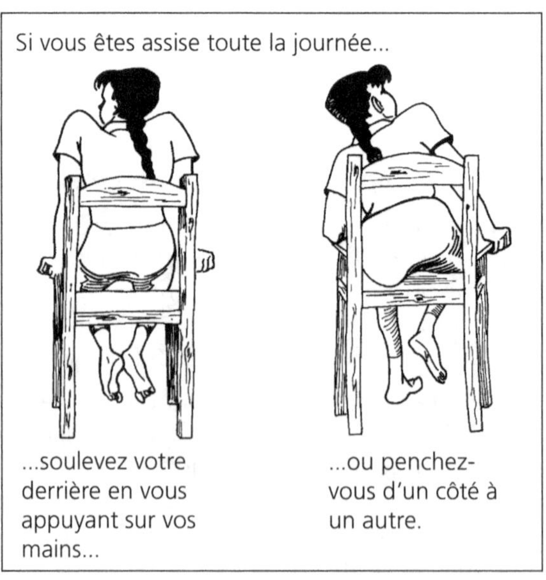

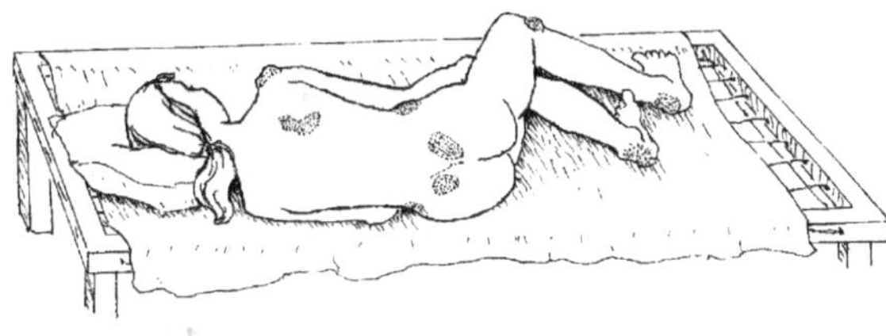

Examinez soigneusement votre corps chaque jour. Vous pouvez utiliser un miroir pour examiner votre dos. Si vous remarquez une partie rouge ou noire, essayez d'éviter toute pression à cet endroit jusqu'à ce que la peau redevienne normale.

Essayez de vous laver tous les jours avec du savon et de l'eau propre. Lavez votre peau sèche mais ne la frottez pas. Pour éviter la peau sèche qui peut se fissurer et se déchirer facilement, appliquer doucement un peu de lotion une fois par jour. **N'utilisez jamais de l'alcool sur votre peau.** L'alcool peut assécher la peau et la fragiliser.

Mangez beaucoup de fruits, de légumes et des aliments riches en protéine et en fer—tels que les lentilles, le haricot, les pois (surtout si ils sont germés), de la viande (surtout le foie, le cœur et le rognon), du poisson, ou du poulet. Cela fortifiera votre peau et vos muscles et permettra d'éviter les escarres de décubitus.

Hypertension artérielle soudaine avec des migraines (aréflexie)

Les personnes souffrant d'une lésion de la moelle épinière au-dessus de l'os T6 de la colonne vertébrale peuvent avoir une pression artérielle soudaine avec des migraines (aréflexie). C'est la réaction du corps à quelque chose qui causerait normalement une douleur ou un malaise, mais que la personne ne ressent pas à cause de la blessure. L'aréflexie peut survenir lorsque quelque chose touche ou stimule un organe interne, tels que l'intestin, les organes génitaux, la vessie, ou la peau de la partie inférieure des seins.

Causes courantes de l'aréflexie :

- Une vessie trop pleine. Cela peut être provoqué par un cathéter qui s'est plié ou tordu.

- Une infection de la vessie, ou des cailloux dans la vessie ou les reins (page 105).

- Trop de selles dans le corps, la constipation (page 108).

- Escarres de décubitus, les brûlures, ou la peau irritée que vous pouvez ne pas sentir (page 114).

- Des températures froides ou chaudes sur votre peau, tel que se coucher sur une table d'examen froide.

- Des contractions de l'utérus pendant les menstrues ou l'accouchement.

- Des rapports sexuels.

Les médecins utilisent des lettres et des chiffres pour identifier les os sur la colonne vertébrale. T6 doit se trouver ici.

Signes de l'aréflexie

1. Transpiration, surtout du visage, des bras ou de la poitrine ;

2. Une peau rougeâtre ou foncée au-dessus du niveau de la lésion de la moelle épinière ;

3. Frissons ou boutons sur les bras ou la poitrine ;

4. Vision floue ou entachée ;

5. Nez bouché ;

6. Migraines sévères ;

7. Malaise (nausées) ;

8. Pression artérielle soudaine (jusqu'à 240/150).

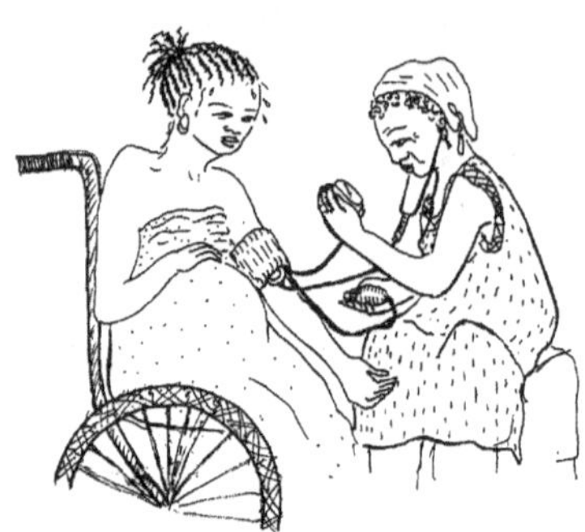

L'un ou plusieurs de ces problèmes peuvent être des signes d'aréflexie. Si vous pensez que vous souffrez d'aréflexie, vous avez immédiatement besoin d'aide. Essayez d'avoir un membre de votre famille ou un donneur de soin pour prendre soin de vous si vous avez une pression artérielle soudaine. Vous devez tous agir rapidement pour éliminer la cause et réduire la pression artérielle. Vous pouvez utiliser ces informations pour permettre à un donneur de soin ou à un agent de santé de savoir comment vous aider si vous souffrez d'aréflexie.

IMPORTANT ! L'aréflexie est une urgence médicale. La pression artérielle élevée peut provoquer des crises ou des hémorragies mortelles dans le cerveau. Les donneurs de soins ne doivent jamais laisser une personne souffrant d'aréflexie seule.

> Faites toujours attention aux signes de l'aréflexie. Certaines signes n'indiquent pas une urgence mais constituent le moyen par lequel les femmes souffrant d'une lésion de la moelle épinière savent que quelque chose se passe dans leur corps. Par exemple, si vous commencez à avoir un peu chaud et à transpirer, ou si vous avez des picotements, cela peut indiquer que vos chaussures ou vos vêtements sont trop serrés, ou que vous êtes assise sur quelque chose de dur, ou votre cathéter est tordu ou plié, ou que vos ongles se développent dans votre peau. En général, si vous arrivez à gérer le problème, les signes de l'aréflexie disparaitront.

Traitement de l' aréflexie :

- Si vous êtes couchée, levez-vous et restez assise jusqu'à ce que les signes disparaissent.

- Eviter les vêtements serrés, y compris les chaussettes ou les bas.

- Si l'aréflexie est provoquée par la pression ou la température, changez votre position pour réduire la pression ou quitter la pièce chaude ou froide.

- Enlever tout ce qui se frotte contre la peau.

- Examiner le bas-ventre pour voir si la vessie est pleine.

Si vous ne pouvez pas uriner :

- Mettre un cathéter et vider la vessie (pages 103 et 104).

Si vous utilisez déjà un cathéter :

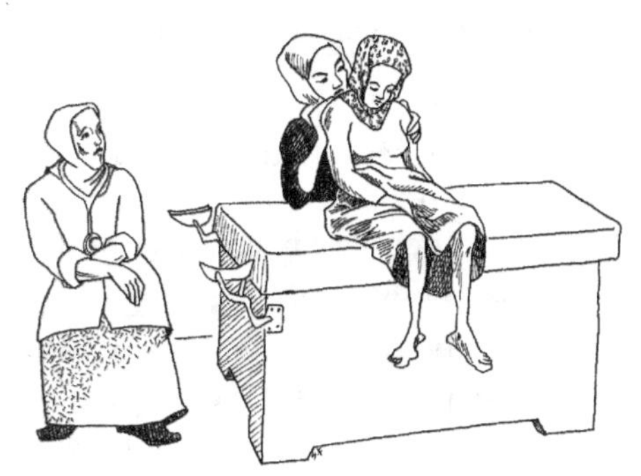

- Le cathéter est-il plié ou tordu ? Redresser-le pour que l'urine coule.

- Le cathéter est-il bloqué ? Changer de cathéter. Ou mettre 30 cuillérées à café d'eau bouillie et refroidie (ou une solution saline stérile) dans le cathéter pour nettoyer le tube.

Si vous avez des signes d'une infection urinaire (pages 105 et 106) :

- Si cela semble être la cause, injecter une solution anesthétique dans la vessie à l'aide d'un cathéter. Mettre 10 ccs de lidocaïne 1% dans 20 ccs d'eau bouillie. Serrer le cathéter pendant 20 minutes, puis le relâcher. L'infection doit également être traitée avec des antibiotiques.

Si votre gros intestin est plein :

- Si vous avez fait des selles il y'a longtemps, mettez de la pommade de lidocaïne sur un doigt recouvert de gant et appliquez doucement dans l'anus si vérifier si le gros intestin n'est pas plein. Si le gros intestin est rempli de selles, mettez plus de pommade de lidocaïne dans l'anus. Attendre 15 minutes ou jusqu'à ce que la douleur diminue. Puis faire sortir les selles avec un doigt (page 107).

Si les signes ne disparaissent après 10 minutes, prenez un médicament. La Nifédipine fera baisser la pression artérielle de 5 à 10 minutes.

Médicaments contre l'aréflexie	
Médicaments	**Posologie**
nifédipine	Croquer ou avaler une capsule de 10 mg.
ou nifédipine	Ecraser un comprimé de 10 mg dans un peu d'eau propre pour en faire une pâte et en mettre sous la langue.

Trop de selles et d'urine peut provoquer l'aréflexie. Veillez à établir un programme de selles régulier. Buvez beaucoup d'eau et consomme des aliments qui vous permettront de faire facilement les selles. En plus, veuillez uriner plus souvent. Si vous utilisez un cathéter, assurez-vous qu'il ne se torde/plie pas.

Gérer la douleur

Certains handicaps, comme l'arthrite, provoquent des douleurs dans les muscles ou les articulations. Souvent, certaines femmes ressentent des douleurs dans une partie spécifique de leur corps ; ou avoir mal partout. Il existe diverses techniques que vous pouvez essayer pour atténuer la douleur.

La chaleur est généralement idéale pour les plaies, et les articulations et muscles rigides. Tremper un linge dans de l'eau chaude et le mettre sur les parties douloureuses. La température de l'eau doit vous permettre de tenir le linge dans votre main. Sinon, vous allez vous brûler.

La fraîcheur est généralement idéale pour les articulations enflammées ou les blessures. Vous pouvez parfois savoir lorsqu'une partie est enflammée parce qu'elle devient chaude, rouge et enflée. Mettez de la glace sur un linge ou une serviette et placez sur la partie douloureuse. Ne mettez pas la glace directement sur la peau. Après 10 ou 15 minutes, retirez la glace et laissez votre corps se réchauffer. Si votre corps se réchauffe, vous pouvez encore utiliser la glace.

Essayez de reposer la partie douloureuse. Ne vous appuyez pas trop sur les muscles ou les articulations, et évitez les travaux pénibles ou des efforts supplémentaires qui exercent une pression sur la partie douloureuse.

Des mouvements doux aident à réduire la douleur. Voici quelques idées pour garder vos articulations et vos muscles en mouvement de manière à atténuer la douleur :

* Frotter doucement les parties douloureuses.
* Etirer doucement vos muscles.
* Demander à quelqu'un de masser vos muscles.
* Nager ou se déplacer dans de l'eau propre et tiède.

Un antidouleur comme le paracétamol (acétaminophène) peut calmer la douleur mais ne réduira pas l'enflure. L'aspirine et l'ibuprofène permettent de contrôler la douleur et de réduire l'enflure des articulations. Voir les médicaments dans les Pages Vertes pour plus d'informations sur le soulagement de la douleur.

IMPORTANT ! Si vos oreilles commencent à bourdonner, ou si vous commencez à avoir des ecchymoses, réduisez la dose d'aspirine.

Si vous prenez de l'aspirine ou de l'ibuprofène parce que vos articulations sont enflées, continuez à prendre ces médicaments même après que la douleur commence à s'atténuer, jusqu'à ce que les articulations soient moins enflées. Ne prenez pas l'aspirine et l'ibuprofène sans un intervalle de 4 heures entre les prises.

Travail pour le changement

Bien que de nombreuses personnes pensent qu'il est important de prendre soin des femmes handicapées, en réalité elles n'ont pas accès aux soins et aux informations dont elles ont besoin pour vivre une vie saine et active.

Ce que les familles et les donneurs de soins peuvent faire

Les soins de nos familles et des donneurs de soins facilitent nos vies de diverses manières. Ils peuvent également nous aider à être plus indépendantes en nous encourageant à faire tout notre possible pour prendre soin de notre corps. Malgré tout, en tant que femmes handicapées, nous pouvons avoir besoin d'une aide supplémentaire pour :

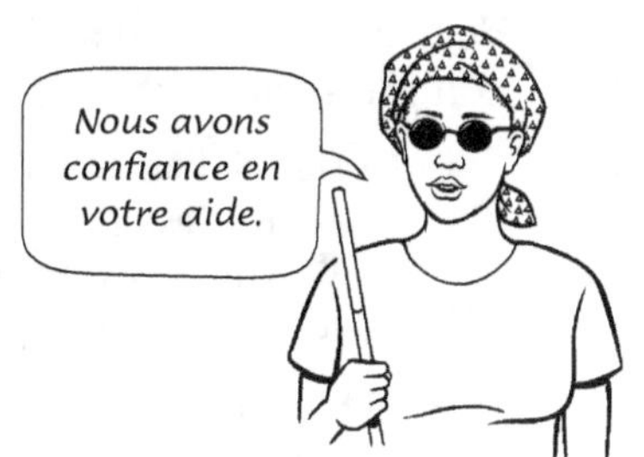

- Avoir assez d'aliments sains et d'eau propre.

- Faire des exercices et s'étirer pour garder le corps solide et flexible.

- Se laver et se brosser les dents.

- Retirer les selles ou l'urine et changer les vêtements ou les tampons.

- Vérifier, nettoyer et traiter les escarres de décubitus (pages 114 à 117).

- Garder quelques médicaments et provisions à la maison ou à côté, surtout si les centres de soins médicaux sont éloignés. Essayez de prendre des antalgiques, des antibiotiques ou des infections cutanées, une compresse propre, et tout médicament utilisé régulièrement pour traiter son handicap.

La plupart d'entre nous qui sommes aveugles ou sourdes, pouvons-nous occuper de nos besoins physiques. Mais, nous pouvons toujours avoir besoin d'informations sur la manière de rester en bonne santé. Par exemple, une personne aveugle peut avoir besoin que vous lisez les informations sur la santé à haute voix pour elle—même si ces informations concernent des choses dont vous ne parleriez pas en général. Et une personne sourde peut avoir besoin que vous lui parliez des informations importantes que vous avez entendu à la radio ou dans un centre de santé.

Ce que les communautés peuvent faire

Les communautés peuvent faire beaucoup pour améliorer les conditions qui nous permettront de prendre soin de nos corps afin de rester en bonne santé. De nombreuses femmes handicapées sont pauvres et vivent isolées. Comme tout le monde, nous avons besoin d'accès aux soins, à une bonne alimentation, à l'eau potable et à l'assainissement, et à endroit sécurisé pour vivre. Nous avons également besoin de soutien et de respect de la part de nos voisins. Parlez avec nous et avec nos familles des choses que la communauté peut faire pour nous aider à nous occuper de notre santé.

- Certains d'entre eux nous peuvent avoir besoin de soins quotidiens de la part de nos familles et des donneurs de soins. Les leaders communautaires et les groupes de voisins peuvent organiser d'autres formes d'aide afin que nos besoins soient satisfaits et que nos familles et les donneurs de soins réguliers puissent se reposer.

- De nombreuses vieilles femmes handicapées sont très pauvres, vivent seules et ont du mal à trouver quelqu'un pour les aider. En formant des groupes d'aides-soignants ou d'accompagnateurs—ou en apportant une aide pratique sous d'autres formes—la communauté peut réellement améliorer nos vies.

- Aidez-nous à cultiver nos champs ou à aller au marché afin d'avoir suffisamment à manger.

- Œuvrer à ce que les femmes handicapées aient accès à l'eau potable.

- Organiser votre communauté pour construire ou modifier les latrines et les toilettes pour que les personnes handicapées puissent les utiliser facilement (page 123)

Pour plus d'informations sur la façon dont les communautés et les familles peuvent rester en bonne santé, voir *Là où les femmes n'ont pas de docteur*, Chapitre 10, et les brochures *Assainissement et propreté pour un environnement sain* et *De l'eau pour la vie*.

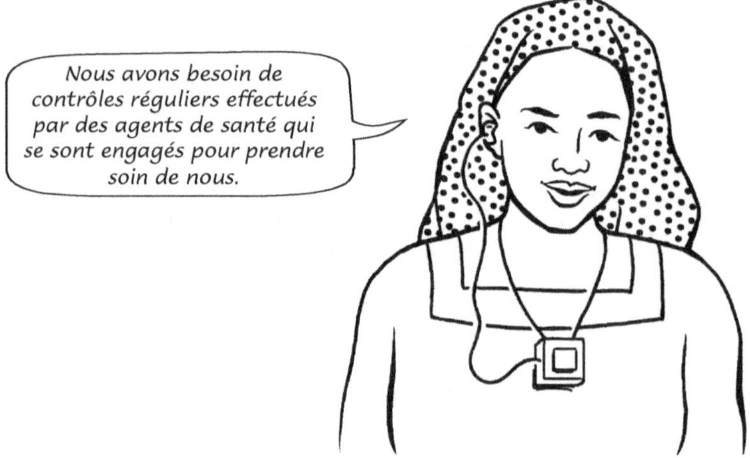

Rendre les toilettes et les latrines plus faciles à utiliser

Il existe diverses manières de rendre des toilettes plus faciles à utiliser par les enfants et les adultes handicapés. Soyez créative dans la recherche et la présentation des solutions communautaires qui répondent à vos besoins.

Si une personne a des **difficultés pour s'accroupir,** fabriquer un support de main simple ou un siège surélevé. Ou, si la toilette est fixée au sol, faire un trou dans le siège du tabouret ou de la chaise et le placer sur la toilette.

une barre avant amovible peut être ajoutée au besoin.

Si une personne a des **difficultés pour contrôler son corps**, fabriquer des supports pour son dos, ses côtes et ses jambes, et une ceinture ou une barre de sécurité.

Utiliser une corde ou une clôture pour guider les personnes **aveugles** vers les toilettes.

Si une personne a des **difficultés à ajuster ou à retirer ses vêtements**, adapter ses vêtements en les rendant amples ou élastiques. Aménager un endroit propre et sec afin que la personne puisse s'assoir ou se coucher pour s'habiller.

Si une personne a des **difficultés pour s'assoir,** vous pouvez fabriquer des barres ou des marches amovibles.

Toilettes pour les fauteuils roulants :

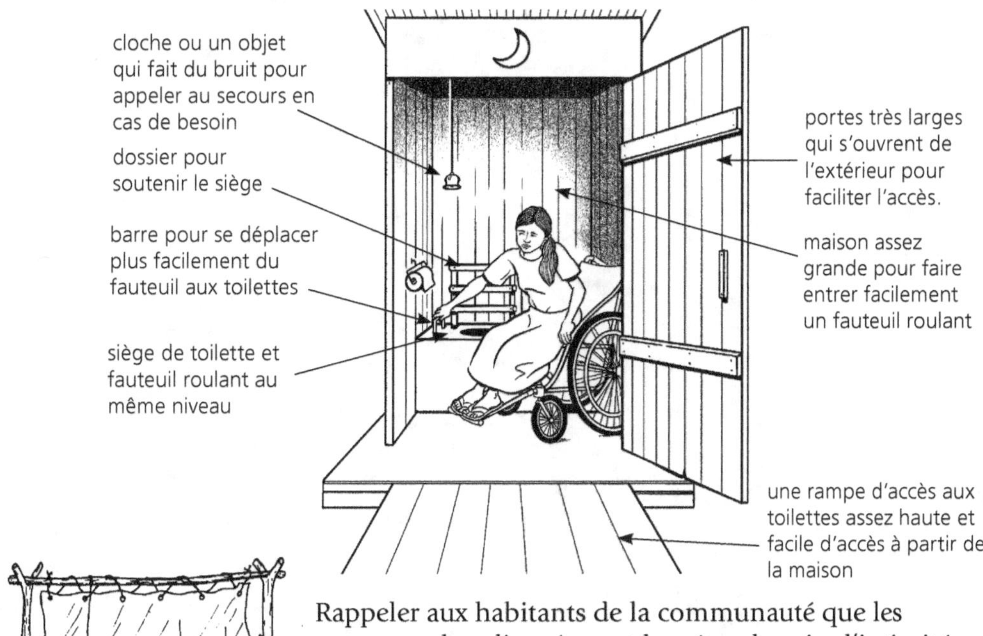

Rappeler aux habitants de la communauté que les personnes handicapées ont le même besoin d'intimité que les autres, et devraient avoir l'intimité dont elles ont besoin.

CHAPITRE 6

Les examens médicaux

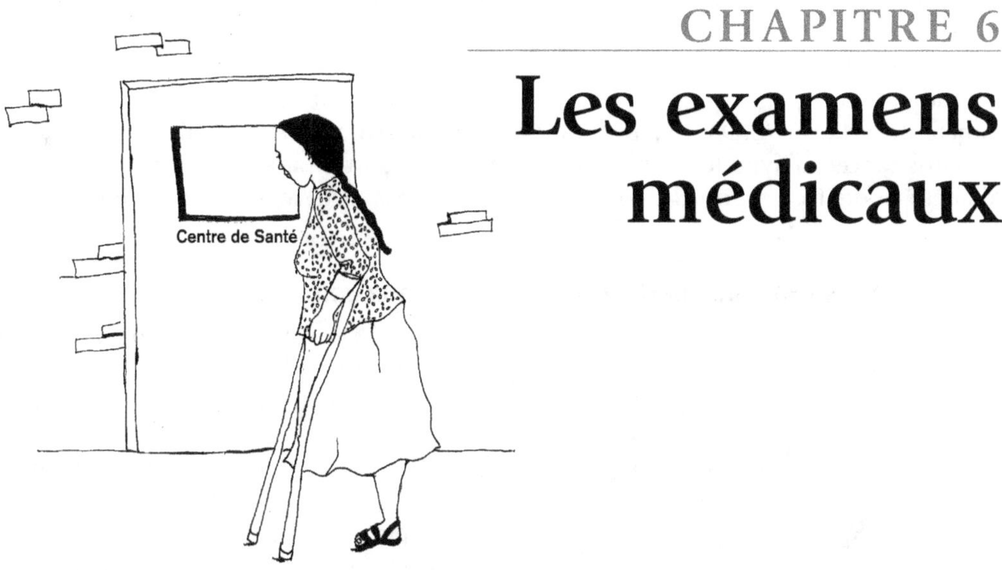

Les femmes handicapées ont besoin d'examens médicaux

De nombreuses personnes pensent que la santé d'une femme handicapée concerne uniquement son handicap et qu'elle n'a pas besoin d'autres examens médicaux. Cependant, cela n'est pas vrai. Les bilans de santé tous les 2 ou 3 ans, même quand on n'est pas malade, constituent un moyen important pour la femme de détecter les problèmes de santé très tôt, au moment où on peut mieux les soigner.

Les femmes handicapées ont souvent du mal à faire des examens. Vous pouvez ne pas vouloir faire d'examen parce que vous avez grandi avec un sentiment de honte vis-à-vis de votre corps. Ou il se peut que vous ne souhaitiez pas que quelqu'un touche votre corps. Ou encore vous pouvez avoir déjà subi tellement d'examens et d'opérations que vous ne voulez plus voir un agent de santé.

Cependant, étant donné que les examens réguliers sont aussi importants pour les femmes handicapées que pour toutes les femmes, vous aurez beaucoup d'informations dans ce document et à travers d'autres sources. Ainsi, vous pouvez demander aux agents de santé locaux (qui vont revendiquer auprès des directeurs d'hôpitaux et des ministres de la santé) de rendre ces services accessibles pour vous et pour les autres femmes handicapées.

Le présent chapitre contient des informations sur l'examen des seins (page 128) et l'examen pelvien (page 130). Il est important pour toute femme de faire ces deux examens pour rester en bonne santé. Vous aurez plus d'informations dans le chapitre d'autres examens à faire pour rester en bonne santé (page 135).

CE QUE VOUS POUVEZ SAVOIR EN FAISANT DES EXAMENS RÉGULIERS

Il y a plusieurs problèmes de santé que les contrôles réguliers peuvent déceler. Souvent, une personne peut être malade sans s'en rendre compte jusqu'à ce que la maladie s'aggrave et devienne difficile à soigner ou guérir. Les problèmes de santé qui peuvent être soignés lorsqu'ils sont détectés tôt sont : l'anémie (faible quantité de sang), la tuberculose, le VIH/SIDA et autres infections sexuellement transmissibles, le paludisme, certains cancers, l'hypertension artérielle, les vers et autres parasites intestinaux et le diabète. Toute femme, qu'elle soit handicapée ou pas, peut avoir ces problèmes.

Rendre ces examens médicaux accessibles à la communauté

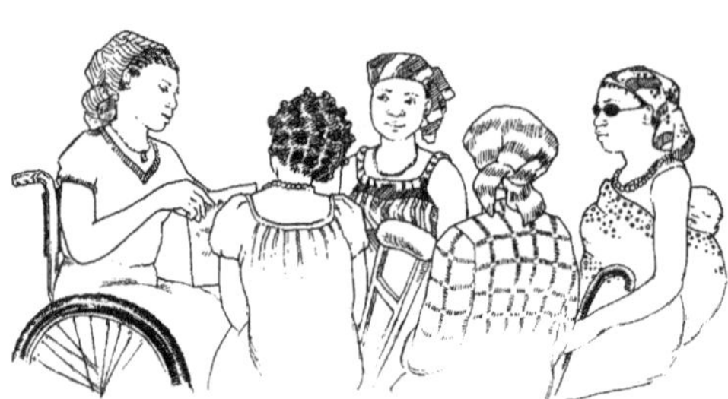

Lizzie Longshaw savait que la plupart des femmes handicapées de sa communauté au Zimbabwe n'avait jamais fait d'examen des seins ou d'examen pelvien. Les centres médicaux accessibles étaient très éloignés et très chers pour des femmes en situation de handicap. A cause de la difficulté d'accès aux examens, plusieurs femmes n'ont pas su qu'elles avaient des problèmes de santé jusqu'à ce qu'il soit trop tard et plusieurs sont mortes de cancer.

Lizzie qui est elle aussi une personne handicapée a créé un groupe de femmes handicapées. Ensemble, elles ont cherché des informations sur le cancer et d'autres problèmes de santé. Elles ont aussi appris comment les examens de santé peuvent aider les femmes à travers la détection précoce des problèmes. Le groupe a ensuite persuadé un représentant du ministère de la santé à les rencontrer et à échanger sur les problèmes de santé auxquels les femmes handicapées sont confrontées. Elles lui ont expliqué combien il était difficile pour les femmes handicapées de se rendre dans un centre médical et payer pour les services de santé. Le représentant était tellement impressionné par le niveau de connaissances que les femmes ont acquis qu'il a tout fait pour convaincre le gouvernement de fournir un centre médical mobile gratuit une fois par mois aux femmes handicapées dans cette communauté pour le dépistage du cancer et les services de planification familiale.

Deux des examens réguliers les plus importants qu'une femme devrait faire sont l'examen des seins et l'examen pelvien. Les deux cancers les plus fréquents chez les femmes sont : le cancer du sein et le cancer du col de l'utérus. Les tests peuvent aider à les identifier et à les traiter tôt.

COMMENT SE PRÉPARER POUR L'EXAMEN DES SEINS ET L'EXAMEN PELVIEN

Vous pouvez vous préparer pour l'examen des seins ou l'examen pelvien en sachant longtemps en avance ce qui se passera. Demandez à l'agent de santé de vous parler de chaque étape de l'examen et de vous expliquer tout ce que vous ne comprenez pas. Il peut être utile de penser aux questions à lui poser à l'avance.

En tant que femme handicapée, vous pourrez avoir des besoins différents pendant l'examen. Si possible, demandez à une amie ou à un membre de la famille de rester avec vous toute la journée. Parlez de vos besoins spécifiques à l'agent de santé avant l'examen, ainsi il y procédera de manière plus sûre et plus aisée pour vous.

Si vous êtes sourde ou malentendante, demandez à une amie qui comprend le langage de signes de vous accompagner afin qu'elle vous aide dans la communication avec l'agent de santé.

Si vous êtes aveugle ou malvoyante, demandez à une amie de vous accompagner afin qu'elle vous explique et vous décrive les examens. Demandez à l'agent de santé de vous expliquer attentivement ce qu'il fait et ce que vous ne pouvez pas voir.

Si vous souffrez d'un handicap moteur ou si vous ne pouvez pas bien marcher, demandez à une amie de vous accompagner ou planifier à l'avance la manière dont vous entrerez dans le centre de santé.

Si vous avez des difficultés à comprendre ou à apprendre, et si l'examen des seins et l'examen pelvien vous font peur, vous rendent nerveuse ou mal à l'aise, demandez à une personne en qui vous avez confiance de rester avec vous pendant l'examen.

Les membres de la famille et les aides-soignants peuvent aider les femmes qui souffrent d'un handicap qui affecte leur apprentissage ou leur compréhension :

- **Parlez en avance de l'examen.** Un membre de la famille ou un ami peut expliquer l'examen à une femme qui a des troubles d'apprentissage. Aidez-la à comprendre que ces examens sont importants pour sa santé. Décrivez-lui ce qui va se passer pendant les examens et répondez à ses questions. Si possible, dites-lui qui effectuera les examens.

- **Visitez le centre médical avant les examens si possible.** Essayez de l'amener au lieu où l'examen se fera la veille.

- **Trouvez une personne en qui elle a confiance pour l'accompagner.** Si elle le veut, une amie ou un membre de la famille peut rester avec elle pendant les examens. Si l'agent de santé qui fait l'examen est un homme, assurez-vous qu'une femme en qui elle a confiance reste avec elle tout le temps.

Les agents de santé peuvent aider à :

- **Expliquez encore les examens.** Expliquez ce qui se passera avant de commencer les examens et demandez-lui si elle a des questions. Elle aura probablement moins peur si elle a l'opportunité de poser des questions avant le début des examens.

- **Montrez lui tous les instruments que vous allez utiliser,** tels que le spéculum. Avant l'examen pelvien, assurez-vous qu'elle sait ce que c'est que le spéculum afin que cela ne la surprenne pas, et permettez-lui de toucher si elle le veut.

- **Parlez avec elle pendant les examens.** Expliquez ce qui se passe à chaque étape. Dites-lui ce que vous ferez ensuite. Demandez-lui si elle est prête et attendez son accord. Ainsi elle a un contrôle sur ce qui se passe.

L'examen des seins

Un examen régulier des seins est un bon moyen de s'assurer que l'on ne présente aucun signe de cancer du sein. La plupart des femmes ont de petites boules dans leurs seins. Ces boules changent souvent de taille pendant le cycle menstruel. Elles peuvent devenir très tendres juste avant les règles. Parfois (mais pas très souvent) une boule qui ne disparait pas peut être un signe de cancer du sein. Plusieurs femmes contractent le cancer du sein qui peut être mortel s'il n'est pas traité. Les examens des seins réguliers permettent de détecter et de traiter le cancer tôt, pendant qu'il est encore curable

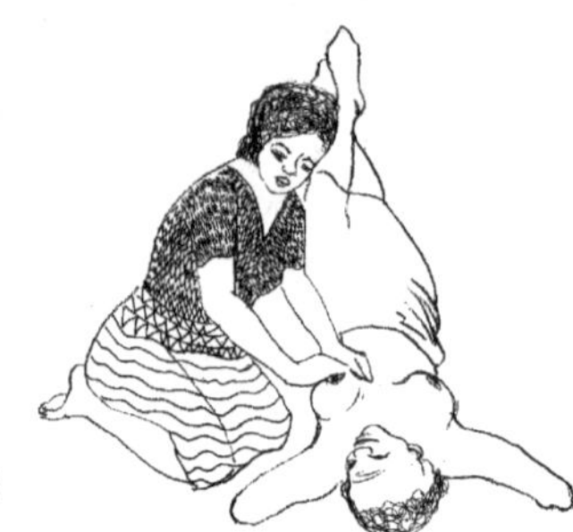

Une sœur ou une amie peut examiner vos seins si vous ne pouvez pas le faire.

Un agent de santé qualifié doit examiner vos seins chaque fois que vous faites un bilan de santé régulier ou un examen pelvien. L'agent de santé utilisera la méthode décrite dans ce chapitre.

Bien qu'un agent de santé examine vos seins chaque an ou tous les deux ans, vous pouvez le faire vous-même plus souvent.

Si vous ne pouvez pas le faire vous-même, une personne en qui vous avez confiance peut le faire pour vous. Il est préférable que la même personne le fasse à chaque fois. Ainsi, elle saura si il y a un changement.

Essayez d'examiner vos seins une fois par mois le même jour pendant votre cycle menstruel (voir page 75). Si possibles, faites-le toujours 7 jours après le début de vos menstrues. Si vous arrivez à le faire régulièrement, vous apprendrez comment vos seins se portent et vous aurez plus de chances de savoir lorsque quelque chose ne va pas. Aussi, essayez d'examiner vos seins quand vous avez assez de temps pour vous relaxer et bien faire l'examen.

Si vos seins sont gros, divisez chaque sein en 4 parties et examinez chaque partie. Vous pouvez dessiner une image comme celle-ci et faire une marque si vous trouvez une boule.

Pour vous permettre de vous souvenir de l'état de vos seins chaque mois, faites un dessin simple. Dessiner un grand cercle qui représente le sein et un plus petit cercle pour le mamelon. Quand vous examinez vos seins, si vous sentez une boule, marquez sa position sur le dessin. Le mois suivant lorsque vous examinez encore, ce sera plus facile de se souvenir de la position des boules et de savoir si elles grossissent.

Que faire lorsque vous sentez une boule

Si la boule est lisse ou caoutchouteuse et bouge sous la peau quand on la touche, ne vous inquiétez pas mais continuez à l'examiner chaque mois. Cependant si elle est dure avec une forme irrégulière, et indolore, ou si elle grossit, continuez à l'examiner – surtout si la boule est dans un seul sein et ne bouge pas lorsqu'on la pousse. Si la boule est encore là à votre prochain saignement mensuel, voyez un agent de santé. Cela peut être un signe de cancer. Vous devez aussi vous rendre dans un centre de santé s'il y a un écoulement au niveau du mamelon ressemblant à du sang ou à du pus.

Demandez à un agent de santé expérimenté d'examiner toute boule que vous trouvez, qu'elle soit lisse ou caoutchouteuse. **Continuez d'examiner régulièrement vos seins même après la ménopause.**

UNE MANIÈRE D'EXAMINER VOS SEINS

Comment examiner vos seins

Regardez vos seins dans un miroir si vous en avez un. Levez vos bras au-dessus de votre tête. Recherchez tout changement de la forme de vos seins, ou toute enflure ou changement au niveau de la peau des mamelons. Ensuite baissez vos bras et regardez encore vos seins.

Couchez-vous, et mettez une main sous la tête si possible. En gardant vos doigts plats, appuyez vos seins et chercher toute boule. Changez de bras pour palper l'autre sein.

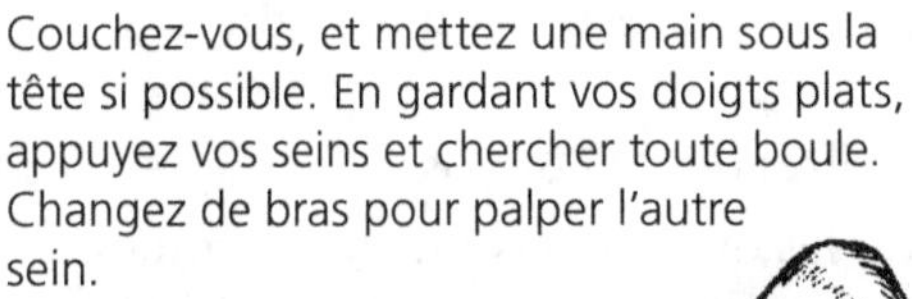

Assurez-vous de toucher chaque partie de votre sein. Il est utile d'utiliser la même méthode chaque mois.

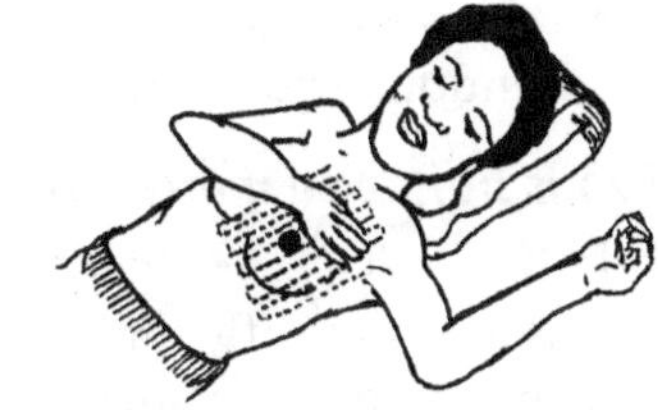

AUTRES MANIÈRES D'EXAMINER VOS SEINS

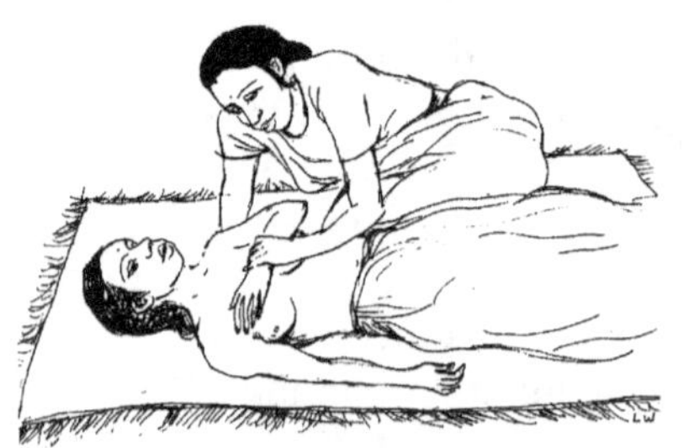

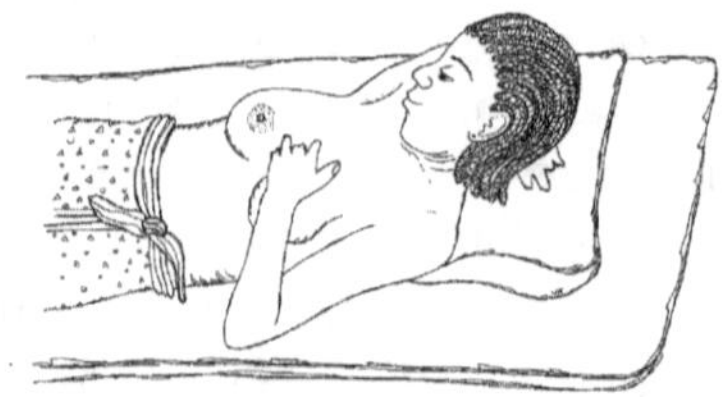

Si vous ne pouvez pas atteindre l'autre côté de votre poitrine, vous pouvez utiliser la main la plus proche du sein.

Si vous avez des muscles faibles ou si vos mains tremblent, vous pouvez utiliser l'autre main pour guider vos doigts. Ou quelqu'un d'autre peut vous aider en guidant votre main. Un aide-soignant peut soulever votre bras vers votre sein et maintenir vos doigts au bon endroit. *Souvenez-vous :* Si vous êtes fatiguée, faites une pause. Vous n'êtes pas obligée d'examiner vos deux seins en même temps.

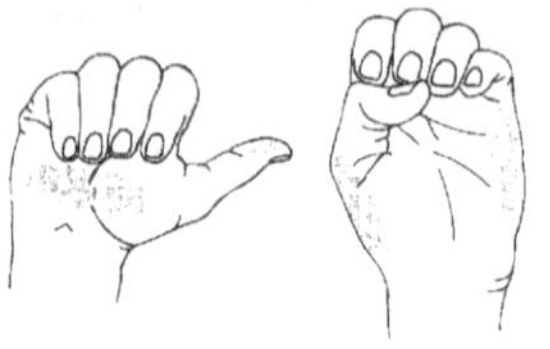

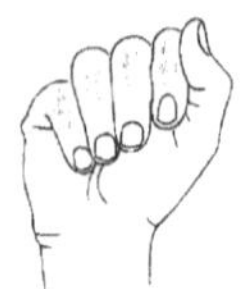

Si vous avez perdu l'usage de vos doigts, vous pouvez utiliser une autre partie de la main. Vous pouvez utiliser votre pouce, votre paume, ou l'arrière de vos doigts. Assurez-vous de palper toutes les parties de votre sein.

L'examen pelvien

Un examen pelvien peut vous aider à savoir si :

- vous avez des boules, des enflures ou des plaies autour de vos organes génitaux. Certains de ces problèmes peuvent être dangereux et doivent être traités.

- vous êtes enceinte.

- vous avez une infection dans l'utérus, les trompes, les ovaires ou le vagin. Les infections non traitées sont dangereuses.

- vous avez un cancer du col de l'utérus, des ovaires ou de l'utérus.

- vous avez d'autres problèmes dans l'utérus ou les ovaires, tels que les fibromes, l'endométriose, ou les kystes qui ne sont pas causés par le cancer (pages 81 et 82).

Si vous boitez en marchant ou si vous utilisez une canne, une béquille ou un fauteuil roulant

Si vous avez des difficultés pour bouger votre corps, vous saurez mieux comment bouger d'une position à une autre. Demandez de l'aide à une amie ou à un agent de santé. Avant le début de l'examen pelvien, assurez-vous que vous êtes bien en équilibre et que vous vous sentez en sécurité et à l'aise. (Voir « Les positions pour faire un examen pelvien », pages 133 et 134.)

Avant l'examen, essayez d'uriner et d'aller aux selles autant que possible. L'examen pelvien peut facilement relaxer les muscles et causer l'écoulement de l'urine et des selles. Si vous portez un cathéter permanent, vous n'avez pas besoin de l'enlever. Il n'affectera pas l'examen. Si vous avez une poche à urine attachée à votre jambe, enlevez-le et placez le soit près de vous ou de l'autre côté de votre ventre. Assurez-vous que le tube ne se plie pas et qu'il continue à se vider normalement.

Les étapes de l'examen pelvien :

1. L'agent de santé examinera l'extérieur de vos organes génitaux à la recherche de toute enflure, bosse, plaie ou changement de couleur.

2. En général, l'agent de santé mettra un spéculum dans votre vagin. Le spéculum est un petit outil en métal ou en plastique qui maintient le vagin ouvert. Elle peut ensuite examiner les parois vaginales et le col de l'utérus à la recherche d'enflures, de bosses, de plaies ou de pertes blanches. Vous pouvez sentir une légère pression ou une sensation désagréable avec le spéculum à l'intérieur de votre vagin, mais cela ne devrait pas faire mal. L'examen est plus aisé si vos muscles sont détendus et que votre vessie est vide.

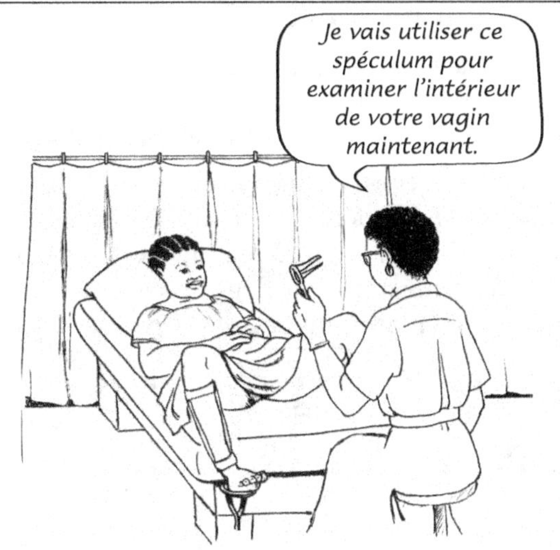

3. Si le centre médical a un laboratoire, l'agent de santé devrait faire un test de Pap (frottis cervical) pour déceler un cancer ou une IST si nécessaire. Pour faire un test de Pap, l'agent de santé utilise un petit bâton voûté pour prélever un peu de tissu du col de l'utérus. Cela n'est pas douloureux. Vous sentirez seulement une petite pression. L'échantillon de tissu est envoyé au laboratoire où il est analysé afin de détecter des signes de cancer. Si le cancer du col de l'utérus est détecté et traité rapidement, il peut être soigné.

4. Lorsque l'agent de santé retirera le spéculum, il portera un gant propre en plastique et introduira deux doigts dans votre vagin. Il fera pression avec son autre main sur votre bas-ventre. Cette partie de l'examen ne devrait pas faire mal. Si vous sentez des douleurs, informez l'agent de santé. Cela pourrait signifier que quelque chose ne va pas.

5. Pour certains problèmes, l'agent de santé pourrait faire un examen rectal. Elle introduira un doigt dans votre anus et un autre dans votre vagin. Cet examen peut donner plus d'informations à l'agent de santé sur l'état du vagin, de l'utérus, des trompes et des ovaires. L'examen rectal sera plus facile si vous poussez contre le doigt de l'agent de santé lorsqu'il touche votre anus – comme lorsque vous allez aux selles. Cela détendra les muscles autour du rectum et facilitera l'examen.

A l'agent de santé :

Dans plusieurs cliniques et hôpitaux, les tables d'examen sont hautes et difficiles à utiliser pour des femmes qui ont des difficultés à bouger leurs jambes ou à les maintenir immobiles.

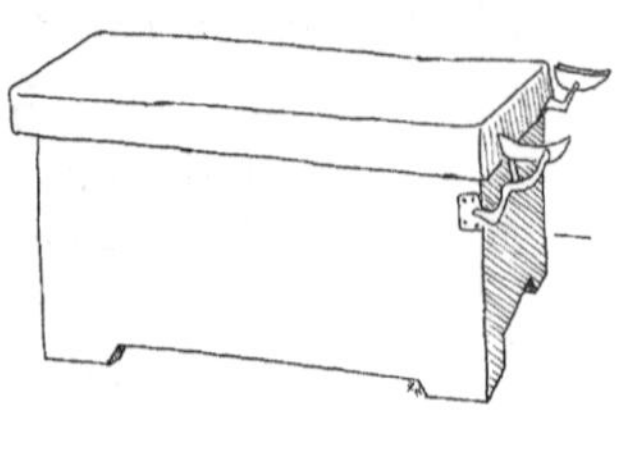

Les tables basses sont plus adaptées pour la plupart des femmes handicapées. Cependant, vous n'avez pas besoin d'utiliser une table spéciale pour faire un examen pelvien. Un agent de santé peut faire cet examen sur n'importe quelle surface propre – même sur un pagne propre par terre.

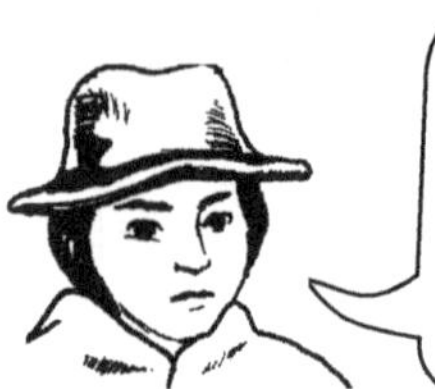

Pour examiner quelqu'un au sol, retournez les manches du spéculum de sorte qu'ils soient dirigés vers le haut lorsque vous l'introduisez dans le vagin d'une femme.

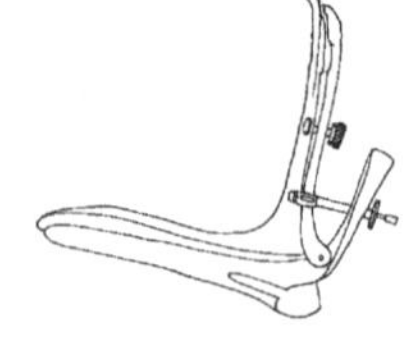

Un spéculum peut être utilisé à l'envers pour examiner quelqu'un au sol.

Dans le cas contraire, le spéculum sera difficile à ouvrir. Pour vous assurer que le spéculum ne touche pas le sol, placez des vêtements pliés sous les hanches de la femme pour les soulever un peu.

Plusieurs femmes ont peur la première fois qu'elles voient un spéculum. Elles s'imaginent qu'elles auront mal lorsqu'il sera introduit dans leur vagin. Lorsque vous examinez une femme qui n'a jamais fait l'examen pelvien avant, montrez-lui un très petit speculum, même si vous envisagez utiliser un plus grand. Assurez-vous qu'elle est détendue, touchez-la doucement et expliquez-lui toujours ce que vous êtes en train de vouloir faire. Lorsque l'examen est terminé, remerciez-la d'avoir facilité l'examen.

Voir les pages 133 et 134 pour plus de suggestions sur la manière de faciliter les examens des femmes handicapées.

Prenez des précautions pour éviter l'aréflexie (hypertension artérielle soudaine accompagnée de migraines)

L'aréflexie est fréquente chez les personnes souffrant de lésions de la moelle épinière. C'est la réaction de l'organisme à ce qui provoquerait normalement des douleurs et des malaises mais que la personne ne sent pas à cause de la lésion. Pendant l'examen pelvien d'une femme, l'aréflexie peut être causée par :

- le contact de son corps avec une table d'examen ou une surface dure (même si elle ne le sent pas).
- la pression exercée sur le vagin ou le rectum par les mains de la personne qui effectue l'examen ou par un instrument (tel que le spéculum), surtout s'il est froid ;
- la température froide dans la salle d'examen ;
- un tube à urine (cathéter) qui s'est plié ou enroulé.

IMPORTANT ! Si vous examinez une femme souffrant d'une lésion de la moelle épinière, soyez attentif aux signes de l'aréflexie (pages 117 à 119) et préparez-vous à arrêter l'examen. L'aréflexie est une urgence médicale. L'hypertension artérielle peut causer des attaques ou des hémorragie.

LES POSITIONS DE L'EXAMEN PELVIEN

Si vous ne pouvez pas écarter facilement les jambes, cela ne signifie pas que vous ne pouvez pas faire un examen pelvien. Parlez à l'agent de santé des différentes positions que vous pouvez faire.

Voici quelques positions que plusieurs femmes handicapées physiques utilisent :

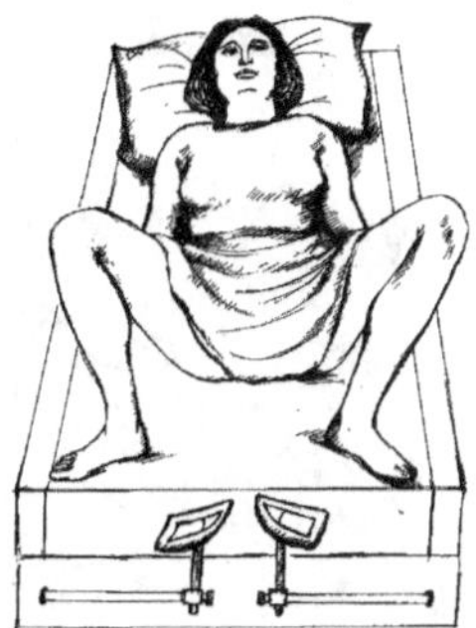

Les femmes qui ont des difficultés au niveau des hanches pourraient trouver cette position plus facile. Cette position est bonne quand il n'y a personne pour tenir vos jambes, parce que la plupart des femmes peuvent maintenir leurs jambes dans cette position sans durcir leurs muscles.

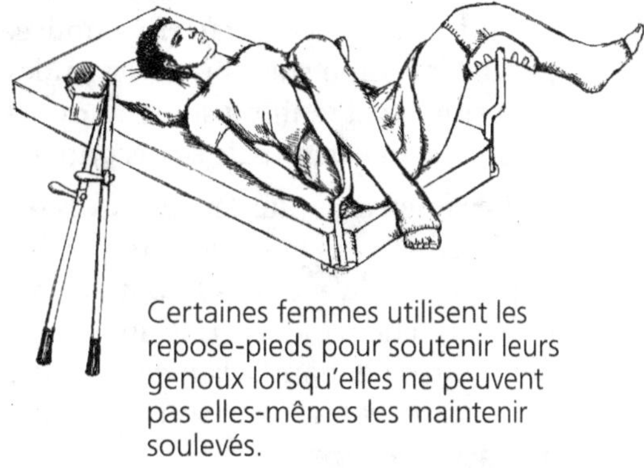

Certaines femmes utilisent les repose-pieds pour soutenir leurs genoux lorsqu'elles ne peuvent pas elles-mêmes les maintenir soulevés.

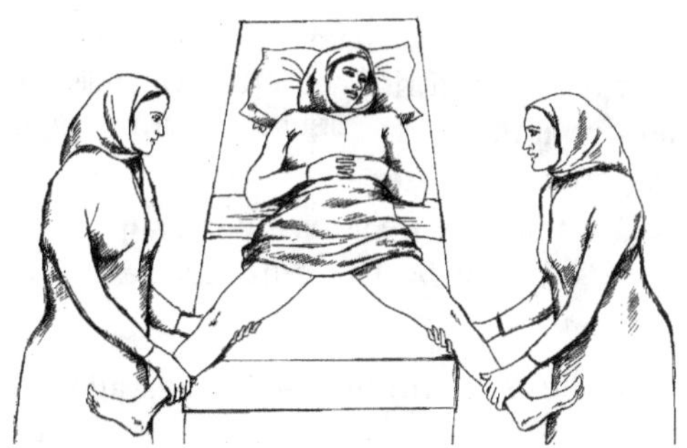

Certaines tables d'examen ont des emplacements pour reposer les pieds. De nombreuses femmes handicapées n'utilisent pas ces repose-pieds.

Cette position est plus confortable pour les femmes qui ont des difficultés à écarter leurs jambes.

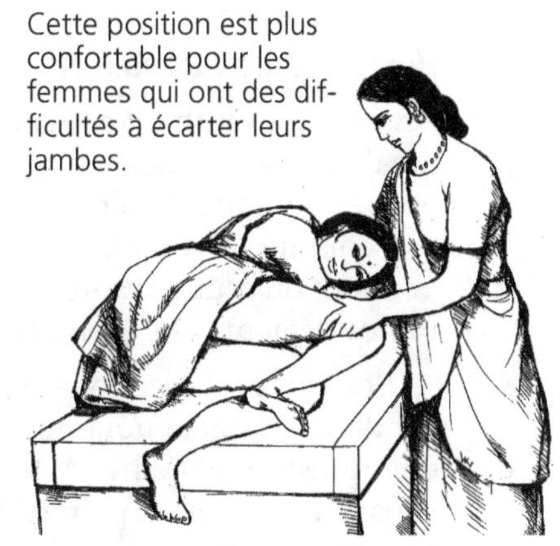

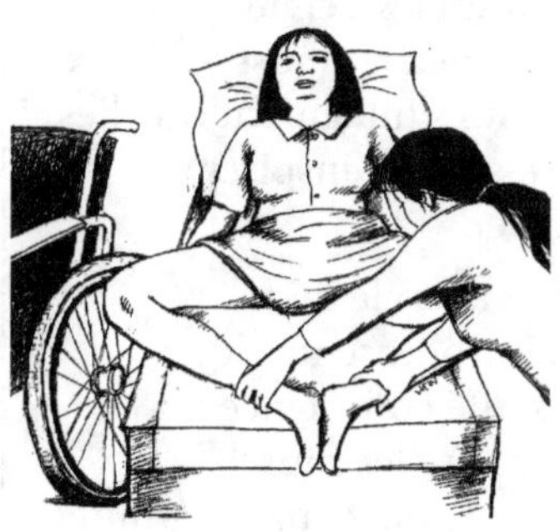

Cette position fonctionne bien pour les femmes qui ne peuvent pas bouger elles-mêmes leurs jambes. Elle peut aussi convenir aux femmes qui ont des difficultés à plier les genoux.

Si vous avez des muscles raides ou contractés

Les muscles peuvent brusquement se contracter et raidir pendant l'examen. Cela arrive généralement aux femmes souffrant d'une lésion de la moelle épinière ou une paralysie cérébrale. Les spasmes musculaires soudains peuvent arriver lorsque :

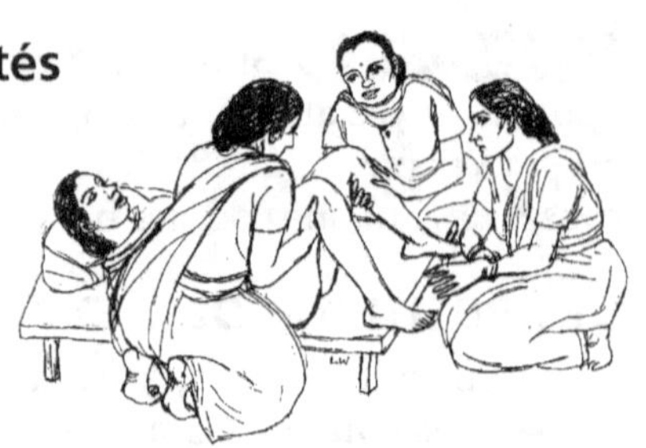

- vous montez sur une table d'examen.

- vous êtes dans une position inconfortable.

- un instrument tel que le spéculum est introduit dans votre vagin.

- un agent de santé introduit ses doigts dans votre vagin ou votre anus comme lors d'un examen « bimanuel » ou rectal.

Une amie ou un membre de la famille peut soutenir vos jambes pendant l'examen. Ainsi vous pouvez détendre vos muscles ; ce qui facilite l'examen.

Si vous avez des muscles raides, demandez à l'agent de santé d'y aller doucement afin que vous ayez assez de temps pour vous détendre. Si un spasme survient pendant l'examen, demandez à l'agent de santé d'arrêter et d'attendre que vos muscles se détendent et se décontractent à nouveau. Ne tirez et ne n'exercez pas une pression sur les muscles raides. Cela aggravera le spasme. Une amie peut tenir ou soutenir doucement la partie affectée jusqu'à ce que le muscle se décontracte.

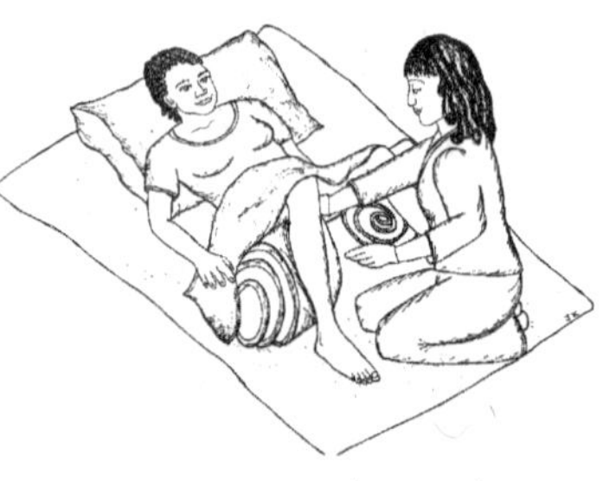

Vous pouvez aussi enrouler une couverture ou utiliser des cousins pour soutenir vos jambes.

L'examen sera plus facile si vous pouvez trouver une position confortable dans laquelle vous pouvez vous détendre et dans laquelle vous n'avez pas à contracter vos muscles pour vous rester stable. Ou demandez à une amie ou un membre de la famille de vous aider à supporter votre corps pendant l'examen. Si cela n'est pas possible, vous pouvez enrouler des couvertures et les placer sous vos genoux.

IMPORTANT ! Ne pas masser ou frotter les muscles spasmodiques. Le massage contractera davantage les muscles.

L'exercice de la poussée

Les femmes souffrant de paralysie cérébrale ou de spasticité musculaire ont souvent des difficultés à détendre leurs muscles. Afin de détendre les muscles pelviens, vous pouvez pratiquer l'exercice de la poussée. Premièrement, pratiquez la poussée vers le bas, comme si vous essayez de faire des selles. Certaines femmes s'imaginent qu'elles pondent un œuf qui sort par leur vagin. Après un moment, essayez d'inspirer profondément juste au moment où vous commencez à pousser.

Pratiquez cet exercice avant de faire l'examen. Vous pouvez aussi le faire pendant l'examen, notamment avant que l'agent de santé n'introduise un doigt ou un instrument dans votre vagin. Une fois que l'agent de santé commence à vous examiner, il est préférable d'arrêter de pousser et de détendre les muscles abdominaux. Si vos muscles sont contractés, l'agent de santé ne pourra pas examiner votre vagin.

Autres examens pour rester en bonne santé

Toutes les femmes peuvent mieux s'occuper de leur santé quand elles savent comment détecter les signes de maladie. Par exemple, vous ou une personne en qui vous avez confiance peut utiliser les informations concernant l'examen des seins pour chercher des signes de cancer du sein.

Il y a d'autres tests que vous pouvez faire à domicile vous-mêmes ou avec l'aide des membres de la famille ou des aides-soignants. Cependant, certains tests réussissent mieux lorsqu'ils sont effectués par un agent de santé dans une clinique ou un hôpital.

Vous pouvez utiliser un guide général de santé pour vous examiner, pour apprendre les signes des différentes maladies ou pour en savoir plus sur les examens qui sont généralement faits en clinique. Vous pouvez avoir des informations dans ces livres ici : *Là où les femmes n'ont pas de docteur (L)* ; *Guide des sages-femmes (G)* ; et *Where There Is No Doctor (W)*. Tous ces livres sont disponibles sur Hesperian.

Les examens qui peuvent être effectués à la maison

- examen abdominal (ventre), pour chercher une douleur ou des boules inhabituelles (L, page 534)
- chercher des problèmes pendant la grossesse (G, pages 109 à 114)
- vérification du pouls pour se rassurer de la constance du rythme (W, pages 32 et 33)
- tension artérielle (L, page 532) et température (W, page 30)
- signes d'anémie (W, page 124)
- signes d'hépatite (W, page 172)
- examen de la vue (W, page 33)

Les examens qui se font en clinique ou à l'hôpital

- test de Pap de l'ouverture de l'utérus (col de l'utérus) pour déceler un cancer
- examen de la gonorrhée et de la chlamydia
- examen sanguin de l'anémie
- examen sanguin de la syphilis
- examen sanguin du VIH
- examen sanguin de l'hépatite A, B, ou C
- examen sanguin du paludisme (particulièrement important pour les femmes enceintes)
- examen urinaire du diabète
- examen des selles pour détecter des vers et des parasites
- examen de mucus (crachat) pour détecter la tuberculose
- examen urinaire et sanguin pour déceler une grossesse
- examen urinaire pour déceler une infection de la vessie ou des reins

Travail pour le changement

Ce que les femmes handicapées peuvent faire

Nous pouvons toujours demander à faire un examen des seins ou un examen pelvien lorsque nous voyons un agent de santé. Nous pouvons aussi nous réunir en groupe et étudier ce livre et d'autres livres sur la santé afin d'avoir le plus d'informations possible concernant les examens que les femmes doivent faire. Ensuite, nous pouvons demander aux agents de santé locaux et aussi aux directeurs d'hôpitaux et de cliniques de rendre ces services disponibles pour nous. En tant que groupe, nous pouvons dire au Ministère de la Santé combien ces examens sont importants pour les femmes handicapées.

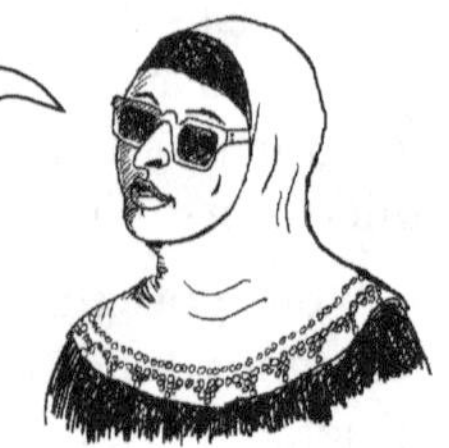

Le groupement « People First » facilite la compréhension des livres sur la santé

En 1997, de nombreuses femmes ayant des difficultés d'apprentissage ont initié un groupe appelé People First Liverpool afin de pouvoir avoir des informations sur les soins médicaux des femmes. Elles ont travaillé avec une clinique pour femmes pour produire plusieurs livrets qui facilitent la compréhension des examens de santé.

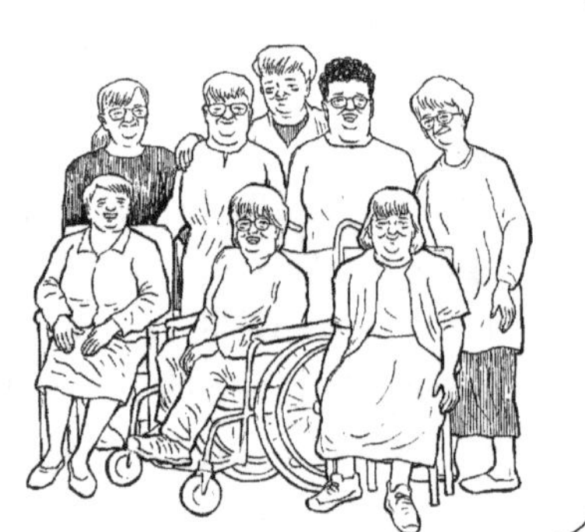

Apprendre sur la sexualité et la fertilité

Kranti et Sabala sont des agents de santé d'une des communautés les plus pauvres de l'Inde où la plupart des femmes vivant avec ou sans handicap, ne peuvent pas obtenir des soins médicaux.

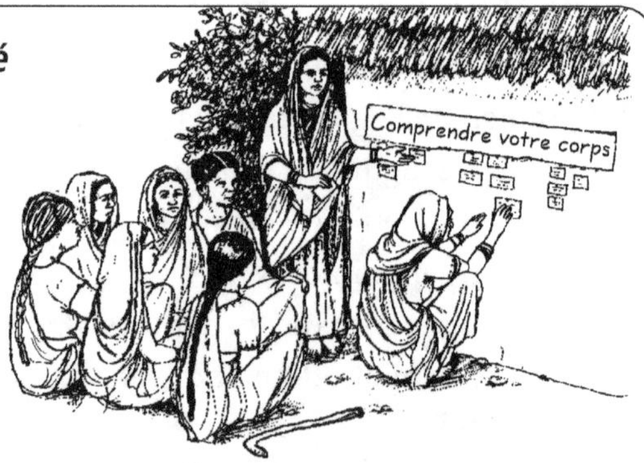

Elles ont appris aux femmes à examiner et à comprendre leurs corps. Elles ont abordé les problèmes tels que les pertes blanches inhabituels et ont discuté de la connaissance du cycle de fertilité et de sexualité. Elles ont mis l'accent sur la recherche de solutions aux problèmes que les femmes peuvent résoudre elles-mêmes et qui ne nécessitent pas beaucoup de ressources.

Ce que les familles et les aides-soignants peuvent faire

Les amis et les familles des femmes handicapées peuvent aider en parlant aux femmes handicapées de l'importance des examens médicaux réguliers pour toutes les femmes. Apprenez à décrire ce qui va se passer pendant l'examen et pourquoi il est important de connaître les résultats. Encouragez les femmes handicapées à partager leurs connaissances sur les examens et la manière dont les agents de santé peuvent adapter les examens à leurs besoins.

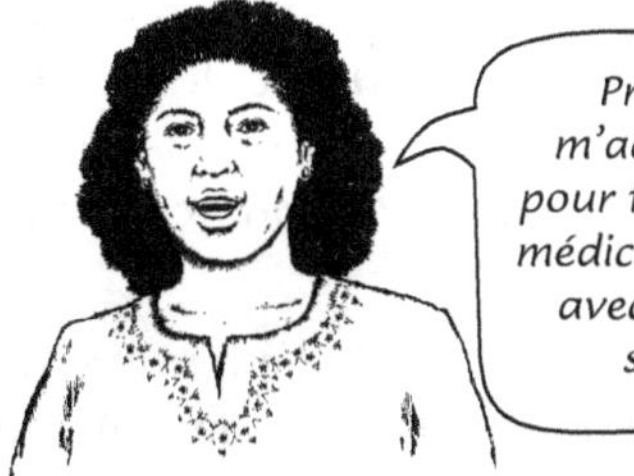

Aussi, parlez des obstacles qui empêchent les femmes handicapées de faire des examens dans les cliniques et les hôpitaux, et de ce qui peut être fait pour leur faciliter l'accès aux examens.

Pendant que votre fille handicapée grandit et devient une femme, aidez-la à ne pas avoir peur des examens. Ensemble, vous pouvez travailler à vous assurer que les cliniques sont accessibles, que les agents de santé sont qualifiés et qu'il y a des moyens de transport.

Ce que les agents de santé peuvent faire

Les agents de santé peuvent commencer par parler avec une femme avant tout examen. Expliquez-lui ce qui se passera, répondez à ses questions et dites-lui qu'elle peut aussi poser des questions pendant l'examen.

Aidez les femmes handicapées à comprendre l'importance des examens médicaux pour elles, à savoir l'examen pelvien et l'examen des seins. Vous pouvez leur expliquer pourquoi ces examens sont importants pour toute femme. Expliquer leur qu'une femme handicapée peut faire ces examens même si elle a des difficultés à bouger ses bras et ses jambes. Expliquez-leur que les femmes handicapées et leurs agents de santé ont trouvé diverses positions que les femmes peuvent utiliser pour faire ces examens. Souvenez-vous que la femme handicapée comprend mieux son corps que n'importe qui. Alors demandez-lui de vous dire à quel point elle peut se déplacer et si elle a besoin d'une autre personne pour l'aider.

On enseigne souvent aux femmes à ne pas toucher leur corps et à ne pas se plaindre. A cause de cela, plusieurs femmes se sentent mal à l'aise de faire l'examen du sein ou de dire à quelqu'un qu'elles ressentent une douleur inhabituelle au ventre. Les femmes sont souvent gênées de parler de sexe ou des parties génitales du corps. Il peut être donc difficile de parler de pertes blanches. Les agents de santé peuvent les aider en encourageant les femmes de la communauté à ne pas se gêner de se toucher le corps et de parler des problèmes qu'elles pourraient avoir.

Parlez toujours directement à la femme handicapée et demandez-lui de parler de ses problèmes de santé même lorsqu'il y a une autre personne dans la salle pour l'assister. Parlez avec elle comme vous le faites avec les autres personnes même si elle a des difficultés à vous parler.

L'examen d'une femme qui est aveugle ou malvoyante

Pour une femme aveugle, aller dans des endroits inhabituels tels que la clinique peut être déroutant. Elle ne sait pas où se trouvent les choses ni où aller. Souvent, les femmes aveugles sont malmenées ou bousculées. Cela n'est pas très respectueux.

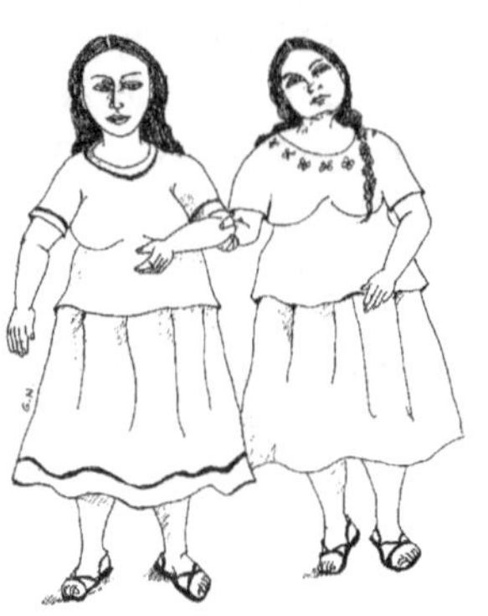

Lorsque vous guidez une femme aveugle, ne lui tenez pas le bras ou la main. Plusieurs femmes aveugles se servent de leurs mains pour « voir » en touchant. Donnez-lui plutôt votre bras et laissez-la le tenir ou poser sa main sur la vôtre. Dites-lui où les choses se trouvent et où vous allez. Alors, elle apprendra à aller seule dans cet endroit et se sentira plus à l'aise pendant l'examen.

L'examen d'une femme qui est sourde ou malentendante

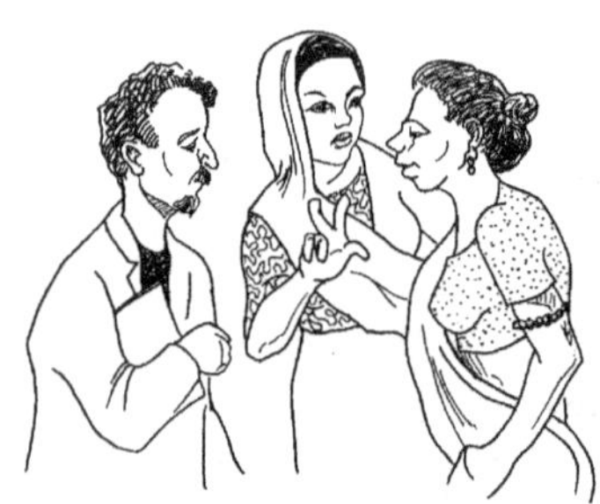

Pour les femmes sourdes, aller dans une clinique est très frustrant lorsqu'il n'y a personne qui comprend le langage des signes. Souvent, une femme sourde y va avec quelqu'un qui comprend la langue de signes pour interpréter pour elle. Si tel est le cas, assurez-vous de regarder la femme sourde et non son interprète lorsque vous lui parlez et qu'elle vous parle. Cela inclut le moment où vous écoutez l'interprète. Regardez la femme sourde seulement. L'interprète est là pour aider mais c'est la femme sourde qui est venue vers vous pour recevoir des soins de santé.

L'examen d'une femme qui a des difficultés d'apprentissage ou de compréhension

Les femmes qui ont des difficultés d'apprentissage ou de compréhension doivent tout de même avoir des informations sur leur santé et aider à prendre des décisions concernant leur corps. Vous aurez peut-être besoin de plus de temps pour expliquer les choses à une femme qui a des difficultés d'apprentissage. Au lieu de lui demander seulement si elle comprend, demandez-lui de vous dire en ses propres termes ce qu'elle a appris.

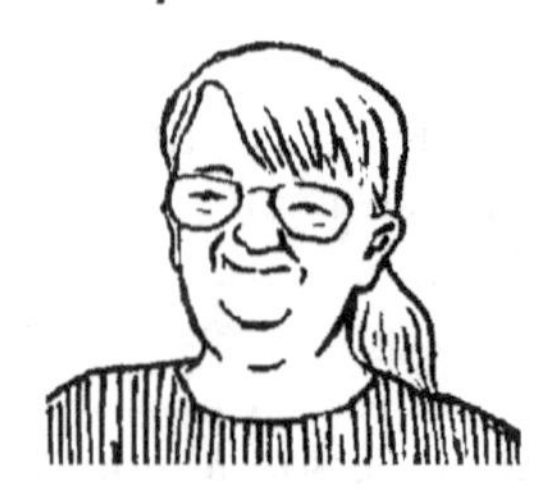

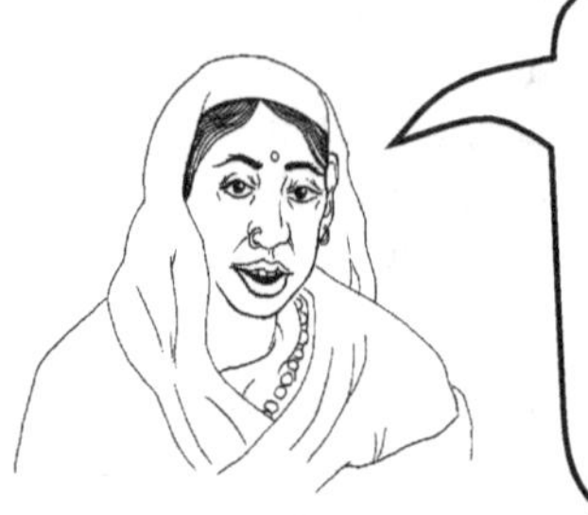

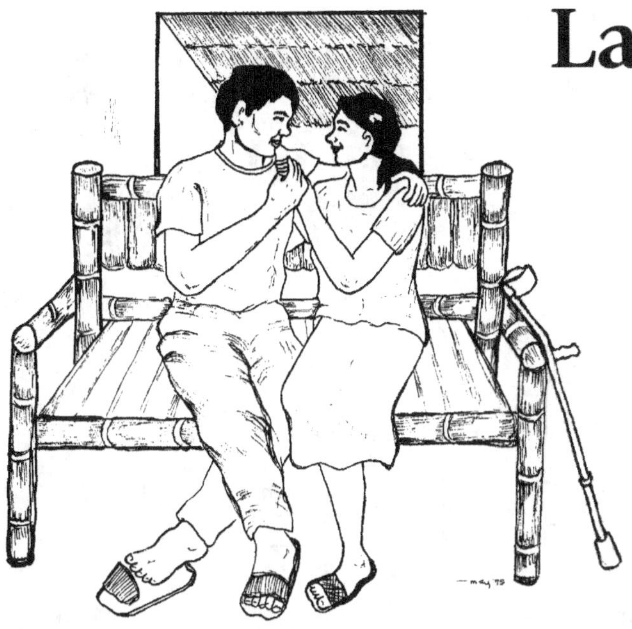

CHAPITRE 7

La sexualité

La sexualité fait naturellement partie de la vie. De nombreuses femmes pensent que les rapports sexuels sont des occasions pour elles de ressentir du plaisir, d'exprimer leur amour et désir à leurs partenaires, ou de satisfaire leur désir d'avoir les enfants qu'elles souhaitent. Toutefois, cela va au-delà du fait d'avoir des rapports sexuels avec un individu. La manière dont une femme a des relations sexuelles avec son partenaire, sa relation avec son propre corps, et sa manière de se voir en tant que femme font partie de la sexualité.

Les femmes handicapées peuvent avoir, veulent avoir, et ont le droit d'avoir et de profiter des relations sexuelles intimes et amoureuses. Parfois, les attitudes de la communauté influencent ou limitent la vie sexuelle des femmes handicapées. Lorsque les communautés comprennent et acceptent que les femmes handicapées aient les mêmes droits en matière d'amour, de relations sexuelles, de famille comme tout le monde, une femme handicapée est en mesure de :

- d'exprimer la sexualité de sorte à ressentir du plaisir.
- de choisir son partenaire sexuel.
- de négocier le moment et la manière d'avoir les rapports sexuels.
- de choisir les conditions et le moment où elle sera enceinte.
- d'éviter les infections sexuellement transmissibles.
- de se protéger contre les violences sexuelles, notamment les rapports sexuels forcés.

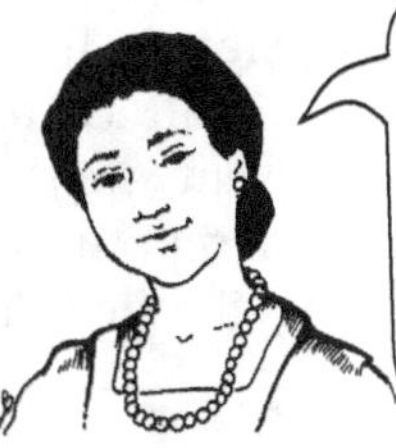

Les croyances néfastes à la sexualité des femmes handicapées

Certaines croyances qui portent préjudice à la sexualité des femmes handicapée sont décrites ci-dessous. De nombreuses femmes handicapées affirment que ces attitudes négatives les empêchent de profiter des relations sexuelles intimes et amoureuses. Parfois, ces mauvaises attitudes et croyances empêchent les femmes de trouver des époux et des partenaires fidèles qui les respectent et les valorisent.

Croyance portant préjudice : *Les femmes handicapées ont un corps qui suscite la honte*

Dans la plupart des communautés, les femmes sont valorisées par un certain niveau d'attirance physique. Si une femme semble très éloignée de ce niveau, les gens peuvent penser qu'elle n'est pas 'digne' de se marier ou d'avoir un partenaire sexuel.

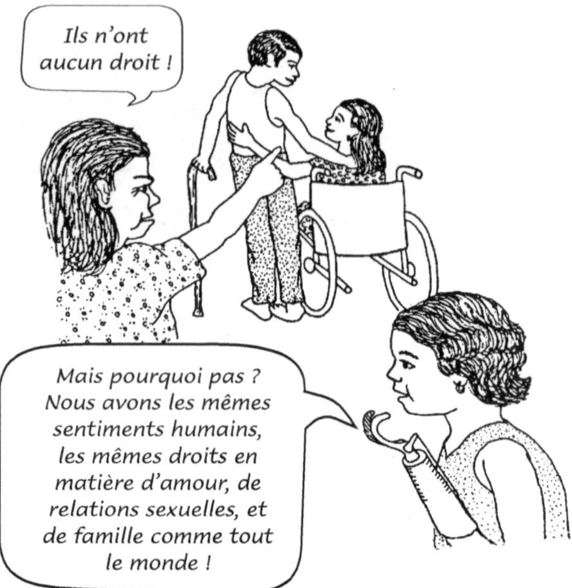

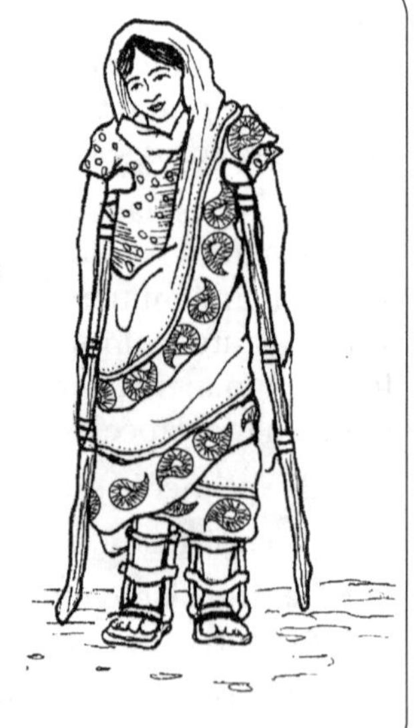

Gita parle des partenaires « parfaits » pour le mariage

En Inde, le problème est que nous recherchons la personne parfaite avec un corps parfait. Nous accordons trop d'importance à l'apparence physique qu'il n'y a aucune place pour une personne qui est 'imparfaite'. Regardons simplement les annonces matrimoniales de nos jours— tous les hommes veulent des femmes minces, belles, de teint clair, scolarisées, bien instruites, etc. Il existe également une croyance qui stipule que si un garçon se marie à une fille dont la famille comporte une personne handicapée, ses enfants hériteront de ce handicap à la naissance. J'en ai été victime, donc je le sais. Il existe un aspect sexospécifique très prononcé à ce niveau. De toutes les manières, ce sont les femmes qui doivent être parfaites d'un côté. Cependant, de l'autre côté, le mari pourrait handicaper, laid, épileptique, alcoolique, mais il reste toujours le mari parfait!

Croyances néfastes : Les femmes handicapées ne peuvent pas avoir d'envies sexuelles

Comme d'autres femmes, les femmes handicapées ont des envies sexuelles. Toutefois, les membres de sa famille ou de sa communauté peuvent penser qu'elles ne devraient pas ou ne peuvent pas avoir d'envies sexuelles.

Parfois, une femme handicapée arrive à croire qu'elle n'a pas d'envies sexuelles et que personne ne sera attirée sexuellement par elle ou ne voudra faire des enfants avec elle. Lorsqu'une femme nait avec un handicap, ou si elle devient handicapée à l'enfance, elle peut avoir du mal à croire qu'elle est sexuellement attirante au cours de sa croissance et de son développement. Lorsqu'une jeune femme devient handicapée au moment où elle commence à découvrir sa sexualité, sa propre image peut être affectée et elle peut croire qu'elle n'aura jamais une relation sexuelle.

Même une femme plus âgée qui a développé et connu sa sexualité peut changer sa manière de voir son corps après avoir eu un handicap. Elle peut penser qu'elle n'est plus sexuellement attirante ou peut se sentir triste du fait que ses relations sexuelles seraient différentes à partir de cet instant. Elle ne peut pas réaliser qu'elle a toujours la possibilité d'avoir du plaisir lors des rapports sexuels.

Croyances néfastes : Les femmes handicapées veulent toujours avoir des rapports sexuels

Certaines personnes pensent que les femmes handicapées—notamment les femmes avec des difficultés d'apprentissage et de compréhension—veulent toujours avoir des rapports sexuels, mais cela n'est pas vrai. Tout comme n'importe quel autre groupe de femmes, les femmes handicapées ont une variété de préférence. Certaines aiment faire les rapports sexuels plus souvent contrairement à d'autres. Comme toutes les autres femmes, une femme handicapée devrait pouvoir décider du moment d'avoir des rapports sexuels. Chaque femme doit également être capable de dire non lorsqu'elle n'a pas envie d'avoir des rapports sexuels.

La protection des filles ou femmes qui ont des problèmes d'apprentissage et de compréhension contre les abus sexuels

De nombreuses filles et femmes handicapées ne bénéficient pas suffisamment d'attention ou de chances pour développer les relations intimes dont elles ont besoin.

Si vous êtes délaissée à la maison ou ignorée par votre famille, vous pouvez rester seule ou chercher à avoir un ami ou quelqu'un qui vous considérera. D'autres personnes peuvent se tromper en considérant ce besoin d'attention comme une envie d'avoir des relations sexuelles. Elles peuvent également profiter de vous parce que vous êtes seule ou parce qu'elles croient que personne ne réagira si elles vous font du mal.

Il peut également s'avérer difficile d'exprimer ce que vous voulez réellement, particulièrement si vous n'avez pas reçu d'enseignement sur les relations sexuelles. Il est très important pour vous de connaître votre corps et la sexualité. Une personne en qui vous avez confiance peut vous aider à vous protéger et à prendre de bonnes décisions en ce qui concerne les relations sexuelles.

Comment apprendre la sexualité

De nombreuses filles handicapées connaissent les rapports sexuels pour la première fois lorsqu'on abuse d'elles ou lorsqu'on les amène à avoir des rapports sexuels par la ruse. Les agents de santé, la famille, les amis et les donneurs de soins peuvent faire participer les filles et femmes handicapées dans les discussions sur la sexualité et la féminité. Le fait de tenir compte des filles handicapées dans les programmes d'éducation sexuelle et de les former sur la sexualité peut permettre de les protéger contre les hommes qui veulent profiter d'elles. Pour plus d'informations sur les abus sexuels, voir le Chapitre 14.

Dans certaines communautés, les filles apprenaient la féminité auprès d'une aînée qui est respectée par sa communauté. Dans d'autres communautés, les filles bénéficient de cérémonies spéciales lorsqu'elles deviennent des femmes. Toujours dans d'autres communautés, les groupes de filles se rassemblent pour des partages d'expérience. Elles apprennent les unes des autres en parlant des coiffures et vêtements à la mode, de leurs petits-amis, de leurs stars de la pop préférées. Les filles handicapées doivent être impliquées dans ces rassemblements.

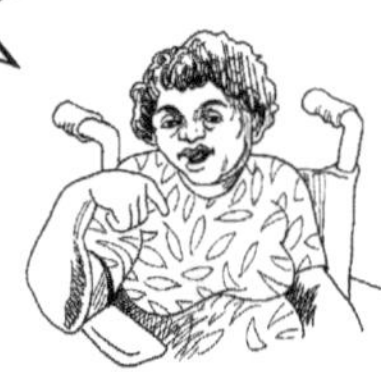

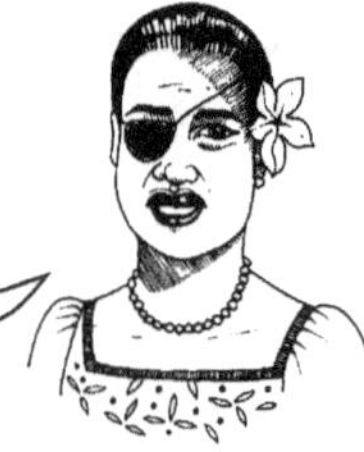

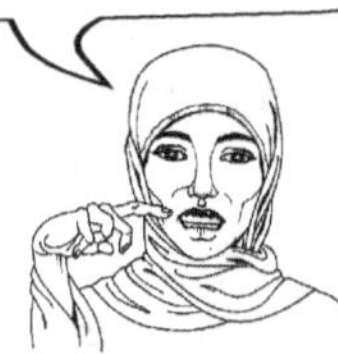

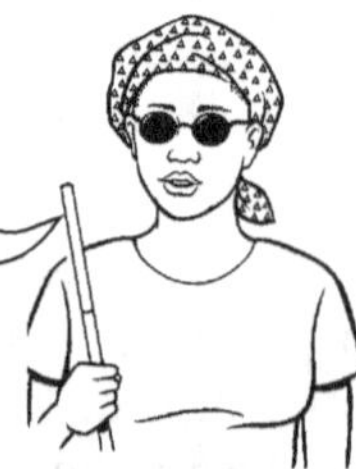

Les filles et femmes handicapées doivent avoir des informations sur la féminité, la sexualité et les relations.

COMMENT TROUVER UN PARTENAIRE AIMABLE

Tout comme les autres femmes, vous méritez un partenaire qui vous respecte et qui prend soin de vous. Vous méritez un partenaire qui sera attentif à vous et qui vous traitera bien. Vous méritez de trouver quelqu'un qui vous aime pour qui vous êtes—un partenaire qui valorise vos forces et qui vous aidera à surmonter les difficultés. Vous méritez un partenaire qui veut votre aide, votre confiance et votre amour.

De nombreuses femmes qui ont des partenaires aimables disent qu'ils refusent de croire aux mauvaises idées sur le handicap. Elles ont des compétences et trouvent les moyens pour soutenir leurs familles. Elles apprennent également à se respecter. Lorsque vous vous respectez et vous vous valorisez, vous avez des chances de trouver un partenaire qui vous respecte également. Pour plus d'informations, voir les pages sur l'estime de soi, 62 à 65.

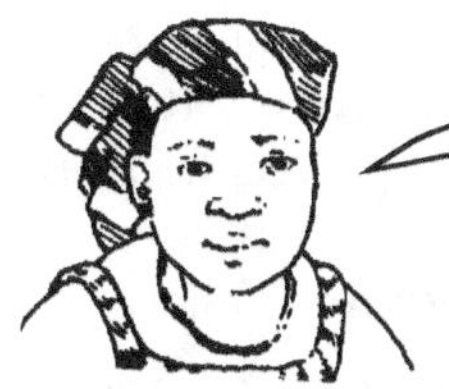

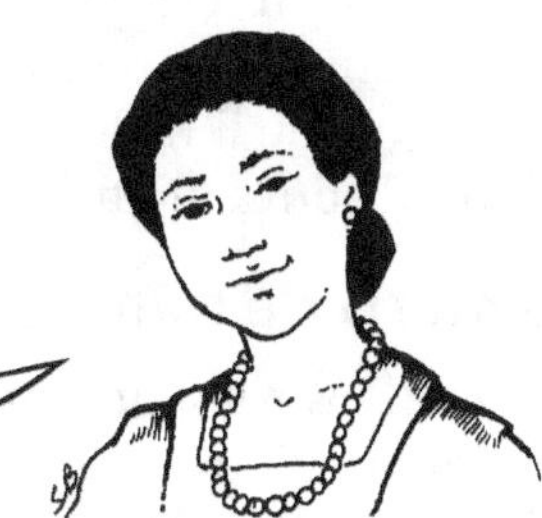

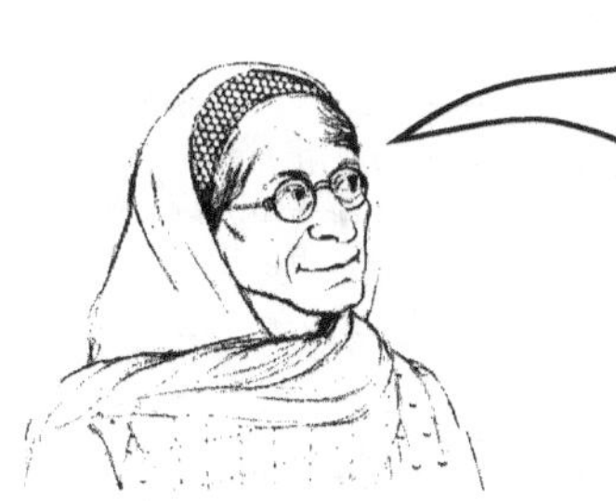

Lorsqu'une fille est instruite et a des aptitudes professionnelles, elle a plus de chances de trouver un partenaire aimable. En général, un emploi lui donne plus d'opportunités et l'estime de soi. Et il est plus facile pour les autres de croire qu'une femme handicapée qui a un emploi pourrait contribuer aux besoins de la famille.

PARTENAIRES VIOLENTS

Parfois, une femme sent qu'elle est obligée de se contenter de tout type de partenaires, même celui qui abuse d'elle, ou celui qui ne peut pas prendre soin d'elle, soutenir sa famille et elle-même. Souvent, une femme accepte d'être avec une personne qui lui fournira de l'argent pour soutenir sa famille. Une femme peut également pratiquer le commerce sexuel pour se nourrir ou pour subvenir à ses besoins afin de survivre. Quelques fois, c'est la femme qui travaille et l'homme récupère l'argent. Il lui dit qu'elle devrait être reconnaissante de l'avoir.

Lorsque la femme est valorisée par sa famille, sa communauté et elle-même, elle a des relations sexuelles avec une personne qui la traite bien. Elle refusera que ses partenaires la battent ou abusent d'elle.

Les mariages arrangés

Dans certaines communautés, les familles arrangent les mariages pour leurs filles. Lorsque c'est le cas, la femme handicapée devient moins importante que toute autre femme. Sa famille peut arranger son mariage avec toute personne qui voudra d'elle, même si ce dernier la maltraitera. La femme elle-même peut accepter le mariage parce qu'elle ne se valorise pas ou elle pense que personne d'autre ne voudra d'elle.

Parfois, l'époux peut exiger de la famille une dot plus élevée ou d'autres cadeaux parce que leur fille est handicapée. La femme handicapée peut également devenir la seconde épouse et elle recevra un traitement différent de celui la femme qui n'est pas handicapée. Si un homme exige plus d'argent ou de cadeaux pour combler le handicap d'une femme, c'est le signe qu'il ne la respecte pas en tant que femme. Souvent, il abusera d'elle en utilisant d'autres méthodes également (voir Chapitre 14).

Les maris de minuit

Dans certains pays, un homme rendra visite à une femme handicapée seulement pendant la nuit pour des rapports sexuels. Ensuite, il s'en ira le matin pendant qu'il fait toujours sombre. Ces hommes sont souvent appelés les maris de minuit. Généralement, ils arrêteront de lui rendre visite lorsqu'elle contracte une grossesse, et ils n'apportent presque jamais de soutien financier pour prendre soin de l'enfant.

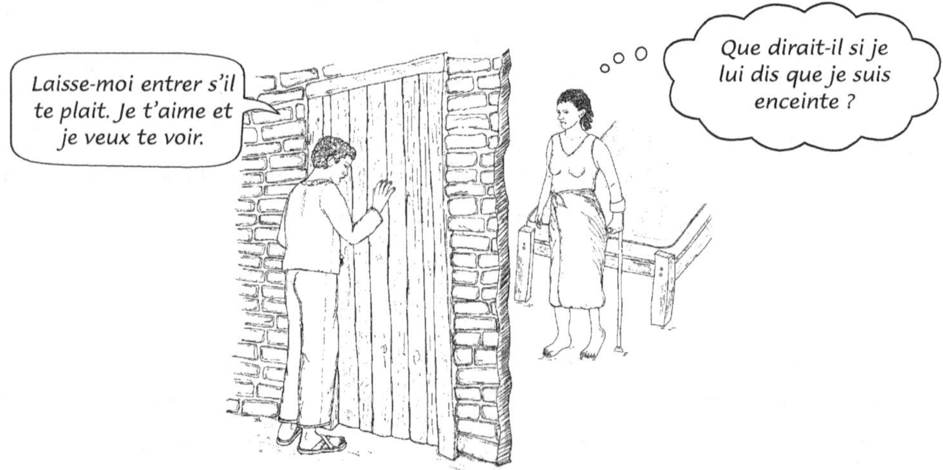

COMMENT RESSENTIR DU PLAISIR DES RAPPORTS SEXUELS

C'est naturel pour une femme de vouloir partager du plaisir sexuel avec son partenaire. Toutefois, une femme peut ne pas ressentir du plaisir pendant les rapports sexuels. De nombreuses raisons peuvent expliquer ceci. Lorsque son partenaire est un homme, il ne peut pas savoir que le corps d'une femme réagit différemment aux attouchements sexuels plus que celui d'un homme. La femme peut avoir entendue que les femmes devraient plus jouir des rapports sexuels que les hommes, ou qu'elle ne devrait pas dire ce qu'elle aime à son partenaire, que son partenaire soit un homme ou une femme.

Le handicap d'une femme peut l'empêcher de ressentir du plaisir. Elle peut également avoir besoin de trouver différentes méthodes pour avoir des rapports sexuels qui lui procurent du plaisir— particulièrement si elle vient d'être victime de handicap. Tout comme elle prend soin de son hygiène personnelle au quotidien en tenant compte de son handicap, elle peut également avoir des rapports sexuels adaptés à son handicap de sorte à en tirer du plaisir.

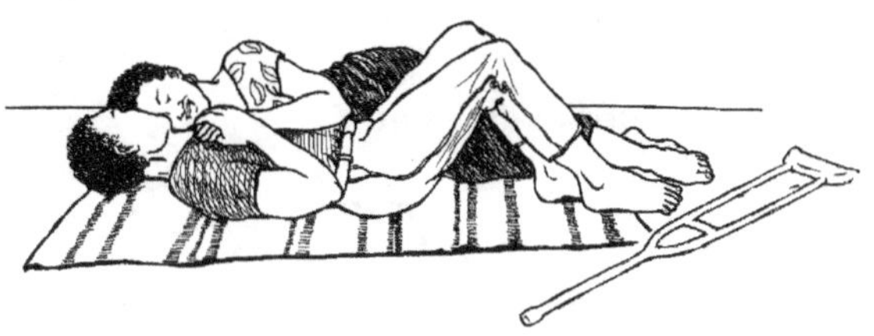

Une femme peut avoir des rapports sexuels avec un homme, une femme, ou se masturber.

COMMENT LE CORPS RÉAGIT AU PLAISIR SEXUEL

Les hommes et les femmes ressentent le désir sexuel, mais leur corps réagit différemment aux pensées et attouchements sexuels. Lorsque les hommes et les femmes ont des pensées sexuelles ou lorsqu'ils sont touchés sexuellement, ils s'excitent. Plus ils ont des pensées sexuelles ou sont touchés sexuellement, plus ils sont excités. Il est plus facile d'observer l'excitation sexuelle chez l'homme au niveau de son pénis qui s'endurcit.

Le corps de la femme s'excite également, mais il est difficile de l'observer. Le clitoris s'endurcit et peut prendre du volume, et les lèvres ainsi que les parois du vagin deviennent sensibles au toucher. Le vagin devient humide avec un liquide clair et gluant. Les mamelons peuvent également prendre du volume et devenir sensibles.

Si le toucher et la pensée sexuels continuent, la tension sexuelle monte jusqu'à ce qu'elle atteigne son maximum de plaisir et l'orgasme (jouir). Lorsque l'orgasme est atteint, l'énergie et la tension sont libérées dans le corps, particulièrement dans le vagin. En général, après l'orgasme, une femme se sent détendue et très à l'aise.

Lorsqu'un homme atteint son maximum de plaisir, son pénis secrète du sperme, un liquide contenant des spermatozoïdes (l'éjaculation). Après l'orgasme, son corps se détend et son pénis se ramolli à nouveau.

Le fait de toucher son clitoris est généralement le moyen pour qu'une femme atteigne l'orgasme. Elle peut également atteindre l'orgasme à partir du frottement à l'intérieur de son vagin avec le pénis ou les doigts. Ses seins et son anus peuvent aussi être sensibles au toucher. Une femme a généralement besoin de plus de temps pour atteindre l'orgasme, contrairement à un homme.

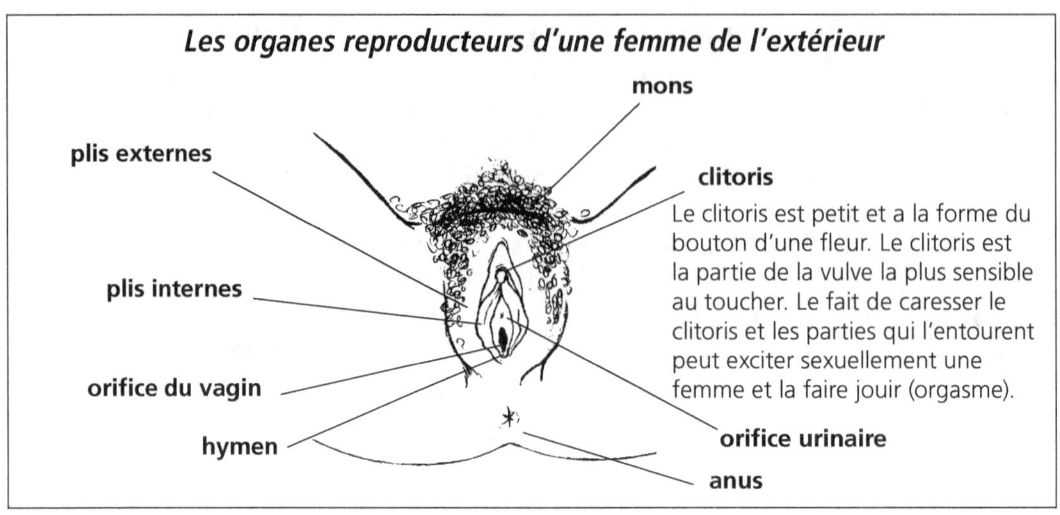

La plupart des femmes ont la possibilité d'avoir un orgasme, mais leur corps et leur expérience diffèrent. Les femmes qui ont moins de sensations dans le bas du corps peuvent avoir besoin de plus de pression et de toucher ferme sur le clitoris, souvent au même moment que la pression sur le vagin afin d'atteindre l'orgasme. Même les femmes atteintes de la lésion de la moelle épinière et les femmes qui ne ressentent rien dans leur corps ont aussi un orgasme, bien que ce soit de manière différente.

Différentes femmes ont différents endroits de leur corps qui leurs procurent du plaisir et qu'elles aiment qu'on touche. La plupart des personnes considère les organes génitaux ou les seins d'une femme comme les parties « sexuelles » de son corps. Toutefois, ses mains, son cou, son visage, et son ventre peuvent également être des endroits sensibles qui lui procurent du plaisir lorsqu'on les touche. Pour les femmes paralysées ou qui sont atteintes de lésion de la moelle épinière, ces endroits peuvent être si sensibles qu'elles ressentent du plaisir tel que l'orgasme lorsqu'on les touche.

Tous les sens—toucher, odorat, ouïe, goût, et vue —peuvent être des moyens importants et satisfaisants pour avoir du plaisir. Chaque personne, homme ou femme, handicapé ou non, expérimente ces sens à sa manière. Pour une femme aveugle, le fait de pouvoir toucher, sentir, et entendre pourrait être le plus important. Pour une femme sourde, le fait de toucher et de voir peut être la partie la plus satisfaisante lors des rapports sexuels.

Une femme peut s'informer sur les parties sensibles de son corps et sur la manière dont elle pourrait atteindre l'orgasme en se masturbant ou en informant son partenaire de ce qu'elle aime. Ceci sera notamment utile pour une femme qui vient d'être victime d'un handicap. Cela peut également apaiser son partenaire de pouvoir connaître les méthodes pour la satisfaire.

Les différentes méthodes pour avoir des rapports sexuels

Il existe différentes méthodes par lesquelles les personnes peuvent avoir des rapports sexuels pour un plaisir partagé. Les gens pensent généralement que les rapports sexuels se passent entre un homme et une femme, et seulement avec un pénis dans un vagin. Cependant, il existe d'autres moyens par lesquels les personnes ont de bons rapports sexuels et expriment leur amour vis-à-vis de leurs semblables. Les rapports sexuels ne se limitent pas qu'aux organes génitaux. Le fait d'embrasser, de câliner, et d'échanger fait également partie des rapports sexuels. Le fait de caresser le visage, les mains, le dos et le cou d'une personne est également une manière d'avoir des rapports sexuels. Le fait d'avoir des rapports buccogénitaux (lorsque l'un des deux partenaires utilise la bouche pour lécher, ou sucer les organes génitaux de l'autre) peut procurer du plaisir. Le fait de se caresser et de se frotter mutuellement les organes sexuels (la masturbation mutuelle) peut constituer une autre méthode de donner et avoir du plaisir sexuel.

Se caresser pour ressentir du plaisir (masturbation)

Vous pouvez vous caresser de sorte à ressentir du plaisir. Ceci est une bonne méthode pour connaître votre corps et savoir le type de caresse qui vous convient le mieux. Ceci peut également vous aider à être plus confiante et douée dans votre sexualité. De nombreuses communautés pensent que le fait de se caresser est mauvais ou nuisible, si bien que parfois, les gens ont honte de le faire. Toutefois, le fait de vous caresser ne cause pas 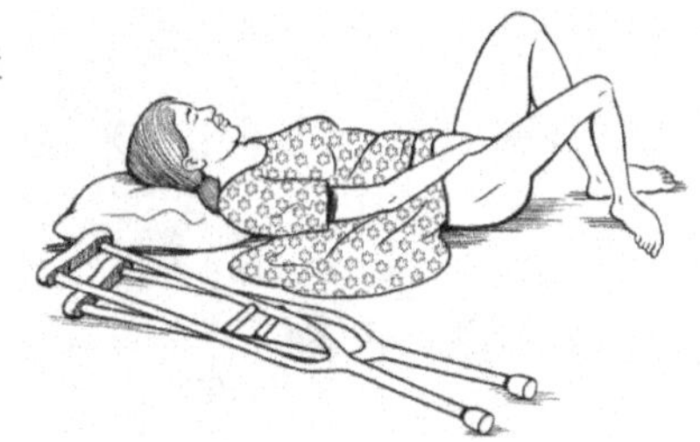 de problème ou n'épuise pas le désir sexuel. Cela peut constituer un bon moyen de ressentir du plaisir et satisfaire vos désirs que vous ayez un partenaire ou pas.

LES RAPPORTS SEXUELS DANS UNE RELATION

La plupart des femmes veut avoir des relations intimes et amoureuses avec une personne qui prend soin d'elles. Ces relations peuvent être avec d'autres personnes handicapées ou non. De nombreuses femmes entretiennent des relations avec des hommes, tandis que certaines préfèrent les femmes. Certaines sont mères et d'autres pas.

Pour les femmes handicapées et leurs partenaires, les rapports sexuels constituent souvent plus de moment de plaisir s'ils acceptent faire l'expérience et découvrir de nouvelles manières de faire les choses. Au lieu de vous focaliser sur des choses que vous ne pouvez pas faire (ou sur des choses difficiles à faire), concentrez-vous sur les choses que vous pouvez faire et qui vous procurent du plaisir à vos partenaires et à vous.

Le fait d'échanger avec votre partenaire

De nombreuses femmes ont honte de parler de—ou de ressentir—leurs désirs. Alors qu'il est naturel de ressentir des désirs et de vouloir une relation qui vous fait vous sentir bien. Si vous envisagez des rapports sexuels avec une personne, il sera utile de lui parler à l'avance des choses telles que les rapports sexuels protégés (pages 180 à 182) et la planification familiale (voir Chapitre 9).

Echanger avec votre partenaire sur toute limite dans vos déplacements et sur la manière dont votre corps peut réagir à la stimulation sexuelle. Parfois, un partenaire craint que les rapports sexuels fassent mal à une femme ou soient dangereux pour son handicap. Ceci peut conduire au manque de désir. Lorsque chaque partenaire connait le type d'échange et de toucher sexuels, ainsi que les autres choses de ce genre, les deux ont la possibilité de plus profiter des rapports sexuels. Les désirs de chaque personne diffèrent, alors la meilleure manière d'apprendre ce

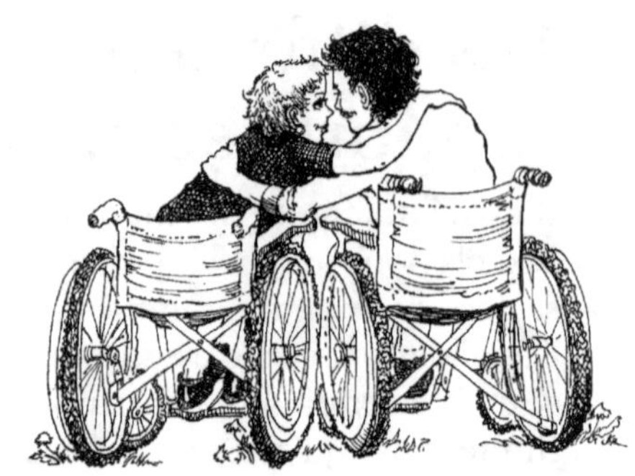

que l'autre aime c'est d'échanger et d'essayer. Les bonnes choses sur lesquels vous pouvez échanger sont :

- l'endroit le plus adapté pour les rapports sexuels. Par exemple : sur le lit, sur votre fauteuil roulant, ou à même le sol.
- le type de position qui vous fait mal, ou qui serait plus confortable pour vous.
- la manière dont votre handicap affecte le fonctionnement de votre corps.
- la manière dont vous pouvez avoir du plaisir tous les deux, et ce qui ne semble pas bon.
- si vous vous fatiguez vite, à quels moments de la journée ou de la semaine avez-vous le plus d'énergie pour les rapports sexuels.

Si votre partenaire est également votre donneur de soins, il peut être utile d'échanger sur la différence concernant le temps que vous passez ensemble pour les soins et celui que vous passez ensemble en tant que partenaires sexuels.

IMPORTANT ! Qu'une femme entretienne des relations sexuelles avec un homme ou une autre femme, il est important d'avoir des rapports sexuels protégés afin d'éviter les infections sexuellement transmissibles, notamment le VIH. Si votre partenaire ou vous avez eu des relations sexuelles avec une autre personne, il est également important d'aller faire un test de dépistage du VIH avant tout rapport sexuel avec votre partenaire (page 172). En plus, si vous voulez avoir des rapports sexuels sans contracter une grossesse, référez-vous aux informations sur la planification familiale (Chapitre 9) et la contraception d'urgence (page 205).

La sexualité pour les femmes qui deviennent handicapées

Une femme qui devient handicapée suite à un accident ou une maladie peut trouver que ses sensations sexuelles changent. Certaines femmes ont moins de sensations sexuelles ou se désintéressent des rapports sexuels pendant un moment. Parfois, les femmes pensent qu'elles ne sont plus capables d'avoir du plaisir et de profiter des rapports sexuels. Chaque femme a besoin d'être informée sur la manière dont son handicap affecte sa sexualité. Si elle a une partenaire, les deux ont besoin d'informations sur la manière dont la sexualité peut être affectée par le handicap.

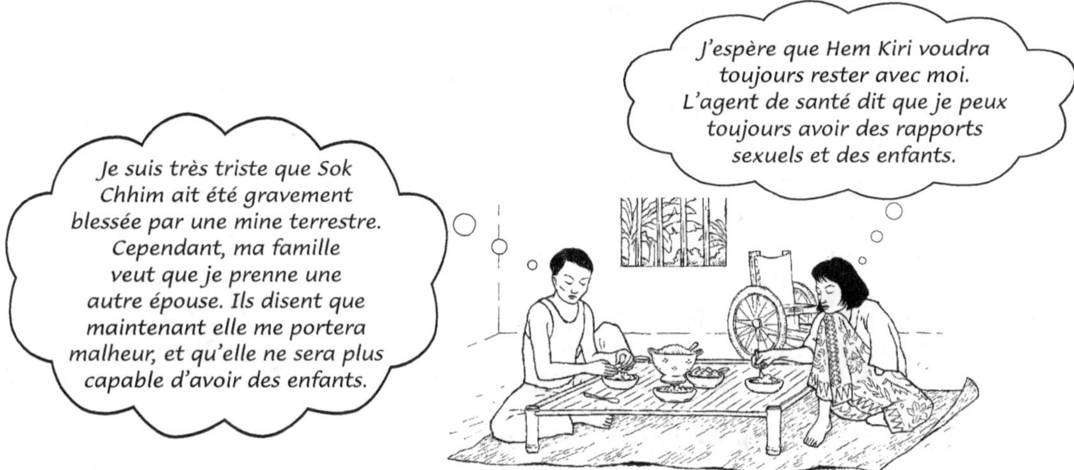

Si vous étiez dans une relation sexuelle avant votre handicap, vous pourriez avoir peur d'avoir des rapports sexuels de nouveau. Vous pouvez être préoccupée par le fait que votre partenaire ne vous trouvera plus sexuellement attirante. Votre partenaire et vous pouvez aussi être préoccupés par le fait que vous ne pourrez plus être satisfaite. Il est important pour vous d'avoir des discussions sur vos sentiments et les changements que vous devez opérer. La manière dont vous avez les rapports sexuels peut être différente, mais comme la plupart des couples, vous trouverez des moyens pour avoir des rapports sexuels et vous satisfaire mutuellement. Ceci est particulièrement vrai lorsque vous étiez dans une relation de confiance et de bonne communication avant le handicap.

INTIMITÉ

Trouver le bon moment et l'endroit pour avoir des rapports sexuels peut s'avérer difficile pour les femmes handicapées, surtout si elles ont besoin de l'aide d'une autre personne pour être prêtes. Cela peut être également difficile pour les femmes qui vivent avec leurs parents ou d'autres proches.

Il n'existe pas de réponse toute faite à ce problème, surtout si votre famille ou les donneurs de soins ne pensent pas que vous devriez avoir des rapports sexuels. Parfois, il peut être utile d'échanger avec les personnes qui vous aident. Vous pouvez également essayer de parler à une personne en qui vous avez confiance, qui pourra ensuite parler à votre famille et aux donneurs de soins. Il est également important d'échanger avec d'autres femmes handicapées pour des partages d'expériences.

Certaines personnes trouvent elles-mêmes les moyens pour s'en sortir. Par exemple, une femme peut avoir des rapports sexuels avec son partenaire pendant qu'elle est sur son fauteuil roulant. Alors, elle n'a besoin de personne pour la déplacer sur un lit. Et certaines trouvent que les donneurs de soins sont sensibles à leurs besoins et veulent soutenir leurs relations.

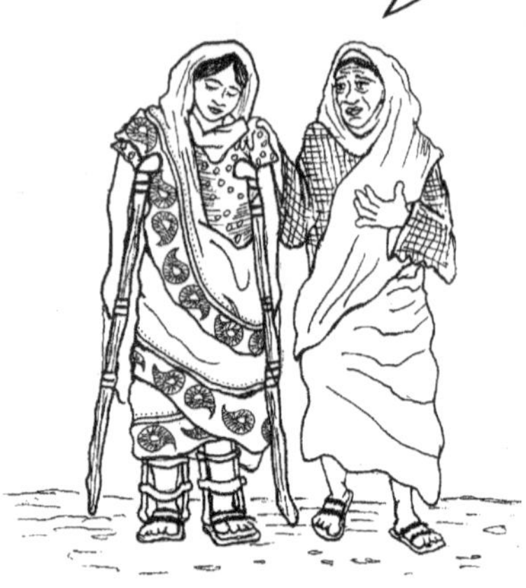

TROUVER UNE POSITION CONFORTABLE

Si vos mouvements sont limités, vous devez essayer de trouver une position confortable pour les rapports sexuels. Les femmes qui souffrent de paralysie cérébrale, de faiblesses musculaire, de contraction musculaire ou spasmodicité, d'arthrite, ainsi que les femmes dont le handicap provoque des douleurs ou des faiblesses peuvent avoir besoin de l'aide de l'autre partenaire pour trouver une position confortable. Le fait d'utiliser un oreiller ou un tissu enroulé peut vous être utile pour soutenir vos jambes ou hanches. De plus, si le poids d'un partenaire provoque des douleurs, essayez une position dans laquelle vous êtes tous les deux couchés sur les côtés ou assis sur une chaise ensemble. Cela peut faciliter le fait de s'embrasser ou de se toucher. Toutefois, les rapports sexuels avec le pénis dans le vagin ou l'anus peuvent être difficiles. Le sexe oral est plus facile si les deux partenaires peuvent se coucher dans la bonne position.

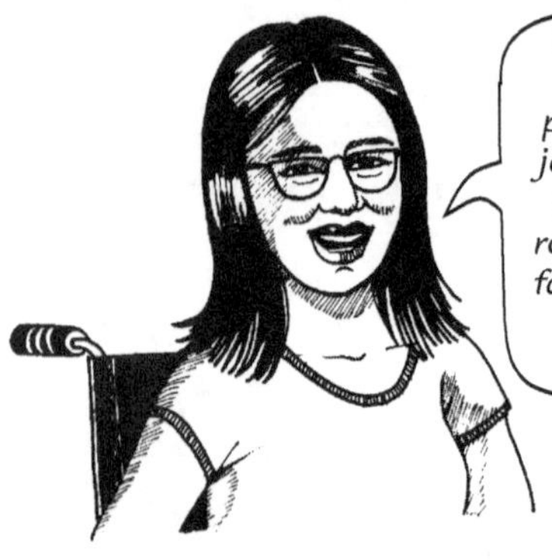

Si vous êtes paralysée, vous savez probablement le nombre de temps que vous pouvez prendre pour vous déplacer et les types de positions que votre corps peut supporter. Selon le degré de votre paralysie, il peut être nécessaire de demander l'assistance d'un partenaire ou d'un donneur de soins à qui vous avez confiance.

Les positions utilisées lors d'un examen pelvien (page 133) peuvent être également utilisées lors des rapports sexuels. Et les positions pour « des rapports sexuels plus sûrs » (page 182) peuvent aussi être utiles.

Les problèmes éventuels lors des rapports sexuels

Les douleurs pendant les rapports sexuels

En principe, les rapports sexuels ne devraient pas faire mal. Parfois, la douleur est causée par le handicap de la femme, mais aussi à d'autres facteurs. Quelquefois, la femme ressent la douleur lorsque le pénis de l'homme, ou les doigts ou la main du partenaire pénètre son vagin :

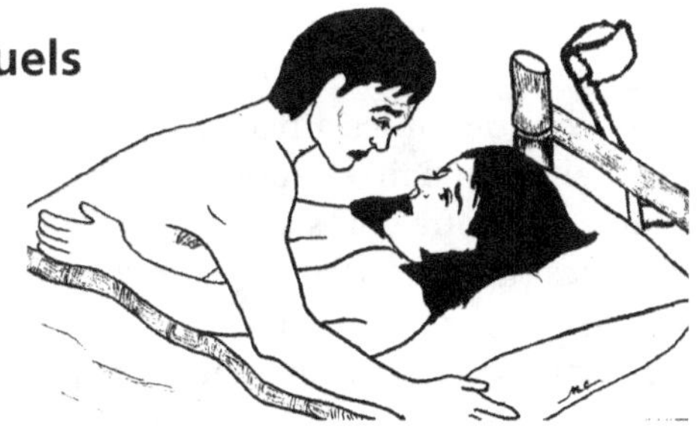

- Son partenaire la pénètre trop tôt, avant qu'elle ne soit détendue et que son vagin soit assez humide.
- Elle se sent coupable ou a honte, ou ne veut pas avoir de rapports sexuels.
- Elle a une infection ou une tumeur dans son vagin ou son bas ventre.
- Elle a été excisée ou cousue (mutilation génitale féminine ou infibulation).

Certaines femmes souffrant de contraction musculaire ou de lésions de la moelle épinière peuvent ressentir de la douleur lorsqu'on les pénètre dans le vagin. Alors, essayez de trouver une autre méthode de faire les rapports sexuels qui vous procure à tous les deux du plaisir.

L'humidité du vagin

Les rapports sexuels peuvent être douloureux si le vagin n'est pas assez humide. Lorsqu'une femme est sexuellement excitée, son vagin devient généralement humide ; cela est naturel. Mais parfois, du fait de son handicap, son vagin est moins susceptible d'être humide. Ceci peut arriver à de nombreuses femmes, notamment à celles souffrant de polyarthrite rhumatoïde et de lésion de la moelle épinière

Une manière courante de rendre le vagin plus humide est de prendre plus de temps pour faire les rapports sexuels, pour permettre au corps de produire plus d'humidité. Vous pouvez également utiliser un lubrifiant pour faciliter la pénétration et éviter les lésions de la peau.

IMPORTANT ! Lorsque vous utilisez un préservatif en latex lors des rapports sexuels, il est nécessaire de ne utiliser pas de l'huile, de la vaseline, de la pommade, de l'huile minérale ou de la lotion pour rendre le vagin plus humide. Tout ceci peut endommager le préservatif. Utilisez plutôt un lubrifiant à base d'eau tel que le lubrifiant *KY Jelly* avec le préservatif.

Dans certains endroits, les personnes préfèrent avoir des rapports sexuels lorsque le vagin est très sec. Alors certaines femmes mettent des plantes ou de la poudre dans leur vagin, ou elles passent leur vagin à l'eau (se doucher) avant les rapports sexuels. Cependant, lorsque le vagin est sec, il peut s'irriter au cours des rapports sexuels, l'exposant ainsi au VIH et à d'autres IST.

Les muscles et les articulations douloureux

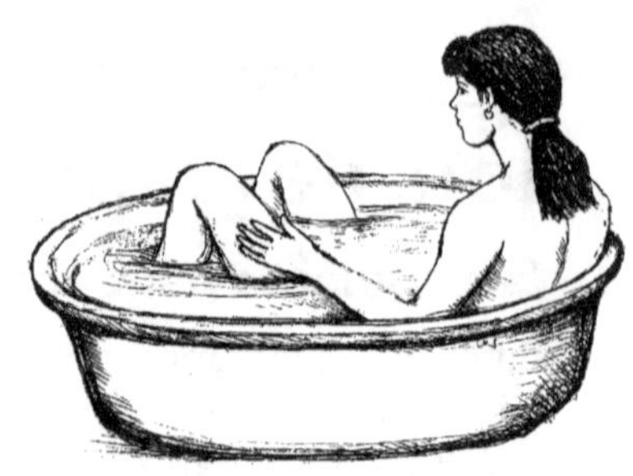

Parfois, un handicap tel que l'arthrite peut provoquer des douleurs chez la femme lorsqu'elle fait des mouvements inhabituels. Si cela vous arrive, la chaleur peut vous aider à soulager votre douleur. Appliquez un tissu trempé dans de l'eau chaude sur les articulations douloureuses ou enflées, ou prenez un bain chaud avant les rapports sexuels. Ceci peut aider votre corps à se détendre pour que vous profitiez plus des rapports sexuels. Si vous utilisez des médicaments pour soulager votre douleur, essayez de les prendre à un moment de la journée qui vous permettra de bien vous sentir lorsque vous voulez avoir des rapports sexuels.

Le spasme musculaire

Lorsqu'une femme souffre d'un handicap, tel que la paralysie cérébrale et qu'elle est sexuellement excitée, ses muscles peuvent se contracter soudainement (spasme musculaire). Un spasme musculaire n'est pas dangereux ou nuisible, à moins que cela ne perdure. Il est inutile d'arrêter d'avoir les rapports sexuels. Parfois, le fait d'appuyer délicatement sur le muscle contracté peut permettre de soulager le spasme. Quelquefois, le fait d'étendre délicatement le muscle peut aussi soulager le spasme. Toutefois, évitez de tirer sur le muscle et d'essayer d'arrêter la contraction. Si vous prenez des médicaments pour prévenir le spasme musculaire, il faudra prendre le médicament avant les rapports sexuels.

Les soins de la vessie et des intestins

Il est préférable de faire ses besoins et d'uriner avant les rapports sexuels. Si une poche de jambe est utilisée pour collecter l'urine à partir d'un cathéter, assurez-vous qu'elle soit vide. Pour éviter les accidents au niveau de la vessie et des intestins pendant les rapports sexuels, il est préférable d'éviter de manger et de boire juste avant les rapports sexuels.

Si vous utilisez constamment un cathéter d'urine, il peut se percer ou se nouer pendant les rapports sexuels. Assurez-vous que le tube ne se plie pas ou ne se tord pas. Il est également possible d'enlever un cathéter fixé (Foley) depuis environ 4 heures. Mais avant de faire cela, il faut prendre des précautions pour prévenir les infections (pages 102 à 104). En général, il est préférable de laisser le cathéter à l'intérieur pendant les rapports sexuels.

Lorsqu'une femme retire son cathéter pendant les rapports sexuels, elle est susceptible d'uriner pendant l'acte. A cause du cathéter, sa vessie n'a pas l'habitude de retenir l'urine qui coule par la suite. Il y a également des chances qu'elle défèque pendant les rapports sexuels. Gardez un tissu ou une serviette à côté pour palier à la situation le cas échéant.

Il peut être utile de discuter à l'avance avec votre partenaire de la possibilité que cela arrive. C'est un sujet difficile et chaque personne à sa manière d'en parler. Certaines femmes en parlent comme tout autre sujet de la vie, tandis que d'autres en parlent avec humour ou trouvent une manière d'en rire.

IMPORTANT ! Un préservatif peut se déchirer ou éclater lorsqu'il se frotte au cathéter. Pour éviter cela, appliquez un lubrifiant à base d'eau sur l'extérieur du préservatif ou à l'intérieur du vagin.

IMPORTANT !   Pendant les rapports sexuels, certaines femmes souffrant de lésion de la moelle épinière peuvent avoir une pression sanguine soudaine élevée avec de terribles maux de tête, des rougeurs de la peau ou des battements de cœur rapides. C'est l'aréflexie (pages 117 à 119) et cela peut constituer un grave problème de santé. Pour éviter cela, assurez-vous de déféquer et d'uriner avant les rapports sexuels. .

Vous vous sentez trop fatiguée

Votre handicap peut vous faire ressentir la fatigue une bonne partie de la journée. Vous pouvez également prendre des médicaments qui vous fatiguent. Cela peut faire baisser votre désir sexuel. Essayez d'avoir les rapports sexuels au moment de la journée où vous vous sentez le moins fatiguée. Si cela n'est pas pratique, demandez à un agent de santé s'il n'y a pas de danger si vous prenez vos médicaments à un autre moment de la journée.

Lorsque vous vous fatiguez vite, ou lorsque vos muscles ne sont pas très solides, vous voudrez avoir des rapports sexuels plus lentement ou délicatement, parce que vous n'aurez pas besoin de dépenser beaucoup d'énergie.

Si vous vous sentez trop fatiguée pour des rapports sexuels passionnels, vous pouvez toujours trouvez un moyen de procurer du plaisir à votre partenaire. Vous pouvez aussi demander à votre partenaire de vous caresser. Souvent, des caresses peuvent réduire les douleurs d'une femme et la permettre de mieux dormir. Cela peut également procurer beaucoup de joie aux deux partenaires.

Le manque de désir

Il existe plusieurs raisons pour lesquelles la femme ressent moins de désir ou de plaisir pendant les rapports sexuels. Le manque de désir peut être dû au handicap et à d'autres facteurs. Votre désir peut diminuer si :

- Vous vous sentez fatiguée après un travail laborieux, si vous ne mangez pas assez, si vous avez un bébé, ou si vous souffrez de handicap.

- Vous avez un partenaire que vous n'aimez pas ou qui vous traite mal.

- Votre handicap provoque des douleurs et vous vous déplacez difficilement.

- Vous vous sentez mal à propos de votre corps ou avez honte de votre handicap.

- Vous êtes déprimée ou si vous vous sentez mal la plupart du temps.

- Quelqu'un vous a blessé ou forcé à avoir des rapports sexuels par le passé.

- Vous avez peur de contracter une grossesse ou une infection sexuellement transmissible.

Lorsqu'une femme manque de désir, son corps produit moins d'humidité naturelle, et elle peut sentir le besoin d'utiliser du lubrifiant pour éviter les douleurs pendant les rapports sexuels (voir page 151).

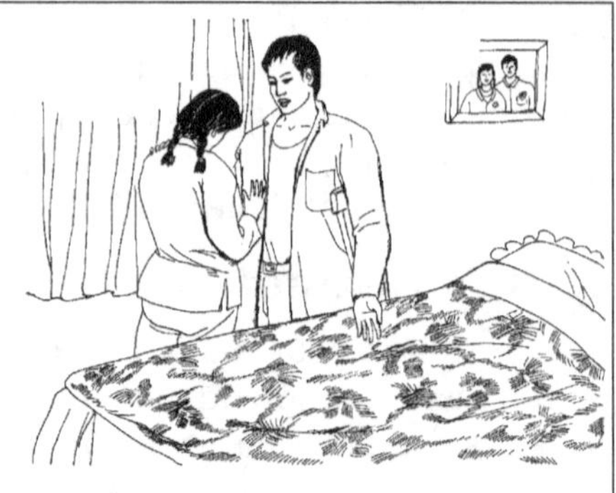

Les rapports sexuels après un abus sexuel ou un viol

Lorsqu'une femme a été abusée sexuellement ou violée, il lui faudra assez de temps pour bien se sentir dans sa peau et aimer les rapports sexuels à nouveau. Même après la disparition des signes corporels de la violence, la femme porte les séquelles émotionnelles et de mauvais souvenirs. Vous aurez plus d'informations dans les relations sexuelles après le viol (page 305).

Si vous sentez un manque de désir, essayez d'imaginer les choses qui vous donnent le plaisir sexuel. Les pensées et les fantasmes sexuels peuvent vous aidez à vous considérer en tant qu'une femme qui a des désirs. Ils peuvent également vous aider à ressentir une excitation qui peut humidifier votre vagin pour vous permettre de profiter des rapports sexuels. Le fantasme peut être une chose à laquelle vous pensez en étant seule ou quelque chose que vous partagez avec votre partenaire.

Travail pour le changement

Le changement de la mentalité et de l'attitude des gens à propos de la sexualité et du droit à la sexualité des femmes handicapées peut prendre beaucoup de temps. Cependant, avec le temps, le changement peut s'opérer. Il est important pour une femme handicapée de se sentir bien dans sa peau. Une femme qui se valorise sera plus susceptible d'espérer un partenaire qui la respecte.

Ce que les femmes handicapées peuvent faire

- Nous devons nous former sur la sexualité et sur nos propres sentiments.

- Échanger avec des femmes handicapées ou d'autres femmes de confiance pour apprendre davantage sur la sexualité. Même si nous n'avons reçu aucune éducation sexuelle à notre adolescence, nous pouvons apprendre maintenant.

- Se conseiller mutuellement concernant les méthodes qui nous permettront de comprendre et de profiter de notre sexualité.

- Former ou se joindre à un groupe avec d'autres femmes handicapées afin de se soutenir et de valoriser la vie sexuelle et familiale de chacune.

- S'engager pour la prise en compte des femmes handicapées dans tous les programmes d'éducation sur la sexualité.

- Plaider et s'engager pour le respect des besoins sexuels de toutes les femmes.

- Trouver des moyens pour exprimer notre sexualité et jouir de notre identité en tant que femmes.

Nous, les femmes handicapées de la communauté, nous nous sommes réunies et nous nous imposons en tant que femmes. Ensemble, nous trouvons des méthodes pour exprimer notre féminité et notre sexualité. Certaines d'entre nous ont des fleurs dans les cheveux ou un 'bindi' sur le front. Parfois, nous décorons nos mains et pieds avec des motifs complexes au henné, nous portons des chaînes et des bijoux aux pieds, et nous prenons des bains d'huile comme rituel. Toutes ces choses nous aident à explorer notre sexualité et à nous sentir bien dans notre peau. Nous apprenons à nous considérer comme le type de femmes auquel nous aspirons.

— Un groupe de femmes handicapées de Tamil Nadu en Inde

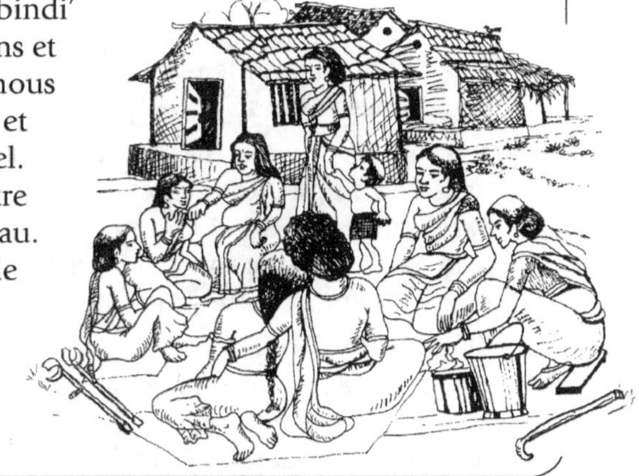

Ce que les familles et les donneurs de soins peuvent faire

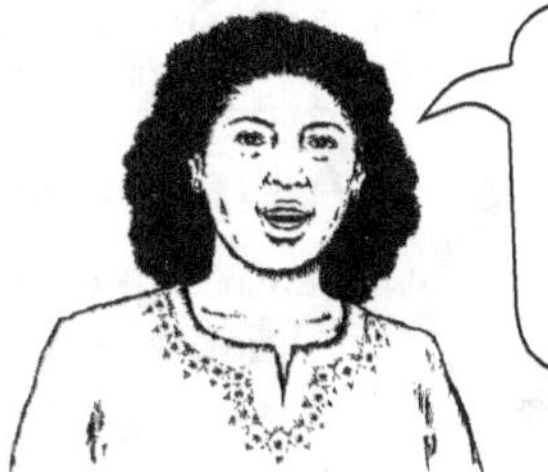

- Traiter une fille handicapée de la même manière que les autres enfants. Cela l'aidera à se sentir bien dans sa tête et dans sa peau en grandissant. Lorsqu'elle grandira, il sera plus facile pour elle d'avoir une relation amoureuse et de respect avec son partenaire.

- Soutenir une fille pendant l'adolescence, lorsqu'elle passe de la jeune fille à la femme. Si une fille handicapée est bien informée sur la sexualité, a la permission de se rendre coquette, et n'est pas victime de discrimination concernant son apparence, elle se sentira bien dans sa peau et vivra bien sa sexualité. Par conséquent, son estime de soi se renforcera.

- Veiller à ce que les filles et les femmes handicapées soient impliquées dans les discussions et les cérémonies sur la sexualité et la féminité.

- Soutenir les femmes handicapées dans leurs décisions concernant les potentiels époux et les partenaires aimables.

- N'arranger pas de mariage pour une femme handicapée si l'époux ou la famille demande beaucoup d'argent ou des cadeaux pour « compenser » le handicap de la femme.

- Encourager les femmes de la communauté à considérer les femmes handicapées comme des femmes comme elles ; qui ont les mêmes besoins sexuels que les autres femmes, et à les traiter avec respect.

> C'est normal que tout le monde veuille des relations amoureuses.
> Il en est de même pour une femme handicapée.

Ce que la communauté peut faire

- Assurez-vous que les femmes handicapées soient prises en compte et qu'elles aient d'importants rôles dans les cérémonies communautaires sur la sexualité et la féminité.

- Engagez-vous pour le respect de la sexualité de toutes les femmes et filles.

- Adaptez les programmes d'éducation pour une prise en compte des filles et femmes handicapées. Par exemple, laissez les femmes aveugles utiliser le préservatif par le toucher. Utilisez des images et maquettes pour les femmes sourdes, malvoyantes et malentendantes.

- Accorder de l'attention aux filles et aux femmes handicapées, notamment celles qui ont des difficultés pour apprendre et comprendre. Elles sont souvent plus vulnérables aux violences sexuelles. La sécurité des femmes est l'affaire de toute la communauté. Pour plus d'informations sur l'assistance aux femmes victimes d'abus, voir Chapitre 14.

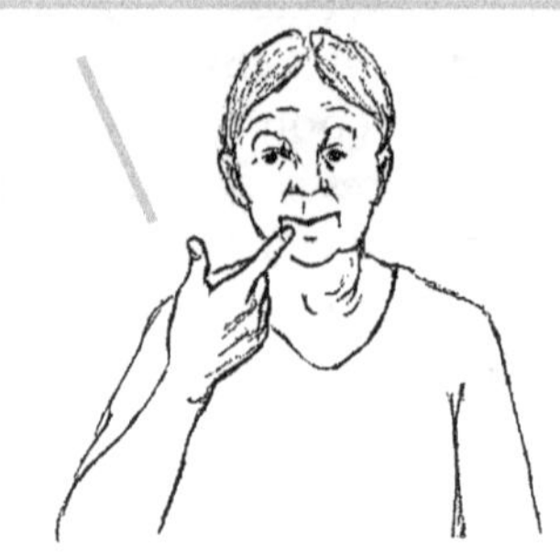

Former les femmes handicapées comme des agents de santé pour qu'elles forment d'autres filles et femmes sur la sexualité.

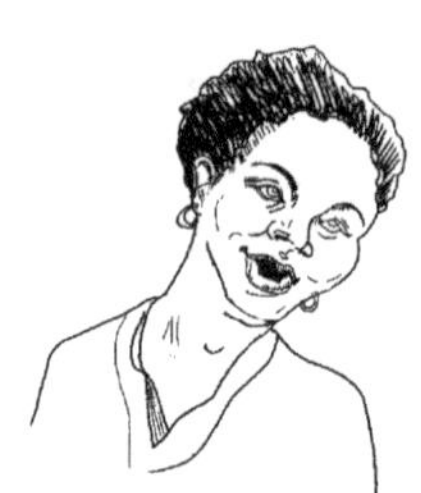

A l'agent de santé :

Beaucoup de femmes handicapées ont des questions sur la sexualité. Mais elles ont parfois peur ou honte de les poser. En tant qu'agent de santé, vous pouvez aider en vous apprenant davantage sur les manières dont les femmes handicapées peuvent avoir une vie sexuelle et en discutant avec elles de leurs préoccupations et attentes.

Vous pouvez travailler avec les femmes handicapées en organisant des évènements ou des programmes qui aident les femmes et filles vivant avec un handicap. Dans une communauté, un groupe de jeunes femmes handicapées invite, chaque année, un agent de santé et un gynécologue à prendre part à une conversation de groupe sur la santé sexuelle. Les femmes échangent et posent des questions sur la sexualité et la santé.

Vous pouvez également aider les femmes et les filles handicapées à avoir des bonnes informations sur la transformation de leur corps. Vous pouvez leur expliquer ce que veut dire être femme, et répondre à leurs questions sur la sexualité. En tant qu'agent de santé, vous pouvez travailler à changer la mentalité et les attitudes qui empêchent les filles et les femmes handicapées d'être à l'aise avec leur corps et leur sexualité.

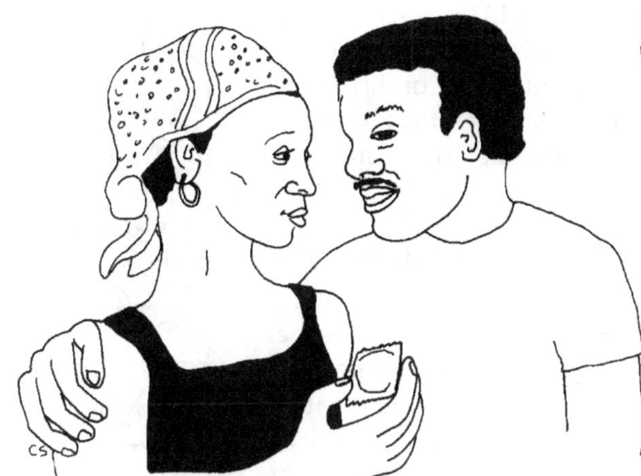

CHAPITRE 8

Santé sexuelle :
Eviter les infections sexuellement transmissibles, y compris le VIH/SIDA

La santé sexuelle est un état physique et émotionnel de bien-être qui nous permet de jouir et d'exprimer nos désirs sexuels. Nous pouvons rester en bonne santé sur le plan sexuel en étudiant notre corps et ce qui nous procure du plaisir, et en réduisant le risque de grossesses indésirées et d'infections sexuellement transmissibles.

Dans plusieurs communautés, les croyances néfastes sur la définition de la femme peuvent empêcher les femmes d'avoir une sexualité normale. En raison du fait que les femmes ont peu de contrôle sur les décisions concernant les rapports sexuels, et n'arrivent pas parfois à refuser d'avoir des rapports sexuels, de millions de femmes contractent le VIH et autres infections sexuellement transmissibles (IST) chaque année dans le monde.

Les gens pensent souvent qu'une femme handicapée ne peut pas contracter une infection. Cela n'est pas vrai. Les femmes handicapées peuvent contracter les mêmes infections qu'une femme qui ne souffre pas de handicap.

En fait, les filles et les femmes handicapées sont plus exposées aux IST que les femmes qui ne souffrent pas de handicap. En plus de ne pas avoir accès aux informations sur la santé sexuelle, elles décident peu du moment et de la personne avec qui elles ont des rapports sexuels. Cela les rend plus vulnérables aux abus sexuels, et les expose aux infections sexuellement transmissibles, y compris le VIH. Pour plus d'information sur les abus sexuels des femmes handicapées, voir le Chapitre 14.

Ce chapitre contient des informations sur le VIH/SIDA et autres infections sexuellement transmissibles, et la manière de les éviter. Avec de bonnes informations, les femmes peuvent prendre des mesures pour se protéger et avoir une sexualité sans risque.

Définition des infections sexuellement transmissibles

Les infections sexuellement transmissibles ou IST sont des infections transmises d'une personne à une autre lors des rapports sexuels. Les IST peuvent être transmises d'une personne à une autre à travers tout type de rapport sexuel. Cela peut être les rapports sexuels normaux, la sodomie, ou le sexe oral (fellation ou cunnilingus). Parfois, une IST peut se transmettre en frottant un pénis ou un vagin infecté contre les organes génitaux d'une autre personne.

LES INFECTIONS NON-TRAITÉES SONT DANGEREUSES

Plusieurs IST peuvent être traitées avec des médicaments. Si elles ne sont pas traitées rapidement, les IST peuvent entraîner l'infertilité chez l'homme et la femme, la naissance d'enfants prématurés, trop petits ou aveugles, des grossesses extra-utérines, douleurs dans le bas-ventre, cancer du col de l'utérus, et la mort.

Signes d'une IST:

Vous souffrez peut-être d'une IST si vous présentez l'un des signes suivants:

- Écoulement inhabituel du vagin ;
- Odeur inhabituelle du vagin;
- Douleur ou sensation inhabi tuelle dans le vente (bas-ventre), notamment pendant les rapports sexuels avec le pénis dans le vagin ;
- Démangeaisons, rougeur, grosseur ou plaie sur les organes génitaux.

Vous serez peut-être en mesure de détecter ces signes en fonction de votre handicap. Vous devez peut-être demander à une personne en qui vous avez confiance de vous aider.

Changement des écoulements vaginaux

Il est normal d'avoir de l'humidité ou un écoulement provenant du vagin. Cela est un moyen naturel à travers lequel le vagin se nettoie et se protège. L'écoulement change pendant les menstrues. Il devient plus épais, plus clair et gluant environ 14 jours avant les menstrues. D'autres changements de la quantité, de la couleur, ou de l'odeur des écoulements vaginaux sont les signes d'une infection, mais il est difficile de dire de quel type d'infection il s'agit. Pour plus d'informations sur les écoulements, voir pages 111 à 113.

Comment détecter les signes d'une IST

Si vous êtes aveugle : Lorsque vous lavez vos organes génitaux, utilisez vos doigts pour sentir tout écoulement, grosseur ou plaies inhabituels. Faites cela une fois par semaine. Si vous le faites chaque jour, il sera difficile de remarquer les changements.

Si vous avez perdu l'usage de vos mains : Si vous n'êtes pas en mesure d'utiliser vos doigts pour sentir ou détecter des changements dans vos organes génitaux, essayez d'utiliser un miroir. Si vous ne pouvez pas tenir le miroir, déposez-le par terre et accroupissez-vous dessus.

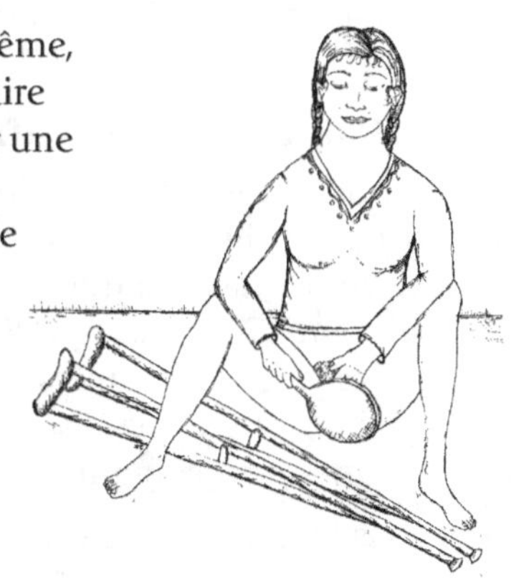

Si vous souffrez d'une lésion de la moelle épinière : Si vous pouvez sentir et regardez vos organes génitaux, faites ceci une fois par semaine pendant votre bain. Si vous n'êtes pas en mesure de le faire vous-même, demandez à quelqu'un en qui vous avez confiance de le faire pour vous. Vous ne serez peut-être pas en mesure de sentir une douleur dans votre ventre ou des démangeaisons dans vos organes génitaux. Mais, si vous souffrez d'une IST et qu'elle n'est pas traitée rapidement, vous pouvez contracter l'aréflexie (pages 117 à 119). Cela est dangereux.

Si vous avez perdu l'usage de vos jambes : Si possible, trouvez une position dans laquelle vous pouvez sentir vos organes génitaux avec vos doigts pendant votre bain, ou utilisez un miroir pour les examiner. Si nécessaire, demandez à quelqu'un en qui vous avez confiance de vous aider à écarter les jambes.

TRICHOMONAS

Le trichomonas est une IST très désagréable qui provoque des démangeaisons. En général, les hommes ne présentent pas de signes, mais ils peuvent contaminer une femme pendant les rapports sexuels.

Signes :

- Écoulement pétillant gris ou jaune ;
- Rougeurs et démangeaisons dans les organes génitaux et le vagin ;
- Écoulement sentant mauvais ;
- Douleur ou brûlure pendant les urines.

Si vous faites un test qui confirme que vous souffrez de trichomonas, prenez l'un des médicaments suivants. Si vous n'êtes pas en mesure de faire le test, il est préférable de prendre les médicaments contre la blennorragie, la chlamydia, etc., parce que l'infection peut être provoquée par d'autres IST.

<table>
<tr><td colspan="3" align="center">Médicaments contre le trichomonas</td></tr>
<tr><td>Médicament</td><td>Posologie</td><td>Utilisation</td></tr>
<tr><td>métronidazole</td><td>400 à 500 mg</td><td>Par voie orale, 2 fois par jour pendant 7 jours</td></tr>
<tr><td>ou
métronidazole
(déconseillé pendant les 3 premiers mois de la grossesse)</td><td>2 grammes (2000 mg)</td><td>Par voie orale en dose unique</td></tr>
<tr><td>ou
clindamycine</td><td>300 mg</td><td>Par voie orale, 2 fois par jour pendant 7 jours</td></tr>
</table>

IMPORTANT ! Ne buvez pas de l'alcool lorsque vous prenez le métronidazole. Pour plus d'informations sur le métronidazole, voir page 347. Votre partenaire doit également prendre le même médicament.

BLENNORRAGIE (CHAUDE-PISSE, GONOCOCCIE, VD) ET CHLAMYDIA

La blennorragie et la chlamydia sont toutes deux des infections dangereuses. Elles sont faciles à soigner si elles sont traitées à temps. Si non, elles peuvent provoquer une infection grave et l'infertilité chez la femme et l'homme. Les signes chez l'homme commencent 2 à 5 jours après les rapports sexuels avec une personne infectée. Chez la femme, les signes se manifestent plusieurs semaines ou même des mois après. Mais, les deux peuvent être infectés sans présenter de signes. Même une personne qui ne présente pas de signes peut contaminer une autre personne.

Les signes les plus courants chez la femme sont:

- Écoulement jaune ou vert provenant du vagin ou de l'anus.
- Douleur ou brûlure pendant les urines.
- Fièvre.
- Douleur dans le bas-ventre.
- Douleur ou saignement pendant les rapports sexuels.
- Aucun signe.

Les signes les plus courants chez l'homme sont :

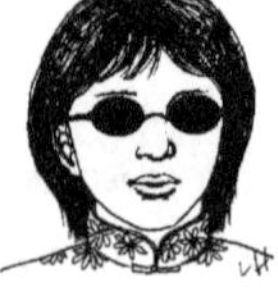

- Écoulement du pénis.
- Douleur ou brûlure pendant les urines.
- Douleur ou gonflement des testicules.
- Aucun signe.

Traitement :

Si vous présentez l'un des signes de la blennorragie ou de la chlamydia, et que vous avez eu des rapports sexuels non protégés avec quelqu'un que vous soupçonnez d'avoir une infection, faites un test pour savoir de quelle infection vous souffrez afin d'avoir des médicaments.

Médicaments contre la blennorragie		
Médicament	**Posologie**	**Utilisation**
céfixime	400 mg	Par voie orale en dose unique

Médicaments contre la chlamydia		
Médicament	**Posologie**	**Utilisation**
azithromycine	1 g	Par voie orale en dose unique
ou doxycycline	500 mg	Par voie orale, 4 fois par jour pendant 7 jours
ou tétracycline	500 mg	Par voie orale, 4 fois par jour pendant 7 jour
ou érythromycine	500 mg	Par voie orale, 4 fois par jour pendant 7 jours

Malheureusement, les tests ne sont toujours pas disponibles, donc il est préférable de prendre des médicaments contre plusieurs infections. Une personne peut souffrir de plusieurs infections en même temps, qui ne sont pas causées uniquement par la blennorragie et la chlamydia, mais aussi par la trichomonase (voir page 159), et la vaginose bactérienne (voir page 113). Les médicaments contre la blennorragie, la chlamydia, le trichomonas, la vaginose bactérienne et l'infection pelvienne inflammatoire dans le tableau ci-dessous traiteront toutes ces infections.

MALADIE PELVIENNE INFLAMMATOIRE

La maladie pelvienne inflammatoire est une infection de l'organe reproductif du bas-ventre de la femme. Elle est parfois appelée 'infection pelvienne.' Une infection pelvienne peut se développer à partir d'une IST mal soignée, notamment la blennorragie ou la chlamydia.

Vous pouvez présenter l'un ou plusieurs de ces signes:

- Douleur dans le bas-ventre
- Forte fièvre
- Sensation de fatigue et faiblesse
- Écoulement vert ou jaune provenant du vagin qui sent mauvais
- Douleur ou saignement pendant les rapports sexuels.

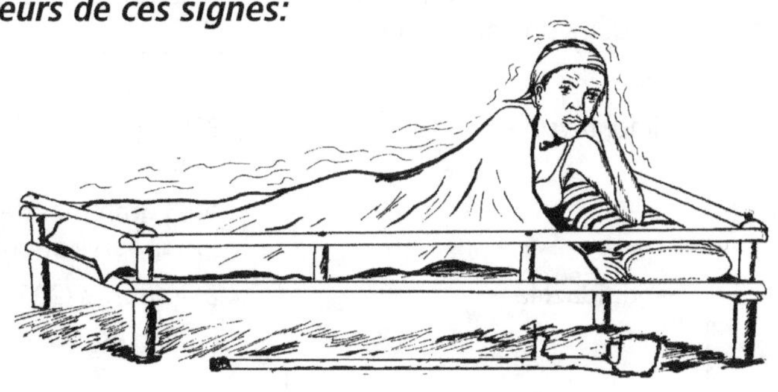

Traitement :

Étant donné que cette infection est généralement provoquée par une variété de germes, vous pouvez utiliser plusieurs médicaments pour la soigner. Prenez les médicaments cités dans le tableau ci-dessous.

Les médicaments contre la blennorragie, la chlamydia, le trichomonas, la vaginose bactérienne et l'infection pelvienne inflammatoire

Si vous présentez les signes de ces infections, et que vous n'êtes pas en mesure de faire un test pour savoir de quelle(s) infection(s) ou infections il s'agit, prenez une combinaison de médicaments.

Médicament	Dosage	Posologie
céfixime	400 mg	Par voie orale en dose unique
ET		
azithromycine	1 gramme (1000 mg)	Par voie orale en dose unique
ou		
érythromycine	500 mg	Par voie orale, 4 fois par jour pendant 7 jours
ou		
amoxicillin	500 mg	Par voie orale, 3 fois par jour pendant 7 jours
ou		
doxycycline (n'utilisez pas le doxycycline si vous êtes enceinte ou si vous allaitez)	100 mg	Pa voie orale, 2 fois par jour pendant 7 jours
ou		
tétracycline (n'utilisez pas du tétracycline si vous êtes enceinte ou si vous allaitez)	500 mg	Par voie orale, 4 fois par jour pendant 7 jours
ET		
métronidazole	400 à 500 mg	Par voie orale, 2 fois par jour pendant 7 jours
	ou 2 grammes (2000 mg)	Par voie orale en dose unique
(éviter le métronidazole pendant les 3 premiers mois de la grossesse ; utilisez plutôt le clindamycine et le tinidazole)		
OU		
clindamycine	300 mg	Par voie orale, 2 fois par jour pendant 7 jours
	ou 5 grammes de crème 2% (pour application)	Dans le vagin au coucher pendant 7 jours
et tinidazole	2 grammes (2000 mg)	Par voie orale en dose unique
	ou 500 mg	Par voie orale 2 fois par jour pendant 5 jours

IMPORTANT ! *Ne buvez pas de l'alcool lorsque vous prenez le métronidazole ou le tinidazole. Votre partenaire doit être traité avec les mêmes médicaments.*

PLAIES SUR LES ORGANES GÉNITAUX (ULCÈRES GÉNITALES)

La plupart des plaies ou des ulcères sur les organes génitaux sont transmises sexuellement, mais les escarres de décubitus, les furoncles ou les blessures peuvent également provoquer des plaies sur les organes génitaux. Toute plaie sur les organes génitaux doit être lavée avec du savon et de l'eau propre. Séchez-la soigneusement. Lavez tout linge que vous utilisez pour les sécher avant de réutiliser ou le prêter à quelqu'un d'autre.

ATTENTION ! Lorsqu'une personne a des plaies sur les organes génitaux, elle est exposée à d'autres infections –notamment le VIH et l'hépatite B. Pour éviter les infections, n'ayez pas des rapports sexuels jusqu'à ce que les plaies guérissent.

Syphilis

La syphilis est une IST grave qui affecte tout le corps. Elle peut durer plusieurs années, en s'aggravant au fur et à mesure. La syphilis peut être soignée si elle est traitée rapidement.

Signes :

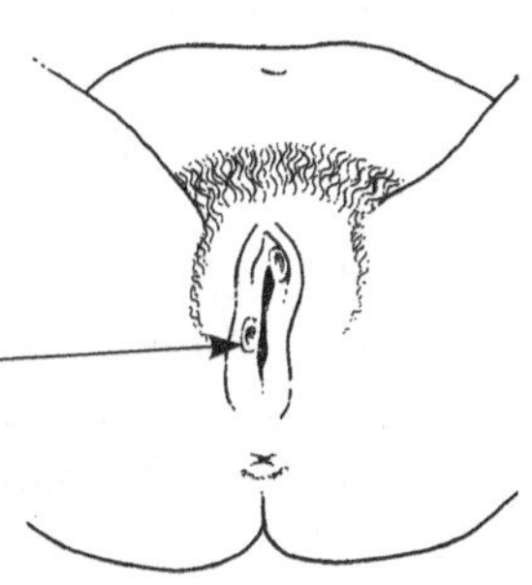

1. Le premier signe est une petite plaie, indolore qui peut ressembler à un bouton, une ampoule, une verrue, ou une plaie ouverte. La plaie dure juste quelques jours ou semaines, puis disparait. Mais, la maladie continue à se répandre dans le corps.

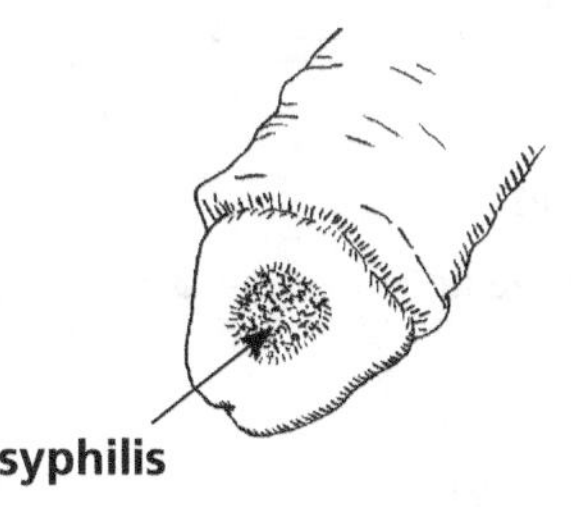

2. Des semaines ou des mois plus tard, la personne infectée peut souffrir de mal de gorge, de fièvre, d'ulcères buccaux, d'une enflure au niveau des articulations, ou d'une éruption cutanée – notamment sur les paumes des mains et les plantes des pieds. Pendant ce temps, la personne infectée peut contaminer d'autres personnes.

3. En général, tous ces signes disparaissent seuls, mais la maladie continue. Sans traitement, la syphilis peut provoquer des maladies cardiaques, la paralysie, une maladie mentale, et la mort.

Traitement :

Pour une guérison complète de la syphilis, il est essentiel de suivre tout le traitement.

- **Si les signes durent moins d'un an,** injecter 2,4 millions d'Unités de benzathine penicilline en dose unique—mettre la moitié de la dose dans chaque fesse. Les personnes allergiques à la penicilline peuvent prendre de la tétracycline, 500 mg, 4 fois par jour pendant 15 jours.

- **Si les signes durent plus d'un an,** injecter 2,4 millions d'Unités de benzathine penicilline—la moitié dans chaque fesse—une fois par semaine pendant 3 semaines (un total de 7,2 million d'Unités). Si vous êtes allergique à la penicilline, prenez de la tétracycline, 500 mg, 4 fois par jour pendant 30 jours.

NOTE Les femmes enceintes ou allaitantes qui sont allergiques à la pénicilline peuvent prendre de l'érythromycine (voir page 344). Votre partenaire doit aussi se faire traiter.

> ### *Grossesse et Syphilis*
>
> Une femme enceinte peut transmettre la syphilis à son fœtus. Dans ce cas, le bébé peut naître prématuré, déformé, ou mort. Vous pouvez éviter cela en faisant un test sanguin et en suivant un traitement pendant la grossesse. Si vous et votre partenaire avez fait des tests sanguins qui montrent que vous souffrez de la syphilis, vous devez être traités avec de la pénicilline benzathine, 2,4 millions d'Unités, par injection, une fois par semaine pendant 3 semaines.

Chancre mou

Le chancre est une IST qui provoque des plaies sur les organes génitaux. Il peut être soigné avec des médicaments s'il est traité à temps. Le chancre est facilement confondu à la syphilis.

Signes :

- Une ou plusieurs plaies molles et douloureuses sur les organes génitaux ou l'anus qui saignent facilement
- Des glandes (bubons) hypertrophiées et douloureuses peuvent se développer dans l'entrejambe
- Légère fièvre

Médicaments contre le Chancre		
Medicina	**Cuánta tomar**	**Cuándo tomarla**
azithromycine	1 g	Par voie orale en dose unique
ou erithromycine	500 mg	Par voie orale, 4 fois par jour pendant 7 jours
ou ciprofloxacine (si vous êtes enceinte, ne prenez pas de la ciprofloxacine)	500 mg	Par voie orale, 2 fois par jour pendant 3 jours

NOTE Si vous ne pouvez pas dire avec certitude que vos plaies sont causées par le chancre, ou si vous n'êtes pas en mesure de faire le test, il est probablement préférable de prendre des médicaments contre la syphilis (voir page 163).

HERPÈS GÉNITALE

L'herpès génital est une IST causée par un virus. De petits boutons apparaissent sur les organes génitaux. L'herpès génital se transmet d'une personne à une autre pendant les rapports sexuels. Quelquefois, l'herpès génital apparait sur la bouche en raison du sexe oral. (Cela est différent du type d'herpès qui apparait sur la bouche qui ne se transmet pas par les rapports sexuels.)

Le virus de l'herpès produit des plaies qui apparaissent et disparaissent pendant des mois ou des années. Il n'y a pas de remède contre l'herpès, mais il existe un traitement qui vous permettra de vous sentir mieux.

Signes :

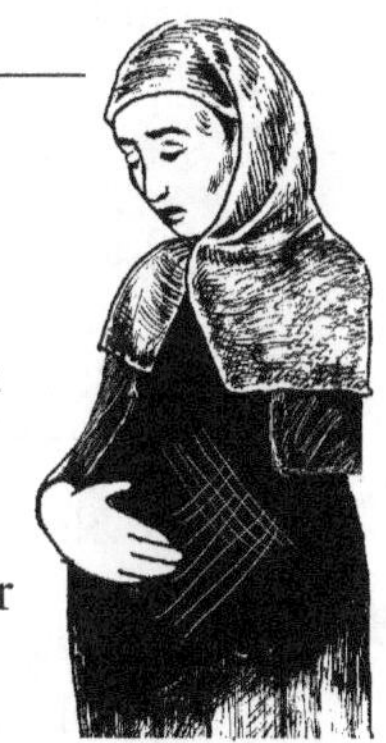

- Une sensation de picotement, de démangeaison ou de douleur sur la peau des organes génitaux ou des cuisses
- De petits boutons douloureux qui peuvent ressembler à des gouttes d'eau sur le corps. Ils éclatent et forment des plaies ouvertes et douloureuses.

La première fois que vous avez des plaies d'herpès, elles peuvent durer 3 semaines ou plus. Vous pouvez avoir la fièvre, des maux de tête, des douleurs musculaires, des frissons, et des ganglions lymphatiques enflés dans l'entrejambe. Même si les plaies disparaissent, l'infection continue. Mais, la prochaine éruption sera plus bénigne.

Traitement : Utiliser de l'acyclovir (voir page 333).

La grossesse et l'herpès

Une femme enceinte qui est infectée par l'herpès et qui a des boutons au moment de l'accouchement, peut transmettre le virus à son bébé. Cela peut être dangereux pour le bébé, surtout s'il s'agit de la première éruption chez la mère. Le risque est moindre si la mère avait l'herpès avant.

Si vous avez des boutons d'herpès, essayez d'accoucher dans un hôpital. Les médecins peuvent effectuer une intervention (Césarienne, page 244) pour que le bébé ne soit pas infecté par les boutons, ou donner des médicaments au bébé à sa naissance.

VERRUES GÉNITALES

Les verrues génitales sont causées par un virus appelé virus du papillome humain (VPH). Elles ressemblent aux verrues qui apparaissent sur les autres parties du corps. Il est possible d'avoir le VPH sans le savoir, surtout si la verrue se trouve à l'intérieur du vagin ou au bout du pénis. Et certaines personnes souffrant de VPH, n'ont jamais de verrues. Les verrues disparaissent sans aucun traitement, mais cela peut prendre du temps. En général, elles s'aggravent et doivent être traitées. Le VPH se transmet facilement d'une personne à une autre pendant les rapports sexuels.

IMPORTANT ! Si les verrues sur les organes génitaux ne sont pas traitées, elles peuvent provoquer le cancer du col de l'utérus. Si vous avez des verrues sur vos organes génitaux, essayez de faire un test de Pap (page 131) pour voir si le col de l'utérus ne présente pas de signes de VPH ou de cancer.

Signes du VPH :

- Démangeaisons

- Boutons indolores, blanchâtres ou brunâtres ayant une surface rugueuse

Chez les femmes, ces boutons se développent généralement sur les plis du corps autour de l'entrée du vagin, à l'intérieur du vagin ou autour de l' anus.

Chez les hommes, ils se développent généralement sur ou à l'intérieur du pénis, et sur les testicules (scrotum), ou l'anus.

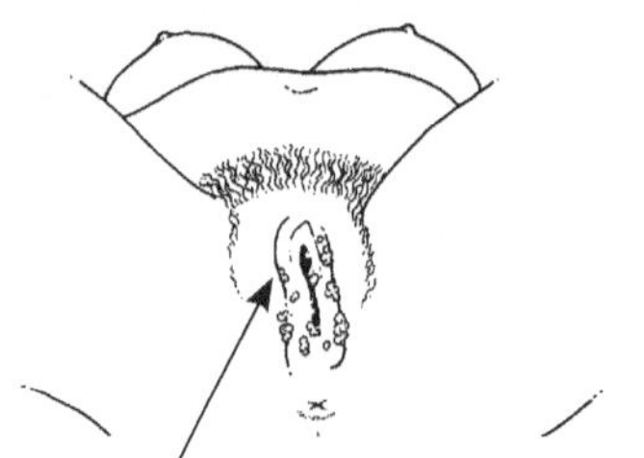

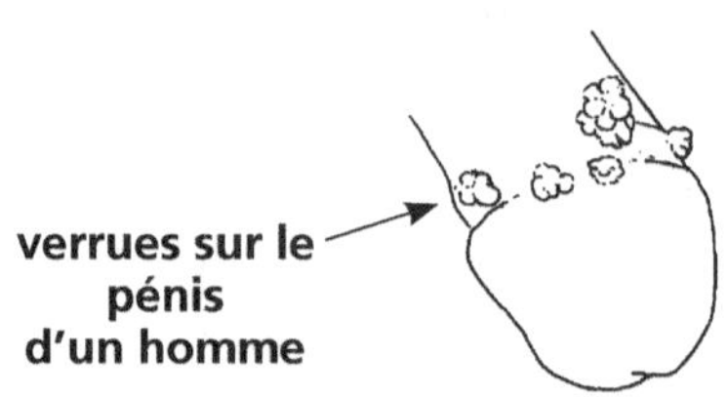

Traitement :

Ces produits utilisés pour traiter les verrues se trouvent en pharmacie ou une parapharmacie.

1. Mettre de la *Vaseline* ou autre pommade grasse sur la peau autour de chaque verrue pour protéger la peau saine.

2. Mettre un petit bâton ou un cure-dent soigneusement sur une très petite quantité de 80% à 90% d'une solution d'acide trichloroacetique ou d'acide bichloracétique sur la verrue (voir page 333). Laissez l'acide jusqu'à ce que la verrue devient blanche.

3. Nettoyer l'acide après 2 heures ou plus tôt si la sensation de brûlure est trop forte.

OU

Appliquez une solution de podophylline 20% de la même manière jusqu'à ce que la verrue devienne brune (voir page 352). La podophylline doit être nettoyée après 6 heures.

L'acide doit brûler la verrue en laissant une plaie douloureuse à l'endroit où elle se trouvait. Les plaies devraient guérir en une ou deux semaines. Surveillez les plaies pour s'assurer qu'elles ne s'infectent pas. Il est préférable de ne pas avoir de rapports sexuels jusqu'à ce que les plaies disparaissent. Ou utilisez un préservatif si vous avez des rapports sexuels.

Il faut plusieurs traitements pour se débarrasser des verrues (peu importe la solution que vous utilisez). Vous pouvez répéter le traitement après une semaine. Essayez de ne pas mettre de l'acide sur une plaie où il y'avait une verrue. Si la peau est trop irritée, attendez pendant un bon moment avant le prochain traitement.

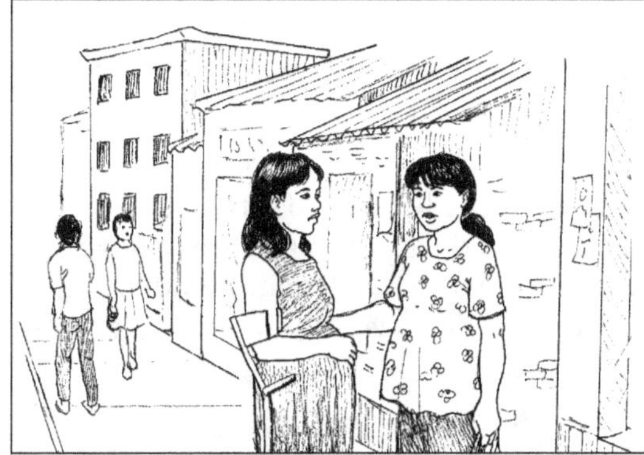

La grossesse et les verrues

Ne prenez pas la podophylline pendant la grossesse. Elle sera absorbée dans votre peau et nuire au fœtus. Les verrues peuvent se développer et saigner pendant la grossesse, mais les verrues elles-mêmes ne sont pas nuisibles pour le bébé. Parfois, les verrues deviennent plus petites après la grossesse

HÉPATITE (JAUNISSE, YEUX JAUNES)

L'hépatite est une inflammation du foie généralement causée par un virus, mais aussi une bactérie, la consommation d'alcool ou un empoisonnement chimique. Il existe 3 principaux types d'hépatite (A, B, et C), et elle peut se transmettre d'une personne à une autre qu'il ait des signes de maladie ou non.

L'hépatite A est généralement bénigne chez les enfants, et parfois grave chez les adultes et les femmes enceintes.

L'hépatite B est dangereuse pour tout le monde. Elle peut endommager le foie (cirrhose), et provoquer le cancer du foie, et même la mort.

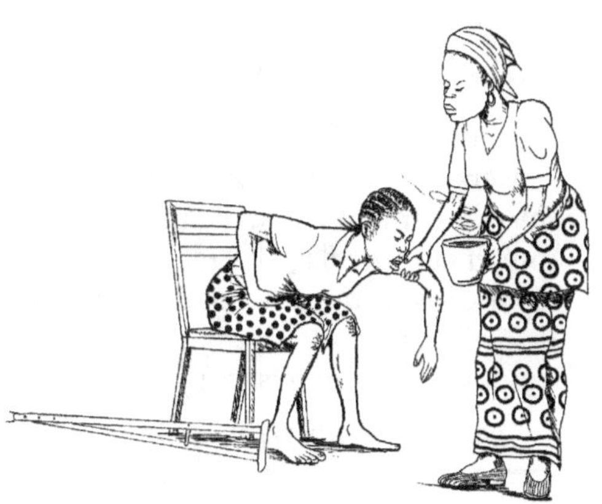

L'hépatite C est également très dangereuse et peut provoquer des infections permanentes du foie. L'hépatite C est la principale cause de décès chez les personnes atteintes de VIH/SIDA.

Si vous êtes enceinte et que vous avez des signes d'hépatite, consultez un agent de santé.

Signes :

- Sensation de fatigue et faiblesse
- Manque d'appétit
- Yeux et/ou peau jaunes (notamment les paumes des mains et les plantes des pieds)
- Douleur au ventre ou nausées
- Urines de couleur sombre, et selles blanchâtres
- Fièvre
- Aucun signe

Traitement :

Il n'y a pas de médicaments qui peuvent soulager. En fait, les médicaments peuvent endommager davantage votre foie.

Se reposer et boire beaucoup de liquides. Si vous ne voulez pas manger, essayez de boire du jus, du bouillon ou une soupe de légumes. Pour éviter les vomissements, buvez du coca ou du jus de gingembre. Les tisanes à base de camomille peuvent aussi vous aider. Demandez aux femmes plus âgées de votre communauté de vous recommander des tisanes.

Lorsque vous avez envie de manger, ne consommez pas trop de protéines animales (viande, poissons, œufs) parce qu'elles fatiguent le foie déjà endommagé. Evitez aussi les repas préparés avec des graisses animales ou de l'huile végétale. Mangez plutôt des fruits et des légumes frais ou à la vapeur et un peu de protéines. Ne buvez pas de l'alcool pendant au moins 6 mois.

Prévention :

Les virus de l'hépatite B et C peuvent se transmettre d'une personne à une autre à travers les rapports sexuels, les injections avec des aiguilles non stérilisées, et de la mère à l'enfant à la naissance. Pour éviter de contaminer les autres, utilisez toujours un préservatif pendant les rapports sexuels (voir pages 181 à 182, et pages 189 à 192) et assurez-vous que les aiguilles, les seringues et les instruments utilisés pour la coupe ou le piercing (tels que le matériel de tatouage, de circoncision, de balafre, d'excision) sont toujours bouillis avant utilisation.

Le virus de l'hépatite A se transmet des selles d'une personne à la bouche d'une autre personne à travers l'eau ou la nourriture. Pour éviter de contaminer les autres, il est important que la personne infectée fasse les selles dans une latrine ou des toilettes, ou que les selles soient enterrées, et qu'elle soit très propre. Tout le monde –la personne malade, les membres de la famille, les donneurs de soins –doivent être propres et se laver les mains assez souvent.

Il existe maintenant des vaccins contre les hépatites A et B, mais ils sont peut-être chers et ne sont pas disponibles partout. Si vous pouvez vous faire vacciner pendant la grossesse, cela évitera que le virus se transmette au bébé.

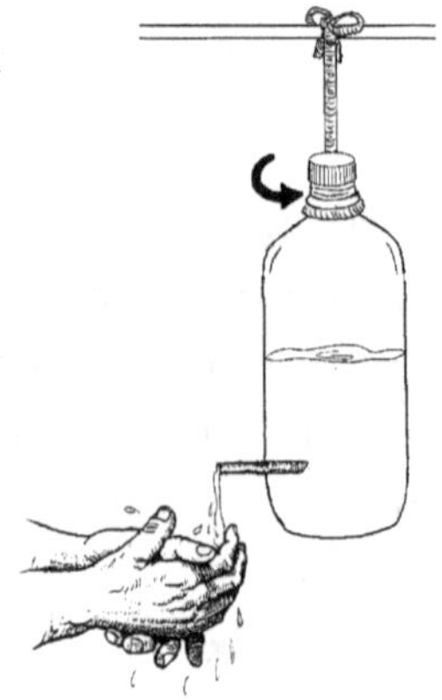

CE QU'IL FAUT FAIRE LORSQUE VOUS SOUFFREZ D'UNE IST

Si vous ou votre partenaire avez les signes d'une IST :

- Commencez immédiatement le traitement. Le traitement immédiat vous protégera des complications plus tard, et vous empêchera de contaminer les autres.

- Faites un test, si possible. Rendez-vous dans une clinique ou un centre de santé pour faire un test et savoir de quelle infection vous souffrez. De cette manière, vous n'aurez pas à prendre des médicaments dont vous n'avez pas besoin. S'il est impossible de faire le test, vous devez peut-être prendre plusieurs médicaments. Essayez de parler du traitement avec un agent de santé expérimenté.

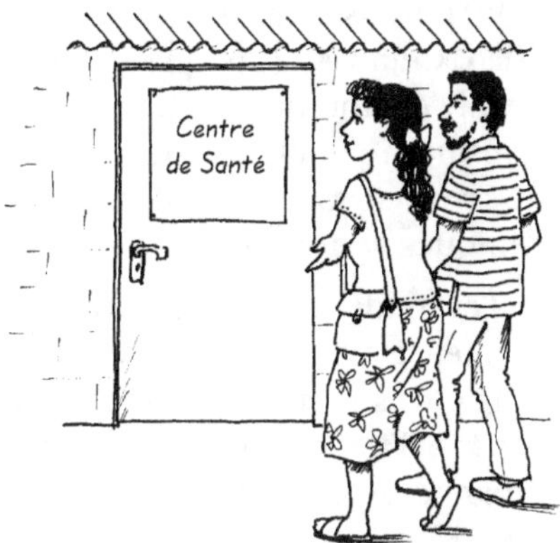

- Aidez votre partenaire à se faire traiter en même temps que vous. S'il n'est pas traité, il vous contaminera encore si vous avez des rapports sexuels. Encouragez-le à prendre les médicaments appropriés ou à voir un agent de santé.

- Assurez-vous de prendre tous les médicaments, même si les signes disparaissent. N'achetez pas seulement une partie des médicaments. Vous (ou votre partenaire) n'allez pas vous rétablir tant que vous n'avez pas pris tous les médicaments nécessaires (voir page 327).

- Ayez des rapports sexuels protégés (pages 180 à 182). Si vous ne vous protégez pas, vous pouvez contracter une autre IST.

Définition du VIH/SIDA

Le VIH (Virus Immunodéficience Humain) est un très petit germe que vous ne pouvez pas voir, qui affaiblit le système immunitaire, la partie du corps qui lutte contre les infections et les maladies. Le VIH se transmet souvent d'une personne à une autre pendant les rapports sexuels. Si un homme transmet le VIH à une femme enceinte, ou si une femme enceinte est déjà infectée par le VIH, le virus peut aussi se transmettre au bébé pendant la grossesse, l'accouchement, ou l'allaitement. Pour plus d'informations, voir les voies de contamination du VIH, pages 170 à 171.

Le SIDA (Syndrome d'Immuno Déficience Acquise) est une maladie qui se développe quelque temps après qu'une personne soit infectée avec le VIH. Une personne est atteinte de SIDA lorsqu'elle commence à avoir beaucoup de problèmes de santé courants plus que d'habitude. Certains signes du SIDA sont la perte de poids, des plaies qui ne guérissent pas, une mauvaise toux, la transpiration pendant la nuit, la diarrhée, des éruptions cutanées, des écoulements vaginaux ou la fatigue permanente. Mais, tous ces problèmes peuvent avoir d'autres causes. Vous ne pouvez pas être sûre qu'une personne souffre du VIH/SIDA sans un test sanguin spécial (page 172).

Etant donné que le système immunitaire d'une personne infectée par le VIH s'affaiblit avec à la maladie, son corps ne peut pas lutter contre les maladies et se rétablir. Cela continue jusqu'à ce que le corps de la personne devienne trop faible, et elle meurt. Toute personne peut être infectée par le VIH/SIDA, qu'elle soit handicapée ou non.

Certaines personnes meurent très rapidement après qu'elles aient été infectées par le VIH. Mais, d'autres personnes, il faut plusieurs années avant qu'elles ne souffrent du SIDA. Cela veut dire qu'une personne peut être infectée par le VIH sans le savoir parce qu'elle est toujours en bonne santé. Quel que soit votre état de santé, vous pouvez transmettre le VIH à une autre personne dès que vous êtes infectée. La seule manière de savoir si vous êtes infectée, est de faire un test sanguin. Cela se fait dans plusieurs cliniques et hôpitaux.

Les médicaments appelés ARV (antirétroviraux) peuvent permettre aux personnes souffrant du VIH/SIDA de vivre plus longtemps et en bonne santé. Ces médicaments ne tuent pas le VIH et ne soignent pas le SIDA, mais ils réduisent la progression de la maladie. Pour les femmes enceintes, la prise des ARV peut empêcher la contamination de la mère à l'enfant. Malheureusement, les ARV sont chers et ne sont pas disponibles dans certains pays. Pour plus d'informations, voir la Thérapie AntiRétrovirale (TAR), page 176.

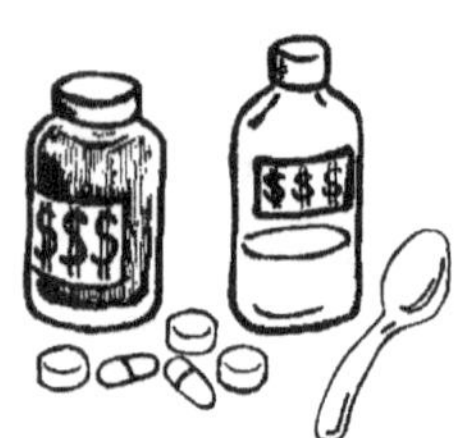

COMMENT SE TRANSMET LE VIH/SIDA

Le VIH, le virus qui provoque le SIDA vit dans les fluides du corps, tels que le sang, le sperme, et les fluides vaginaux des personnes infectées. Le virus se transmet lorsque ces fluides entrent dans le corps d'une autre personne. Le VIH peut se transmettre par :

Des rapports sexuels avec une personne infectée, si la personne n'utilise pas des préservatifs.	Seringues ou outils non stérilisés qui percent ou coupent la peau.	Sang infecté qui entre en contact avec une coupure ou une plaie ouverte.	De la mère à l'enfant à travers la grossesse, l'accouchement ou l'allaitement.

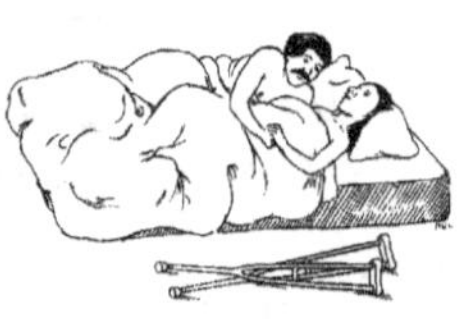 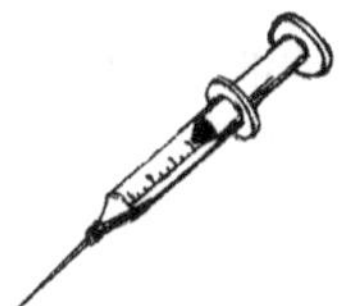 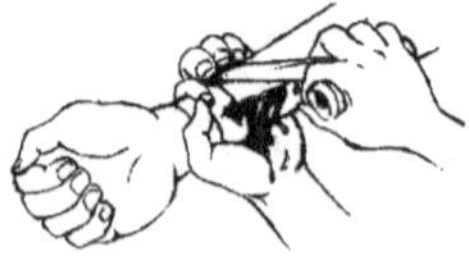 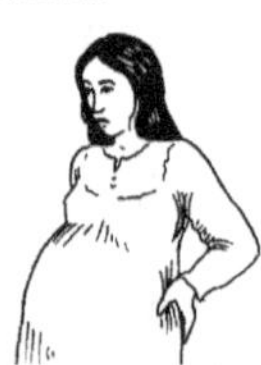

Dans les endroits où le sang n'est pas testé pour détecter le VIH, les gens peuvent être infectés à travers les transfusions sanguines. Pour plus d'informations, voir Éviter les infections à la maison, pages 179 à 182.

DANS QUELS CAS LE **VIH** NE PEUT SE TRANSMETTRE **?**

Le VIH ne vit que quelques minutes à l'extérieur du corps humain. Il ne peut pas survivre à l'air libre ou dans l'eau. Cela veut dire que vous ne pouvez pas transmettre ou être contaminée, en :

- Touchant, étreignant, ou embrassant ;
- Partageant un repas ;
- Dormant sur le même lit ;
- Partageant les vêtements, le lit ou les latrines ;
- Se faisant piquer par un insecte.

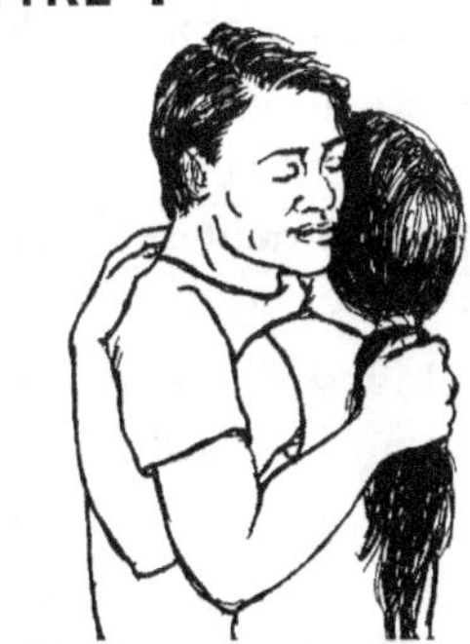

Le fait de se toucher ne transmet pas le VIH/SIDA.

COMMENT LE **VIH/SIDA** AFFECTE LES FEMMES

Les femmes infectées par le VIH, tombent souvent malades du SIDA plus vite que les hommes. La malnutrition et les grossesses rendent les femmes plus vulnérables aux maladies. En plus, les femmes sont infectées par le VIH plus facilement que les hommes. Lorsque le sperme d'un homme pénètre dans le corps d'une femme pendant les rapports sexuels, il peut facilement passer de son vagin ou de son utérus à son sang, surtout s'il y a des coupures ou des plaies. Cela peut arriver, que la femme soit handicapée ou non.

Idées nuisibles sur le VIH/SIDA et les femmes handicapées

L'une des idées les plus nuisibles et les plus fausses sur le VIH/SIDA est que si une personne infectée a des rapports sexuels avec une autre personne qui n'a jamais eu de rapports sexuels (vierge), elle guérira du VIH/SIDA. En raison de cette idée fausse, un homme infecté peut chercher à avoir des rapports sexuels avec une femme handicapée s'il pense qu'à cause de son handicap, elle peut être vierge et il pourrait guérir de son mal. Cela n'est pas vrai.

Le fait d'avoir des rapports sexuels avec une vierge ne fait que propager le VIH/SIDA. Cela ne guérira pas la personne infectée.

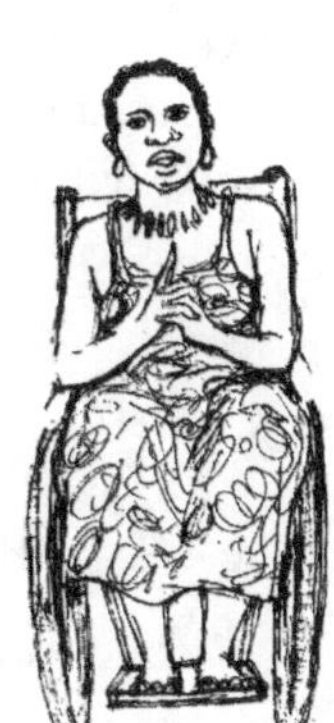

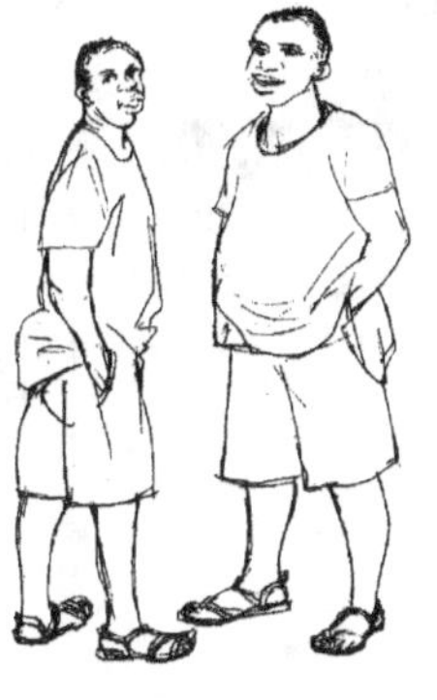

COMMENT SAVOIR QUE VOUS ÊTES INFECTÉE PAR LE VIH

Test de dépistage du VIH

Lorsque le VIH entre dans le corps, le système immunitaire commence à fabriquer immédiatement des anticorps pour combattre le virus. En 2 à 4 semaines, le test de dépistage peut détecter ces anticorps dans le sang. C'est le seul moyen de savoir si une personne est infectée.

Un test de dépistage positif signifie que vous êtes infectée et que votre corps a fabriqué des anticorps pour combattre le VIH. Même si vous vous sentez bien, vous pouvez contaminer les autres.

Un test de dépistage négatif signifie l'une de ces deux choses :

- Vous n'êtes pas infectée par le VIH, ou

- Vous étiez infectée, mais votre corps n'a pas encore fabriqué assez d'anticorps pour combattre le VIH.

Si votre test de dépistage est négatif mais que vous pensez que vous êtes infectée, vous devez reprendre le test environ 6 semaines après. Parfois, un test de dépistage positif doit également être repris. Un agent de santé expérimenté peut vous aider à prendre une décision.

NOTE Le test et la consultation se font généralement en même temps, et sont de plus en plus accessibles. Demandez à un agent de santé de vous dire où vous pouvez faire le test dans votre communauté. Dans beaucoup d'hôpitaux et de centres de santé, le dépistage rapide se fait gratuitement ou à moindre coût. En général, vous pouvez avoir les résultats le même jour. Certains centres de dépistage possèdent des informations en Braille, et en langage de signes.

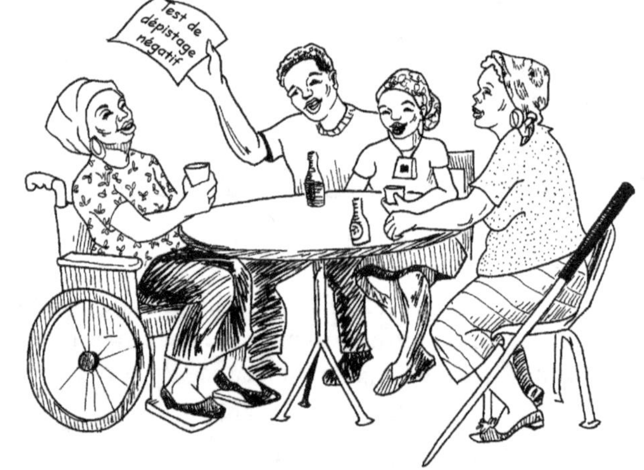

IMPORTANT ! Vous pouvez transmettre le VIH aux autres dès que vous êtes infectée, même si vous semblez être en bonne santé ou vous vous sentez comme tel. Vous ne pouvez pas affirmer qu'une personne a le VIH rien qu'en la regardant. Le seul moyen de le savoir est de faire un test de dépistage.

CONSULTATION

Le test de dépistage doit se faire seulement :

- Avec votre permission ;

- Avec une consultation avant et après le test ;

- En toute confidentialité. Seulement vous et ceux que vous voulez informer doivent connaître les résultats.

Un conseillé en VIH/SIDA qualifié peut vous aider à prendre la décision de faire le test de dépistage. Si votre test est positif, le conseiller vous aidera et vous accompagnera dans votre décision sur la manière de faire face à ce changement dans votre vie.

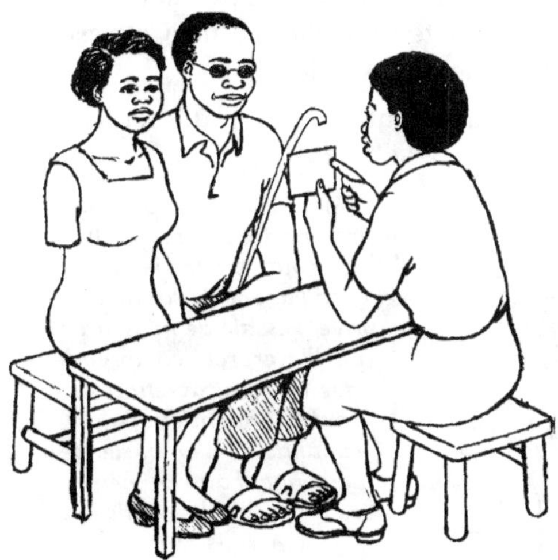

> L'assistance peut vous permettre de comprendre la différence entre l'espoir et l'impuissance pour les personnes infectées et leurs familles. Comme l'a dit une femme infectée du Kenya, « Si vous rencontrez un bon conseiller, vous avez l'impression d'être guérie. »

Un bon conseiller peut vous aider à prendre des décisions réfléchies sur plusieurs problèmes et situations compliquées, comme :

- Comment accepter que vous ou votre partenaire a le VIH ;

- À quel moment et comment dire aux autres que vous avez le VIH ;

- Comment continuer à avoir des rapports sexuels sans risque lorsque l'un des partenaires a le VIH et que l'autre n'en a pas ;

- Où trouver des préservatifs et comment les utiliser ;

- Où trouver les médicaments et comment avoir un traitement pour les maladies causées par le VIH ;

- Comment décider de tomber enceinte lorsque vous et votre partenaire avez le VIH, et comment éviter de contaminer le bébé ;

- Où trouver de la nourriture, un logement, des conseils juridiques, ou une assistance dont vous et votre famille pourraient avoir besoin.

Protéger votre vie privée

Toute femme devrait être en mesure de prendre ses propres décisions concernant le choix de la personne qu'elle donnera les informations sur son statut et la manière de le faire. Il est important pour une femme d'échanger avec son/ses partenaire(s) sexuel(s) pour qu'ils fassent aussi le test. De nombreuses femmes informent leurs familles et les personnes qui les soutiennent. Mais parfois, elles ont peur que tout le monde le sache dans la communauté. Il peut être difficile pour une femme handicapée d'avoir une conversation privée avec un agent de santé. Cela peut être dû aux faits suivants :

- L'agent de santé n'a jamais appris qu'une femme handicapée devrait être traitée avec le même respect que toute autre femme.
- L'agent de santé informera la famille ou les amis de la femme de ses problèmes de santé, y compris le VIH ou une IST sans le dire à la femme elle-même. Cela est particulièrement vrai si la femme a des problèmes de communication.
- La famille de la femme ne la laissera pas aller voir un agent de santé toute seule.

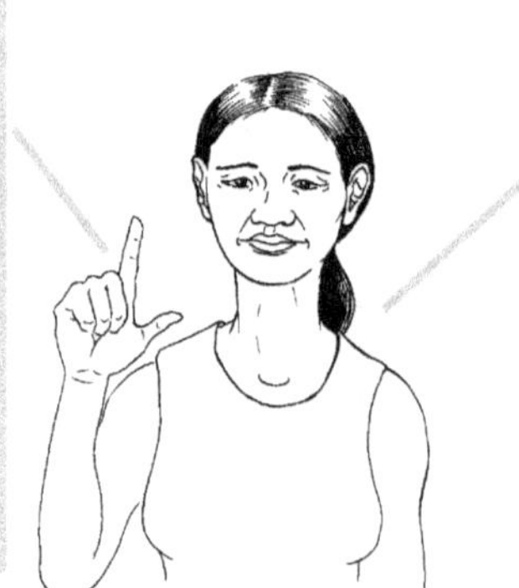

PROBLÈMES DE SANTÉ CAUSÉS PAR LE VIH/SIDA

Une personne souffrant de SIDA peut facilement avoir d'autres problèmes de santé. Voici quelques informations générales sur certains de ces problèmes de santé, mais il est préférable d'échanger avec un agent de santé ou de consulter un livre comme 'VIH, Santé et Votre Communauté' pour plus d'informations. Les problèmes de santé causés par le VIH/SIDA les plus fréquents, sont :

La fièvre : La fièvre apparait et disparait souvent. Il est difficile de savoir si la fièvre est liée à une infection qui peut être traitée, comme la tuberculose, la maladie pelvienne inflammatoire ou le paludisme, ou du VIH lui-même. Si la fièvre est causée par une infection, assurez-vous que l'infection elle-même soit traitée.

Diarrhée : La diarrhée peut apparaitre et disparaitre et peut-être difficile à guérir. Les causes les plus courantes de la diarrhée chez les personnes atteintes de SIDA, sont les infections, ou les effets secondaires de certains médicaments.

Eruptions cutanées et démangeaisons : Il est parfois difficile de connaitre les causes des éruptions cutanées et des démangeaisons. Certains problèmes de la peau liés au VIH/SIDA peuvent être causés par :

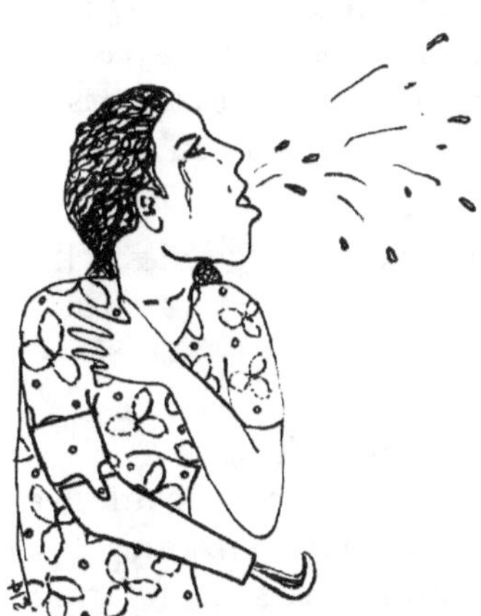

- Les réactions allergiques aux médicaments ;

- Les taches brunes ou violettes sur la bouche ou la peau causées par un cancer des vaisseaux sanguins ou des ganglions lymphatiques appelés sarcome de Kaposi.

- Le zona qui commence généralement comme une éruption douloureuse avec des ampoules qui éclatent ; plus souvent sur le visage, le dos et la poitrine.

Nausées et vomissements : Cela peut être causé par des infections, certains médicaments, et des problèmes dans l'estomac et les intestins, ou l'infection du VIH elle-même..

Toux : Cela peut être le signe de problèmes pulmonaires, tels que la pneumonie ou la tuberculose. Les poumons produisent plus de mucus lorsqu'ils sont irrités ou infectés ; ce qui provoque la toux.

La tuberculose est une infection grave causée par un germe qui affecte généralement les poumons. Les signes du SIDA et de la tuberculose sont similaires, mais ce sont des maladies différentes. La plupart des femmes, des hommes et des enfants souffrant de tuberculose, n'ont pas le SIDA. Mais, une personne qui a le SIDA, peut facilement contracter la tuberculose parce que son corps est trop faible pour la combattre. C'est la tuberculose qui tue une personne sur trois qui meurt du SIDA.

Problèmes à la bouche et la gorge : Les problèmes peuvent comprendre : douleur, crevasse, plaies et boutons, et taches blanches sur la langue (muguet, page 260).

Perte de poids et malnutrition : Une personne souffrant de SIDA peut être malnutrie à cause de la fréquence des maladies, de la diarrhée qui empêche le corps d'absorber des nutriments, du manque d'appétit, et des infections buccales qui l'empêchent de manger correctement. La perte de poids est si courante chez les personnes atteintes de VIH que dans certaines régions de l'Afrique, le SIDA est appelé « maladie de la maigreur. »

TRAITEMENT DU **VIH/SIDA**

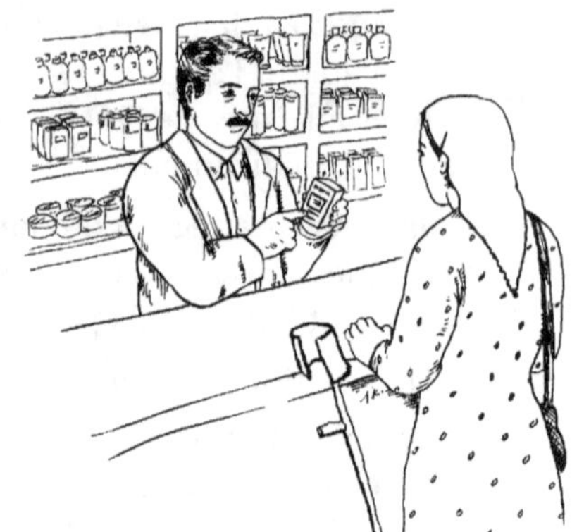

Les systèmes de santé modernes et traditionnels n'ont pas encore trouvé un remède contre le SIDA. Mais, il y'a des choses qui peuvent être faites pour aider une personne infectée. L'eau potable, des vêtements propres, un endroit propre pour se reposer et dormir, et de bonnes relations avec des amis et la famille peuvent aider la personne infectée à rester en bonne santé. Les mêmes aliments nutritifs pour une personne bien portante sont nécessaires pour une personne souffrant de maladies liées au SIDA (voir pages 177 à 178).

Bien qu'il n'y ait pas de remède contre le SIDA, les antirétroviraux (ARV) sont maintenant utilisés pour traiter les personnes malades du SIDA. Les ARV aident à renforcer le système immunitaire et permettent à la personne infectée de combattre les infections et de rester en bonne santé. Mais, le VIH est incurable. Des traces du virus restent toujours dans le corps. Lorsqu'une personne souffre de VIH, elle peut toujours contaminer une autre personne.

L'accès aux soins de santé est parfois difficile pour les femmes handicapées ; et pour celles qui sont infectées, cela devient plus difficile. Les agents de santé peuvent ne pas vouloir leur faire faire un test ou les traiter parce qu'ils pensent qu'elles ne peuvent pas avoir des rapports sexuels, qu'elles ne peuvent pas contracter le VIH/SIDA, ou qu'elles mourront vite si elles sont infectées.

Mais, les femmes handicapées sont aussi exposées au VIH que les autres femmes ; elles vivront plus longtemps et resteront en bonne santé si elles sont traitées.

Thérapie Anti Rétrovirale (ARV)

La Thérapie Antirétrovirale, ou ARV, signifie la prise d'une combinaison de 3 médicaments antirétroviraux au moins 2 fois par jour. Une fois qu'une personne infectée commence la ARV, les médicaments doivent être pris à la même heure chaque jour. Lorsqu'une femme commence la ARV, elle prend du poids, et semble et se sent en forme. Mais, si elle arrête ou oublie une dose, ou prend les médicaments au mauvais moment, le virus peut se renforcer et la rendre encore plus malade. Pour plus d'informations, voir médicaments pour le traitement du VIH/SIDA pour les femmes handicapées, ou pour la prévention de la contamination mère-enfant (voir pages 359 à 363).

Bien que la ARV soit coûteuse, elle devient de plus en plus moins chère et accessible dans certains pays. Les services sanitaires du Gouvernement et autres programmes peuvent offrir la ARV à moindre coût ou gratuitement.

Malgré cela, dans plusieurs communautés, les médicaments ne sont pas disponibles pour la plupart des personnes infectées. Le pouvoir que les grandes sociétés pharmaceutiques des pays riches exerçaient sur les autres pays, empêche parfois les autres pays de fabriquer leurs propres médicaments moins chers. Cela a empêché de millions de femmes d'avoir accès aux médicaments dont elles ont besoin pour traiter le VIH/SIDA.

> ### *Éviter certaines infections avec des médicaments*
>
> Pour les personnes infectées, l'utilisation régulière des antibiotiques comme le Cotrimoxazole permet d'éviter la pneumonie, la diarrhée, et autres infections. Vous devez commencer le traitement si vous avez des problèmes de perte de poids, de plaies ou de crevasses autour des lèvres, des démangeaisons, des plaques, des ulcères buccaux, ou des frissons fréquents.
>
> ### *Traitement :*
>
> Prenez cotrimoxazole 960 mg (double dose) par voie orale chaque jour avec beaucoup d'eau. Si possible, prenez le médicament chaque jour que vous vous sentez malade ou non.
>
> **IMPORTANT !** Les réactions allergiques au cotrimoxazole sont fréquentes chez les personnes infectées. Arrêtez le traitement si vous avez une nouvelle éruption cutanée ou tout autre signe d'allergie.
>
> **IMPORTANT !** Certaines femmes ont des mycoses vaginales lorsqu'elles prennent des antibiotiques. Le fait de prendre du yaourt ou du lait caillé, ou de s'assoir dans une cuvette d'eau avec du vinaigre peut être utile, voir aussi 111 à 113.
>
> Dans certains pays, on recommande aussi des médicaments antituberculeux aux personnes infectées. Parlez-en avec un agent de santé expérimenté.

Bien manger

Le SIDA affecte la capacité du corps à bien digérer les aliments, et peut emmener le malade à perdre l'appétit ; donc il maigrit. Cela peut également arriver à cause des effets secondaires des médicaments, des problèmes à la bouche et à la gorge, la diarrhée, et les problèmes de digestion des matières grasses.

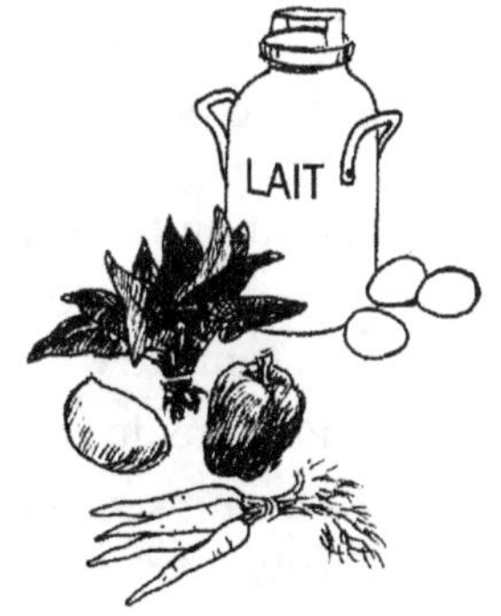

Si vous êtes infectée, il est particulièrement important d'essayer de bien manger pour ne pas perdre du poids. Ainsi, votre corps et votre système immunitaire peuvent être en bonne santé. Pour ce faire, essayez de manger une alimentation variée ou équilibrée (voir page 86), boire de l'eau potable, et prendre des comprimés multivitaminés au quotidien. Si possible, prenez également des suppléments de vitamines A, C, et E, parce qu'ils permettent d'empêcher la progression du VIH.

Les aliments contenant de la vitamine A comprennent la carotte, la mangue, la papaye, la patate douce, le lait, les œufs, et les légumes à feuilles vertes foncées (tels que le chou frisé, l'épinard, les navets, etc.).

Les aliments contenant la vitamine C comprennent les poivrons rouges et verts, les légumes à feuilles vertes foncées (tels que le chou frisé, les feuilles de manioc, les navets, la moutarde, et les épinards), l'orange, et les fruits jaunes et rouges.

Les aliments contenant de la vitamine E comprennent les œufs, et les huiles d'amande, le maïs, les noix de palme, les cacahouètes, les graines de tournesol, le blé, et les olives.

Si vous n'avez pas d'appétit, vous pouvez essayer de manger beaucoup le matin ; de manger 6 à 8 repas tout au long de la journée. Les boissons fraiches peuvent vous permettre de mieux avaler les aliments..

Vivre de manière positive avec le VIH/SIDA

Vous resterez en bonne santé, si vous pouvez faire ce qui suit :

- Boire et faire la cuisine avec de l'eau potable uniquement ;
- Eviter les aliments crus—ils sont difficiles à digérer et peuvent contenir des germes ;
- Boire beaucoup de liquides et éviter la déshydratation ;
- Se reposer lorsque vous êtes fatigué et dormir au moins 8 heures par jour ;
- Passer du temps avec les amis et la famille ;
- Faire les choses que vous aimez. Le fait de se sentir bien fait partie de la bonne santé ;
- Essayer de ne pas trop s'inquiéter. Le stress peut nuire au système immunitaire ;
- Essayer de rester active en effectuant vos tâches quotidiennes ;
- Faire des exercices autant que possible (voir pages 89 à 95) ;
- Éviter le tabac, l'alcool et autres stupéfiants ;
- Éviter les infections en se lavant assez souvent ;
- Avoir des rapports sexuels protégés pour éviter de nouvelles infections et des grossesses non désirées qui pourraient affaiblir le système immunitaire (voir page 180) ;
- Signaler rapidement tout problème de santé. Chaque infection peut affaiblir davantage votre système immunitaire ;
- Prendre du cotrimoxazole pour éviter la diarrhée (voir page 340) ;
- Dormir sous une moustiquaire si vous vivez dans une région où le paludisme est courant.

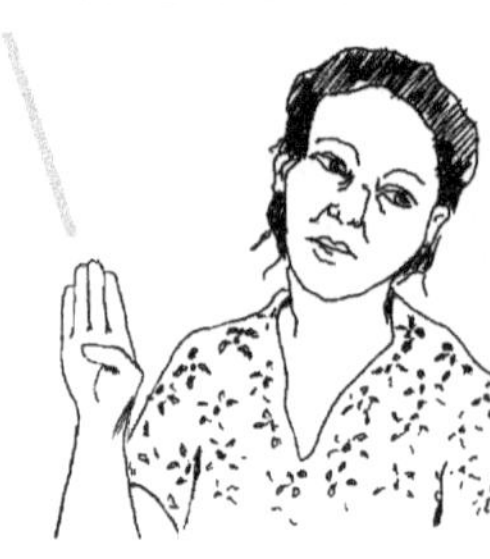

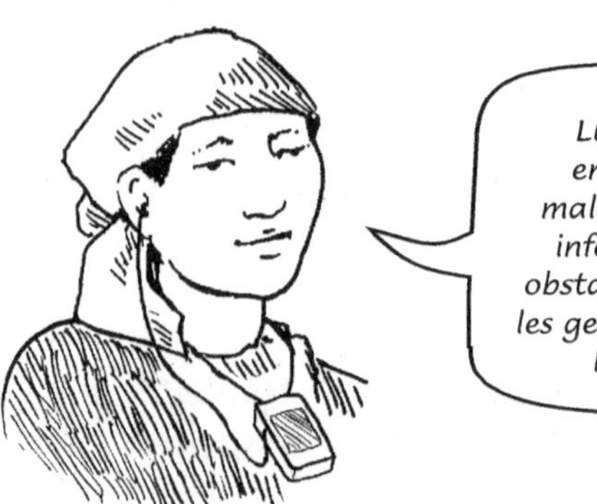

Stigmatisation et **VIH/SIDA**

Dans certaines communautés, les personnes infectées sont marginalisées. Les membres de la communauté ne veulent pas s'associer à elles, et pensent qu'elles déshonorent la communauté.

Des milliers de personnes infectées cachent leur statut. Elles ont peur d'être rejetées par leurs amis, leurs familles, et leurs voisins, bien que le VIH/SIDA ne se transmette pas à travers le contact simple.

De nombreuses personnes infectées et leurs familles ne demandent pas l'aide de la communauté, à cause de la honte et du déshonneur. Cela peut empêcher une personne infectée d'avoir l'aide et le traitement dont elle a besoin, malgré la disponibilité des médicaments permettant de vivre plus longtemps et d'être en forme.

Éviter les infections à la maison

De nombreuses personnes pensent que le VIH se transmet facilement. Cela n'est pas vrai. Si vous suivez ces conseils, il n'y a aucun risque de transmettre ou de contracter le VIH ou l'hépatite :

- Ne partagez rien qui touche au sang. Cela inclut les rasoirs, les aiguilles, les instruments tranchants qui coupent la peau, et les brosses à dent. Si vous devez partager ces objets, faites-les bouillir d'abord.

- Gardez toutes les plaies couvertes avec une bande ou un morceau de tissu propre. Les personnes infectées par le VIH ou l'hépatite ou non doivent le faire.

- Brûlez ou enterrez les bandes souillées qui ne peuvent plus être lavées.

- Évitez de toucher les fluides du corps à main nu. Utilisez un morceau de plastique ou de papier, ou des gants, ou une grande feuille pour tenir les bandes souillées, les vêtements, le sang, le vomissement, ou les selles.

- Lavez vos mains avec du savon et de l'eau après avoir changé des draps ou des vêtements sales.

- Gardez les draps et les vêtements propres. Pour laver des draps ou des vêtements propres, il faut :
  - Les garder loin de la buanderie commune.
  - Tenir une partie non tachée et rincer tous les fluides du corps avec de l'eau.
  - Laver les draps et les vêtements dans de l'eau savonneuse, faites sécher—si possible au soleil — et plier ou repasser comme d'habitude.

- Il est préférable de porter des gants ou des sachets en plastiques pour laver les vêtements sales.

AUTRES MOYENS D'ÉVITER LE **VIH**

- Traiter les infections sexuellement transmissibles très tôt. Le fait d'avoir déjà une IST, vous expose au VIH et à d'autres IST.

- Ne faites pas une injection sans être sûre que les instruments sont stérilisés d'abord. Les agents de santé ne doivent JAMAIS réutiliser une aiguille ou une seringue sans la stériliser.

- Ne partagez jamais une aiguille ou une seringue avec quelqu'un sans qu'elle ne soit stérilisée avec de l'eau de javel ou bouillie pendant 20 minutes.

- Assurez-vous que les instruments utilisés pour la circoncision, le piercing des oreilles, l'acupuncture, et les pratiques traditionnelles tels que les balafres, sont bouillis pendant 20 minutes.

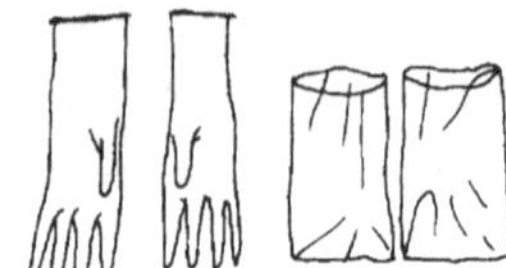

- Nettoyer les fluides du corps, tels que le sang, les vomissements, les selles et l'urine sans risque.

- Tout sang doit être testé pour s'assurer qu'il n'est pas infecté par le VIH ou l'hépatite. Même si le sang est testé, évitez les transfusions sanguines, sauf en cas d'urgence.

Rapports sexuels protégés

La plupart du temps, le VIH et les IST se transmettent d'une personne à une autre lors des rapports sexuels. Avec des informations sur les rapports sexuels protégés, le respect, l'accès aux préservatifs, et une bonne communication avec votre partenaire, vous pouvez vous protéger des IST.

Mais, il est difficile pour une femme de se protéger des infections sexuelles si elle n'est pas libre de prendre ses propres décisions concernant les rapports sexuels. Vous pouvez avoir peur ou honte de demander à un homme d'utiliser un préservatif, ou vous êtes contrainte à avoir des rapports sexuels lorsque votre partenaire le demande. Et vous ne savez peut-être pas si votre partenaire a eu des rapports sexuels avec d'autres personnes.

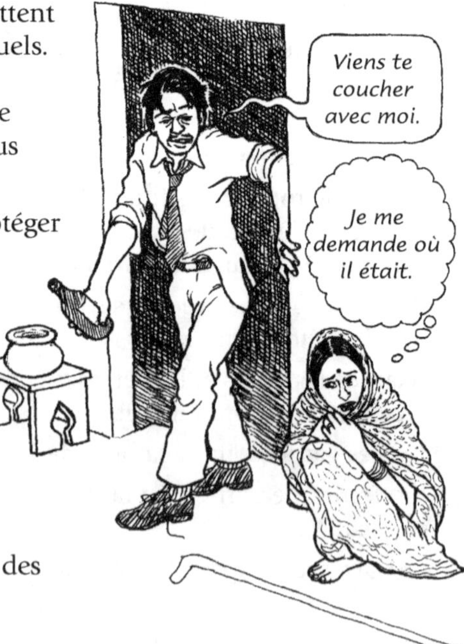

Chaque femme devrait savoir comment avoir des rapports sexuels sans risque.

MOYENS D'AVOIR DES RAPPORTS SEXUELS SANS RISQUE

Les rapports sexuels sans risque signifient le fait d'utiliser des barrières (tels que les préservatifs) pour empêcher les germes de passer entre vous et votre partenaire pendant les rapports sexuels, ou avoir des rapports sexuels qui vous exposent moins aux infections.

Les rapports sexuels avec le pénis dans le vagin sont la voie la plus courante à travers laquelle les hommes et les femmes ont des relations. Mais, les couples peuvent donner ou recevoir du plaisir sexuel en utilisant divers types de mots d'amour et d'attouchements. Si votre partenaire ne veut pas utiliser des préservatifs, vous pouvez essayer d'autres moyens plus sûrs d'avoir des rapports sexuels. Ces pratiques peuvent lui plaire—et être sans risque pour vous.

Très sûr :

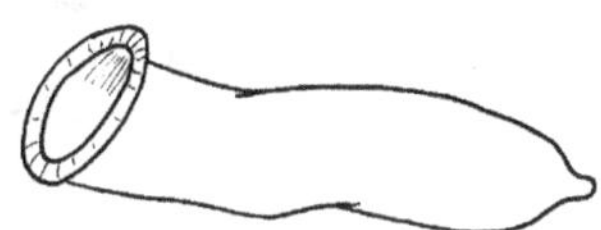

- S'abstenir. Si vous n'avez pas des rapports sexuels, vous ne serez pas exposées aux IST. Certaines femmes peuvent préférer cette option, surtout si elles sont jeunes. Cependant, pour la plupart des femmes, ce choix est impossible et indésirable.
- Avoir des rapports sexuels avec un seul partenaire qui vous est fidèle, et qui n'est pas infecté.
- Avoir des rapports sexuels en se touchant et en caressant vos organes génitaux (masturbation mutuelle).
- Utiliser des préservatifs pendant le sexe oral. Un préservatif en latex ou en plastique permet d'éviter l'herpès et la blennorragie dans la gorge. Il protège aussi du VIH à travers les petites coupures sur la bouche.

Sans risque :

- Utilisez toujours des préservatifs masculins en latex ou des préservatifs féminins en plastique lorsque vous avez des relations sexuelles vaginales ou anales.
- Si vous avez des relations sexuelles, évitez d'avoir les fluides corporels de votre partenaire dans votre vagin ou votre anus.
- Le sexe à l'aide de votre bouche est beaucoup moins susceptible de propager le VIH. Si vous avez du sperme dans la bouche, crachez-le

D'autres façons d'avoir des relations sexuelles plus sûres avec un homme :

- Demandez à l'homme de retirer son pénis avant qu'il n'éjacule (vient). Quand moins de sperme pénètre dans votre corps, vous êtes moins susceptible d'obtenir le VIH de lui.
- Évitez les rapports sexuels secs. Lorsque le vagin (ou l'anus) est sec, la peau peut se déchirer plus facilement, ce qui augmente les chances d'infection.
- Utilisez de la salive (cracher), du spermicide ou du lubrifiant pour rendre le vagin glissant.
- Ne pas utiliser d'huile, de lotion ou de gelée de pétrole si vous utilisez des préservatifs — ceux-ci peuvent endommager le préservatif.

Certains genres de sexe entre un homme et une femme sont plus sûrs que d'autres

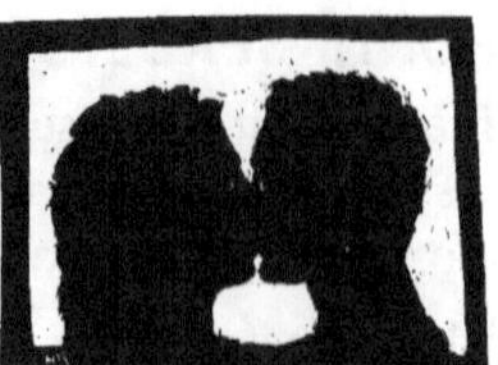

Baiser est sûr

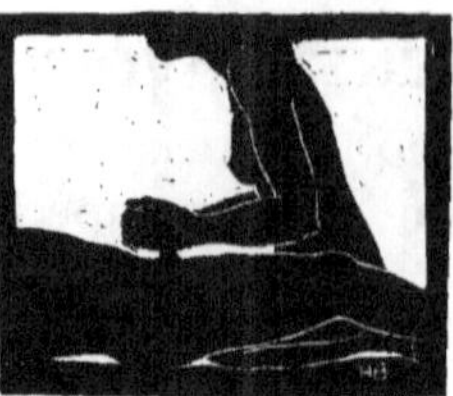

Toucher est sûr

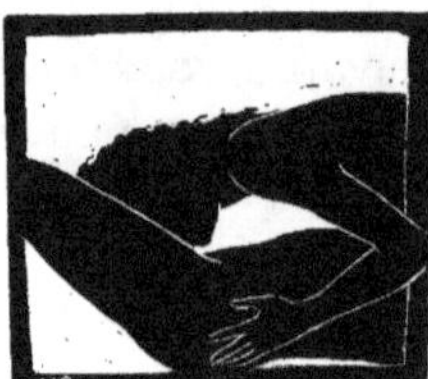

Le sexe oral est moins sûr— Mais plus sûr avec un préservatif

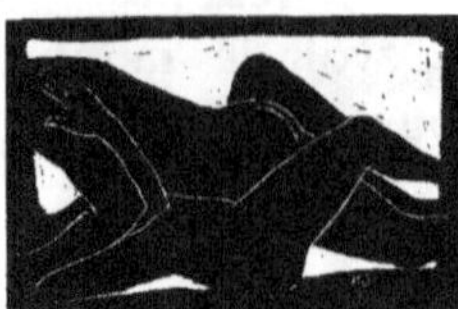

Le sexe vaginal est risqué—Mais plus sûr avec un préservatif

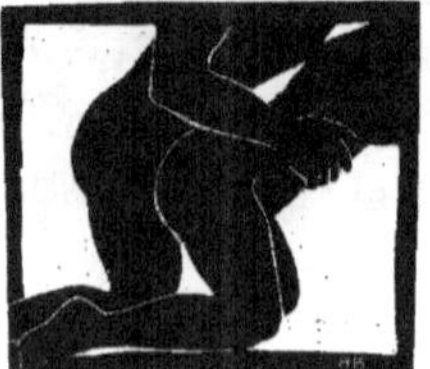

Le sexe anal est très risqué—Mais plus sûr avec un préservatif

LE SEXE ET LES MENSTRUES (SAIGNEMENTS MENSUELS)

Au cours de vos menstrues (saignement mensuel), il est préférable de ne pas avoir de sexe vaginal, sauf si vous êtes absolument certain que ni vous ni votre partenaire n'a le VIH/sida ou toute autre IST. Si vous avez le VIH, le virus sera dans vos sécrétions vaginales et votre sang. Cela augmente le risque de votre partenaire d'être infecté. Si votre partenaire est infecté et que vous ne l'êtes pas, votre risque de contracter une infection augmente également au cours de votre saignement mensuel. L'utilisation de préservatifs réduira le risque.

Travail pour le changement

Les IST et le VIH/sida sont des problèmes de santé pour toute la communauté, y compris les femmes handicapées. Parfois, les groupes de personnes handicapées pensent que la santé sexuelle n'est pas quelque chose dont ils devraient s'inquiéter.

Mais l'éducation sexuelle peut sauver la vie des gens. De bonnes informations sur la santé sexuelle et sur la façon de prévenir les IST doivent être accessibles à tous, y compris aux femmes handicapées. Par exemple, des informations sur la prévention du VIH/sida qui proviennent souvent de la radio ou sur des dépliants imprimés devraient être disponibles et accessibles aux femmes sourdes et aveugles.

Ce que les femmes handicapées peuvent faire :

- Rencontrer les soignants et les familles de femmes handicapées pour expliquer à quel point il est important que chacun ait de bonnes informations sur la santé sexuelle.

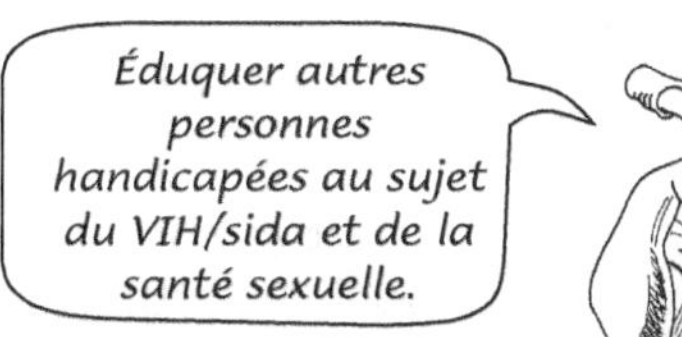
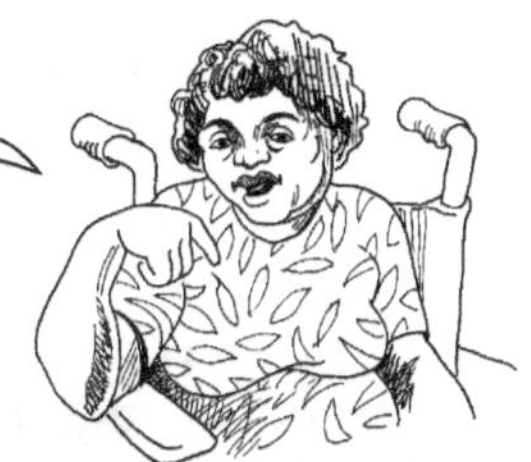

- Collaborer avec les agents de santé et d'autres groupes pour s'assurer que le VIH/sida et les services de santé sexuelle atteignent les personnes handicapées.

- Si quelqu'un profite de vous sexuellement, dites à quelqu'un en qui vous avez confiance — un membre de la famille, un voisin, un agent de santé.

Ce que les familles et les soignants peuvent faire :

- Veiller à ce que les femmes handicapées aient des informations sur la santé sexuelle et sur la prévention du VIH/sida et des IST. Donnez l'information d'une manière respectueuse et privée.

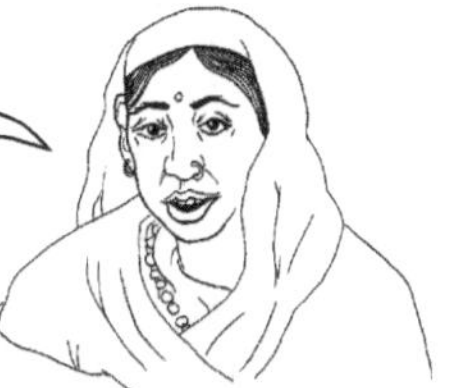

- Aidez d'autres parents d'enfants handicapés à comprendre que lorsque leurs enfants grandissent, ils voudront avoir des relations sexuelles, tout comme les personnes qui ne sont pas handicapées.

Ce que les communautés peuvent faire :

Il est important que toute la communauté sache comment se propagent le VIH/sida et les IST et comment les prévenir. Avec cette information, les gens peuvent se rendre compte que ces infections peuvent arriver à n'importe qui et ils peuvent agir pour les empêcher. Et cette connaissance peut aider les gens à comprendre que les femmes handicapées ont besoin des mêmes services de soins de santé que tout le monde dans la communauté.

Il est très important de lutter contre les conditions qui conduisent à la propagation de la maladie et non contre les personnes qui sont infectées. Le VIH/sida et les IST peuvent être mieux évités en luttant pour des conditions sociales et économiques plus justes afin que les femmes, y compris les femmes handicapées, aient plus de pouvoir décisionnel, de sorte que les familles n'ont pas besoin de se séparer pour trouver du travail, et que les gens n'ont pas besoin de vendre leur corps pour le sexe.

- Veiller à ce que toutes les personnes, y compris les femmes handicapées, aient accès à l'information et aux services de santé sexuelle, y compris les préservatifs en latex, pour empêcher le VIH et les autres IST de se propager dans la communauté.

- Assurez-vous que des médicaments, de l'eau propre et des aliments nutritifs sont disponibles pour les personnes vivant avec le VIH/sida.

- Éduquer les gens de votre collectivité pour empêcher les filles et les femmes handicapées d'être prises au fait de l'intérêt sexuel, et de comprendre que les rapports sexuels avec eux ne guériront pas le sida.

Pour l'agent de santé :

Incluez les femmes handicapées dans
vos classes d'éducation à la santé et
cherchez des occasions de partager des
informations sur la santé avec des groupes
de femmes handicapées qui se réunissent
déjà ensemble. Respectez toujours la
vie privée des femmes handicapées. Ne
jamais parler du problème d'une femme
avec les autres, pas même avec sa famille,
à moins que la femme ne vous donne la
permission.

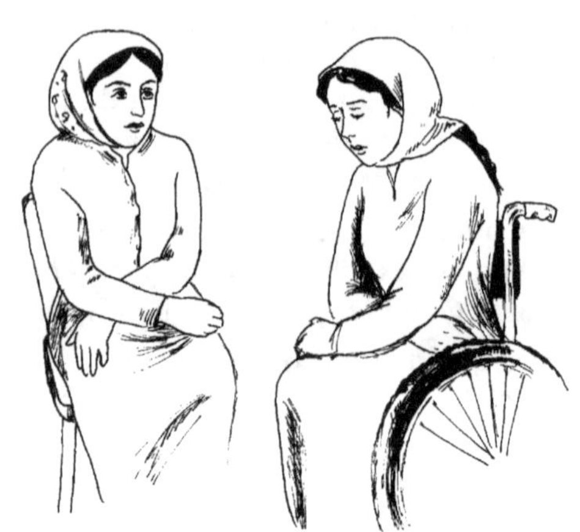

- Expliquez comment les IST et le
  VIH/sida sont transférés et comment
  les prévenir.
- Montrez comment utiliser le préservatif pour les hommes et le préservatif pour
  les femmes (voir pages 190 et 191).
- Renseignez-vous sur les problèmes possibles que certaines femmes handicapées
  peuvent avoir en prenant certains médicaments pour traiter les IST.
- Rechercher des signes d'abus sexuel lorsque vous voyez une femme pour un
  problème de santé.
- Assurez-vous que les femmes handicapées ont accès à des conseils et des tests
  pour le VIH.

Les agents de santé peuvent laisser les parents des enfants handicapés savoir que
les enfants qui apprennent sur les IST, y compris le VIH/sida, feront des choix sûrs
plus tard quand ils grandissent et commencent à avoir des rapports sexuels.

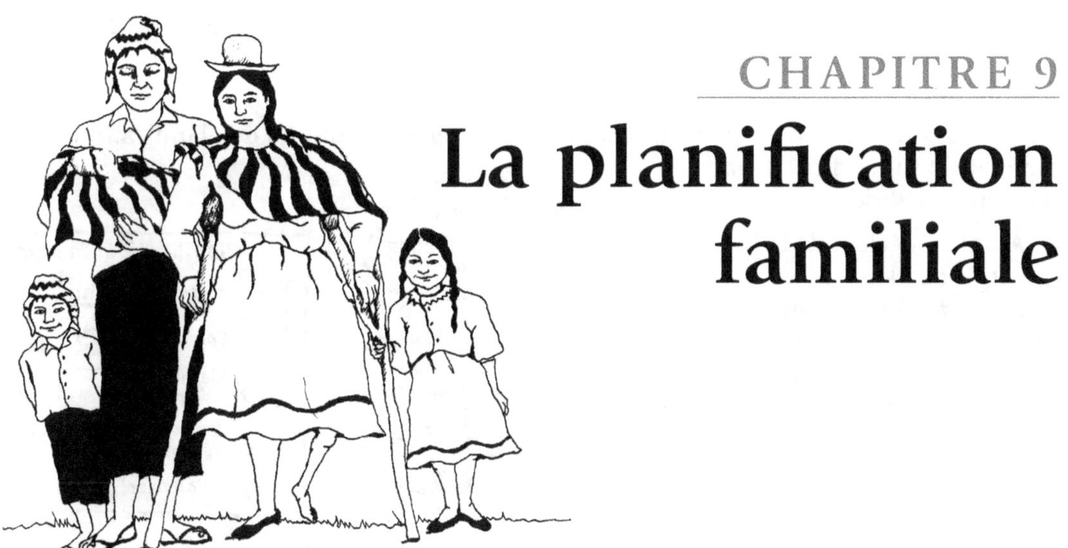

CHAPITRE 9
La planification familiale

Les femmes sont en bonne santé lorsqu'elles décident du moment d'avoir des rapports sexuels et des enfants. Ces décisions doivent toujours être leur choix, et les femmes qui utilisent une méthode de planification familiale sont mieux habilitées à faire ces choix. Vous pouvez utiliser une méthode de planification familiale:

- Aide à décider du nombre d'enfants que vous voulez et de la période ;
- Vous aider à éviter une grossesse jusqu'à ce que vous décidiez ;
- Aider vous et votre partenaire à jouir des rapports sexuels parce que vous n'aurez pas peur de contracter une grossesse.

Certaines méthodes de planification familiale ont d'autres avantages. Par exemple :

- Les condoms protègent contre les infections sexuellement transmissibles, comme le VIH/SIDA.
- Les méthodes hormonales (page 196) peuvent aider dans le saignement irrégulier et la douleur pendant les menstrues.

Malheureusement, de nombreuses femmes dans le monde n'ont pas accès à la planification familiale ou aux méthodes qu'elles préfèrent. Cela arrive pour plusieurs raisons. Certaines personnes pensent que la planification familiale est dangereuse pour la santé de la femme. Toutefois, la principale raison est que les autorités religieuses et politiques ne pensent pas que les femmes devraient prendre leurs propres décisions en ce qui concerne le moment et la manière d'utiliser les méthodes de planification familiale.

Il peut être aussi même très difficile pour des femmes handicapées d'avoir des informations sur les méthodes de planification familiale ou d'y avoir accès. Plusieurs personnes, y compris certains agents de santé, pensent que les femmes handicapées ne peuvent pas avoir de rapports sexuels ou tomber enceintes, et ne leur donnent pas des informations ou des conseils.

Ce chapitre donne des informations sur les différentes méthodes de planification familiale et sur le choix de la meilleure méthode.

Avant de décider de la méthode de planification familiale à utiliser, examinez le tableau à la page suivante afin de voir l'efficacité de chaque méthode. Vous pourrez aussi prendre en compte les facteurs suivants :

- Quelles sont les méthodes disponibles dans ma communauté?

- Quelle est la facilité de l'utilisation de la méthode?

- Existe-t-il des risques liés à ma santé?

- Est-ce que mon partenaire est prêt à utiliser une méthode de planification familiale?

- Est-ce que mon handicap affectera la méthode que j'utilise?

Dans les endroits où plusieurs méthodes de planification familiale sont disponibles, les femmes font les choix en fonction de la facilité du mode d'emploi, du prix, de leurs corps, de leur travail, et de ce qu'elles et leurs partenaires préfèrent. Même si ces méthodes ne sont pas disponibles dans votre communauté, vous pouvez vous renseigner sur cela et discuter avec les agents de santé pour les rendre disponibles. Vous devez être en mesure de les sensibiliser !

Comment fonctionnent les méthodes de planification familiale ?

Chaque mois, il y a des périodes où une femme est fertile et peut tomber enceinte, et des moments où elle n'est pas fertile et ne peut pas tomber enceinte. La plupart des femmes produisent un œuf par mois. L'œuf est relâché de l'ovaire de la femme. L'œuf peut vivre 24 heures (une journée et une nuit) après qu'il soit relâché de l'ovaire. Le sperme de l'homme peut vivre jusqu'à 2 jours dans le corps de la femme. Si l'œuf de la femme a été relâché pendant que le sperme de l'homme est dans son corps, elle peut tomber enceinte, voir aussi pages 77 à 80.

Les méthodes de planification familiale sont destinées à changer la fertilité de la femme et à éviter la grossesse de diverses manières :

- Méthodes de contraception locale (condoms pour les hommes, condoms pour les femmes, diaphragme, cape cervicale) empêchent le sperme de l'homme d'atteindre l'œuf de la femme (page 189).

- Les stérilets (IUD, IUCD, IUS, Copper T, the Loop) empêchent le sperme de l'homme de rendre fertile l'œuf de la femme (page 195).

- Les méthodes hormonales (pillules, injections, implants) empêchent les ovaires de la femme de relâcher un œuf. Certaines aussi affectent l'ovaire ou le mucus dans le col de l'utérus donc le sperme ne peut pas féconder un œuf à cet endroit (page 196).

- Les méthodes naturelles aident la femme à savoir lorsqu'elle est fertile (la période fertile de la femme), donc elle peut éviter d'avoir des rapports sexuels pendant cette période (page 200).

- Les méthodes permanentes (la stérilisation) sont des opérations qui empêchent l'homme d'émettre du sperme, ou l'œuf de la femme d'atteindre son utérus (page 203).

Sur la page suivante il y a un tableau montrant l'efficacité de chaque méthode contre la grossesse et les IST. Le tableau montre aussi les effets secondaires éventuels de chaque méthode et d'autres informations importantes sur la manière dont cette méthode peut affecter votre handicap. Chaque méthode est présentée avec des étoiles pour évaluer son efficacité contre une grossesse. Certaines méthodes sont présentées avec d'étoiles bien qu'elles soient des méthodes très efficaces, parce qu'elles ne sont souvent pas bien utilisées. Lorsqu'un homme et une femme utilisent correctement une méthode à chaque fois qu'ils ont un rapport sexuel, la méthode fonctionnera mieux.

Méthode de planification familiale	Protection contre la grossesse	Protection contre les IST	Autres informations importantes
Condom masculin	★★★ TRÈS BIEN	BONNE	Plus efficace lorsqu'il est utilisé avec un spermicide et un lubrifiant.
Condom féminin	★★ BIEN	BONNE	Peut ne pas fonctionner si vous avez perdu l'usage de vos mains, si vous ne pouvez pas toucher votre vagin, si vous ne pouvez pas écarter largement vos jambes, ou si vous avez des spasmes musculaires dans la partie supérieure de vos jambes.
Le diaphragme et la cape cervicale	★★ BIEN	ASSEZ BONNE	Plus efficace lorsqu'il est utilisé avec un spermicide. Peut ne pas vous convenir si vous avez perdu l'usage de vos mains, si vous ne pouvez pas toucher votre vagin, si vous ne pouvez pas écarter largement vos jambes, ou si vous avez des spasmes musculaires dans la partie supérieure de vos jambes.
L'éponge avec le spermicide	★ UN PEU	ASSEZ BONNE	Peut ne pas vous convenir si vous avez perdu l'usage de vos mains, si vous ne pouvez pas toucher votre vagin, si vous ne pouvez pas écarter largement vos jambes, ou si vous avez des spasmes musculaires dans la partie supérieure de vos jambes.
L'éponge faite maison	★ UN PEU	ASSEZ BONNE	Peut ne pas vous convenir si vous avez perdu l'usage de vos mains, si vous ne pouvez pas toucher votre vagin, si vous ne pouvez pas écarter largement vos jambes, ou si vous avez des spasmes musculaires dans la partie supérieure de vos jambes.
Spermicide	★ UN PEU	AUCUNE	Peut ne pas vous convenir si vous avez perdu l'usage de vos mains, si vous ne pouvez pas toucher votre vagin, si vous ne pouvez pas écarter largement vos jambes, ou si vous avez des spasmes musculaires dans la partie supérieure de vos jambes.
Méthodes Hormonales (pilule de contraception, patch, norplant, piqures, implants)	★★★★ MEILLEUR	AUCUNE	Les pilules à faibles doses sont adaptées pour les femmes qui sont paralysées, si elles sont actives ou font des exercices chaque jour. Les femmes souffrant d'épilepsie ne doivent utiliser que des pilules contenant de la progestérone.
Le stérilet, IUS	★★★★ MEILLEUR	AUCUNE	Peut ne pas vous convenir si vous avez perdu l'usage de vos mains, si vous ne pouvez pas toucher votre vagin, vous ne pouvez pas écarter largement vos jambes, ou si vous avez des spasmes musculaires dans la partie supérieure de vos jambes, ou si vous avez des difficultés à contrôler vos menstrues (cela ne constitue pas un problème avec l'IUS qui contient des hormones).
Sensibilisation sur la fertilité	★★ BIEN	AUCUNE	Peut ne pas vous convenir si vous avez perdu l'usage de vos mains, si vous ne pouvez pas toucher votre vagin, si vous ne pouvez pas écarter largement vos jambes, ou si vous avez des spasmes musculaires dans la partie supérieure de vos jambes.
Rapports sexuels sans pénétration	★ UN PEU	ASSEZ BONNE	Parce que les couples peuvent avoir du mal à s'adapter à cette méthode, la grossesse survient toujours.
Retrait (méthode du coït interrompu)	★ UN PEU	ASSEZ BONNE	Plus efficace quand il est utilisé avec une autre méthode comme le spermicide ou le diaphragme.
Allaitement (durant les 6 premiers mois seulement)	★★ BIEN	AUCUNE	Cette méthode est efficace si la femme pratique l'allaitement exclusif, et s' il n'y a pas eu retour de couches.
Stérilisation	★★★★ MEILLEUR	AUCUNE	Après la stérilisation de l'homme, le couple doit utiliser une autre méthode de contraception pendant 12 semaines.

Les méthodes locales de contraception

Les méthodes locales de contraception comprennent
les préservatifs pour les hommes, les préservatifs pour
les femmes, le diaphragme, la cape cervicale, l'éponge
et le spermicide.

CONDOM POUR LES HOMMES (CAPOTE, PRÉSERVATIF)

Un condom est un étui étroit et fin que l'homme
recouvre sur le pénis pendant le rapport sexuel. L'étui
retient le sperme de l'homme afin qu'il ne s'introduise
dans le vagin ou l'utérus de la femme.

Malheureusement, certains hommes n'aiment
pas utiliser le condom lors des relations sexuelles
parce qu'ils trouvent que cela réduit le plaisir sexuel. Cela est très mauvais, parce que
les condoms sont efficaces et bien indiqués dans la protection contre la grossesse et les
infections sexuellement transmissibles (IST).

Le lubrifiant peut rendre l'acte sexuel plus agréable pour la femme et l'homme. Il
peut aussi empêcher le préservatif de se percer. Utilisez un lubrifiant à base d'eau comme
la salive (crachat), K-Y Jelly, ou le spermicide. N'utilisez pas des huiles, du pétroleum
(Vaseline), des lotions pour la peau, ou du beurre parce qu'ils peuvent fragiliser ou percer
le condom. Une goutte de lubrifiant à l'intérieur du
bout du condom le rend plus confortable sur le
pénis.

On peut mettre un peu sur la partie externe
du condom après que l'homme mis. Cela peut
rendre le rapport sexuel plus agréable pour la
femme.

Les condoms les plus efficaces
sont fabriqués à base de latex ou de
polyuréthane pas en peau de mouton.

Il faut un nouveau condom à chaque
rapport sexuel.

Les préservatifs peuvent être utilisés
seuls ou combinés à une autre méthode
de planification familiale, sauf le
condom féminin. Ils sont disponibles
dans plusieurs pharmacies et marchés,
et souvent dans les centres de santé et à
travers les programmes de prévention du
VIH/SIDA.

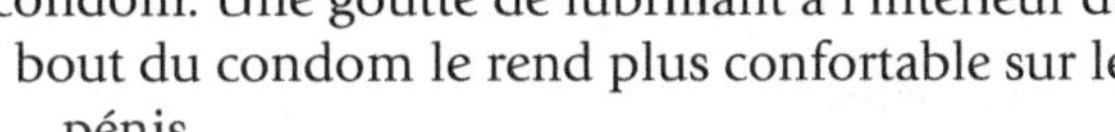
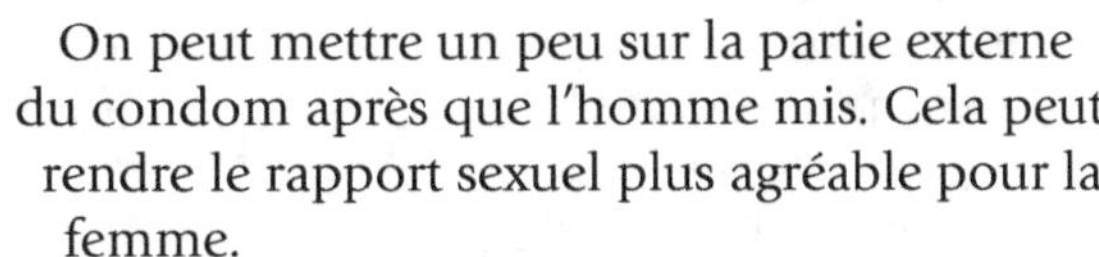
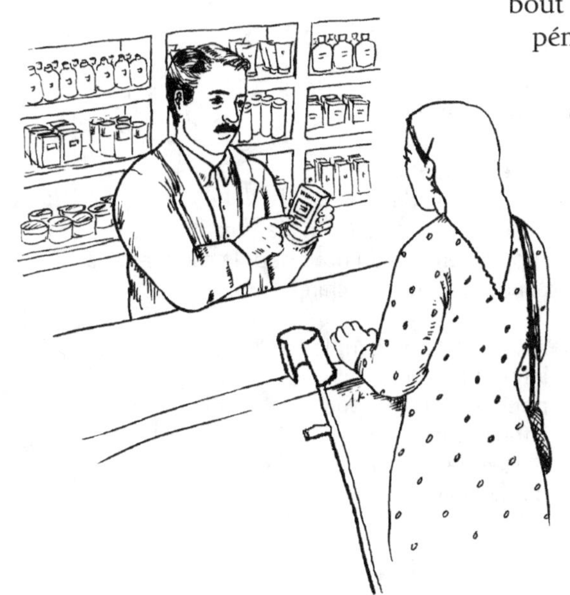

Si vous avez l'usage de vos mains, vous pouvez mettre le condom sur le pénis de l'homme. Il est utile de le savoir avant d'avoir un rapport sexuel. Vous pouvez vous entraîner en :

Mettant le condom sur une banane...

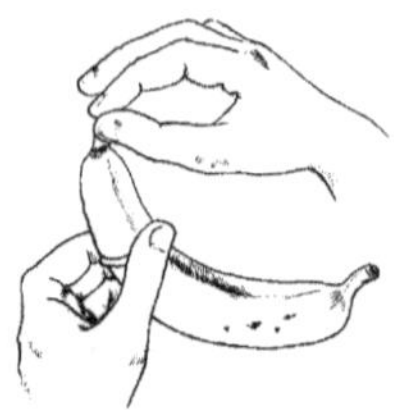

...ou sur un épi de maïs.

Pour les femmes qui sont aveugles ou qui ne peuvent pas bien voir, le fait d'apprendre à mettre un condom sur le pénis de l'homme est particulièrement utile. Ainsi, lorsque vous aurez un rapport sexuel avec un partenaire, vous pourriez vous servir de vos mains pour voir si le condom est bien mis, et vous pourriez vous assurer que le bout du condom n'est pas percé ou déchiré.

Comment utiliser un condom masculin :

Un nouveau préservatif doit être emballé dans un petit paquet qui n'a pas été ouvert. Veillez à ne pas déchirer le condom lorsque vous ouvrez le paquet. Le condom doit être mou et élastique. S'il est rigide, dur ou collant, jetez-le. Il ne sera pas efficace.

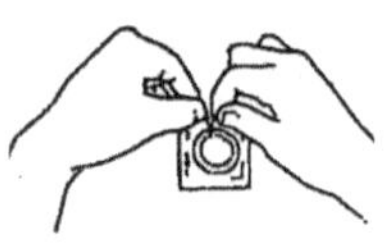

1. Un condom doit être mis sur le pénis de l'homme quand il est dur, et avant qu'il ne touche les organes génitaux de la femme. Un homme qui n'est pas circoncis doit pousser son prépuce à l'arrière. L'homme doit serrer le bout du condom avant de le mettre.

2. Dérouler le condom jusqu'à ce qu'il couvre tout le pénis. L'homme doit continuer à serrer le bout du condom pendant qu'il déroule le condom. Sans cet espace supplémentaire au bout pour le sperme, le condom peut se déchirer.

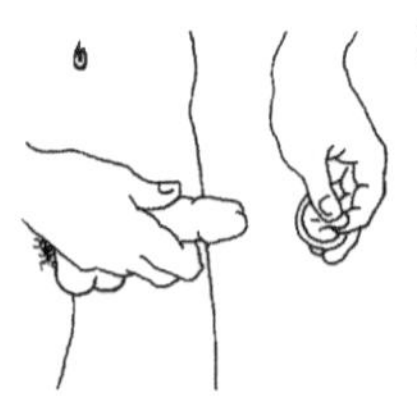

3 Juste après que l'homme ait éjaculé (joui) et avant que son pénis ne devienne mou, il doit attraper le bord du condom pendant qu'il rétire son pénis du vagin. Ensuite il doit prudemment enlever le condom.

4. Attacher fermement le condom. Ensuite jetez-le dans une poubelle ou dans une latrine, hors de la portée des enfants ou des animaux.

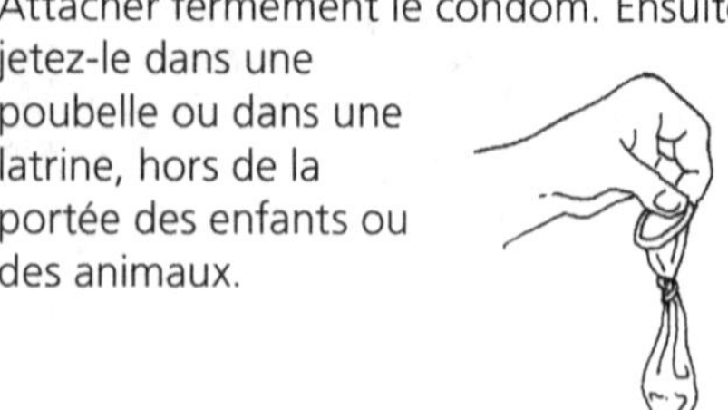

Condom pour les femmes : (condom féminin)

Les condoms féminins permettent aussi d'éviter la contamination du VIH et des autres IST d'une personne à une autre.

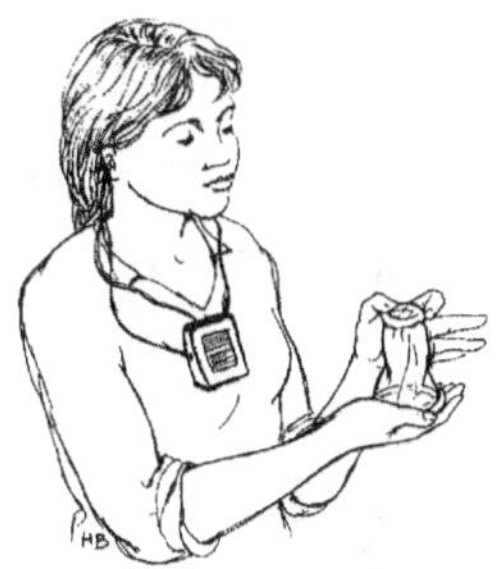

Le condom féminin se place dans le vagin et couvre les lèvres externes des parties génitales (la vulve). Il protège contre la grossesse, les infections sexuellement transmissibles, et le VIH/SIDA. Malheureusement, le condom féminin est plus cher et plus difficile à trouver que le condom masculin. Le condom féminin ne doit pas être utilisé en même temps que le condom masculin. Il est plus efficace lorsque l'homme est au-dessus et la femme en dessous pendant le rapport sexuel.

> **Vous préférerez peut être une autre méthode si :**
> - Vous avez perdu l'usage de vos mains.
> - Vous ne pouvez pas toucher votre vagin.
> - Vous ne pouvez pas écarter largement vos jambes.
> - Vous avez des contractions musculaires dans la partie supérieure de vos jambes.

Comment utiliser le condom féminin :

1. Ouvrez soigneusement le paquet sans déchirer le condom. 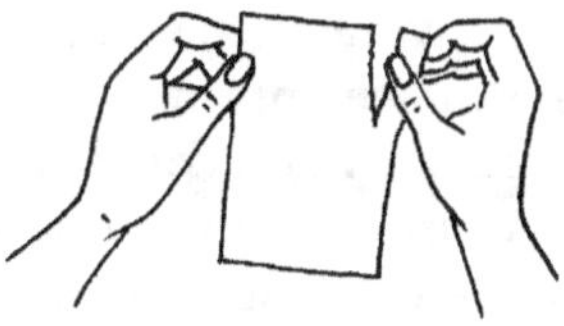
2. Trouvez l'anneau intérieur, qui est près du bout du condom.

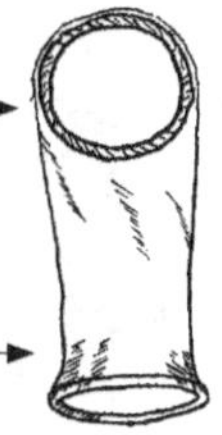

3. Serrer avec l'anneau intérieur.

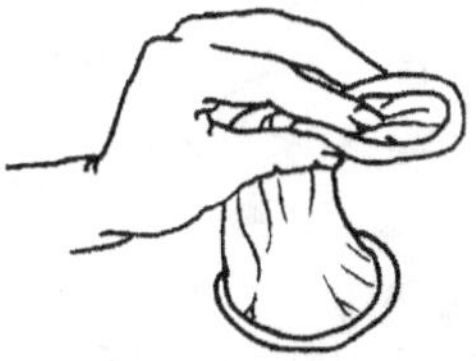

4. Mettez l'anneau intérieur dans le vagin.

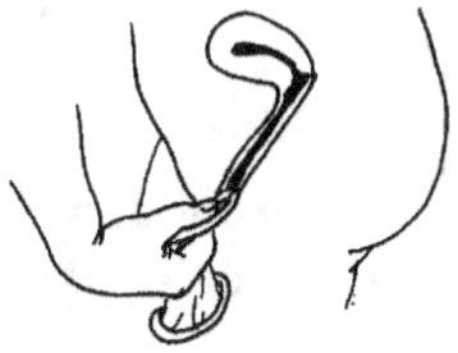

5. Mettez l'anneau intérieur dans le vagin.

l'anneau intérieur reste hors du vagin.

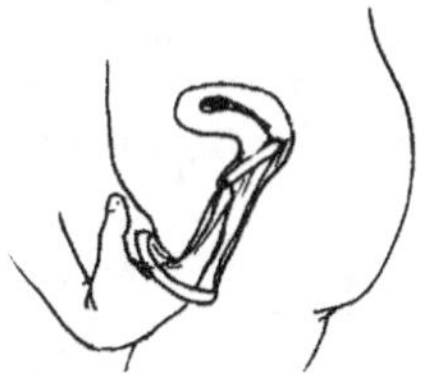

6. Lorsque vous avez des rapports sexuels diriger le pénis vers l'anneau intérieur.

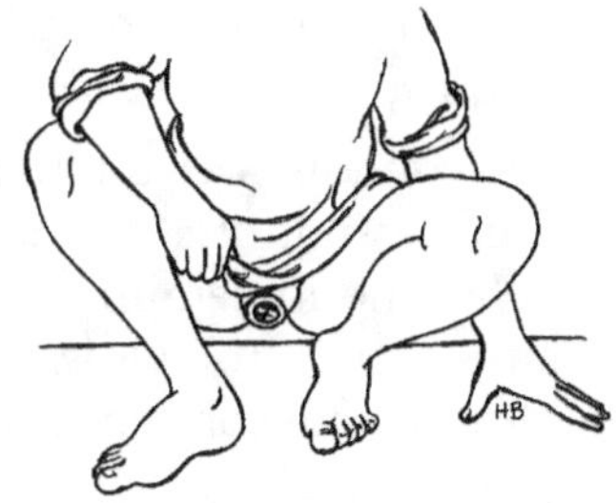

7. Enlever immédiatement le condom féminin après que l'homme se soit retiré et avant de vous lever. Serrez et enroulez l'anneau extérieur pour garder le sperme de l'homme dans l'étui. Retirer doucement le condom, et ensuite mettez-le hors de la portée des enfants et des animaux; ou mettez-le dans une latrine, ou enterrez-le.

Si vous souhaitez utiliser un condom féminin, mais que votre handicap rend cela difficile, essayez de vous asseoir ou de vous coucher dans différentes positions, ou demandez à votre partenaire ou à quelqu'un d'autre de vous aider.

Il est recommandé d'utiliser un nouveau condom féminin à chaque rapport sexuel. Mais, si vous ne pouvez pas vous en procurer un nouveau, vous pouvez nettoyer et réutiliser l'ancien jusqu'à 7 fois.

Comment nettoyer un condom féminin

Avant d'avoir des rapports sexuels, préparez un grand verre d'eau de javel (Cloro, Clorox, etc.) mélangez avec de l'eau (1 mesure de poudre ou de liquide d'eau de javel à 20 mesures d'eau propre). L'eau de javel tue le VIH.

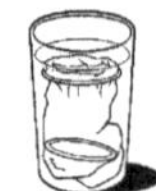

Après le rapport sexuel, retirez le condom du vagin. Assurez-vous de ne pas verser le sperme de l'homme. Aussitôt, versez la moitié de la solution d'eau de javel dans le condom, puis mettez tout le condom dans la solution d'eau de javel restante.

Laissez mouiller le condom pendant 5 minutes seulement. N'essayez en aucune façon de nettoyer le condom **avant de l'avoir mis dans l'eau de javel.**

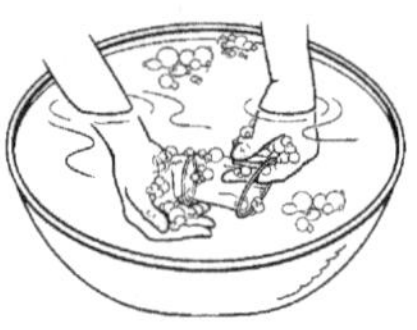

Laver vos mains avec du savon doux, et utilisez les bulles de savon sur vos mains pour doucement rincer l'eau de javel et tous les fluides ou lubrifiants provenant du corps, de l'extérieur vers l'intérieur du condom, y compris l'anneau intérieur (ne frottez pas directement une barre de savon sur le condom sinon il va se percer).

Utilisez de l'eau propre pour rincer les bulles de savon sur l'anneau, et de l'intérieur vers l'extérieur du condom.

Sécher soigneusement l'intérieur et l'extérieur du condom avec un torchon propre, ou laisser le sécher à l'air libre.

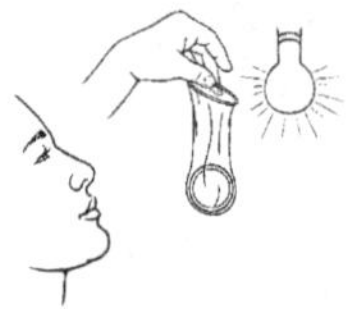

Chercher des trous sur le condom en le soulevant vers la lumière. Même s'il y a un trou minuscule, jetez le condom et achetez un autre. Un changement de couleur est normal. S' il n'y a pas de trous, gardez-le dans un endroit propre et sec jusqu'au prochain usage.

Avant de l'utiliser de nouveau, lubrifiez le condom avec un lubrifiant à base d'eau. Pour un condom féminin vous pouvez aussi utiliser de l'huile végétale ou de la matière grasse végétale. Etant donné que le condom féminin n'est pas fabriqué avec du latex, il est possible d'utiliser certaines huiles. Toutefois, n'utilisez pas de l'huile de cacahuète ou d'arachide, ou des lotions qui contiennent de la lanoline ou du parfum, car ils peuvent tous causer une réaction allergique.

LE DIAPHRAGME ET LA CAPE CERVICALE

Le diaphragme et la cape cervicale sont tous deux des coupelles creuses fabriquées avec du caoutchouc mou qui sont placés dans le vagin pendant les rapports sexuels. L'un peut rester dans votre vagin pendant au moins 6 heures après le rapport sexuel, et l'autre pendant 24 heures (pas plus).

> **Vous préférerez peut être une autre méthode si :**
> - Vous avez perdu l'usage de vos mains.
> - Vous ne pouvez pas écarter largement vos jambes.
> - Vous ne pouvez pas toucher votre vagin.
> - Vous avez des spasmes musculaires dans la partie supérieure de vos jambes.

Le diaphragme et la cape cervicale constituent, tous les deux de bonnes méthodes de prévention s'ils sont utilisés avec une crème contraceptive ou de la crème, (spermicide) à chaque fois que vous avez des rapports sexuels. Il existe plusieurs types de diaphragmes et les capes cervicales. Un agent de santé expérimenté peut vous aider à choisir celui qui vous convient. Le diaphragme est plus large que la cape, et certaines femmes de petites tailles préfèrent la cape. Après l'accouchement, ou si vous avez pris ou perdu du poids, vous aurez peut-être besoin de changer de type de diaphragme.

Le diaphragme et la cape durent toujours un an ou plus. Vous devez régulièrement vérifier s'il y a des fissures ou des trous en les examinant à la lumière. Même s'il y a un petit trou, achetez un nouveau parce que le sperme de l'homme peut s'infiltrer à travers le trou. Après utilisation, laver avec de l'eau tiède et du savon, et rincer et sécher. Gardez le diaphragme ou la cape dans un endroit propre et sec.

Ces méthodes ne sont pas disponibles partout. Mais si un grand nombre de femmes les demandent, plusieurs programmes et cliniques les rendront disponibles.

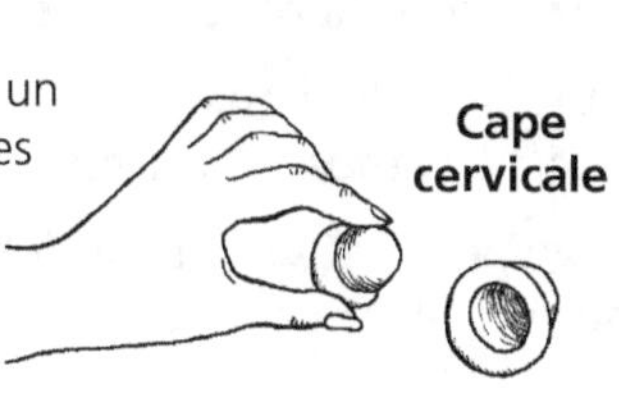

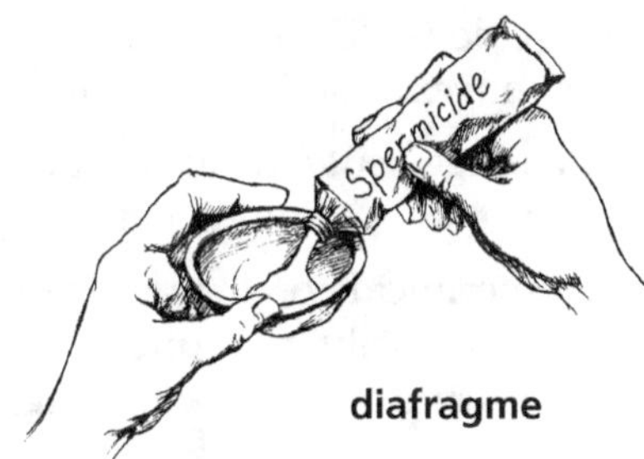

L'ÉPONGE

L'éponge contraceptive

L'éponge contraceptive est fabriquée avec du plastique mou et est remplie de spermicide (le nonoxynol-9). Vous mettez l'éponge au fond du vagin avant d'avoir des rapports sexuels. Une fois qu'elle est en place, vous pouvez avoir des rapports sexuels aussi souvent que vous le voulez, sans avoir à ajouter plus de spermicide. Cela doit rester dans votre vagin pendant 6 heures après le rapport sexuel, et vous pouvez le laisser à l'intérieur pour une durée de 24 heures (mais pas plus). L'éponge n'est pas disponible dans tous les pays.

> **Vous préférerez peut être une autre méthode si :**
> - Vous ne pouvez pas écarter largement vos jambes.
> - Vous avez perdu l'usage de vos mains.
> - Vous ne pouvez pas toucher votre vagin.
> - Vous avez des spasmes musculaires dans la partie supérieure des jambes.
> - Vous n'avez aucune sensation dans le bassin.

L'éponge faite maison

Vous pouvez utiliser aussi une éponge mouillée dans du vinaigre ou du citron. Cette méthode n'est pas aussi efficace que l'éponge contraceptive, mais il peut prévenir une grossesse. Vous pourrez peut être l'utiliser si aucune autre méthode n'est disponible.

Comment obtenir une éponge faite maison

1. Mélange : 2 cuillérées de vinaigre avec un verre d'eau propre bouillie **ou** Une cuillérée à café de jus de citron avec un verre d'eau propre bouillie **ou** Une cuillérée à sel avec 4 cuillères d'eau propre bouillie.

2. Mouillé un morceau d'éponge qui a la taille d'un œuf avec un de ces liquides.

3. Poussez l'éponge au fond du vagin environ une heure avant le rapport sexuel.

4. Laissez l'éponge à l'intérieur au moins 6 heures après le rapport. Ensuite retirez-la.

L'éponge peut être difficile à retirer mais il ne peut pas disparaître dans le vagin. Il sera plus facile de le retirer si vous vous accroupissez et poussez comme si vous étiez en train de faire des selles, tout en ayant accès à votre vagin. Si vous avez des difficultés à l'enlever, vous pouvez attacher un ruban ou enfilez autour la prochaine fois.

L'éponge peut être lavée, bouillie, et utilisée plusieurs fois. Gardez-la dans un endroit propre et sec. Le liquide peut être préparé à l'avance et conservé dans une bouteille.

Le spermicide ou le liquide de l'éponge peut irriter la peau à l'intérieur du vagin, ce qui peut faciliter la contamination des IST. Arrêtez d'utiliser cette méthode si elle assèche, irrite ou gratte votre vagin.

LES SPERMICIDES

Les spermicides comprennent la mousse, les cachets, la crème, ou de la gel qui sont introduits dans le vagin avant une relation sexuelle. Le spermicide tue les spermatozoïdes de l'homme avant qu'ils n'atteignent l'utérus. Ils ne protègent pas contre les IST ou le VIH/SIDA. Les comprimés doivent être introduis dans le vagin 10 à 15 minutes avant une relation sexuelle. La mousse, la crème, ou la crème sont plus efficaces lorsqu'ils sont introduits dans le vagin juste avant le rapport sexuel. Ajoutez le spermicide chaque fois que vous avez des rapports sexuels. Après le rapport, ne prenez pas de douche et ne lavez pas le spermicide avant au moins 6 heures. Certains spermicides peuvent causer des démangeaisons ou irriter la peau à l'intérieur du vagin. La mousse est plus susceptible de causer une irritation. Si vous êtes sensibles à la mousse, essayez d'utiliser un contraceptif à base de gel ou de crème à la place.

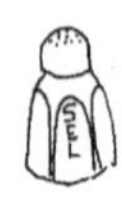

LE STÉRILET (DISPOSITIF INTRA UTÉRIN : DCIU, COPPER T, THE LOOP)

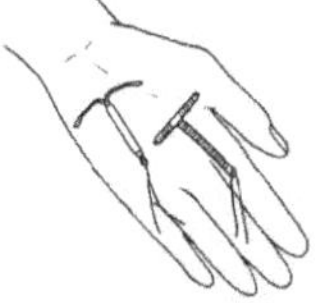

Le contraceptif Intra-Utérin (le stérilet) est un petit objet en plastique et en cuivre, qui a 2 petites ficelles attachées.

> **Vous préférerez peut être une méthode différente si :**
> - Vous ne pouvez pas supporter un saignement menstruel abondant.
> - Vous ne pouvez pas écarter largement vos jambes.
> - Vous avez des spasmes musculaires dans la partie supérieure des jambes.

Le stérilet ne protège pas contre le VIH/SIDA ou les autres IST. Un agent de santé qualifié ou une sage femme peut placer le stérilet dans l'utérus, et les ficelles suspendues dans le vagin. Le stérilet empêche le sperme de l'homme de féconder l'œuf de la femme. Pour une utilisation efficace du stérilet, vous devez être en mesure de vérifier régulièrement les ficelles dans le vagin. Il est mieux de le faire juste après les menstrues. Si vous ne pouvez pas vérifier les ficelles, demandez à votre partenaire ou quelqu'un en qui vous avez confiance de vous aider.

Le stérilet peut être laissé à l'intérieur jusqu'à 10 ans. Les femmes qui utilisent un stérilet doivent avoir des examens pelviens réguliers pour s'assurer qu'il est toujours en place.

Les effets secondaires habituels

Vous pourrez avoir de légers saignements au cours de la première semaine. Certaines femmes saignent abondamment et pendant longtemps. Et les menstrues sont plus douloureuses que d'habitude. Mais, cela s'arrête habituellement après les 3 premiers mois. Si vous voulez utiliser un stérilet, discutez-en avec un agent de santé expérimenté pour voir si cette méthode vous convient.

SIU (LE SYSTÈME INTRA UTÉRIN : UN STÉRILET AVEC DES HORMONES)

Un type de stérilet appelé le système intra utérin (SIU) contient de l'hormone progestérone, lévonorgestrel. Les marques les plus courantes sont Mirena et Levonova. Le SIU réduit la quantité de sang perdu lors des menstrues et est aussi très efficace dans la prévention de la grossesse jusqu'à 5 ans. Malheureusement, il est plus coûteux que les autres stérilets et n'est pas disponible dans beaucoup de pays. Discutez avec un agent de santé pour voir s' il est disponible dans votre communauté.

> **ATTENTION !** Si vous avez un stérilet, demandez de l'aide médicale si l'un de ces signes apparait :
>
> - Retard ou absence de règles ou traces de sang anormales entre les saignements menstruels ;
> - Douleur chronique au ventre, ou douleur pendant un rapport sexuel
> - Des signes d'infections : un écoulement inhabituel ou une mauvaise odeur du vagin, de la fièvre, des frissons ou la sensation de maladie ;
> - Les ficelles du stérilet deviennent petites ou longues, ou disparaissent, ou si vous pouvez ressentir le stérilet dans le vagin.

Les méthodes hormonales

Les hormones sont des produits chimiques que le corps de la femme produit normalement (voir page 72). Les hormones régularisent plusieurs parties du corps de la femme, y compris les menstrues et la capacité à tomber enceinte. Ce processus est le même pour toutes les femmes ; qu'elles soient handicapée ou non. Les méthodes hormonales permettent d'éviter une grossesse en empêchant les ovaires de relâcher un œuf dans l'utérus. **Les méthodes hormonales ne protègent pas du VIH/SIDA ou des autres IST.**

> **Vous ne devez pas utiliser les méthodes hormonales si :**
> - Vous avez un cancer du sein.
> - Vous êtes déjà enceinte.
> - Vous avez des règles très abondantes ou qui durent plus de 8 jours.

Les méthodes hormonales incluent :

- Des pilules que la femme prend chaque jour ;
- Des injections qui sont faites chaque mois ;
- Des implants qui sont placés dans le bras de la femme et durent plusieurs années.

La plupart des pilules de contraception et certaines injections contiennent 2 hormones similaires aux hormones produites normalement par le corps de la femme. Ces hormones sont appelées œstrogènes (éthinyl estradiol) et progestérone (lévonorgestrel). Les implants, certaines pilules, et certaines injections contiennent seulement de la progestérone.

Il y'a toujours de nouvelles méthodes hormonales. Nous avons le patch contraceptif, la bague (placée dans l'utérus), et le DIU hormonal (page 195).

Les effets secondaires

Les méthodes hormonales ont parfois des effets secondaires. Ces effets ne sont pas dangereux, mais sont désagréables. Elles peuvent provoquer les malaises suivants :

> **Vous ne devez pas utiliser des contraceptifs qui contient de l'œstrogène (vous devez utiliser ceux à base de progestérone) si :**
> - Vous ne pouvez pas marcher ou si vous avez perdu l'usage de vos jambes—à moins que vous faites du sport régulièrement ou que vous soyez active.
> - Vous souffrez d'épilepsie ou vous prenez des médicaments contre les crises.
> - Vous avez déjà eu un caillot de sang dans les veines de vos jambes ou dans votre cerveau. Le gonflement des veines des jambes (varice) est généralement bénin, à moins que les veines ne soient rouges ou douloureux.
> - Vous souffrez d'hépatite ou du jaunissement de la peau et des yeux.
> - Vous avez eu de signes d'arrêt cardiaque, de paralysie, ou de problème cardiaque.

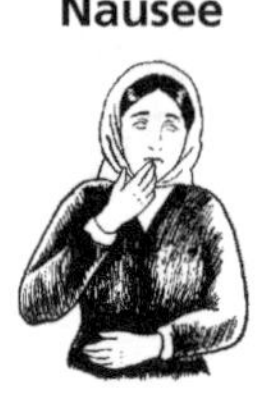

Nausée

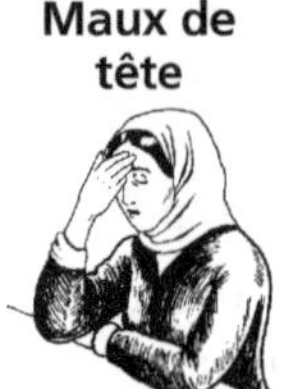

Maux de tête

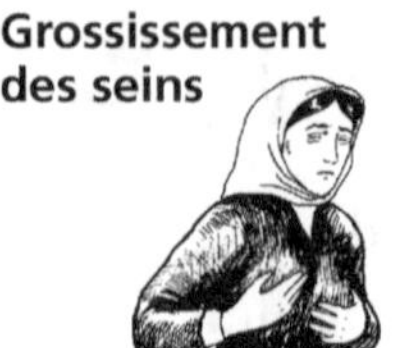

Grossissement des seins

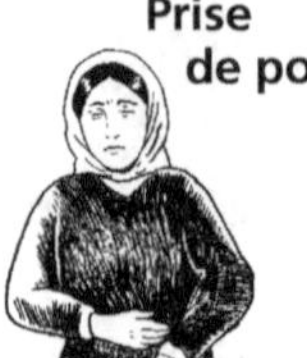

Prise de poids

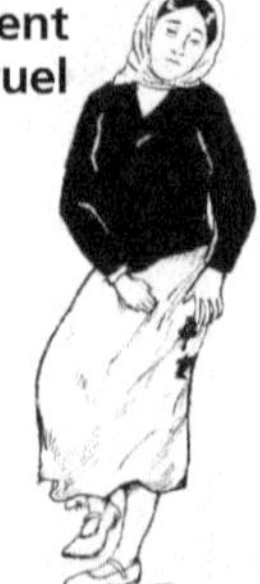

Dérèglement menstruel

Ces effets s'atténuent toujours après quelques mois. Si non, la femme peut essayer une autre méthode de planification familiale.

LES PILULES CONTRACEPTIVES (LES CONTRACEPTIFS ORAUX OU « LA PILULE »)

Si vous décidez de prendre des pilules contraceptives, ils doivent être de « faible-dose. » Ce qui signifie qu'ils doivent être de 35 microgrammes (mcg) ou moins d'œstrogène, et 1 milligramme (mg) ou moins de progestérone. N'utilisez pas de pilules de plus de 50mg d'œstrogène. Il existe plusieurs autres marques de pilules contraceptives (voir pages 356 et 357).

La prise d'une pilule contraceptive chaque jour à la même heure est l'une des manières les plus efficaces d'éviter une grossesse. Vous risquez de tomber enceinte si vous oubliez de prendre même une seule pilule. En général, les femmes qui prennent la pilule ont des menstrues en plus petite quantité. Cela peut être un point positif, notamment pour les femmes qui ont des difficultés à contrôler leurs menstrues. Si vous avez des difficultés à avaler les pilules, elles peuvent être écrasées dans de l'eau ou tout autre liquide, et avaler à l'aide d'une paille.

Les pilules sont en paquets de 21 à 28 comprimés. Vous devez prendre la première pilule dans le paquet le premier jour de vos règles. Si cela n'est pas possible, prenez la première pilule à n'importe quel moment au cours des 7 premiers jours après les règles. Si vous utilisez le paquet de 21-jours, prenez une pilule tous les jours jusqu'à 21 jours. Ensuite patientez 7 jours avant de commencer un nouveau paquet. Vos règles débuteront toujours après le 21ème jour. Toutefois, même si les règles ne viennent pas, commencez un nouveau paquet dans les 7 jours. Si vous utilisez un paquet de 28 jours, avalez une pilule chaque jour. Dès que vous terminez un paquet, commencez immédiatement un autre.

Si vous vomissez moins de 3 heures après la prise de la pilule, ou si vous faites une diarrhée chronique, votre pilule ne fera pas effet. Utilisez des préservatifs, ou n'ayez pas de rapports sexuels jusqu'à ce que vous alliez bien et ayez pris une pilule chaque jour pendant 7 jours.

Le mélange des pilules (œstrogène et progestérone) commence à agir après 2 semaines si vous commencez à les avaler le premier jour de vos règles. Les pilules à base de progestérone uniquement n'empêcheront une grossesse que 4 premières semaines après la prise. Par conséquent, vous devez utiliser des condoms ou une autre méthode de planification familiale, sinon vous tomberez enceinte.

ATTENTION !   Si vous prenez des pilules et que vous ressentez l'un de ces signes, consultez immédiatement un agent de santé :

- Douleur à la poitrine et essoufflement
- Migraines
- Engourdissement des bras et des jambes
- Douleur vive ou enflure de la jambe

Ce sont des signes que vous avez un caillot de sang dans le corps qui empêche le sang de circuler dans vos poumons, votre poitrine, votre cerveau, vos bras ou vos jambes.

LES CONTRACEPTIFS INJECTABLES

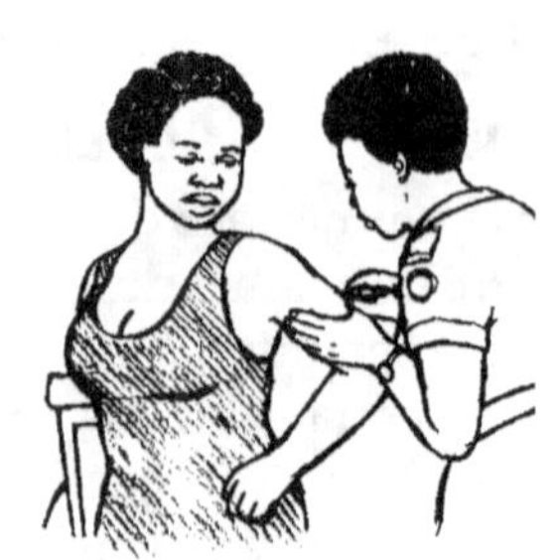

Avec cette méthode, un agent de santé fait une injection d'hormones à une femme pour prévenir une grossesse. Une injection dure 1 à 3 mois. La plupart des injections contiennent seulement de la progestérone. Depo Provera et Noristerat sont les marques les plus connues. Ces injections sont conseillées pendant l'allaitement et pour les autres femmes qui ne doivent pas utiliser de l'œstrogène (page 196).

Les injections sont très efficaces. Très peu de femmes qui utilisent cette méthode tombent enceinte. Un autre avantage de cette méthode est que vous n'avez rien à faire avant d'avoir un rapport sexuel. Personne d'autre, à part votre médecin ne peut savoir que vous utilisez une méthode contraceptive. Pour utiliser cette méthode, vous devez consulter un agent de santé tous les 1 à 3 mois pour une autre injection.

Après votre première injection, vous aurez peut-être des saignements irréguliers ou des traces de sang abondantes durant les premiers mois. Ensuite, vous n'aurez plus du tout de saignement menstruel. Cela n'est pas dangereux. Lorsque vous arrêtez les injections, il vous prendra plus de temps que d'habitude (un an ou plus) pour que vous tombiez enceinte. Pour cette raison, les injections sont meilleures si seulement vous êtes sûres de ne pas vouloir tomber enceinte l'année suivante, voire plus.

Les femmes souffrant d'épilepsie peuvent avoir moins de crises lorsqu'elles utilisent l'injection comme méthode de planification familiale. Aussi, si vous utilisez l'injection pendant plus de 6 mois, essayez de consommer davantage des aliments contenant du calcium (page 86) pour fortifier vos os. L'utilisation des contraceptifs injectables à longue durée peut affaiblir vos os.

LES IMPLANTS

Avec cette méthode, un agent de santé place des petits tubes mous de progestérone sous la peau du bras de la femme. L'implant protège de la grossesse pendant 3 à 5 ans, selon le type. Vous devez changer d'implants au bout de 3 à 5 ans. Vous aurez besoin d'un nouvel implant ou d'une autre méthode de planification familiale juste après si vous ne voulez pas tomber enceinte. Si vous voulez tomber enceinte avant ce temps, l'implant doit être enlevé par un agent de santé.

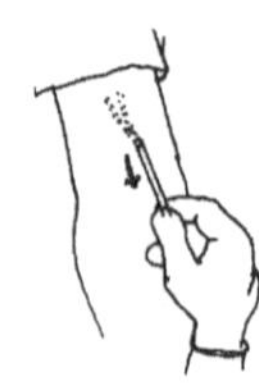

les implants

les implants sont placés sous la peau...

...et peuvent être retirés par un agent de santé qualifié.

Vous ne pouvez pas retirer vos implants vous-mêmes. Seul un agent de santé qualifié peut le faire. Si vous voulez utiliser les implants, soyez d'abord sûre que vous allez toujours être en mesure d'aller voir un agent de santé qui sache comment les retirer.

Avec les implants, les femmes n'ont rien à faire avant le rapport sexuel pour éviter une grossesse. Les implants contiennent seulement de la progestérone, donc ils conviennent aux femmes qui ne doivent pas prendre de l'œstrogène. Ils peuvent être utilisés en toute sécurité pendant l'allaitement.

Durant les premiers mois, les implants peuvent causer des saignements irréguliers (au milieu de votre cycle menstruel) ou plus de jours de saignement menstruel, ou vous n'aurez peut-être pas de saignement du tout. Cela ne signifie pas que vous êtes enceinte ou que quelque chose ne va pas. Ces changements disparaissent au fur et à mesure que votre corps s'habitue à plus de progestérone. Si les saignements irréguliers vous causent des problèmes, voyez un agent de santé. Il vous prescrira peut être des pilules combinées à faible dose à prendre pendant quelques mois.

ATTENTION ! **Si vous avez un implant, demandez de l'aide médicale si vous présentez l'un de ces signes :**

- Une douleur au bras à côté de l'implant
- Du pus, une rougeur, ou un saignement autour de l'implant
- L'implant sort

Allaitement

Durant les 6 premiers mois après l'accouchement, de nombreuses femmes qui allaitent ne produisent pas des œufs dans leurs ovaires, donc elles ne peuvent pas tomber enceinte lorsqu' elles ont des rapports sexuels.

En général, les femmes ne tombent pas enceintes lorsqu'elles allaitent, et si :

1. le bébé a moins de 6 mois ; **ET**

2. la femme n'a pas eu ses menstrues depuis qu'elle a accouché ; **ET**

3. elle pratique l'allaitement **exclusif.**

Si vous voulez utiliser cette méthode de planification familiale, sachez que vous pouvez tomber facilement enceinte si vous donnez à votre bébé, du lait maternisé, de l'eau, d'autres boissons, ou si vous tirer votre lait pour nourrir le bébé. Vous pouvez également tomber enceinte si l'intervalle entre les tétées dure plus de 6 heures. Après 6 mois, le risque de tomber enceinte est plus élevé même si vous pratiquez toujours l'allaitement exclusif. Vous pouvez tomber enceinte 2 semaines avant que vos menstrues ne reprennent. Alors n'attendez pas vos menstrues pour recommencer à utiliser une méthode de planification familiale.

La méthode d'allaitement exclusif ne protège pas contre le VIH/SIDA ou les autres IST. Si vous êtes infectée par le VIH pendant l'allaitement, vous risquez de contaminer le bébé. S'il existe une probabilité que votre partenaire soit séropositif, vous devez utiliser un condom à chaque rapport sexuel (voir page 181).

La méthode naturelle

La méthode naturelle ne coûte rien et n'a pas d'effets secondaires. Cependant, elle peut être difficilement pratiquée. Les femmes ne connaissent pas toujours leurs périodes de fertilité, et si elles ont un cycle irrégulier, elles peuvent facilement tomber enceinte. Ces méthodes fonctionnent mieux lorsque votre cycle est très régulier. Cela veut dire que le délai entre le premier jour de vos règles et le premier jour des prochaines règles est le même tous les mois, soit au moins 26 jours et 32 jours au plus.

Une femme peut tomber enceinte seulement pendant sa période fertile lorsqu'un œuf est relâché de son ovaire dans les trompes et dans l'utérus—environ une fois par mois (vois page 75). Pour utiliser la méthode naturelle, vous devez être attentive aux signes de votre corps pour savoir lorsque vous êtes fertile. Durant la période de fertilité, vous et votre partenaire ne devez pas avoir des rapports sexuels sans protection. Pendant ces périodes, vous pouvez essayer d'autres types de rapports sexuels, tels que la fellation ou les attouchements. Ou bien, vous pouvez éviter une grossesse en utilisant des préservatifs ou un diaphragme pendant la période fertile.

La méthode naturelle ne convient pas aux femmes qui n'ont aucun contrôle lors des rapports sexuels. Pendant votre période fertile, votre partenaire voudra utiliser les condoms ou un diaphragme, ou ne pas avoir de rapports sexuels. Cette méthode fonctionne toujours mieux lorsque les couples reçoivent une formation avant de la pratiquer.

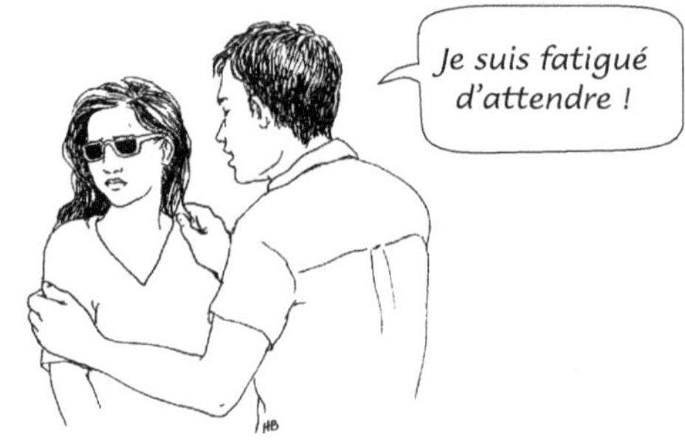

Si vous avez accouché ou eu un avortement récemment, n'utilisez pas ces méthodes jusqu'à ce que votre cycle soit régulier pendant plusieurs mois.

Il y a plusieurs manières d'utiliser la méthode naturelle. Dans ce livre, nous parlons de la méthode du mucus et de la méthode qui consiste à compter les jours. Ces méthodes donnent de meilleurs résultats lorsqu'elles sont combinées. Toutefois, une méthode à elle seule est mieux que rien.

La méthode naturelle ne protège pas du VIH/SIDA et autres IST.

LA MÉTHODE DU MUCUS

Avec la méthode du mucus, vous devez vérifier le mucus de votre vagin tous les jours pour voir si vous êtes fertile. Pendant vos jours de fertilité, le mucus est extensible et visqueux, comme un œuf pourri.

Pour vérifier le mucus, essuyer votre vagin avec un doigt propre, du papier, ou une lingette. Ensuite, regardez ou touchez le mucus.

Vous préférerez peut être une autre méthode si : • Vous avez perdu l'usage de la main. • Vous ne pouvez pas toucher votre vagin. • Vous ne pouvez pas bien écarter vos jambes. • Vous avez des spasmes musculaires au niveau de la partie supérieure de vos jambes. • Vous avez perdu l'usage de vos doigts.

Le mucus clair, humide, et gluant s'écoule pendant la période fertile. **N'ayez pas de rapports sexuels pendant cette période.**

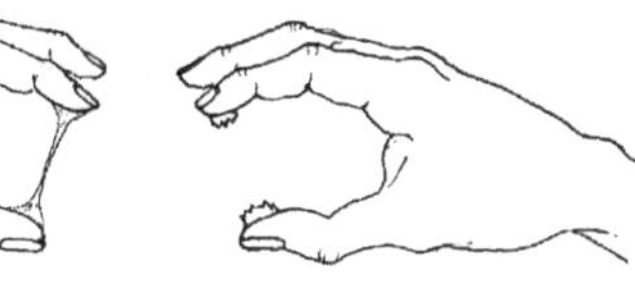

Le mucus blanc, sec, collant (ou absence de mucus) s'écoule pendant les autre périodes du mois. Il est préférable d'avoir des rapports sexuels 2 jours après le premier jour d'écoulement.

Après 2 ou 3 mois de pratique, vous pouvez facilement reconnaître les changements de votre mucus.

Comment utiliser la méthode du mucus

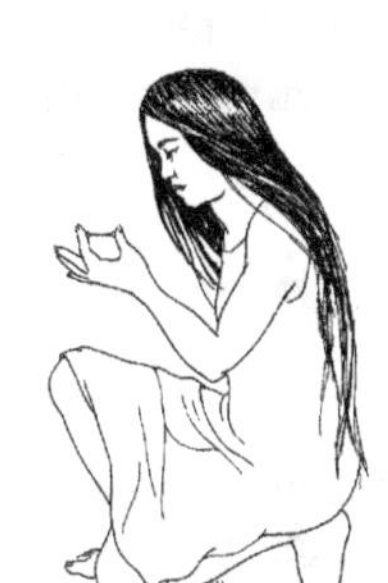

- Vérifier le mucus au même moment chaque jour. Vérifier avant d'avoir des rapports sexuels.
- Ne faites pas de rapports sexuels les jours ou vous avez du mucus gluant. Ou en cas de rapport, utiliser un condom ou un diaphragme.
- N'ayez pas de rapports sexuels avant 2 jours après le dernier jour de l'écoulement du mucus clair et gluant.
- Ne pas laver le vagin à n'importe quel moment. Cela va faire partir le mucus.

Utiliser une autre méthode de planification familiale si vous avez une infection vaginale, ou si vous n'êtes pas sûre d'être dans votre période fertile. La méthode du mucus fonctionne mieux lorsqu'elle est utilisée avec une autre méthode, comme celle qui consiste à compter les jours.

LA MÉTHODE QUI CONSISTE À COMPTER LES JOURS

Avec la méthode qui consiste à compter les jours, une femme n'a pas de rapports sexuels au moment où elle peut être fertile. Cette méthode peut seulement être utilisée par les femmes avec des cycles réguliers. Cela signifie que vous avez presque le même nombre de jours d'un saignement menstruel au prochain, et chaque cycle dure au moins 26 jours, et pas plus de 32 jours.

Si vous avez un cycle irrégulier, vous pouvez facilement tomber enceinte. C'est fréquent pour une femme d'avoir un cycle irrégulier lorsqu'elle est malade ou stressée. Pendant ces périodes, il est mieux pour vous d'utiliser une autre méthode de planification familiale jusqu'à ce que vous alliez bien et que votre cycle revienne à la normale.

Comment utiliser la méthode qui consiste à compter les jours

Pour que cette méthode fonctionne, vous ne pouvez pas avoir de rapports sexuels du 8ème jusqu'au 19ème jour de votre cycle. Si vous avez des rapports sexuels pendant ce temps, vous devez utiliser une autre méthode de planification familiale.

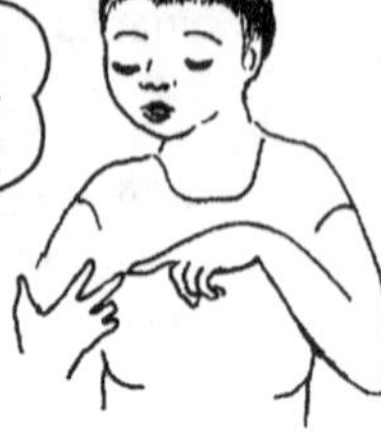

Vous pouvez utiliser le collier, une feuille, ou d'autres outils pour vous rappeler vos jours de fertilité. Ficelez 32 grains, de 3 différentes couleurs, en un collier. Chaque couleur de grain peut représenter une partie de votre cycle.

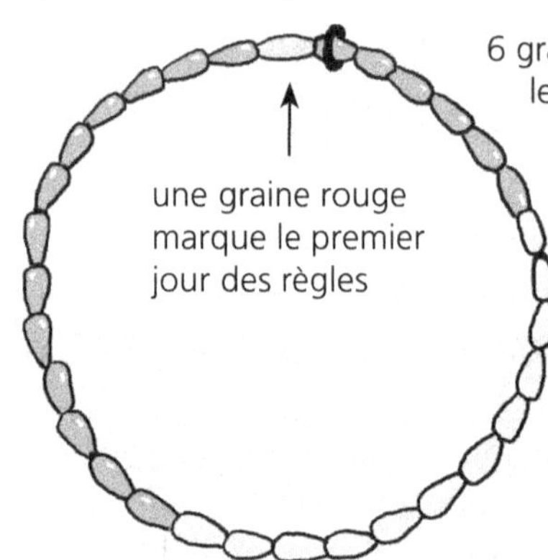

Le premier jour de vos règles, mettez une bague ou une ficelle autour de la graine rouge. Chaque jour, bougez la bague d'une graine. Lorsque la bague est sur une graine blanche, vous pouvez tomber enceinte si vous avez des rapports sexuels. A chaque fois que vous avez vos menstrues, ramenez la bague sur la graine rouge du début.

Vous devez être en mesure d'acheter un collier comme celui appelé le cycle des graines (*Cycle Beads*).

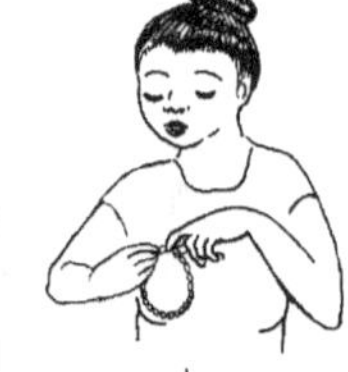

Pour la méthode qui consiste à compter les jours, vous pouvez aussi faire un graphique avec 32 sections— 1 pour chaque jour de votre cycle. Cocher chaque jour sur le graphique afin de vous rappeler des jours où vous pouvez tomber enceinte.

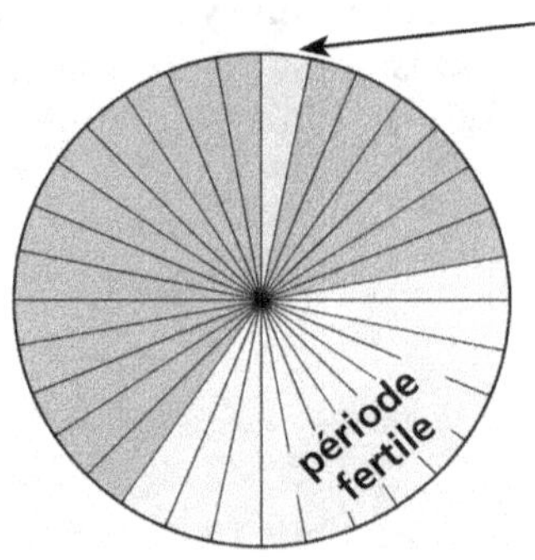

RAPPORTS SEXUELS SANS PÉNÉTRATION

Il existe plusieurs manières d'avoir des rapports sexuels qui n'entraînent pas une grossesse. La fellation (buccale ou génitale) et les attouchements (toucher les parties génitales ou d'autres parties du corps) sont tous deux, des activités sexuelles que beaucoup de couples aiment. Ils exposent moins au VIH/SIDA et d'autres IST, et ne provoquent pas de grossesse. La sodomie peut aussi ne pas entraîner la grossesse, mais le VIH/SIDA et les autres IST peuvent se transmettre facilement.

Eviter tout rapport sexuel est la manière la plus sûre d'éviter une grossesse et peut être un bon moyen de réduire le risque du VIH/SIDA et des autres IST. Le fait de ne pas avoir de relations sexuelles peut être très difficile pour les couples à long terme.

SE RETIRER (COÏT INTERROMPU)

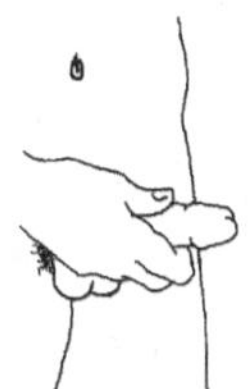

Avec cette méthode, un homme retire son pénis du vagin de la femme et des organes génitaux avant d'éjaculer. Cela empêche le sperme de pénétrer dans le vagin.

Cette méthode peut presque aussi bien marcher que les méthodes de barrière, si l'homme peut se retirer à temps. Mais souvent, les hommes libèrent du sperme avant d'éjaculer. Un homme peut ne pas être en mesure de se retirer avant que le sperme coule, ou il ne le voudra pas. Cela signifie que la femme peut tomber enceinte. Cette méthode est plus efficace lorsque l'homme urine avant le rapport, et lorsqu'elle est combinée avec une autre méthode comme le spermicide ou le diaphragme.

Stérilisation

Il existe des opérations qui rendent presque impossible pour une femme ou un homme d'avoir des enfants. Etant donné que ces opérations sont permanentes, elles sont conseillées uniquement aux femmes et aux hommes qui sont certains de ne plus vouloir d'enfants. Un agent de santé qualifié ou un médecin peut faire les opérations dans un centre de santé ou un hôpital.

L'opération des femmes est plus sérieuse que celle des hommes. L'homme va guérir rapidement des effets indésirables de l'opération. Donc, il est préférable que l'homme fasse l'opération, plutôt que la femme.

L'opération chez la femme (ligature des trompes)

L'agent de santé coupe ou attache les trompes qui conduisent l'œuf à l'ovaire. L'opération prend à peu près 30 minutes. Cela n'affecte pas le cycle menstruel d'une femme. L'opération ne va pas affecter sa sexualité, elle sera en mesure d'avoir une vie sexuelle normale et de ressentir du plaisir.

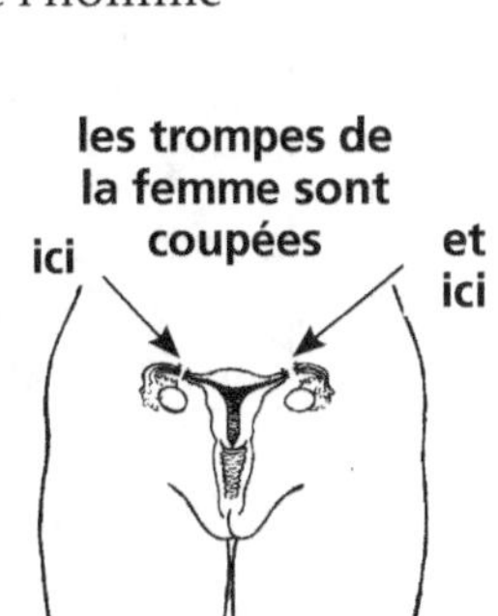

Il y a peu de risque que vous tombez toujours enceinte après l'opération, donc si vous présentez des signes de grossesses, voyez un agent de santé. Si votre grossesse se développe dans les trompes (page 220), cela est très dangereux.

La stérilisation d'une femme ayant des problèmes pour apprendre ou comprendre

Beaucoup de femmes qui ont des troubles de l'apprentissage et de compréhension sont d'excellentes mères et sont capables de prendre soin de leurs enfants. Comme toutes les jeunes mamans, elles auront besoin de l'aide de leurs familles. Mais parfois, les familles ou les agents de santé ne croient pas qu'une femme qui a des problèmes d'apprentissage ou de compréhension puisse être autorisée à être enceinte. Ils peuvent décider de la rendre stérile sans expliquer ce que l'opération signifie et sans sa permission. Même s' ils le font parce qu'ils se préoccupent de sa santé et de son bien-être, cela est une violation de ses droits humains et s'avère être la mauvaise chose à faire.

Si vous êtes une femme ayant des difficultés d'apprentissage, vous pourrez décider de vous rendre stérile. La décision vous revient. D'autres personnes peuvent vous aider à décider en discutant de ces questions avec vous :

Pouvez-vous prendre de bonnes décisions sur la sexualité ? Parfois une femme a des difficultés à comprendre quand un homme l'utilise juste pour le sexe et lorsqu'il se soucie d'elle. La stérilisation va seulement empêcher une grossesse. Cela ne vous empêchera pas de souffrir de la douleur émotionnelle et physique de l'abus sexuel. Etre victime d'abus sexuel n'est pas une bonne raison de se rendre stérile. Pour des informations sur ce que vous pouvez faire à propos de l'abus sexuel, voir Chapitre 14.

Pouvez-vous faire les bons choix sur l'utilisation d'une méthode de planification familiale ? Parfois, une femme a des difficultés à se rappeler de la date de ses menstrues (voir page 75), à prendre ses pilules contraceptives, ou à utiliser son diaphragme. Si vous êtes stérile, vous ne devez pas vous inquiéter de cela. Mais, si vous voulez avoir un enfant plus tard, vous pouvez utiliser d'autres méthodes, tels que les implants, les injections, ou un dispositif ultra utérin.

Serez-vous en mesure de rester en bonne santé durant la grossesse ? Parfois lorsqu'une femme est enceinte, elle oublie que tout ce qu'elle mange ou bois affecte le développement du bébé. Le fait de bien manger, de ne pas fumer, et d'éviter l'alcool et les autres drogues est important pour éviter beaucoup de problèmes, y compris certaines malformations à la naissance.

Serez-vous en mesure de prendre soin d'un bébé ou d'un enfant ? Il est parfois difficile de se souvenir qu'être une mère demande beaucoup d'attention, de patience et de travail, même lorsque vous êtes fatigués, malades, ou avez d'autres choses à faire.

Serez-vous en mesure de prendre de bonnes décisions sur les rapports sexuels protégés ? La stérilisation ne vous empêchera pas de contracter le VIH ou d'autres infections sexuellement transmissibles. Même si vous êtes stérile, vous devriez toujours avoir des rapports sexuels protégés.

Ce sont des questions auxquelles il est difficile à répondre pour qui que ce soit, et vous aurez besoin de beaucoup de réflexion pour y répondre. Etant donné que la stérilisation est une étape importante, il vaut mieux que vous comprenez réellement l'opération.

L'opération pour l'homme (vasectomie)

Les canaux qui conduisent le sperme de l'homme de ses testicules à son pénis sont coupés. L'opération dure seulement quelques minutes, et n'affecte pas la capacité de l'homme à avoir des rapports sexuels ou à ressentir du plaisir sexuel. Il peut toujours éjaculer (jouir), mais la semence ne contient aucun spermatozoïde. Jusqu'à 3 mois, il y a toujours du sperme dans les canaux, donc le couple doit utiliser une autre méthode de planification familiale.

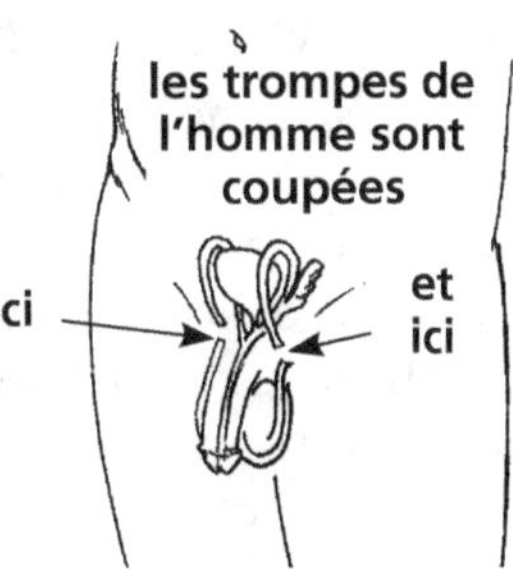

Les méthodes contraceptives d'urgences (la pilule du lendemain)

La planification familiale d'urgence est un moyen d'éviter la grossesse après des rapports sexuels non protégés. Cette méthode marche en prenant une dose plus élevée que la dose habituelle de la même pilule contraceptive que certaines femmes prennent tous les jours pour éviter une grossesse. Il y a aussi certaines pilules qui ont la dose en 1 ou 2 pilules.

Ces méthodes fonctionnent mieux lorsqu'elles sont prises le plus tôt possible, dans les 5 jours après des relations sexuelles non protégées. Plus vite, vous prendrez cette pilule, plus vite vous éviterez une grossesse.

L'efficacité de la pilule du lendemain dépend du moment auquel vous l'avez prise pendant votre cycle menstruel. Cela vous empêchera peut être de libérer un œuf (voir page 75).

La planification familiale d'urgence n'est pas similaire à l'avortement, parce que, si vous êtes déjà enceinte et que vous prenez les pilules, votre grossesse ne coulera pas, et votre fœtus ne sera pas touché. Mais, ce n'est pas une méthode que vous pouvez utiliser comme une méthode régulière de planification familiale. Si vous avez des rapports sexuels et que vous ne voulez pas tomber enceinte, utiliser l'une des méthodes de planification familiale de la page 188.

Si vous ne pouvez pas avaler les pilules, ou que vous avez des problèmes de nausées et de vomissements, les pilules peuvent être introduites dans le vagin où elles seront absorbées dans le corps.

Le stérilet (DIU) inséré dans l'ovaire jusqu'à 5 jours après un rapport sexuel non protégé va aussi empêcher la grossesse. Cette méthode fonctionne mieux que les pilules, mais doit être utilisée seulement par une femme qui prévoit d'utiliser un stérilet comme sa méthode régulière de planification familiale.

Discutez avec les agents de santé locaux de l'importance pour les femmes d'avoir accès à la méthode de planification familiale d'urgence. Travaillez avec elles et les pharmaciens afin de rendre la pilule d'urgence disponible pour chaque femme qui le désire dans votre communauté.

LA PLANIFICATION FAMILIALE ET LA PARALYSIE

Si vous êtes une femme ayant perdu toute sensation au niveau de la partie inférieure du corps (paralysie causée par la polio, ou une lésion de la colonne vertébrale), et que vous ne voulez pas tomber enceinte, voici quelques conseils pour vous aider à choisir une méthode (certaines de ces méthodes peuvent ne pas être disponibles dans toutes les communautés) :

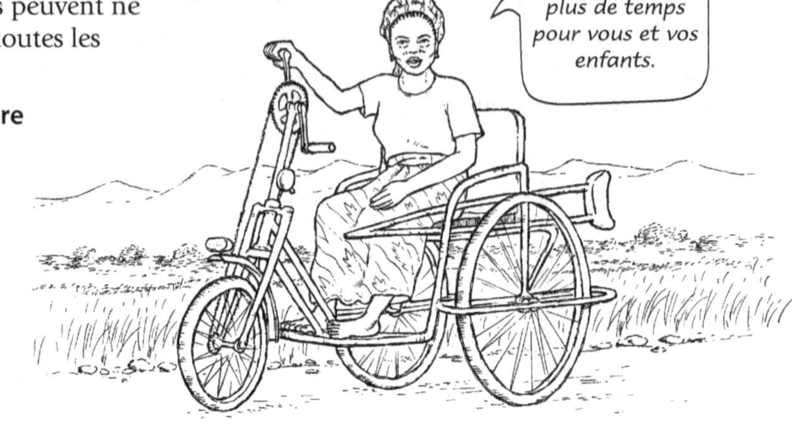

Les méthodes de barrière (les condoms pour les hommes, les condoms pour les femmes, le diaphragme, la cape, l'éponge, le spermicide). Vous aurez besoin d'aide pour utiliser ces méthodes qui s'insèrent dans le vagin.

Les méthodes hormonales (les pilules, les injections, les implants, les stérilets avec des hormones). Vous pouvez utiliser des méthodes hormonales qui contiennent de l'œstrogène si vous êtes actives au quotidien (vous poussez vous même votre fauteuil roulant ou votre chariot, faites des exercices, faites des travaux ménagers, tels que le balayage ou le bêchage dans le jardin). Vous ne devez pas utiliser de méthodes hormonales qui contiennent de l'œstrogène si vous :

- Vous asseyez à longueur de journée ou si vous ne faites aucun exercice.
- Avez déjà eu un caillot de sang dans une partie de votre corps.
- Avez déjà eu des signes d'attaque ou de maladie cardiaque.
- Souffrez d'un type de cancer.
- Avez plus de 35 ans.
- Fumer une cigarette, ou chiquer ou sniffer du tabac.

Si vous devenez paralysée en étant qu'adulte, ne commencez pas l'utilisation des méthodes hormonales avant 6 mois après votre blessure.

Le stérilet (DIU). Certains problèmes qui peuvent survenir avec le stérilet, sont : le stérilet qui sort, ou une infection qui provoque généralement une douleur qui fait savoir à la femme que quelque chose ne vas pas. Si vous ne serez pas en mesure de supporter la douleur, il est préférable de de ne pas utiliser cette méthode. Si vous voulez l'utiliser, assurez-vous d'être examinée régulièrement par un agent de santé qualifié.

L'avortement

Lorsque vous tentez d'interrompre une grossesse, cela s'appelle un « avortement ».
Cependant, la perte involontaire de la grossesse est appelée « fausse couche » ou
« avortement spontané ». Voir plus d'information sur les causes de la fausse couche à
page 219.

La décision d'avorter peut être difficile. Certaines religions enseignent que
l'avortement est une mauvaise chose, et dans plusieurs pays l'avortement est illégal
ou risqué. Mais, il existe plusieurs raisons qui peuvent pousser une femme à vouloir
avorter tout de même. En prenant une décision, beaucoup de femmes bénéficieront de
chaleureux et respectueux conseils et de soutien amical. Voir des exemples qui montrent
pourquoi une femme peut vouloir avorter :

- elle a déjà tous les enfants dont elle peut s'occuper ;
- la grossesse constitue un danger pour sa santé ou sa vie ;
- elle n'a aucun partenaire pour l'aider à prendre en charge l'enfant ;
- elle veut terminer ses études ;
- elle ne veut pas avoir d'enfants ;
- elle est tombée enceinte après un viol ;
- elle est contrainte de se faire avorter.

Laisser les femmes prendre leurs propres décisions

Certaines femmes choisissent d'avoir un bébé peu
importe qu'elles bénéficiéront oui ou non d'un
soutien. Elles choisiront peut être d'avoir un
bébé même lorsqu'elles savent que le bébé
aura de sérieux problèmes de santé ou de
handicap. Beaucoup de femmes enceintes
disent: « Je veux cet enfant ! » et sont
déterminées à trouver des moyens pour
gérer, peu importe les difficultés.

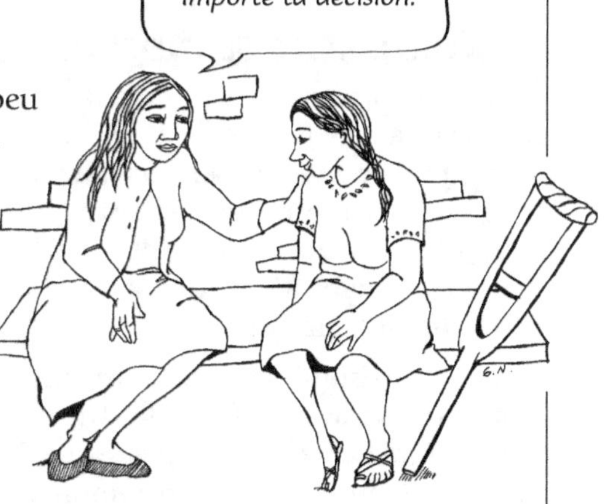

Pour certaines femmes, les conditions
de vie et de santé font que le fait d'avoir un
enfant constitue un mauvais choix, et elles décident de se faire
avorter. Elles peuvent prendre cette décision parce qu'elles savent qu'elles n'auront
pas assez de soutien dans la prise en charge de l'enfant, ou elles savent que le bébé
aura un handicap ou un sérieux problème de santé ; où elles trouveront l'idée
d'avoir un enfant, avec ou sans handicap, très difficile à gérer.

Décider d'avoir un bébé est un choix personnel que toutes les femmes devraient
être en mesure de faire. Peu importe vos croyances, essayez de ne pas juger une
femme s'elle fait une chose avec laquelle vous n'êtes pas d'accord. Occupez-vous
d'elle avec compassion et traitez-la comme vous aurez voulu qu'on le fasse pour
vous même ou votre fille.

L'AVORTEMENT SANS RISQUE

Dans les endroits où l'avortement est légal et disponible, une femme peut se faire avorter sans risque, dans des conditions de propreté et de stérilisation satisfaisante dans un hôpital, un centre de santé ou une clinique par un agent de santé qualifié. Cela n'affectera pas forcément les futures grossesses. Les avortements se passent bien lorsqu'ils sont faits au début de la grossesse. Il existe 3 sortes d'avortement sans risque :

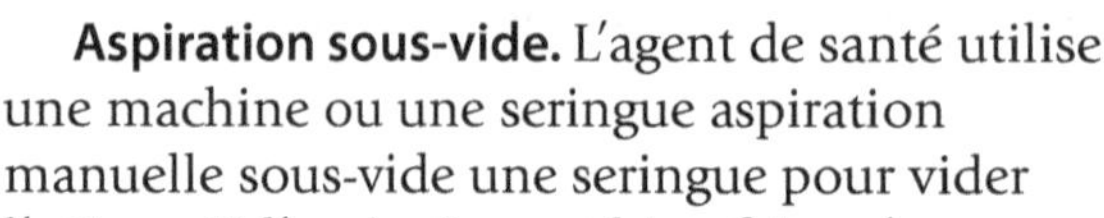

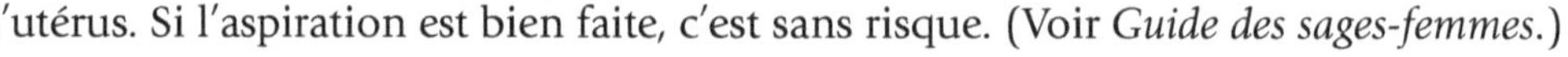

Aspiration sous-vide. L'agent de santé utilise une machine ou une seringue aspiration manuelle sous-vide une seringue pour vider l'utérus. Si l'aspiration est bien faite, c'est sans risque. (Voir *Guide des sages-femmes*.)

D&C (dilatation et curetage). L'agent de santé effectue un curetage de l'utérus en le raclant avec un instrument stérile. Une femme qui a eu plus de 3 avortements par D&C peut avoir un tissu cicatriciel dans l'utérus qui peut compliquer une autre grossesse.

L'avortement médicalisé. La femme prend des médicaments qui mettent fin à la grossesse et vident l'utérus. Echangez avec un agent de santé expérimenté sur les médicaments qui sont sains et efficaces pour cela. (Voir *Là où les femmes n'ont pas de docteur : Les méthodes d'un avortement sécurisé*.)

L'AVORTEMENT CLANDESTIN

Dans les endroits où l'avortement est illégal, lorsqu'une femme essaie de mettre fin à une grossesse, elle peut se faire du mal ou se tourner vers quelqu'un qui ne pratique pas l'avortement sans risque. Les avortements dangereux peuvent causer un saignement abondant, des infections graves ou l'infertilité, et sont souvent la cause majeure de décès chez les femmes.

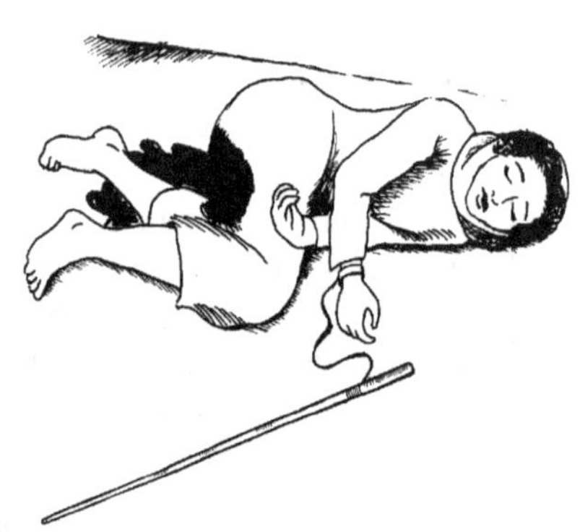

Ces décès inutiles peuvent être évités si les femmes handicapées travaillent avec les autres femmes et hommes pour rendre l'avortement sans risque, légal et accessible à toutes les femmes de leurs communautés.

Si vous avez eu un avortement sans risque ou sans risque dans le passé, et que vous étiez tombé malade ou aviez contracté une infection ou souffert d'un saignement abondant, vous pouvez avoir des cicatrices dans votre utérus qui pourront provoquer des problèmes lors d'une autre grossesse ou un accouchement. Si vous êtes enceinte actuellement, il est préférable que vous accouchiez dans un hôpital ou un centre médical. Parlez-en avec un agent de santé.

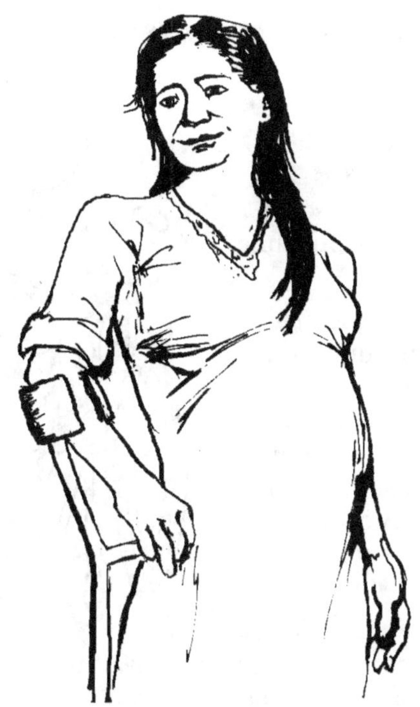

CHAPITRE 10

Grossesse

Décider du moment d'avoir un bébé

Le fait de tomber enceinte est une décision personnelle, et chaque femme doit avoir le droit de décider d'elle-même du moment de devenir mère. Mais partout dans le monde, les partenaires, les familles et les communautés mettent parfois la pression sur les femmes pour qu'elles aient le plus d'enfants possible.

Cependant, pour les femmes handicapées, le contraire est le plus souvent vrai. On les encourage à ne pas tomber enceinte. De nombreuses femmes handicapées sont sterilisées afin qu'elles ne tombent jamais enceintes. Celles qui tombent enceintes sont contraintes d'avorter, même dans les endroits où l'avortement est illégal. Cela se passe parce que les gens pensent souvent qu'une femme handicapée ne peut pas être une bonne mère, ou que ses enfants naîtront avec un handicap. Ces idées sont fausses.

Il n'y a pas de raison que la plupart des femmes handicapées n'aient pas une grossesse normale, accouchent d'un bébé en bonne santé, et soient de bonnes mères (voir Chapitre 12). Cependant, il existe des precautions que les femmes handicapées doivent prendre lorsqu'elles sont enceintes. Certaines femmes auront besoin de plus d'aide que d'autres.

Ce chapitre contient des informations qui vous aideront à comprendre certains des changements qui pourraient survenir au cours de la grossesse, la manière dont ils pourraient affecter les divers handicaps, et la façon de planifier une grossesse et un accouchement sans risque.

L'histoire de Naomy : Comment je suis devenue mère

Lorsque j'étais jeune et que mes amies parlaient d'avoir des enfants, elles me disaient toutes que je ne pourrais pas tomber enceinte à cause de mon handicap. Et si par miracle, je tombais enceinte, le bébé naitrait par césarienne et serait probablement handicapé d'une manière ou d'une autre.

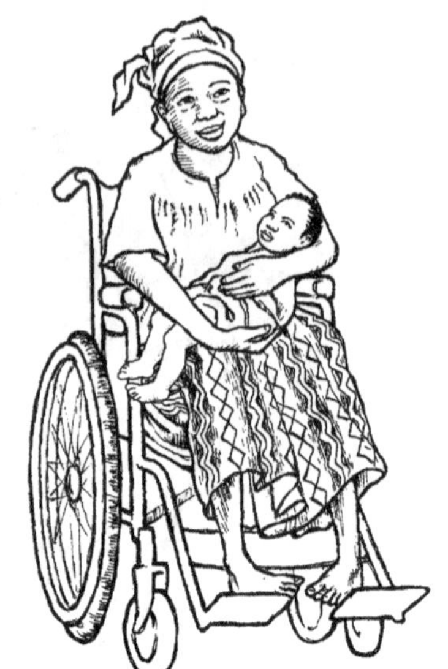

Je ne comprenais pas réellement ce que mes amies voulaient dire, parce que je suis une femme tout comme elles. Mais, étant donné que je ne marchais pas comme elles, j'ai cru en ce qu'elles disaient. En plus, je n'avais été examinée par un médecin pour confirmer cela. Cela me rendait très triste, parce que j'aimais les enfants. À chaque fois qu'une de mes amies avait un bébé, je souhaitais qu'il soit le mien.

En 1987, j'ai commencé à penser que je devrais essayer d'avoir un bébé malgré les problèmes éventuels. J'avais un copain et un jour je me suis dit, bien pourquoi pas ? Et je le fis. Je suis tombée enceinte le 27 décembre 1987.

Lorsque j'ai réalisé que j'étais enceinte, j'étais heureuse, mais en même temps inquiète. Étant donné que je suis une survivante de la polio, je suis allée voir un gynécologue pour confirmer ma grossesse et me dire s'il y aurait des complications au cours de la grossesse et pendant l'accouchement.

Le médecin était choqué de savoir que j'étais enceinte. Avant même de m'examiner, il me dit qu'à cause de ma manière de marcher, je ne pourrais pas porter la grossesse à terme. Il dit que je perdrais la grossesse au cours des 3 premiers mois. Il me conseilla de ne pas attendre les 3 mois et d'avorter immédiatement. J'accepta et prit rendez-vous pour le 27 février 1988. C'était très cher mais je me suis débrouillée pour trouver l'argent.

Je n'avais pas encore dit à quelqu'un que j'étais enceinte ou combien j'étais inquiète et avais peur. L'avortement est illégal au Kenya, donc je ne voulais pas que quelqu'un sache que je planifiais cela. Je ne savais pas également comment mes amies réagiraient. Se moqueraient-elles ou seraient-elles déçues de moi ? J'ai donc gardé tout cela secret.

J'ai passé beaucoup de nuits blanches et je me sentais triste et effrayée tout le temps. D'abord, je ne supportais pas le fait de ne pas avoir un enfant dans ma vie. Ensuite, les avortements étaient risqués et je connaissais plusieurs jeunes femmes qui ont perdu la vie en faisant un avortement risqué. Enfin, je suis Chrétienne et je pense que l'avortement est un péché. De plus, je ne suis pas mariée et la grossesse en dehors du mariage n'était pas acceptée sur le plan culturel. Donc, vous pouvez imaginer combien j'étais troublée.

Bon, la vie devrait continuer. Je me suis armée de courage et je me suis préparée à l'avortement. Le jour-J, je suis allée à l'hôpital et je me suis assise dehors attendant mon tour. Cela a été le moment le plus dur de ma vie. Je manquais de courage, et je m'inquiétais de ce qui allait m'arriver. J'étais sûre que j'allais mourir. J'ai commencé à prier pour le pardon et le courage.

Soudain, je me suis rappelée que le médecin avait dit que je perdrais la grossesse à 3 mois. Cela m'excita et je réalisai que je n'avais pas besoin d'avorter. Il serait plus sûr, moins cher et il n'y aurait pas de stigmatisation si je faisais une fausse couche au lieu d'un avortement. Donc, je suis rentrée à la maison pour attendre que la grossesse coule. Cependant, je n'étais pas très sûre d'avoir pris la bonne décision.

Les 4 premiers mois de la grossesse étaient horribles. J'ai perdu beaucoup de poids, je n'avais pas d'appétit et je vomissais tout le temps. Je vivais surtout dans la peur et je m'attendais au pire à tout moment. Lorsque je sentis le bébé bouger pour la première fois, j'étais effrayée. J'ai cru que c'était le moment de la fausse couche.

Pendant quelque temps, j'avais peur d'aller à l'hôpital même si je savais que c'était nécessaire. Mais, un jour je décidai d'aller au centre de santé le plus proche. J'y ai rencontré un médecin qui m'a examinée et me rassura que je pouvais porter la grossesse à terme et accoucher normalement. Toutefois, il m'a conseillé d'accoucher dans un hôpital.

Je me suis sentie confiante et commença à faire les visites prénatales. Le personnel médical me dit que tout allait bien. Les infirmières me donnèrent également des livres sur la grossesse, l'accouchement et la prise en charge d'un nouveau-né. Ces bonnes informations m'ont donné la force d'aller de l'avant. Tout ce que je voulais, c'était un bébé. Je voulais voir à quoi il ressemblait, voir s'il allait naître avec un handicap, et surtout être appelée maman, tout comme mes amies.

A la surprise générale, j'ai porté la grossesse à terme—9 mois—et j'ai accouché normalement d'une mignonne petite fille en bonne santé et sans handicap après 36 heures de travail. Mon 'bébé,' Ann, a maintenant 18 ans. Elle est en bonne santé, et étudie bien. Elle est au secondaire.

QUESTIONS À SE POSER AVANT DE TOMBER ENCEINTE

Chaque femme devrait planifier et décider du nombre d'enfants et du moment de les avoir. L'âge, l'état de santé et les conditions de vie peuvent affecter sa décision de devenir mère.

Avant de tomber enceinte, il est utile de se poser les questions suivantes :

- Voulez-vous avoir des enfants ?
- Si vous avez déjà des enfants, êtes-vous en mesure de vous en occuper ?
- Votre corps est-il remis de la dernière grossesse ?
- Pouvez-vous vous occuper seule d'un enfant ?
- Avez-vous un partenaire ou une famille pour vous aider à vous occuper de l'enfant ?
- Etes-vous contrainte à avoir un enfant ?
- Une grossesse affectera-t-elle votre handicap ?

MON BÉBÉ NAITRA-T-IL AVEC UN HANDICAP ?

La plupart des handicaps ne sont pas contagieux (héréditaire ou génétique). Mais certains sont contagieux—souvent par le père, la mère ou les deux. Pour plus d'informations, voir « certains handicaps sont génétiques » à page 14

Si vous pensez que votre bébé pourrait être né avec l'un de ces handicaps, il est préférable d'accoucher dans un hôpital pour éviter les complications.

QUEL SERA LE SEXE DU BÉBÉ ?

C'est le sperme de l'homme qui détermine le sexe du bébé. Environ une moitié du sperme de l'homme produit un garçon, et l'autre une fille. Un seul spermatozoïde fécondera l'œuf de la femme. Si c'est un spermatozoïde masculin, le bébé sera un garçon. Et si c'est un spermatozoïde féminin, le bébé sera une fille. C'est le même processus pour toutes les femmes, qu'elles soient handicapées ou non.

Dans les communautés où les familles préfèrent les garçons, les femmes sont souvent blâmées si elles n'ont pas de garçons. Cela est une injustice à l'égard des filles, qui doivent être valorisées tout comme les garçons, et à l'égard des femmes, parce que c'est l'homme qui détermine le sexe du bébé.

Planifier votre grossesse et votre accouchement

Partout dans le monde, la plupart des femmes accouchent à la maison avec l'aide d'une sage-femme locale. Ces accouchements peuvent se faire en toute sécurité si la sage-femme est expérimentée. Pour les femmes handicapées, le suivi de la grossesse et de l'accouchement est en général sans risque. Mais, même si la sage-femme est qualifiée, il y a des moments où les femmes et les bébés sont besoin de soins médicaux.

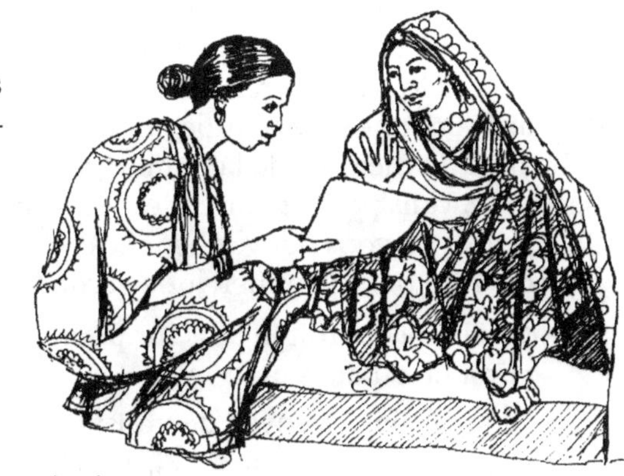

Certaines femmes handicapées qui sont exposées à un grand risque de complications ont besoin de soins médicaux qui sont généralement disponibles uniquement dans un hôpital. Par exemple, si vous :

- **Souffrez d'un handicap qui vous empêche d'écarter correctement les jambes,** tels que la paralysie cérébrale, l'arthrite rheumatoide, et des spasmes musculaires sévères. Au cours de l'accouchement, vous aurez besoin de garder vos jambes écartées pendant 2 à 3 heures, de façon autonome ou avec l'aide d'une autre personne, sinon vous devrez accoucher par césarienne.

- **Êtes une femme de petite taille (naine).** Votre bassin peut ne pas être assez large pour que le bébé sorte. Étant donné que vous avez moins de sang dans le corps, vous aurez besoin d'une transfusion sanguine en fonction de votre saignement post-accouchement.

- **Souffrez d'une lésion de la moelle épinière (T6 et plus), v**ous êtes exposée à l'aréflexie, une pression artérielle élevée mortelle (voir pages 117 à 119).

Lorsque vous essayez de tomber enceinte

Pour garantir que votre bébé et vous serez en bonne santé, mangez régulièrement une variété d'aliments sains, en particulier les aliments qui permettent de lutter contre les malformations congénitales (pages 86 et 216). Des habitudes saines, tels que manger des aliments nutritifs, ne pas fumer, et éviter la drogue et l'alcool sont importantes parce que plusieurs problèmes commencent au début de la grossesse—avant même que vous ne réalisez que vous êtes enceinte.

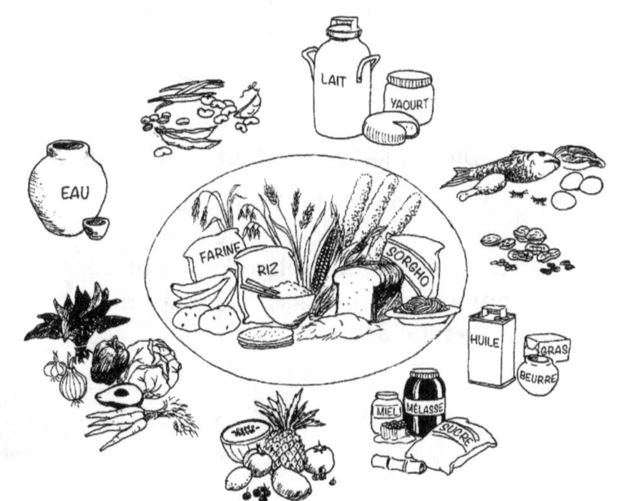

PLANIFIER L'ACCOUCHEMENT

Bien qu'il soit difficile pour les femmes handicapées d'avoir les traitements médicaux dont elles ont besoin, chaque femme enceinte doit planifier son accouchement. Vous commencez les visites prénatales dès la confirmation de la grossesse. Si possible, essayez de rencontrer une sage-femme, un médecin ou un agent de santé, et demandez à une amie ou à un membre de la famille de vous accompagner pour votre première visite. Ensemble, vous pouvez parler des problèmes éventuels, de la manière d'y faire face et de l'endroit où vous pouvez bénéficier des meilleurs conseils. Vous pouvez utiliser ces informations pour planifier votre accouchement. Par exemple :

- Quel est l'endroit le plus sûr pour votre accouchement : à la maison, dans une clinique ou dans un hôpital ?

- Aurez-vous un moyen de transport vers l'hôpital ou à la clinique en cas de besoin ?

- Si vous prenez régulièrement des médicaments, cela affectera-t-il la croissance de votre bébé ? Vous devez peut-être changer certains médicaments pour le bon déroulement de la grossesse. Cela est particulièrement vrai pour les médicaments anti-crises (page 231).

- Votre handicap affectera-t-il votre santé, ou la santé ou la croissance du bébé pendant la grossesse ?

- Votre handicap est-il susceptible de provoquer des complications pendant le travail ou l'accouchement ?

- Les complications peuvent-elles être évitées ou traitées sans risque ?

- Savez-vous comment rester en bonne santé au cours de la grossesse (bien manger et faire des exercices) ?

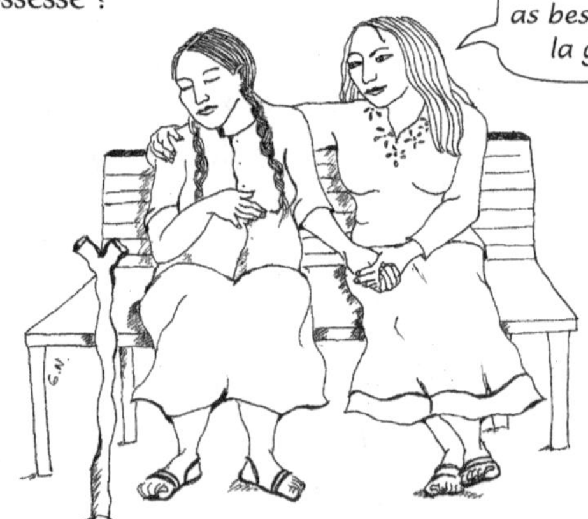

Comment savoir que vous allez bientôt accoucher

Ajouter 9 mois plus 7 jours à la date de vos dernières règle. Vous accoucherez probablement à tout moment dans les 2 semaines avant ou après cette date.

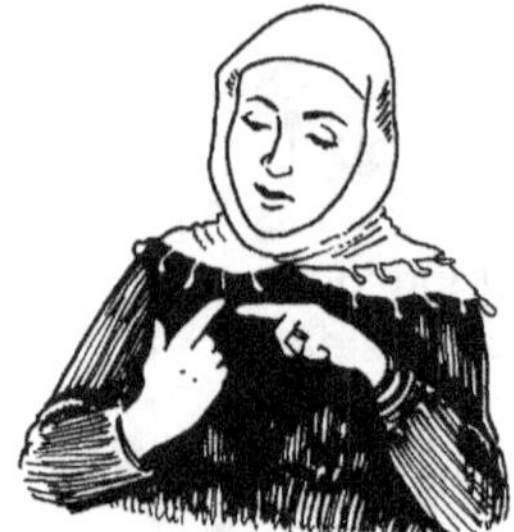

Une femme peut connaitre la date de son accouchement en comptant les 10 lunes précédant ses dernières règles.

Rester en bonne santé pendant la grossesse

Si vous êtes en mesure de prendre soin de vous pendant la grossesse, vous êtes plus susceptible d'avoir une grossesse et un accouchement sains, et un bébé en bonne santé. Essayez de :

- Dormir et de vous reposer lorsque vous pouvez.
- Aller aux visites prénatales.
- Si vous n'avez jamais été vaccinée contre le tétanos, faites-le le plus tôt possible. Faites-vous vacciner au moins 2 fois avant l'accouchement.
- Soyez propre. Lavez-vous régulièrement et brossez-vous les dents.
- Pratiquez des exercices d'assouplissement, si vous pouvez, afin que les muscles de votre vagin se fortifient (page 101). Cela les permettra de se rétablir plus rapidement après l'accouchement.
- Buvez au moins 8 verres d'eau ou de jus chaque jour et urinez régulièrement afin d'éviter une infection de la vessie et des reins.
- Faites des exercices au quotidien.
- Faites-vous traiter si vous souffrez d'une infection sexuellement transmissible (IST) ou d'une autre infection.
- Evitez de prendre des médicaments modernes ou traditionnels sans l'avis d'un médecin.
- Ne prenez pas de l'alcool, ne fumer pas la cigarette et ne chiquez pas du tabac. Ils sont nuisibles pour vous et le bébé.
- Evitez les pesticides, les herbicides, ou les produits chimiques industriels.
- N'approchez pas un enfant ayant des boutons sur tout le corps. Les boutons peuvent être causés par la rougeole (rubéole), qui est dangereuse pour le bébé.
- Si vous utilisez un programme de selles, pour faire les selles, faites-le régulièrement (page 107).

CONSOMMER UNE VARIÉTÉ D'ALIMENTS

Si vous êtes enceinte ou si vous allaitez, vous devez manger plus que d'habitude. Les aliments supplémentaires vous donneront assez de force et d'énergie, et aideront votre bébé a grandir. Essayez de consommer divers types d'aliments autant que possible : aliments principaux (glucides), aliments de croissance (protéines), vitamines et minéraux, et graisses, huiles et sucre et aliments riches en fluides. (Pour plus d'informations voir « Bien manger pour être en bonne santé » à la page 86).

Éviter l'anémie (insuffisance de sang)

Il est particulièrement important pour vous de consommer assez d'aliments riches en fer afin d'avoir assez de sang. Si une femme enceinte est anémiée (pages 87 et 88) et saigne beaucoup pendant l'accouchement (hémorragie), elle est plus susceptible de tomber gravement malade ou même de mourir.

Acide folique (folate)

Le fait de ne pas avoir assez d'acide folique peut provoquer l'anémie mais aussi des malformations congénitales graves, telles que des grosseurs sur la colonne vertébrale ou dans le cerveau. Pour éviter ces problèmes, il est très important pour vous **d'avoir assez d'acide folique avant de tomber enceinte et pendant les premiers mois de grossesse.**

Ces aliments contiennent une quantité importante d'acide folique :

- Légumes à feuilles vertes foncées
- Viande (notamment le foie, le rognon et autres abats)
- Pois et haricots
- Grains de tournesol, de citrouille et de courge
- Céréales compètes (riz brun, blé complet)
- Poisson
- Oeufs
- Champignons.

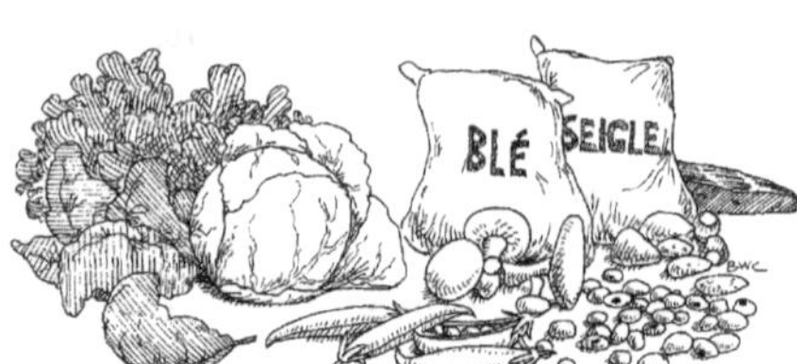

Algunas mujeres también toman pastillas de ácido fólico.

Certaines femmes prennent également des comprimés d'acide folique.

Prendre 0,5 à 0,8 mg (500 à 800 mg) d'acide folique par voie orale, 1 fois par jour.

Les femmes souffrant de spina bifida doivent prendre 800 mg d'acide folique par voie orale 1 fois par jour.

LES RAPPORTS SEXUELS PENDANT LA GROSSESSE

Certaines femmes ne veulent pas avoir des rapports sexuels pendant la grossesse. D'autres en veulent plus que d'habitude. Tous les deux sentiments sont normaux. Le fait d'avoir ou de ne pas avoir des rapports sexuels n'a aucun effet sur la femme et son bébé. Les rapports sexuels ne représentent pas de danger pour le bébé.

Souvent, les rapports sexuels sont désagréables pendant la grossesse. En fonction de votre handicap, vous pouvez essayer diverses positions jusqu'à ce que vous trouviez celle qui vous convient. Vous pouvez être au-dessus, ou dans une position assise ou debout, ou coucher sur le côté.

Bien sûr, les partenaires peuvent être proches et se rendre heureux de plusieurs autres manières que les rapports sexuels. Certains couples se touchent et se massent. D'autres parlent de leurs espoirs et rêves pour l'avenir.

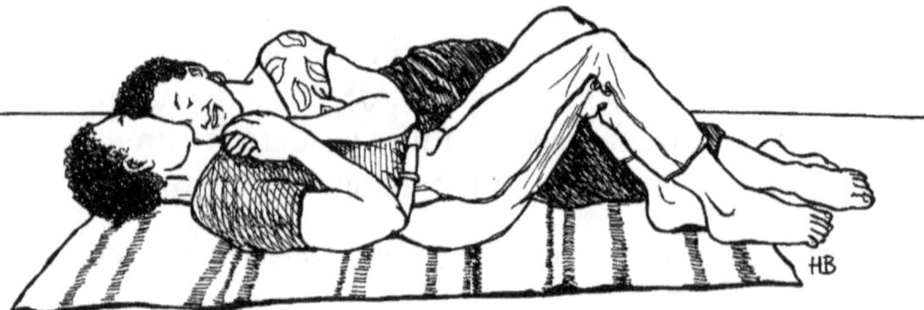

Rapports sexuels protégés

Si vous êtes enceinte et que vous avez des rapports
sexuels, il est important d'éviter les infections en
s'assurant que tout ce qui entre à l'intérieur de votre
corps, soit propre, compris le pénis et les mains. Un
homme ayant des rapports sexuels avec plusieurs
femmes doit toujours utiliser un préservatif— y compris
avec sa partenaire enceinte. Les préservatifs permettent
d'éviter les infections, comme le VIH/SIDA, et autres
maladies, voir aussi pages 189 à 192.

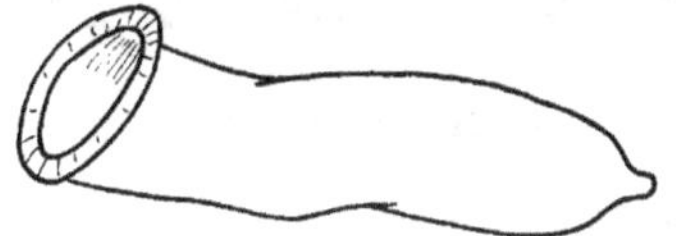

Les préservatifs aident à éviter
les infections pendant la
grossesse.

Rapports sexuels et travail prématuré

Si vous aviez déjà accouché, et que le travail s'était déclenché très tôt, il est préférable
pour vous de ne pas avoir des rapports sexuels après 6 mois de grossesse. Cela permettra
d'éviter le travail prématuré.

Les 9 mois de grossesse

Une grossesse dure généralement 9 mois et est divisée en 3 périodes ; chaque période
dure environ 3 mois. Au cours de ces périodes, le corps de la femme subit plusieurs
changements.

Mois 1 à 3

Lorsque vous tombez enceinte pour la première fois, et que le bébé commence à se
développer ; vos seins commencent à grossir et à être tendres. Vous pouvez vous sentir
plus fatiguée que d'habitude et avoir des nausées ou des vomissements. (Dans certains
endroits, cela est appelé 'la maladie du matin').

Mois 4 à 6

De nombreuses femmes profitent des 4e, 5e, et 6e mois de la grossesse. En général, elles
ne sentent plus les malaises et la fatigue, et ont beaucoup d'énergie. C'est également la
période à laquelle le ventre commence à grossir et le bébé commence à bouger. Vous
pouvez entendre les battements du coeur du bébé.

Mois 7 à 9

C'est un moment excitant de la grossesse. Vous sentirez le bébé bouger tous les jours.
En même temps, votre ventre grossira de plus en plus, et en fonction de votre handicap,
vous pourrez peut-être avoir plus de difficultés à tenir. Si vous avez eu des difficultés au
cours des 6 premiers mois, celles-ci peuvent continuer et même s'aggraver.

Au cours du dernier mois, environ 2 semaines avant l'accouchement, le bébé descend
dans le bas-ventre, et vous pourrez peut-être mieux respirer.

Ce à quoi vous devez vous attendre

Sentir le bébé bouger

Pour la plupart des femmes, le fait de sentir le bébé bouger à l'intérieur du ventre constitue la partie la plus excitante de la grossesse. Et la plupart des femmes, quel que soit leur handicap, semblent être en mesure de sentir le mouvement bien que la sensation soit difficile à reconnaître au début. De nombreuses femmes le décrivent comme un mouvement de battement, et d'autres le comparent à du gaz dans l'estomac ou les intestins. Certaines ressentent une sorte de pression dans le ventre et utilisent donc leurs mains pour sentir le mouvement.

Lorsque le bébé commence à bouger au cours du 4e mois, les mouvements seront très doux et vous pouvez ne pas les sentir tous les jours. Mais, à partir du 5e mois, vous devrez les sentir tous les jours (pas toute la journée—il y'aura des intervalles entre les mouvements). Si vous êtes inquiète parce que vous n'avez pas senti le bébé bouger pendant plusieurs heures, mangez ou buvez quelque chose, et allongez-vous sur le côté dans un endroit calme pendant 30 minutes environ. Pendant ce temps, vous devrez sentir le bébé bouger au moins 3 fois. Si vous ne sentez aucun mouvement, parlez-en à une sage-femme ou à un agent de santé.

Ecouter les battements du cœur du bébé

Cela peut se faire après environ 5 mois et se fait plus facilement lorsque la grossesse est avancée. Le battement du cœur d'un bébé est très rapide et silencieux. Il n'est pas facile à entendre, même pour une personne ayant une ouïe très développée, et il est même plus difficile à sentir. Une sage-femme ou un agent de santé peut utiliser un foetoscope pour écouter les battements du cœur du bébé. Il est difficile pour la mère de le faire elle-même à moins qu'elle n'ait un stéthoscope (comme celui utilisé pour mesurer la pression artérielle).

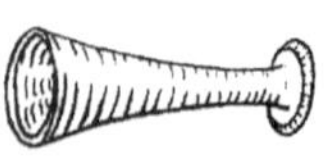
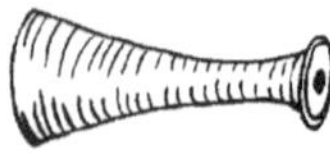

Foetoscopes

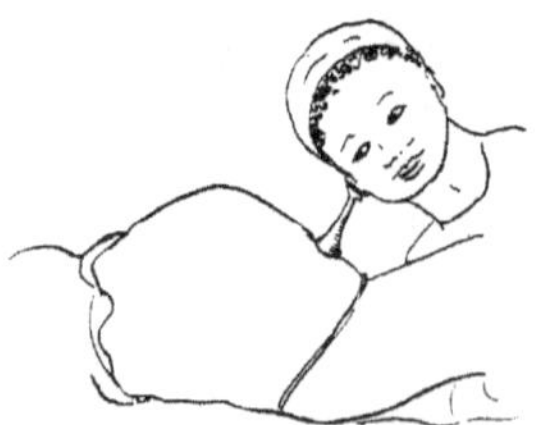

Un foetoscope peut être utilisé pour écouter les battements du coeur du bébé.

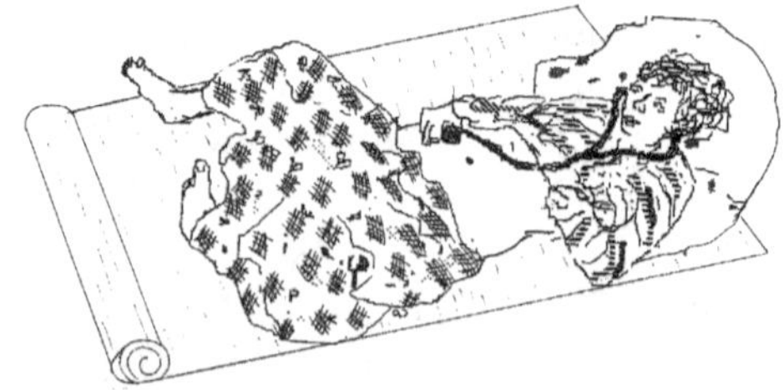

Le battement du cœur du bébé est rapide et silencieux. Il peut ressembler à la sonnerie d'une montre sous un coussin mais plus rapide. Le battement du cœur du bébé est environ deux fois plus rapide que celui d'un adulte en bonne santé. Vous pouvez l'écouter vous-même à l'aide d'un stethoscope.

Perdre une grossesse (fausse couche)

Les femmes handicapées sont tout autant susceptibles de faire une fausse couche que les femmes qui ne souffrent pas de handicap. La perte d'une grossesse est difficile pour toute personne désirant un enfant, mais elle peut être encore plus difficile pour une femme handicapée. De nombreuses femmes handicapées ne pensent pas qu'elle puisse tomber enceinte de toute façon, et lorsqu'elle tombe enceinte, elle fait face à la désapprobation de la communauté. Lorsqu'elle fait une fausse couche, les gens pensent immédiatement que cela est dû à son handicap. Elle peut penser la même chose aussi.

Les fausses couches surviennent le plus souvent au cours des 3 premiers mois de grossesse. Une fausse couche peut survenir pour les raisons suivantes :

- œufs ou spermatozoides malades
- malformation de l'utérus
- grosseurs (fibromes) dans l'utérus
- infection dans l'utérus ou le vagin
- maladies, telle que le paludisme
- travaux dangereux ou accidents
- poisons
- malnutrition
- stress émotionnel ou traumatisme

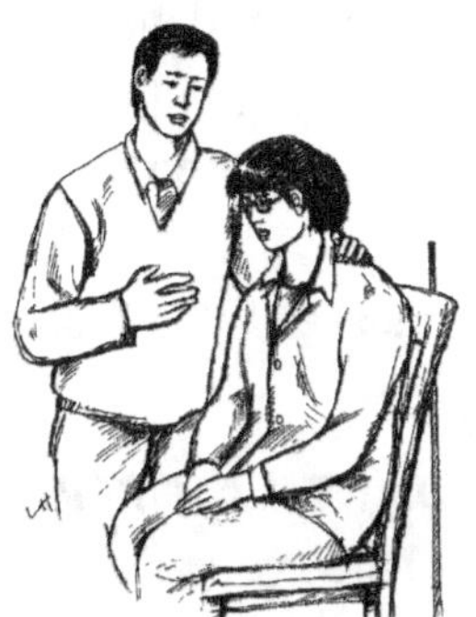

La perte de la grossesse est courante. Si cela vous arrive, cela ne veut pas dire que vous ne pouvez pas tomber de nouveau enceinte.

Après une fausse couche, prenez soin de vous pendant quelques jours. Cela vous permettra d'éviter les infections et de guérir plus rapidement. Essayez de :

- boire beaucoup de fluides et manger des aliments nutritifs (voir page 86).
- vous reposer plus souvent
- éviter les travaux pénibles pendant 7 jours.
- vous laver régulièrement, mais ne laver pas votre vagin (douche), ou faire un bain de siège avant que les saignements ne s'arrêtent.
- utiliser un linge propre ou des tampons pour vous protéger, et changez-les assez souvent ;
- de ne rien insérer dans votre vagin, et de ne pas avoir des rapports sexuels pendant au moins 2 semaines après les saignements ;
- d'attendre jusqu'après 3 cycles menstruels avant de retomber enceinte. Si vous attendez, il y'a moins de chance de faire une fausse couche.

Le fait de faire une fausse couche, que ce soit au début ou à la fin de la grossesse, peut provoquer une douleur émotionnelle et une tristesse énorme. Cela peut être pire si les personnes autour de vous pensent qu'une fois le corps s'est remis, vous serez en forme. Elles ne réalisent peut-être pas combien vous pouvez vous sentir triste.

Donnez-vous le temps d'être triste et de pleurer. Passez du temps avec des amis qui comprennent vos sentiments et qui ne forcent pas à être 'heureuse.' Certaines personnes peuvent vous suggérer de retomber immédiatement enceinte. Prenez le temps de vous sentir prête pour une autre grossesse.

DOULEUR DANS LE BAS–VENTRE (ABDOMEN)

Des douleurs fortes et constantes au cours des 3 premiers mois de grossesse peuvent provoquer une grossesse extra-utérine. L'étirement des trompes entraîne des douleurs. Lorsque la grossesse est assez avancée, les trompes peuvent éclater et saigner. Cela est très dangereux. Il y'aura une hémorragie dans l'abdomen qui peut entraîner la mort.

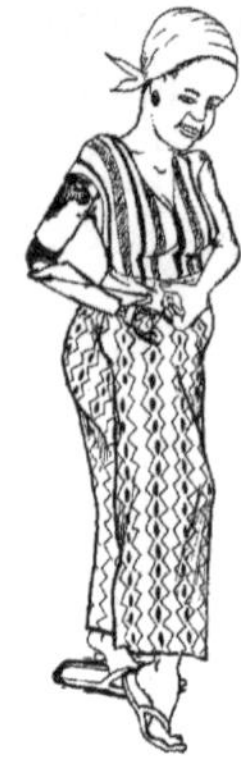

Signes d'une grossesse extra-utérine :

- absence de menstrues
- douleur dans la partie inférieure de l'abdomen sur un côté
- saignement dans le vagin
- sensation de vertige et de faiblesse, ou évanouissement

Si vous avez l'un de ces signes, rendez-vous dans l'hôpital le plus proche.

SAIGNEMENT PENDANT LA GROSSESSE

Ne vous inquiétez pas lorsque vous saigner un peu au cours des 3 premiers mois grossesse. Cela n'est pas inhabituel, surtout si vous ne ressentez ni douleurs, ni crampes.

Mais, **vous devez immédiatement vous rendre à l'hôpital si vous avez** :

- des saignements similaires aux menstrues à tout moment pendant la grossesse.
- des saignements accompagnés de douleurs à tout moment pendant la grossesse.
- des saignements sans douleur après les 3 premiers mois.

Malaises pendant la grossesse

De nombreuses femmes ressentent des malaises pendant la grossesse. Pour certaines femmes handicapées, les malaises dus à leur handicap s'aggravent, et pour d'autres, ils diminuent.

Certains malaises de la grossesse, tels que la fatigue ou les maux de dos sont courants chez toutes les femmes, y compris celles handicapées. Ce qui peut être différent pour une femme handicapée, est le fait de savoir si le problème vient de sa grossesse ou de son handicap. Soyez attentif à ce qui est normal pour votre corps afin de pouvoir faire la différence. Ainsi, vous serez mieux en mesure d'aider l'agent de santé.

Si vous avez tendance à avoir certains problèmes à cause de votre handicap, telles que les infections du système urinaire dues à une lésion de la moelle épinière, vous pouvez en avoir plus souvent pendant la grossesse. Les problèmes peuvent s'améliorer ou s'aggraver à tout moment pendant la grossesse, en fonction de votre corps et de la croissance du bébé.

Chaque femme fait des ajustements dans sa vie pour s'adapter à la grossesse.

Voici quelques changements auxquels les femmes handicapées pourraient être confrontées et des suggestions pour y faire face.

SENSATION DE FATIGUE ET DE SOMNOLENCE

La plupart des femmes se sentent fatiguées et somnolent au cours des 3 ou 4 premiers mois de la grossesse. Pour plus d'informations complètes sur les causes éventuelles, voir :

- L'anémie (*Là où les femmes n'ont pas de docteur*, page 172).
- Ne pas manger assez d'aliments nutritifs *(malnutrition)*, (*Là où les femmes n'ont pas de docteur*, page 165).
- Problèmes émotionnels (*Là où les femmes n'ont pas de docteur*, page 416).

DIFFICULTÉS À DORMIR

De nombreuses femmes ont des difficultés à dormir la nuit au cours des dernières semaines de la grossesse. Cela peut arriver parce qu'elles ont besoin d'uriner pendant la nuit, ou à cause des crampes (voir pages 222 et 225), ou parce que le bébé à commencé à bouger et à donner des coups de pied. Il peut être difficile de trouver une position confortable pour dormir. Si possible, essayez de vous reposer pendant la journée pour combler le manque de sommeil.

Il est important de trouver une position confortable pour dormir ou se reposer, mais éviter de vous coucher sur le dos. Cela peut emmener l'utérus à se presser contre les vaisseaux sanguins de votre ventre et provoquer des problèmes. Cela peut également occasionner des problèmes de digestion, de maux de dos et de respiration.

Ce qu'il faut faire :

- Boire un peu de lait tiède ou une soupe chaude avant d'essayer de dormir.
- Se coucher avec un coussin pour soutenir votre tête et vos épaules, et sous vos genoux.
- Se coucher sur le côté. Si possible, couchez-vous sur le côté gauche étant donné que c'est la meilleure position qui facilite la circulation du sang. Mettez quelque chose comme un coussin ou un linge entre vos genoux et vos chevilles.
- Manger des aliments nutritifs: assez de protéine, et moins de sel (mais assurez-vous d'en consommer toujours).

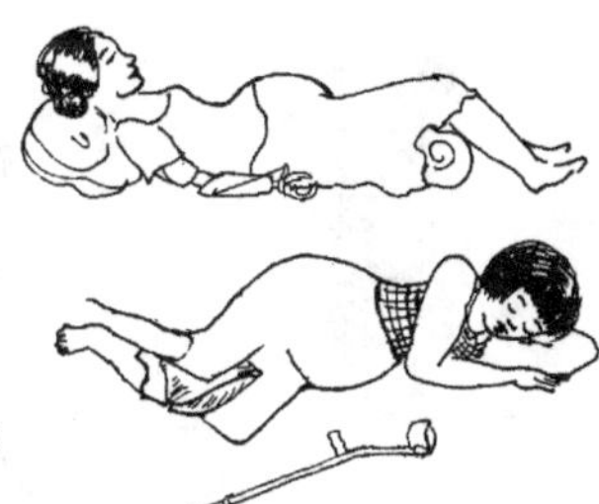

PIEDS ET JAMBES ENFLÉS

De nombreuses femmes ont des pieds et des jambes enflés pendant la grossesse, surtout dans l'après-midi ou lorsqu'il fait chaud. En général, le gonflement des pieds n'est pas dangereux, mais si cela se passe au réveil, ou si vos mains et votre visage sont tout temps enflés, cela peut être le signe d'une pré-éclampsie (toxémie de grossesse, page 232).

Pour soulager les pieds et les jambes enflés, essayez de vous coucher sur le côté pendant 30 minutes, 2 ou 3 fois par jour ; peu importe le côté. Le fait de s'assoir avec les pieds en hauteur ne suffit pas. Il est préférable de se coucher sur le côté.

Pour éviter la pré-éclampsie, manger des aliments nutritifs, assez de protéines, boire beaucoup d'eau, et consommer un peu de sel.

MOUVEMENT ET ÉQUILIBRE

Au cours des 9 mois de grossesse, la forme de votre corps changera si bien que cela affectera probablement votre manière de marche. Cela arrive à presque toutes les femmes, qu'elles soient handicapées ou non. Vous sentirez peut-être que vous perdez votre équilibre et que vous pouvez tomber facilement ; ou que vous avez des difficultés à vous courber pour prendre quelque chose. En raison de cela, de nombreuses femmes souffrant d'un handicap qui affecte le mouvement de leurs corps, commencent à utiliser des dispositifs d'aide pour marcher et se déplacer jusqu'à l'accouchement.

PIED AMPUTÉ

Si votre jambe ou une partie de votre jambe est amputée, et que vous utilisez une jambe artificielle, vous trouverez peut-être que la prosthèse ne convient plus parce que votre corps est plus lourd et que la partie amputée s'enfle. Si possible, échangez avec la personne qui a fabriqué votre jambe artificielle pour voir si elle peut l'ajuster. Si non, vous aurez peut-être besoin de béquilles, d'un déambulateur ou d'un fauteuil roulant pendant la grossesse.

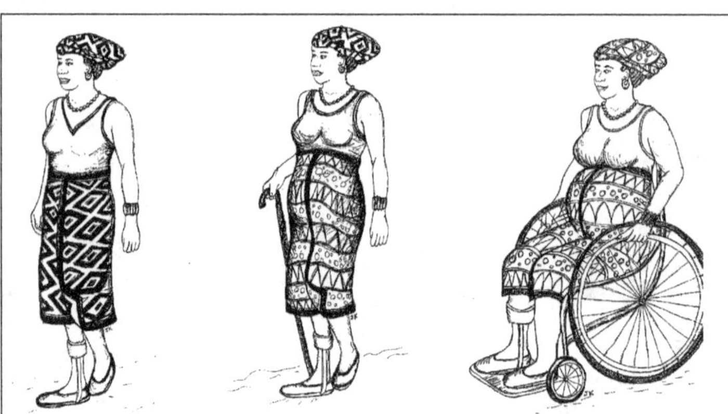

Certaines femmes qui n'utilisent pas habituellement un fauteuil roulant, devront en utiliser pendant la grossesse. Vous trouverez peut-être cela difficile au début, mais avec la pratique, vous trouverez cela confortable que d'essayer de se déplacer seule.

Ce qu'il faut faire :

Se puede hacer un andador de caña, junco, carrizo, bambú o
Un 'déambulateur' peut être fabriqué avec une tige, du rotin, du
bambou ou du bois. Attacher les jonctions avec une corde, une
ficelle ou un ruban solides, ou avec des lanières de pneus ou les
chambres à air d'un vélo.

Un déambulateur avec 2 roues à l'avant est plus facile à
déplacer qu'un déambulateur sans roues, et est plus stable qu'un
déambulateur à 4 roues.

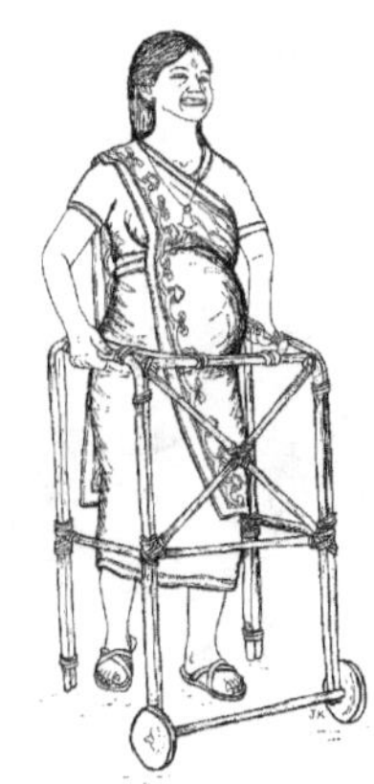

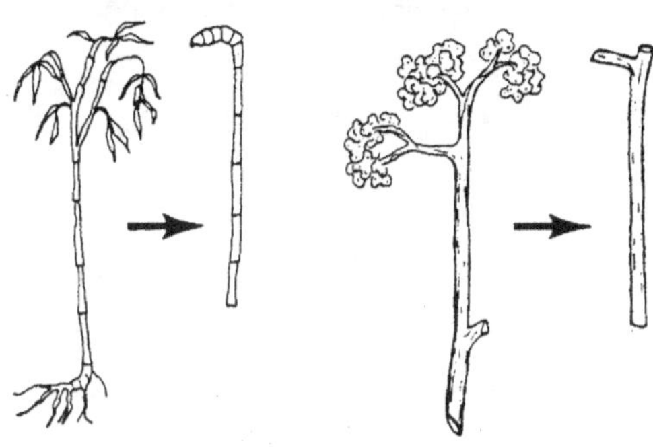

Une canne peut être
fabriquée avec des
plantes forestières.

Les béquilles d'avant-bras sont les
meilleures à utiliser (voir page 94), mais
si vous ne pouvez pas les obtenir, des
béquilles de taille normale peuvent être
fabriquées à partir de branches d'arbres.

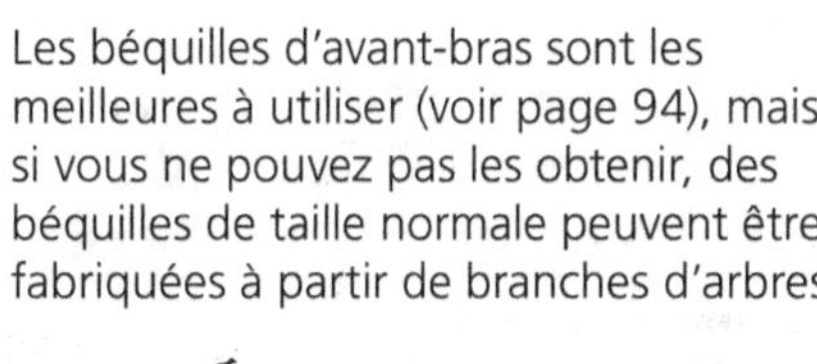

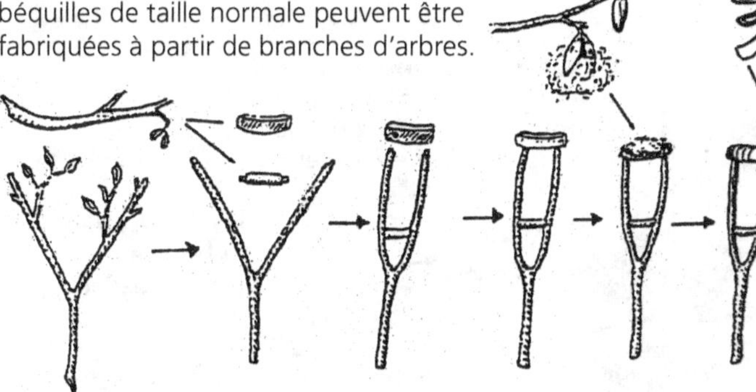

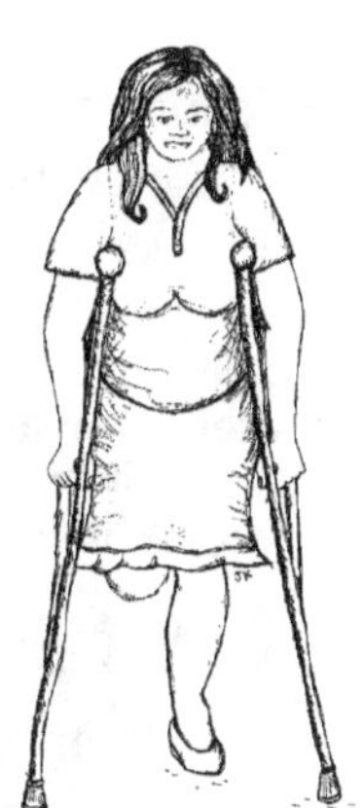

Se déplacer au cours des derniers mois de la grossesse

Même les femmes qui ne souffrent pas de handicap peuvent parfois avoir des problèmes
d'équilibre et de déplacement au cours des derniers mois de la grossesse. La situation est
même pire chez les femmes souffrant de handicap physique, tels que la paralysie de la
partie inférieure du corps, ou la perte de l'usage des muscles. Votre gros ventre affectera
vos activités quotidiennes, telles que le bain, l'habillement et le déplacement d'un
endroit à un autre.

Ce qu'il faut faire :

Se lever d'une position couchée sera plus facile si vous :

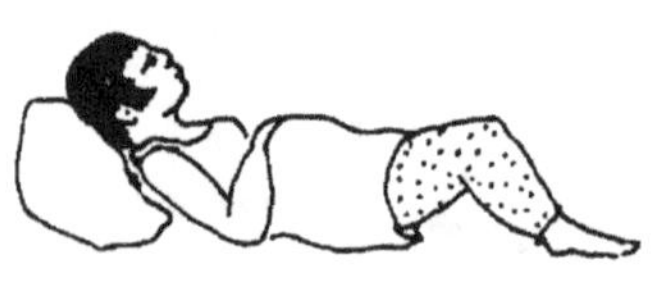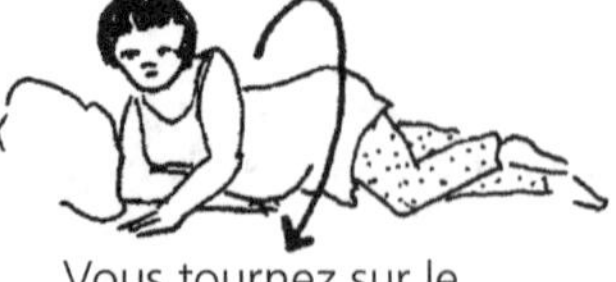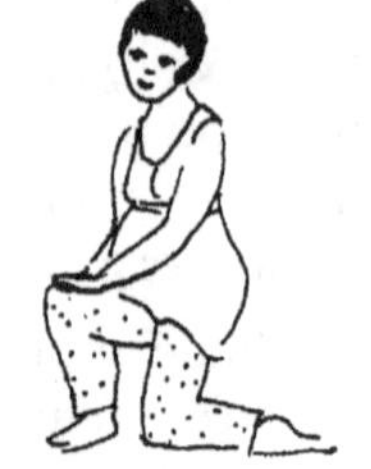

Vous tournez sur le côté...

... pliez les genoux...

...puis vous levez.

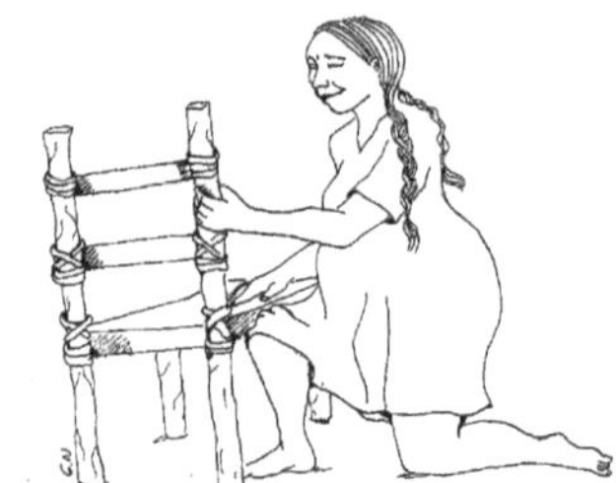

Il sera également plus facile de se lever si vous avez une chaise ou une caisse lourde qui vous sert de support.

Des supports simples peuvent aider les femmes souffrant de handicap physique au cours des dernières semaines de la grossesse lorsque les mouvements deviennent plus difficiles.

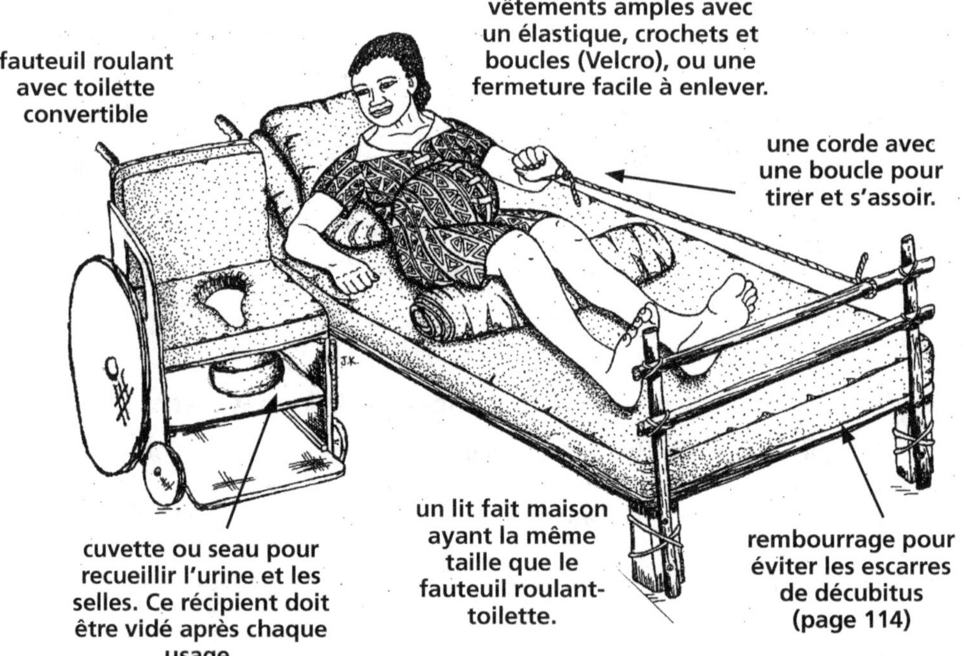

CRAMPES MUSCULAIRES

Ce sont des contractions fortes et douloureuses d'un muscle, en général dans la partie inférieure de la jambe, surtout la nuit. Si vous touchez le muscle contracté, vous sentirez une induration. Les crampes dans les jambes peuvent être provoquées par le manque de calcium dans le régime alimentaire.

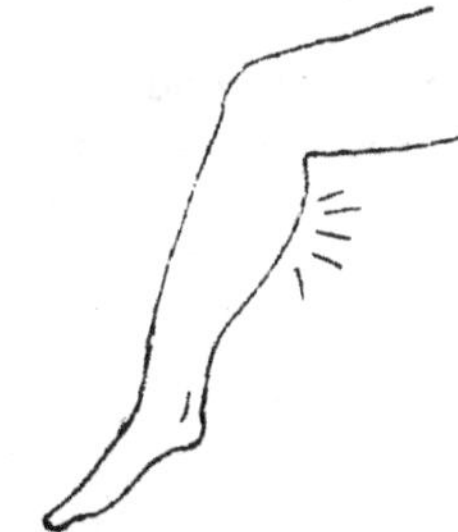

Ce qu'il faut faire :

- Ne pointez pas les orteils—même en les étirant.

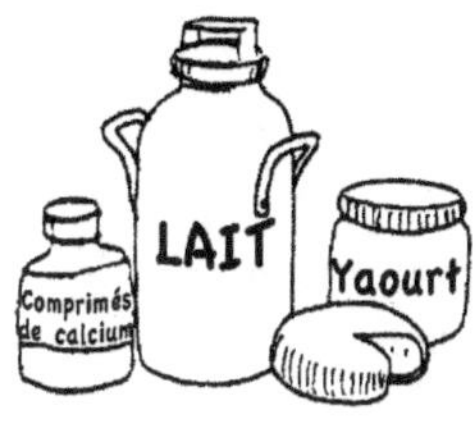

- Faites régulièrement des exercices d'étirement (pages 90 à 95).

- Mangez plus d'aliments contenant du calcium, tels que le lait, le fromage, le yaourt, les graines de sésame, les légumes à feuilles vertes, et la banane.

- Couchez-vous sur le côté avec un linge ou un coussin entre vos genoux, avec les jambes légèrement courbées.

- Ne vous couchez pas ou ne dormez pas sous des couvertures lourdes, et ne vous couvrez pas tout le corps.

Si les crampes dans les pieds ou les jambes :

Pointent vos orteils vers le haut,

pas vers le bas,

massez donc la jambe.

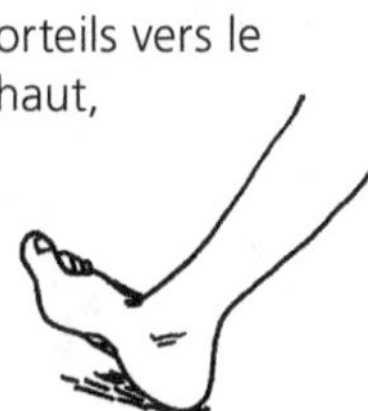
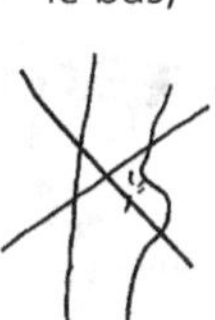
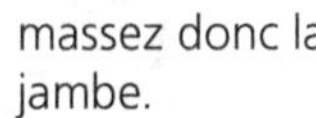
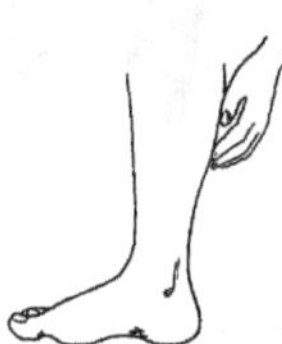

Le fait de mettre vos jambes dans de l'eau tiède, ou de mettre un linge trempé dans de l'eau tiède sur la partie contractée, peut également soulager les crampes.

SPASMES MUSCULAIRES

Ce sont des contractions ou des étirements des muscles qui empêchent une personne de contrôler ses mouvements. Ils surviennent plus souvent chez les personnes souffrant de paralysie cérébrale ou d'une lésion de la moelle épinière. Les femmes souffrant de ces maladies, peuvent avoir des spasmes musculaires pendant le travail (page 243).

Ce qu'il faut faire :

- Ne pas tirer ou pousser directement contre les muscles tendus. Cela aggravera la douleur.

- Tenir doucement la partie touchée jusqu'à ce que le muscle soit détendu.

Si l'arrière de tout le corps est touché par les spasmes musculaires, placez un coussin sous la tête et les épaules pour les pencher un peu vers l'avant. Cela aide à détendre la contraction dans tout le corps.

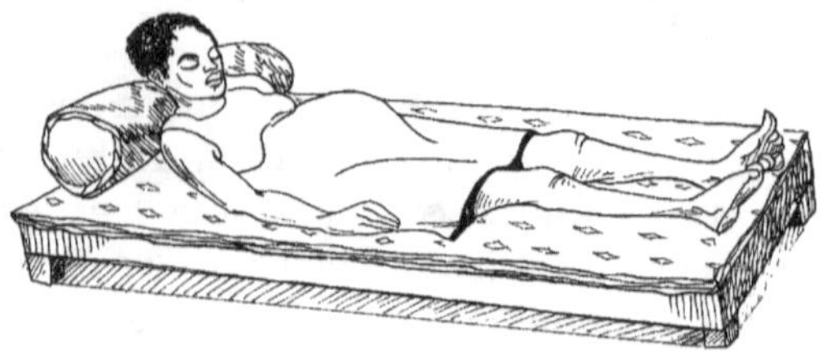

* Mettez de l'eau tiède sur les muscles tendus, ou si possible, asseyez-vous ou couchez-vous dans de l'eau tiède. Faites attention à ne pas vous brûler la peau ou à trop chauffer le corps, surtout si vous ne pouvez pas sentir la chaleur ou la fraicheur sur votre peau. L'excès de chaleur peut être dangereux pour le foetus.
* Des exercices d'étirement doux effectués 2 à 3 fois par jour peuvent permettre de détendre les muscles tendus.
* Les exercices d'articulations, tels que se mettre debout, peuvent également permettre de maintenir les muscles solides et de réduire les contractions musculaires.

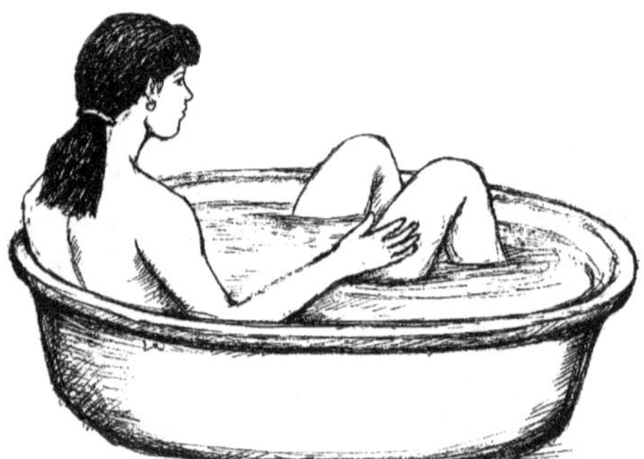

Le fait de s'assoir dans de l'eau propre et tiède permettra de détendre les muscles tendus.

IMPORTANT ! En règle général : **Ne pas masser les muscles spastiques.** Dans certains pays, les populations, et mêmes les thérapeutes ont l'habitude d'utiliser le massage ou le frottage pour détendre des muscles spastiques. Bien que le massage permette parfois de détendre les crampes musculaires, ou les muscles tendus, en général le massage contracte davantage les muscles.

MAUX DE DOS

La plupart des femmes enceintes, qu'elles soient handicapées ou non, souffrent de maux de dos, surtout dans les dernières semaines avant l'accouchement lorsque le ventre est gros et lourd. Le plus souvent, cela est dû à l'étirement et à la faiblesse des muscles du ventre pendant la grossesse; donc les muscles du dos supportent trop le poids.

Les femmes souffrant de handicap physique semblent avoir des maux de dos plus graves et qui apparaissent dès le début de la grossesse. Même les femmes qui n'ont aucune sensation dans la partie inférieure du corps, ressentent parfois des douleurs lombaires lorsqu'elles sont enceintes.

Ce qu'il faut faire :

- Faire des exercices avant, pendant et après la grossesse afin d'étirer et de fortifier les muscles de la partie inférieure du corps, et fortifier les muscles du ventre. La natation est un bon moyen de réduire les maux de dos et de rester en bonne santé.

- S'assoir sur une chaise à dossier droit.

- Reposer, chauffer et masser la partie douloureuse peut permettre de réduire la douleur.

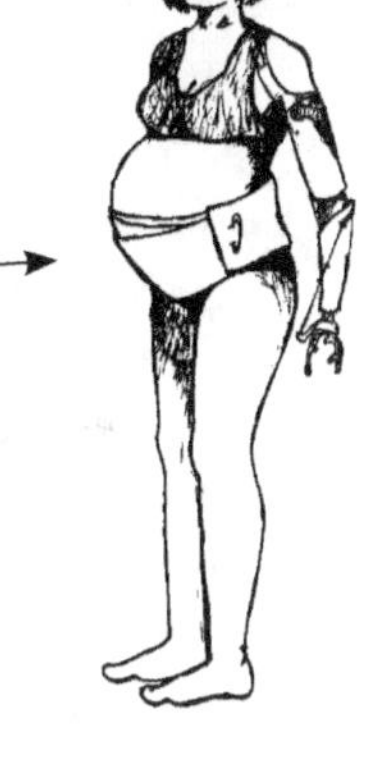

> Un morceau de linge peut vous aider à soutenir votre ventre pour qu'il ne tire pas trop sur les muscles du dos.
> - Enrouler un morceau d'un tissu en coton propre et léger; environ 4 à 5 mètres de long (1½ mètres) autour de votre ventre comme cela.
> - Ne serrez pas trop sinon ce sera désagréable.
> - Vous pouvez le garder en place avec une épingle de sécurité, ou border le bout du linge.

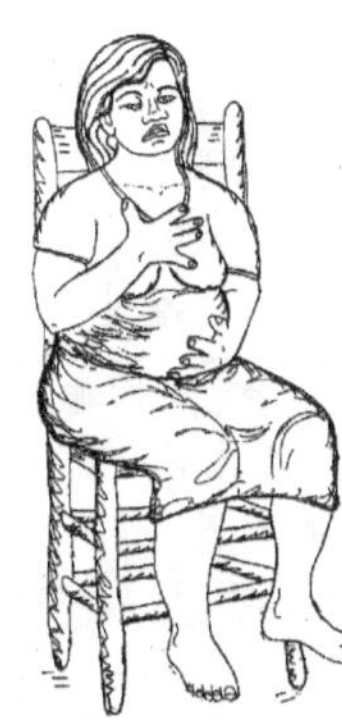

DIFFICULTÉS À RESPIRER

Au fur et à mesure que le bébé grandit, il s'appuie sur les poumons de sa mère et elle a moins de place dans sa poitrine pour respirer. Cela est normal pendant la grossesse. Mais, les femmes souffrant de handicap physique, tels que le nanisme ou la paralysie des muscles de la poitrine, peuvent avoir des problèmes de respiration plus tôt que les autres femmes. Le bébé accède à l'oxygène à partir des poumons de la mère, donc une femme enceinte doit avoir les poumons propres et en bonne santé pour le bon développement du fœtus.

Ce qu'il faut faire :

- Dormir en étant légèrement assise. Vous serez plus à l'aise si vous mettez quelque chose sous vos genoux.

- Boire beaucoup d'eau, au moins 8 verres par jour. Cela permettra de réduire le mucus dans les poumons et de faciliter la respiration. La présence de mucus dans les poumons peut provoquer une infection.

- Faire des exercices réguliers.

- Si vous commencez à cracher du mucus (contenant du pus), consultez un agent de santé. Vous avez peut-être besoin de médicaments, tels que des antibiotiques. Un agent de santé peut vous aider à décider de l'antibiotique ou du médicament qui est indiqué pendant la grossesse.

IMPORTANT ! Si une mère a des difficultés à respirer et qu'elle est faible et fatiguée, ou essoufflée tout le temps, elle doit voir un agent de santé. Elle a peut-être des problèmes cardiaques et a besoin de soins médicaux. Ou elle pourrait souffrir d'anémie (voir page 87), de malnutrition, d'une infection, ou de dépression (voir page 54).

COURBATURES ET DOULEURS DANS LES ARTICULATIONS

Le corps d'une femme enceinte s'adoucit et s'étire pour faire de la place afin que le bébé grandisse et s'apprête pour l'accouchement. Souvent, ses articulations s'étirent et sont douloureuses, notamment les hanches. Cela arrive généralement au cours des dernières semaines de la grosses. Cela n'est pas dangereux et elle ira mieux après l'accouchement.

Ce qu'il faut faire :

- Reposer les articulations douloureuses. Se déplacer de temps en temps pour que les articulations ne raidissent pas, mais vos mouvements doivent être doux.

- Mettre quelque chose de froid ou de chaud sur les articulations douloureuses permet parfois de réduire la douleur et de faciliter les mouvements. En général, le froid fonctionne mieux sur des articulations chaudes et enflammées ; et la chaleur, sur les articulations endolories et tendues. Expérimentez pour savoir ce qui vous soulage le plus. Si vous ne sentez pas la chaleur ou la fraicheur sur votre peau, faites attention à ne pas vous brûler ou vous congeler.

Pour la fraicheur : Utiliser de la glace enveloppée dans un linge ou une serviette pendant 10 à 15 minutes.

Pour la chaleur : Utiliser un linge épais qui a été trempé dans de l'eau chaude (presser le linge) et enroulez-le autour de l'articulation. Couvrir le linge avec un morceau de plastique fin, et bander avec un linge épais ou une serviette épaisse afin de maintenir la température. Lorsque le linge mouillé commence à se refroidir, remettez-le dans l'eau et recommencez l'exercice.

La chaleur permettra de soulager les articulations endolories et tendues.

Ou remplir une bouteille (en céramique, en plastique ou en verre) d'eau chaude, fermer hermétiquement, l'enrouler d'un linge et le placer sur la partie douloureuse.

- Prendre du paracétamol (acétaminophène) pour la douleur ; 500 mg toutes les 3 à 4 heures. Mais, ne pas prendre plus de 8 comprimés (4000 mg) en 24 heures (voir page 351).

FUITE D'URINE

De nombreuses femmes trouvent qu'il est difficile de contrôler la fuite d'urine au fur et à mesure que le ventre grossit. Pendant la grossesse, les femmes souffrant de handicap physique, tels que les problèmes de motricité et la paralysie ou la perte de sensation dans la partie inférieure du corps ont plus de difficultés à retenir leur urine que les autres femmes.

Au fur et à mesure que le bébé grandit et que le ventre de la maman s'arrondit, le bébé peut s'appuyer contre la vessie, laissant peu d'espace pour les urines. Cela peut provoquer des fuites d'urine, surtout si la femme tousse ou éternue. Parfois, l'urine sort si soudainement qu'il est difficile à dire s'il s'agit des urines ou de la rupture de la 'poche des eaux'. Vous pouvez être en mesure de le dire en sentant l'odeur. Si cela arrive, soyez attentive à d'autres signes, et demandez des conseils à un agent de santé ou à une sage-femme.

Si vous utilisez normalement un cathéter à chaque fois que vous urinez, continuez à le faire si cela ne vous pose pas de problèmes. Mais si vous trouvez qu'il est difficile d'utiliser un cathéter comme d'habitude, essayez d'utiliser des morceaux de tissu épais pour recueillir l'urine. Ces morceaux de tissu doivent être changés, lavés et séchés pour éviter une éruption cutanée ou une infection autour des parties génitales (pages 111 à 113). Assurez-vous que les morceaux de tissu soient propres et secs avant de les utiliser à nouveau.

Certaines femmes portent un cathéter permanent (un cathéter 'fixé' ou cathéter de Foley). Mais si possible, évitez de faire cela parce qu'il peut être difficile de changer après l'accouchement. Les muscles qui contrôlent votre vessie, « oublieront » comment retenir l'urine à l'intérieur. Le fait de porter un cathéter tout le temps peut également augmenter le risque d'infection de la vessie.

Si vous avez des fuites d'urine pendant la nuit, utilisez des tampons, ou ayez une cuvette, un seau ou un autre récipient à côté pour y uriner. Un fauteuil roulant-toilette peut être la solution idéale (voir page 224).

Si vous êtes en mesure d'utiliser les muscles de la partie inférieure de votre ventre, les exercices d'étirement (page 101) permettent souvent de fortifier les muscles autour de la vessie. Pour plus d'informations, voir problèmes urinaires à pages 105 et 106.

DIFFICULTÉ À FAIRE LES SELLES (CONSTIPATION)

De nombreuses femmes enceintes ont des difficultés à faire les selles. La grossesse peut rendre les intestins plus lents, et cela empêche les selles de sortir facilement. Pour plus d'informations, voir comment soulager et éviter la constipation à page 108.

Les femmes qui ont un « programme intestinal » (voir page 107) pour faire les selles, doivent retirer les selles plus souvent lorsqu'elles sont enceintes. Les selles dures qui ne sont retirées, peuvent provoquer l'aréflexie (pages 117 à 119), qui est très dangereuse.

ATTENTION ! Les femmes enceintes ne doivent pas prendre des médicaments appelés laxatifs or purgatifs pour la constipation. Ces médicaments rendent les selles légères ou contractés—et ils peuvent déclencher le travail de manière précoce. Ils peuvent également nuire au bébé.

Les femmes enceintes ne doivent pas également se purger. Cela pourrait déclencher le travail.

HÉMORROÏDES

Les hémorroïdes sont des veines enflés dans et autour de l'anus. Parfois, elles grattent, brûlent ou saignent, et peuvent être très douloureuses. Souvent, les hémorroides ressemblent à des 'ampoules de sang.' Le fait de presser l'anus pour faire les selles lorsque vous êtes constipée, aggrave les hémorroïdes. De nombreuses femmes, qu'elles soient handicapées ou non, contractent les hémorroïdes lorsqu'elles sont enceintes. Le fait de s'assoir pendant longtemps semble aggraver les hémorroïdes.

Ce qu'il faut faire :

- Suivre les conseils pour éviter la constipation.
- Pour soulager les hémorroïdes, trempez un morceau de linge propre dans une sève astringente, telle que l'hamamélis ou le cactus, et mettez-le sur la partie douloureuse.
- Utilisez un coussin pour s'assoir afin de réduire la pression.
- Essayez de vous déplacer au moins chaque une heure.
- Si vous êtes couchée tout le temps, essayez de vous coucher sur le côté, et demandez à quelqu'un de vous aider à changer régulièrement de position.
- Asseyez-vous ou adossez-vous avec les pieds et les jambes en hauteur. Cela améliorera la circulation sanguine et guérira plus rapidement les hémorroïdes.

Problèmes médicaux fréquents

INFECTIONS DE LA VESSIE

Au cours de la grossesse, toutes les femmes sont susceptibles de contracter une infection urinaire. Au fur et à mesure que l'utérus s'élargit, il s'appuie sur la vessie et empêche toute l'urine de sortir. Des germes peuvent se développer dans l'urine restante et provoquer une infection.

Les femmes porteusest de handicap, comme la perte de contrôle des muscles, la paralysie et la perte de sensation dans la partie inférieure du corps, sont confrontées à plus de difficultés que les autres femmes souffrant de fuites d'urines et d'infections de la vessie et des reins. L'infection de la vessie est la cause la plus courante de l'aréflexie (pages 117 à 119).

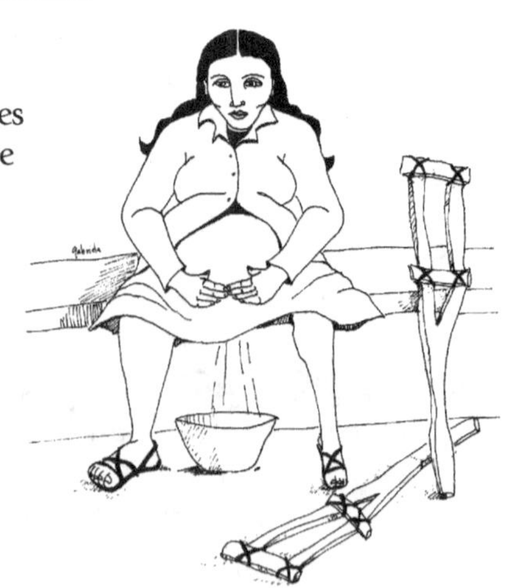

Si habituellement, vous appuyez sur le ventre pour que l'urine sorte, vous pouvez continuer ainsi pendant la grossesse. Cela ne fera aucun mal au bébé.

Les femmes qui utilisent un cathéter « fixé » peuvent remarquer que l'urine ne sort plus. Cela peut arriver si l'utérus qui s'élargit presse sur le cathéter et empêche l'urine de couler. Consultez un agent de santé.

Si vous traitez immédiatement l'infection de la vessie, vous éviterez des problèmes plus graves, tels que l'infection des reins et le travail prématuré. Soyez attentive aux signes d'une infection, et consultez un agent de santé si nécessaire.

Pour éviter les infections urinaires pendant la grossesse :

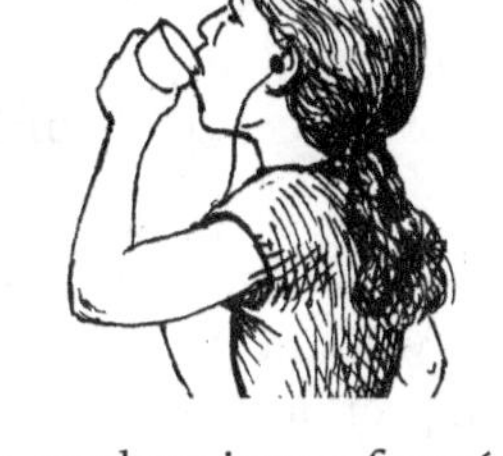

- Boire beaucoup d'eau ou de jus de fruits—au moins 8 verres par jour.
- Garder vos organes génitaux propres.
- Uriner après les rapports sexuels.
- Laver toujours les mains après avoir utilisé un cathéter.
- Nettoyez le cathéter assez souvent (pages 102 à 104).

L'un des moyens de savoir si vous buvez assez de liquide, consiste à vérifier la couleur de vos urines. Si les urines sont de couleur jaune foncée, vous ne buvez probablement pas assez de liquide. Les urines doivent être de couleur jaune claire, presque comme de l'eau. Le fait de boire beaucoup de thé ou de café ne sera pas utile parce que la caféine qu'ils contiennent, vous fera perdre plus de fluides que vous n'en buvez. Pour plus d'informations, voir infections de la vessie et des reins, voir pages 105 à 106.

CRISES (CONVULSIONS, « ATTAQUES, » ÉPILEPSIE)

Il est difficile de dire si une femme souffrant d'épilepsie aura plus ou moins de crises pendant la grossesse. Si vous avez l'habitude d'avoir des crises, vous connaitrez mieux leur fréquence et leur étendue. Certains médicaments contre les crises, surtout le phenytoine (diphenylhydantoine, Dilantin), peut augmenter le risque de malformations congénitales. Mais, n'arrêtez pas de prendre des médicaments contre les crises lorsque vous êtes enceinte.

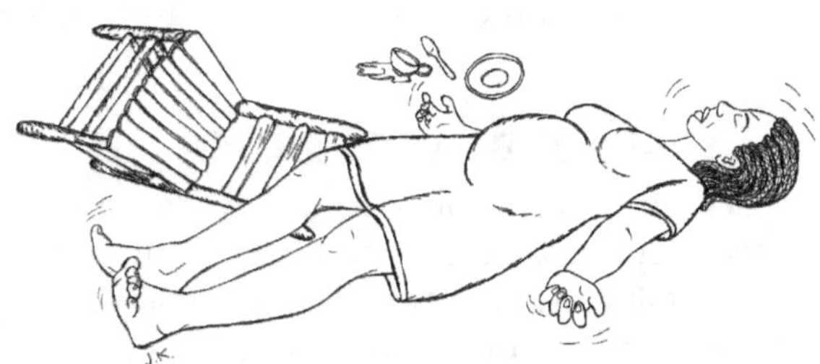

Cela peut aggraver les crises et même vous tuer. Échangez avec un agent de santé ou à un médecin expérimenté qui comprend l'épilepsie et qui peut vous aider à décider des médicaments à prendre. Le phénobarbital (phénobarbitone, Luminal) est probablement le médicament contre les crises le plus sûr pendant la grossesse.

TOXÉMIE DE GROSSESSE (PRÉ-ÉCLAMPSIE)

Certains gonflements des jambes et des chevilles sont normaux pendant la grossesse. Mais le gonflement des mains et du visage est un signe de pré-éclampsie (aussi appelée toxémie de grossesse), surtout si vous souffrez de migraines, de troubles de la vue, ou des douleurs au ventre. La prise de poids soudaine, la forte pression artérielle et l'excès de protéines dans l'urine sont également les signes de la toxémie.

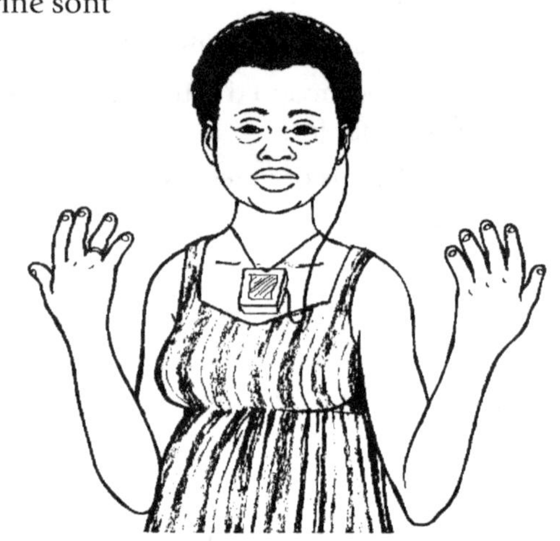

La toxémie provoquer des convulsions (crises ou 'atttaques'), et vous et votre bébé pouvez mourir. Les convulsions sont différentes des crises provoquées par l'épilepsie (voir page 231).

Vous pouvez contracter la toxémie si votre mère ou vos sœurs en souffraient, ou s'il s'agit de votre première grossesse, ou si vous portez la grossesse d'un nouveau partenaire. La toxémie est aussi plus fréquente chez les femmes souffrant de forte pression artérielle, de diabète, de problèmes rénaux et de migraines, et les femmes ayant plus de 35 ans, et celles attendant plusieurs bébés.

Si vous avez l'un des signes de la toxémie, consultez une sage-femme ou un agent de santé qui peut vous examiner et vous dire si vous êtes en danger.

Ce qu'il faut faire :

- Rester calme au lit. Manger des aliments nutritifs, notamment des aliments riches en protéines et un peu de sel. Eviter les aliments trop salés.
- **Si vous ne vous remettez pas rapidement,** ou si vous avez des difficultés à voir, ou si le gonflement augmente au niveau de votre visage, ou si avez des crises, **rendez-vous immédiatement dans un centre médical.** Votre vie est en danger.

ESCARRES DE DÉCUBITUS

Les femmes qui sont assises ou couchées tout le temps, peuvent développer des escarres de décubitus. Cela est particulièrement vrai pour les femmes paralysées ou celles qui n'ont aucune sensation. Lorsque vous êtes enceinte, l'excès de poids exerce une pression sur les parties du corps où les escarres sont le plus susceptibles de se développer.

Ce qu'il faut faire :

Essayez de changer votre position plus que d'habitude—au moins une fois chaque heure. Examinez votre peau sur les zones des escarres de décubitus plus souvent qu'avant la grossesse, voir aussi page 116.

Le VIH/SIDA et la grossesse

Bien qu'il n'y ait toujours pas de remède contre le VIH/SIDA, il existe des médicaments qui permettent aux personnes atteintes de vivre plus longtemps. Ce sont les mêmes médicaments (appelés ARV) qui permettent à une femme enceinte de ne pas contaminer son bébé au cours de la grossesse, et pendant l'accouchement et l'allaitement (voir pages 359 à 363).

Si vous êtes atteinte de VIH et que vous êtes enceinte, il est important d'être traitée pour votre maladie et d'avoir des soins normaux pour la grossesse. Les femmes qui sont infectées, rencontrent plus de difficultés au cours de leur grossesse. Nous avons entre autres :

- Les fausses couches ;
- La fièvre et les infections ;
- Les mycoses du vagin, de la bouche ou de l'estomac ;
- Les infections sexuellement transmissibles ; et
- Les saignements et les infections après l'accouchement.

Essayez de savoir si il y'a des médicaments disponibles pour vous soigner, éviter que le bébé ne soit atteint de VIH, ou de soigner rapidement le bébé. Si il y'a un centre médical bien équipé dans votre région, il est préférable d'aller accoucher là-bas.

Travail pour le changement

Ce que les familles et les donneurs de soins peuvent faire :

- Nous aider à avoir plus de nourriture et de repos.
- Voir le côté positif de la grossesse.
- S'assurer que nous faisons les visites prénatales et nous accompagner lors des examens médicaux.
- Être disposés à nous aider à tout moment.

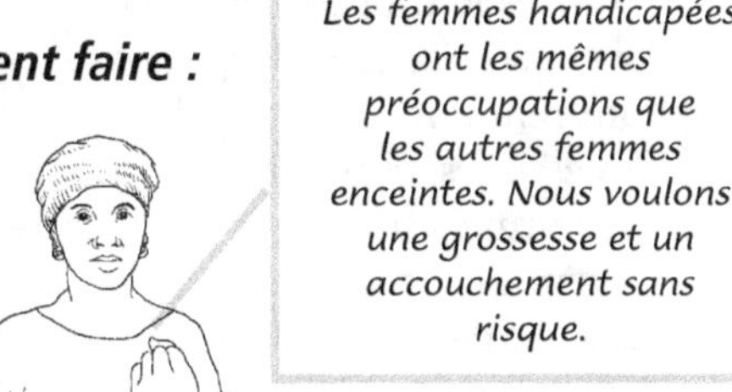

Ce que les sages-femmes, les médecins et les autres agents de santé peuvent faire :

Les agents de santé seront en mesure de vous aider si vous commencez tôt les visites prénatales, ou même des visites avant la grossesse. Étant donné que peu de médecins, d'infirmiers/infirmières, et autres agents de santé ont de l'expérience dans la prise en charge des femmes handicapées, nous pouvons les aider à apprendre ce qui est naturel pour nous et la manière dont nos handicaps peuvent (ou ne peuvent pas) affecter la grossesse. Les agents de santé peuvent également :

- Chercher des informations sur les difficultés éventuelles auxquelles une femme handicapée est (ou n'est pas) confrontée pendant la grossesse.

- S'informer sur les choses que nous pouvons faire. Par exemple, ne pas supposer que nous ne pouvons pas accoucher par voie basse. Se rappeler que le fait qu'une femme soit handicapée, ne veut pas dire que son utérus est endommagé. Même si son corps et ses jambes sont paralysées, son utérus pourra toujours se contracter et faire sortir un bébé.

- Former un groupe de femmes handicapées pour des conseils sur l'alimentation équilibrée, les médicaments et les examens médicaux pendant la grossesse.

- S'assurer que nous avons des soins médicaux faciles à utiliser pendant la grossesse.

Des femmes handicapées améliorent l'accès aux soins de santé en Ouganda

Disabled Women's Network and Resource Organization in Uganda (DWNRO) œuvre à aider les professionnels de la santé à comprendre les besoins des femmes handicapées. Leurs principales préoccupations sont l'accessibilité, la disponibilité et l'attitude. Par exemple, lorsque des femmes enceintes handicapées sont maltraitées par le personnel de l'hôpital, elles perdent l'estime de soi et ne repartent plus pour des visites prénatales. Elles peuvent avoir des problèmes plus tard pendant la grossesse ou à l'accouchement, qui auraient pu être évités avec des contrôles réguliers.

Le DWNRO a tenu des ateliers régionaux avec des médecins et des sages-femmes sur le manque d'accès aux hôpitaux et aux services, tels que les soins post-natals, les balances, les tables d'examen et la communication appropriée avec les femmes sourdes et aveugles. Certains hôpitaux ont rendu les services plus accessibles, et un groupe de femmes sourdes a récemment formé un groupe de sages-femmes sur le langage de signe. Le DWNRO travaille maintenant à informer les femmes handicapées de ces services afin qu'elles puissent les réclamer.

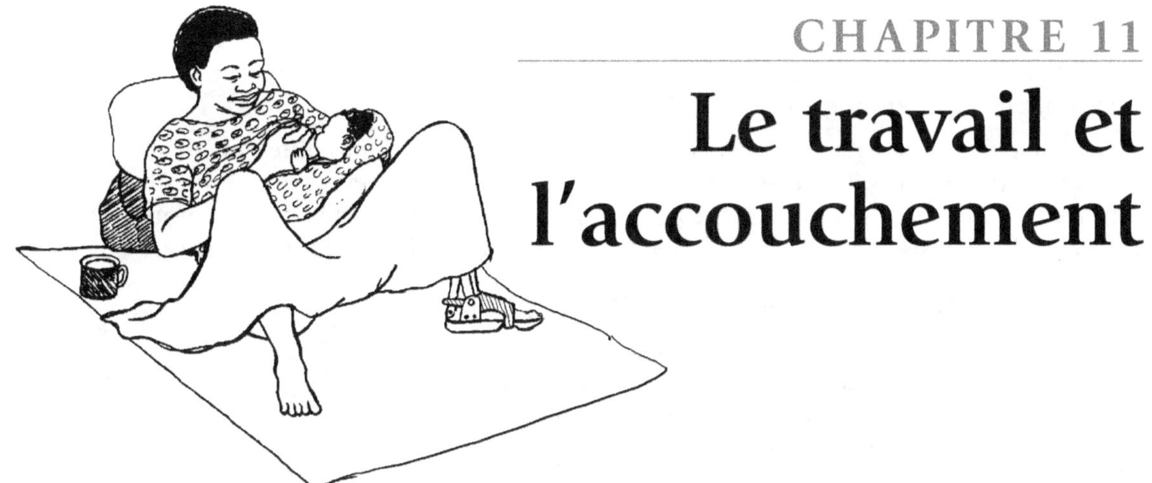

CHAPITRE 11

Le travail et l'accouchement

L'accouchement est différent pour chaque femme. Pour la plupart des femmes, cela demande beaucoup de force et de concentration, et il est normal de se sentir épuisée après la naissance du bébé. Mais la joie de tenir le nouveau bébé fait que la plupart des femmes oublient la douleur ou les malaises qu'elles ont pu avoir. La plupart des bébés naissent sans problèmes. Par conséquent, vous devez faire confiance à votre aptitude naturelle à donner naissance. Mais des problèmes peuvent survenir, et si c'est le cas, vous aurez besoin de soins spécialisés.

A l'approche de l'accouchement, échangez avec la personne qui vous assistera pour lui faire part des besoins ou préoccupations particuliers que vous pouvez avoir. Si vous avez besoin de soins ou d'échanges au quotidien, vous aurez besoin de la même aide pendant le travail et l'accouchement.

Même après tous les changements liés à la grossesse, vous êtes toujours la personne qui comprend le mieux votre corps. Vous pouvez éviter plusieurs problèmes en apprenant ce qui pourrait arriver pendant l'accouchement, en pratiquant les moyens de respiration pendant le travail (page 240), et en essayant diverses positions afin de trouver celles qui sont confortables pour vous (pages 240 à 241).

Essayez d'avoir quelqu'un avec vous

Le fait d'être seule pendant le travail est difficile pour une femme. Essayez d'avoir quelqu'un qui vous connait bien (partenaire, membre de la famille, ami) avec vous du début du travail jusqu'à l'accouchement. Cette personne peut :

* Aider à vous rassurer que vous allez bien ;
* Vous aider à mieux respirer ;
* Vous aider à essayer diverses positions qui semblent les plus confortables pour vous.
* Vous aider à expliquer aux infirmières ou au médecin les problèmes ou préoccupations que vous pouvez avoir.

Le travail et l'accouchement

L'accouchement commence lorsque l'utérus commence à se contracter et à s'ouvrir. Sa durée varie énormément. Le premier accouchement dure en général 10 à 20 heures ou plus. Pour les accouchements ultérieurs, la durée peut être de 7 à 10 heures. Lorsque le col de l'utérus est entièrement ouvert, le bébé sort en moins de 2 heures généralement. L'accouchement se termine lorsque que le placenta est expulsé.

La durée de l'accouchement chez une femme handicapée n'est pas différente de celle des autres femmes. En général, l'accouchement dure 3 à 24 heures pour toutes les femmes. Ce qui peut être différent chez une femme handicapée, c'est la manière dont elle peut dire que le travail a commencé et la position dans laquelle elle donnera naissance.

COMMENT DIRE QUE VOUS ÊTES EN TRAVAIL

En général, le travail commence lorsque vous avez été enceinte pendant au moins 8 mois. Le bébé descendra dans votre bas ventre et vous pourrez mieux respirer. Au cours des dernières semaines de la grossesse, la plupart des femmes sentent que leur utérus tiraille plusieurs fois par jour, ou peut-être une fois par semaine. Ces sensations de tiraillement sont des contractions d'entraînement et ne déclenchent pas le travail. Elles peuvent paraître étranges et durent quelques minutes. Mais elles ne sont pas douloureuses généralement et ne suivent pas un schéma régulier. Même les femmes qui sont paralysées et qui n'ont pas de sensation dans le ventre, peuvent en général dire lorsque le bébé est prêt à sortir. Bien que les femmes paralysées puissent ne pas ressentir une douleur réelle, elles auront une petite sensation dans le ventre et elles sauront que quelque chose se passe.

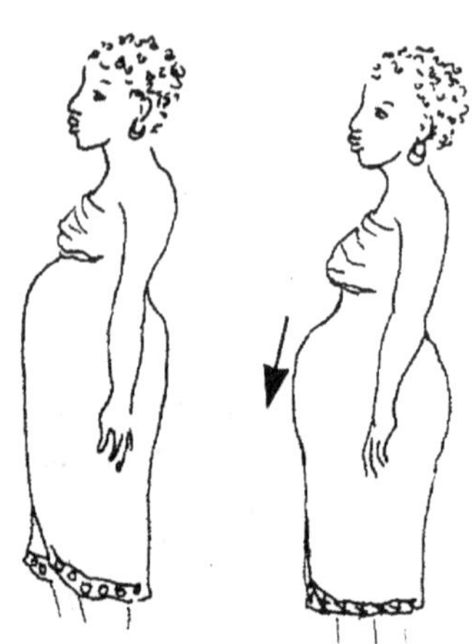

Environ 2 semaines avant l'accouchement, le bébé descend plus bas dans le ventre, surtout pour le premier accouchement.

Conseils aux sages-femmes et autres agents de santé qui s'occupent des femmes qui ont des difficultés d'apprentissage ou de compréhension :

L'accouchement sera plus facile si vous pouvez aider la mère à se préparer ou si vous demandez à quelqu'un—son mari, sa mère, sa sœur, sa tante, ou une bonne amie—d'être avec elle pendant le travail et l'accouchement. Ils peuvent vous aider à comprendre tout ce qui est mentionné au début de ce chapitre, ainsi que :

- Prendre sa main, demander comment elle va, et l'aider à comprendre ce qui se passe.
- L'aider à comprendre ce que la sage-femme veut qu'elle fasse.
- L'aider à s'entraîner avec les exercices de la respiration au cours de la grossesse pour les mettre en pratique pendant l'accouchement (voir page 240).

Signes du travail

Ces 3 signes indiquent que le travail commence ou commencera très bientôt. Ils peuvent ne pas survenir du tout, ou ne pas survenir selon l'ordre. Si vous remarquez l'un de ces signes, dites-le à la personne qui vous assiste (agent de santé, sage-femme, docteur).

1. Mucus de couleur claire ou rose provenant du vagin. Pendant la grossesse, l'ouverture de l'utérus (col de l'utérus) est bouchée par un mucus épais. Cela protège le bébé et l'utérus des infections. Lorsque l'utérus commence à s'ouvrir, il libère le bouchon de mucus et aussi un peu de sang.

2. Eau claire provenant du vagin. L'eau provient de la poche des eaux qui entourait et protégeait le bébé dans l'utérus. La poche des eaux se rompt avant que le travail ne commence, ou à tout moment pendant le travail.

3. L'utérus commence à se contracter et les douleurs du ventre commencent. Au cours d'une contraction, l'utérus se contractera et deviendra dur, puis il se relâchera et redeviendra doux encore. Au début, les contractions peuvent être espacées de 10 à 20 minutes. Lorsque les contractions deviennent régulières (avec environ le même intervalle de temps entre chacune), le vrai travail a commencé.

Les contractions sont généralement douloureuses. Même si vous ne ressentez aucune douleur, vous pouvez voir ou sentir les changements suivants :

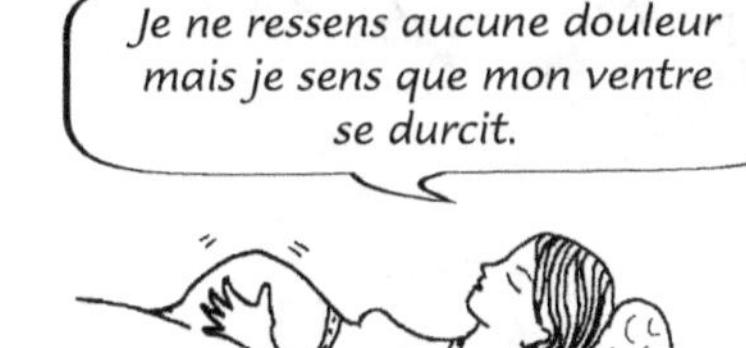

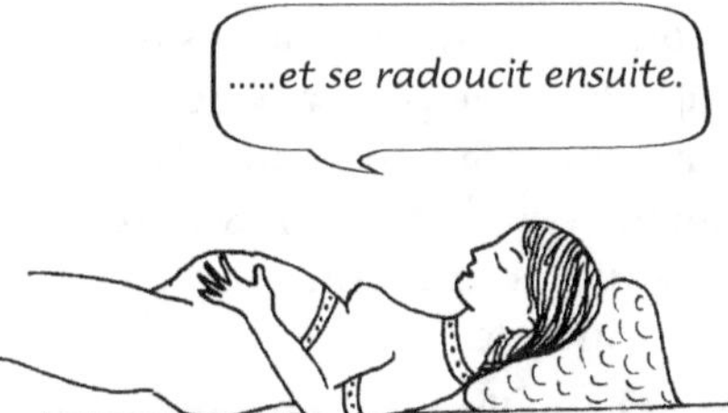

Si l'un des signes survient, c'est le moment de se préparer pour l'accouchement. Voici une liste des choses à faire :

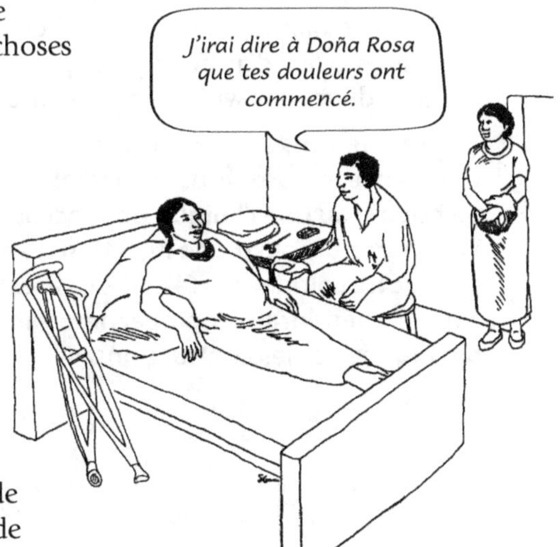

- Dites à votre sage-femme que le travail a commencé ;

- Assurez-vous le trousseau de maternité est prêt ;

- Lavez-vous, notamment vos parties génitales ;

- Continuez à manger des repas légers ;

- Buvez beaucoup (eau ou jus) ;

- Reposez-vous autant que vous pouvez ;

- Mettez un linge chaud ou une serviette chaude sur le bas du dos. Ou demandez à une amie de masser votre dos.

INFORMATIONS IMPORTANTES SUR LES CRISES D'ARÉFLEXIE CHEZ LES FEMMES SOUFFRANT

Si vous souffrez d'une lésion assez importante de la moelle épinière (en général T6 et au-delà), vous pouvez avoir une pression artérielle soudaine, dangereuse et rapide avec des maux de tête insupportables et une transpiration intense (voir pages 117 à 119). Vous pouvez avoir ces signes lorsque vous êtes en travail.

Ce qu'il faut faire :

Voir un agent de santé ou une sage-femme de façon régulière pour que la pression artérielle soit contrôlée. Cela doit se faire au moins chaque semaine au cours des 7 premiers mois, **puis chaque jour pendant les dernières semaines avant le début du travail.** De cette façon, ils verront si votre pression artérielle monte.

Surveillez la fréquence de vos selles. Cela est particulièrement important pendant la grossesse. Buvez beaucoup d'eau et manger des aliments qui vous faciliteront les selles.

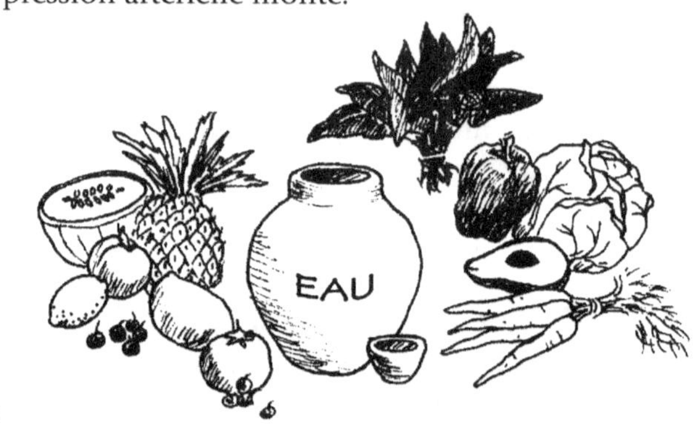

L'excès des selles dans le corps peut provoquer l'aréflexie.

Assurez-vous que votre vessie reste vide parce qu'une vessie pleine peut provoquer l'aréflexie. Si vous utilisez une sonde à demeure (ou de Foley), assurez-vous qu'il ne soit pas tordu ou courbé et empêcher les urines de sortir.

Observez et surveillez les contractions qui surviennent plusieurs fois par jour au cours des dernières semaines avant l'accouchement et soyez attentive à d'autres signes qui indiquent le début du travail (voir pages 236 à 237).

Dès que vous sentez que le travail commence, rendez-vous immédiatement dans un hôpital ou une clinique pour accoucher. Vous aurez besoin d'une injection d'anesthésie dans votre colonne vertébrale. Cela est appelé « péridural » et empêchera l'aréflexie provoquée par les contractions.

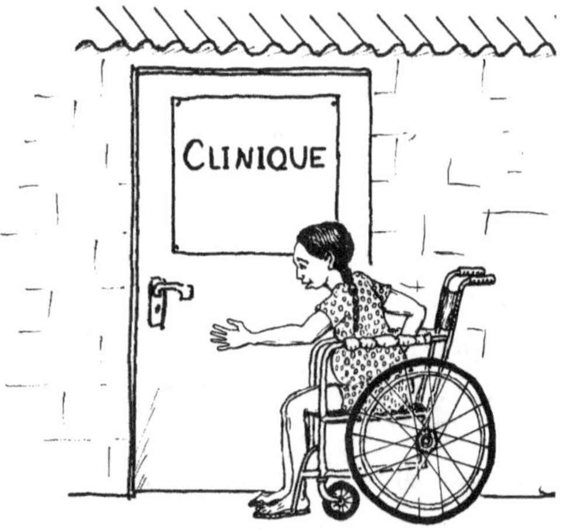

Pour les sages-femmes et autres agents de santé qui s'occupent des femmes souffrant d'une lésion de la moelle épinière au cours de la grossesse, du travail, et de l'accouchement :

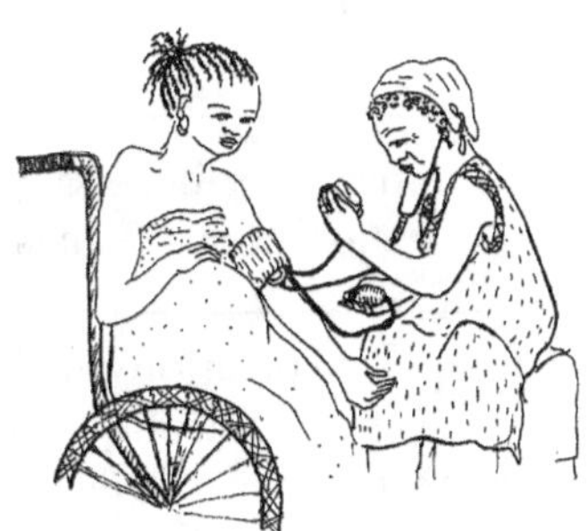

L'Aréflexie est une urgence médicale, voir aussi pages 117 au 119. La forte tension artérielle peut provoquer des crises ou un saignement mortel dans le cerveau. En raison de cela, assurez-vous de prendre votre tension artérielle chaque jour au cours des derniers mois de grossesse. Avant que le travail ne commence, il est également conseillé à la femme enceinte souffrant de lésion de la moelle épinière de se rendre dans un hôpital ou une clinique où elle aura les soins nécessaire pendant le travail ou l'accouchement.

Pour éviter l'aréflexie pendant le travail, elle doit bénéficier de l'injection d'anesthésie dans la colonne vertébrale (une péridurale). Il est également important de :

- S'assurer qu'elle n'est pas seule.

- S'assurer qu'elle n'est pas couchée à même le sol, que sa tête et ses épaules sont soutenues, et que ses genoux sont fléchis.

- Prendre sa tension artérielle régulièrement; au moins toutes les 10 minutes.

- Si elle veut aller à la selle, faites attention lorsque vous enlever les selles avec un doigt, ou lui administrer un lavement pour qu'elle fasse les selles. Le fait de forcer les selles, peut provoquer l'aréflexie. Appliquer du gel lidocaïne (2% à 4%) sur le rectum d'abord.

- Vider sa vessie. Si nécessaire, mettre une sonde pour évacuer les urines (pages 103 à 104). Appliquer du gel lidocaïne dans l'orifice des urines avant de placer la sonde.

COMMENT FACILITER LE TRAVAIL

Assurez-vous d'uriner. Essayez d'uriner au moins chaque heure. Vous vous sentirez plus à l'aise si votre vessie est vide. De plus, les femmes souffrant d'une lésion de la moelle épinière seront moins susceptibles d'avoir une aréflexie si une sonde est placée pendant tout le travail et l'accouchement pour évacuer l'urine.

> Vous transpirerez beaucoup pendant le travail. Il est donc important de boire de l'eau, des jus, et des tisanes tant que vous pouvez afin de ne pas vous déshydratée.

Changez de position plusieurs fois; au moins une fois par heure. Entraînez-vous à l'avance en vous déplaçant d'une position à une autre afin que, lorsque le travail commencera, vous puissiez changer de position entre les contractions. Demandez de l'aide si nécessaire. Plus vous êtes à l'aise et détendue, plus vos muscles seront détendus, moins vous aurez des crampes ou des spasmes. De plus, lorsque vous changez souvent de position, vous serez moins exposée aux escarres.

Marchez entre les contractions si vous le pouvez. La marche aide l'utérus à s'ouvrir et permet au bébé de descendre.

La respiration pendant le travail

Votre manière de respirer peut avoir un effet important sur le travail. Vous pouvez essayer diverses manières de respirer tout au long de la grossesse afin d'être prête lorsque le travail commencera. Par exemple :

- **Respiration lente et douce :** Inspirez par le nez et respire lentement. Pour expirer, faites votre bouche comme si vous faisiez un bisou et soufflez lentement.

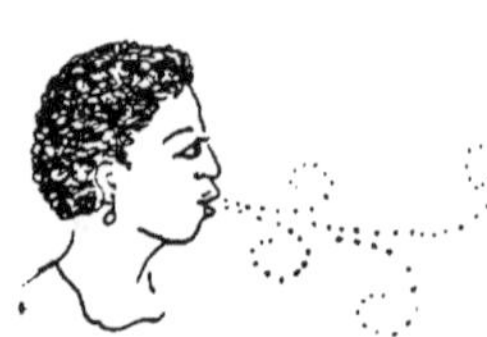

- **Respiration de Hee :** Respirez lentement et profondément, puis soufflez lentement tout en émettant des sons « hee, hee ».
- **Halètement :** Inspirations rapides et superficielles.
- **Souffle rapide :** Souffler de manière forte et rapide.

Pendant le travail, vous pouvez choisir les modes de respiration qui vous conviennent le plus.

Positions d'accouchement

Ces positions peuvent être adoptées pendant le travail et l'accouchement :

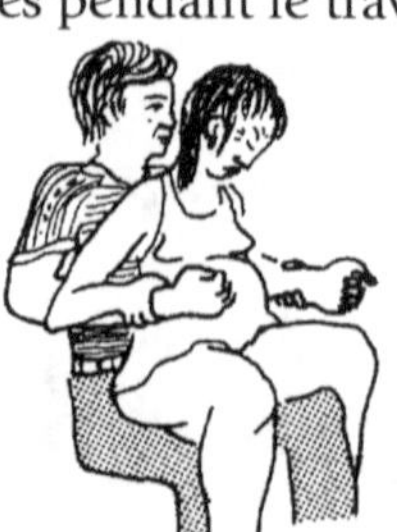

Si vous avez perdu l'usage de vos jambes ou de vos bras, vous pouvez vous asseoir sur les genoux de quelqu'un.

Ou vous pouvez vous reposer sur des cousins en position semi-assise.

Si vous avez l'usage de vos bras et de vos mains, vous pouvez utiliser une chaise d'accouchement comme celle-ci. (Pour un autre exemple, voir l'Histoire de Fatuma, page 242.)

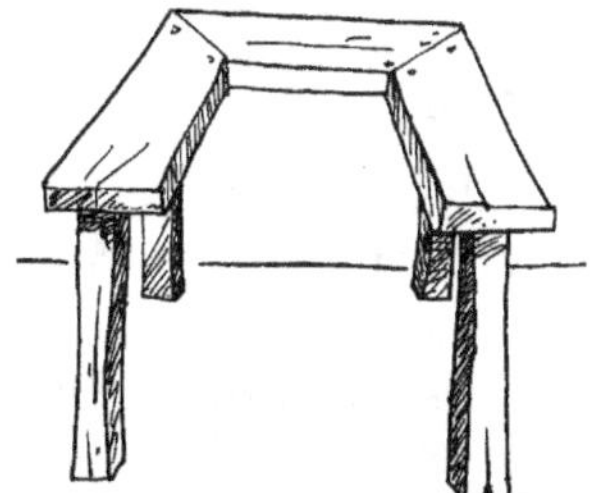

Ou vous pouvez utiliser une chaise d'accouchement avec un accoudoir et un dossier, comme celui-ci.

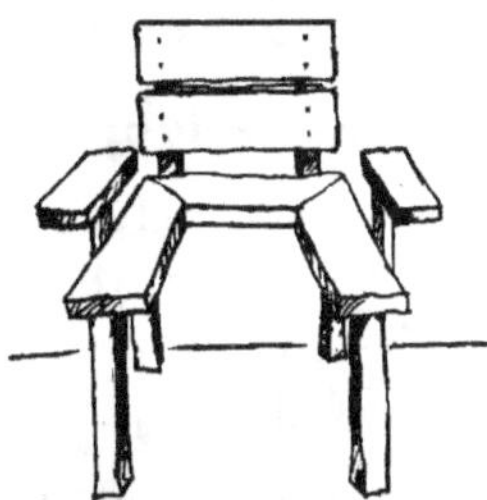

Avec de l'aide, une femme ayant l'usage de ses jambes, peut s'accroupir...

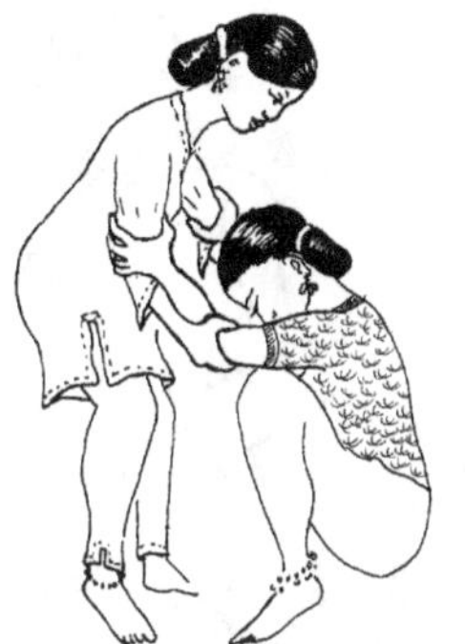

...ou se mettre debout.

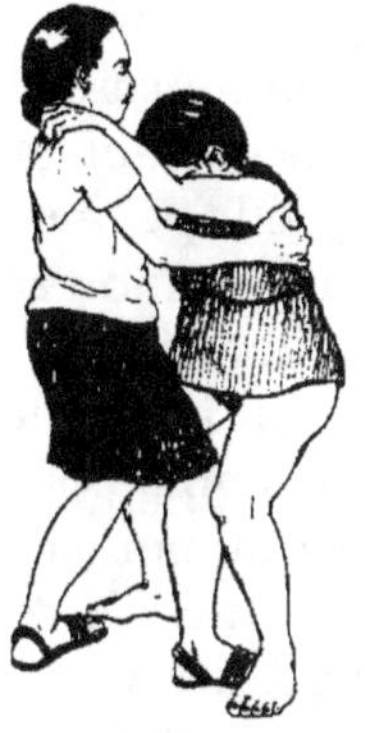

La personne ou l'objet qui vous soutient doit être solide et équilibré. Vous pouvez aussi vous appuyer sur un siège. Les positions accroupies ou debout peuvent aider à faire descendre le bébé lorsque l'accouchement est lent ou si la mère a du mal à pousser.

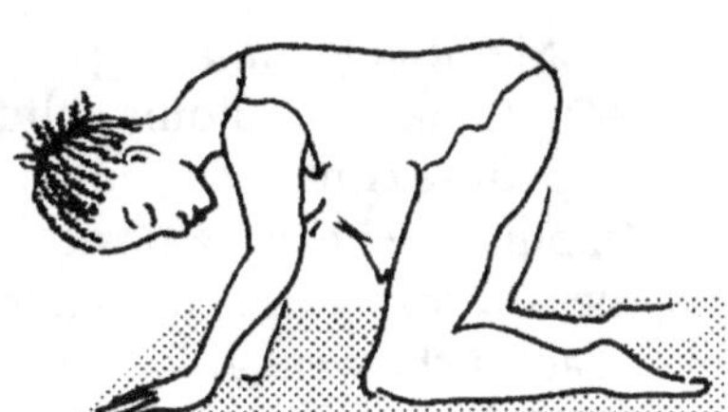

Si vous avez l'usage des jambes et des bras, vous pouvez essayer la position 'quatre pattes'. Cette position peut parfois aider à éviter et à contrôler les spasmes du muscle.

Si vous avez perdu l'usage des jambes, vous pouvez vous coucher sur le côté tandis que quelqu'un maintient votre jambe supérieure, avec les genoux pliés...

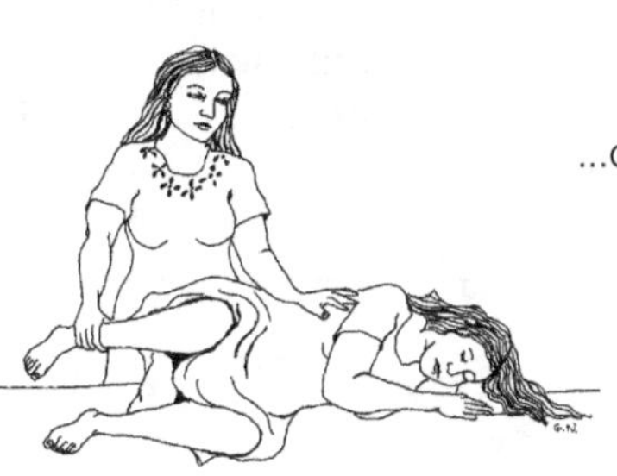

...ou raides.

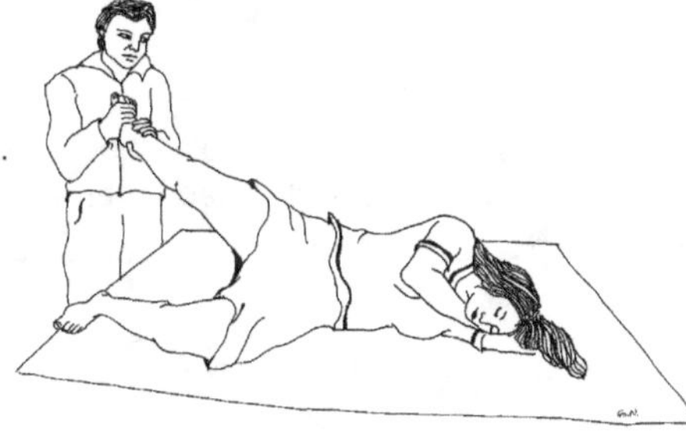

Si vous êtes aveugle ou si vous avez un faible équilibre, vous vous sentirez plus en sécurité en vous couchant par terre. La plupart des hôpitaux et des centres de santé ont des lits spéciaux pour les femmes qui viennent pour accoucher. Ces lits possèdent des supports à genoux et peuvent être utiles pour les femmes qui ont perdu l'usage de leurs jambes.

Le tabouret d'accouchement de Fatuma

Fatuma Achan vit en Ouganda et est paralysée des deux jambes parce qu'elle a été atteinte de la polio quand elle était enfant. Lorsque Fatuma tomba enceinte, comme la plupart des femmes handicapées, les médecins de la Clinique locale lui dirent qu'elle accoucherait par intervention chirurgicale (césarienne).

Fatuma était déterminée à accoucher par voie basse. D'autres femmes de sa communauté accouchent parfois dans une position accroupie. Fatuma savait qu'elle ne pouvait pas se tenir dans une position accroupie parce que ses jambes étaient paralysées. Mais, elle savait aussi que ses bras étaient très forts pour pousser son fauteuil roulant à tout moment. Donc, elle fabriqua un tabouret d'accouchement qui lui permit de rester dans la position accroupie. De cette façon, elle pourrait accoucher par voie basse.

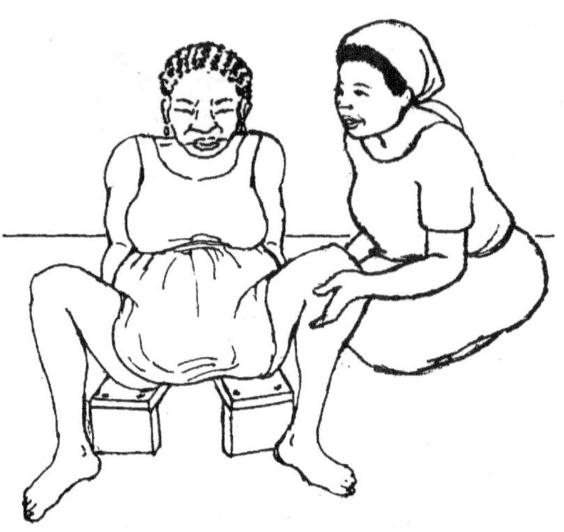

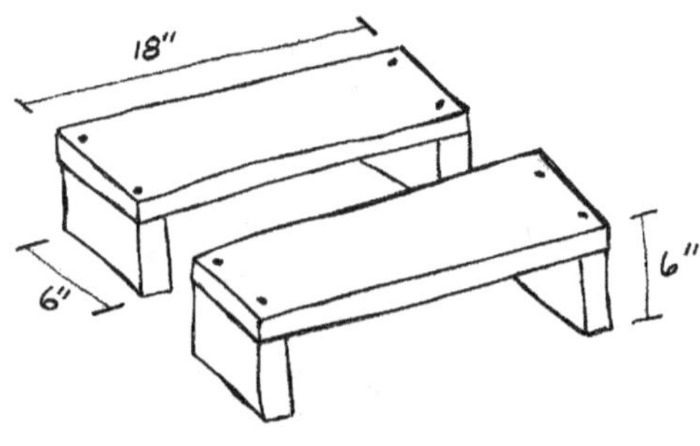

Un tabouret d'accouchement en bois facile à fabriquer.

Même si Fatuma est paralysée, son utérus est toujours solide et peut se contracter seul pour expulser le bébé. La position de son corps sur le tabouret d'accouchement aide le bébé à sortir doucement par le vagin, exactement comme les autres femmes qui donnent naissance en position accroupie.

Pour les crampes et spasmes musculaires (soudaine rigidité musculaire) pendant le travail et l'accouchement

Les femmes souffrant de paralysie cérébrale, d'une lésion de la moelle épinière, ou qui sont atteintes de la polio peuvent avoir des crampes ou une spasmodicité musculaire à tout moment pendant le travail et l'accouchement. Les muscles tendus dans une partie du corps sont affectés par la position de la tête et du corps. Le fait d'exercer une pression sur les muscles spastiques provoque l'étirement. Voici quelques suggestions pour adoucir les muscles spastiques pendant le travail :

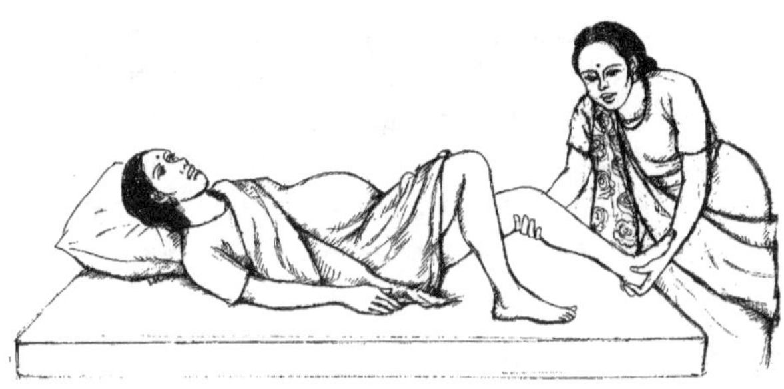

Pendant le travail, faites des exercices de mouvement (page 95) entre les contractions. Si nécessaire, demandez de l'aide. Les exercices garderont les muscles détendus et aideront à éviter les crampes et les spasmes.

Pour aider les muscles à se détendre, asseyez-vous dans un bain d'eau tiède propre, mais seulement avant que le sac des eaux ne se soit brisé.

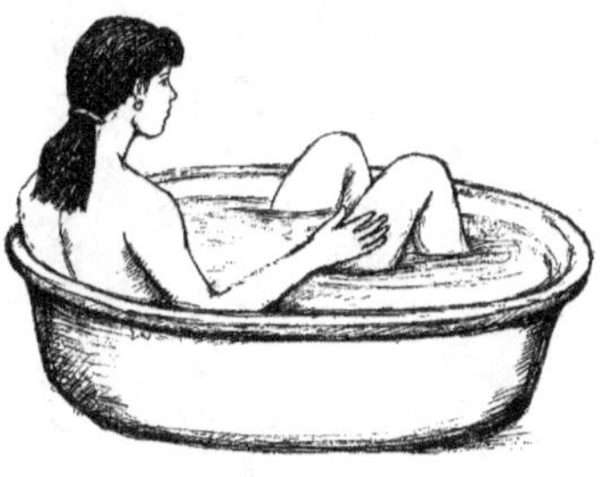

Un linge trempé dans de l'eau propre et tiède peut être utile.

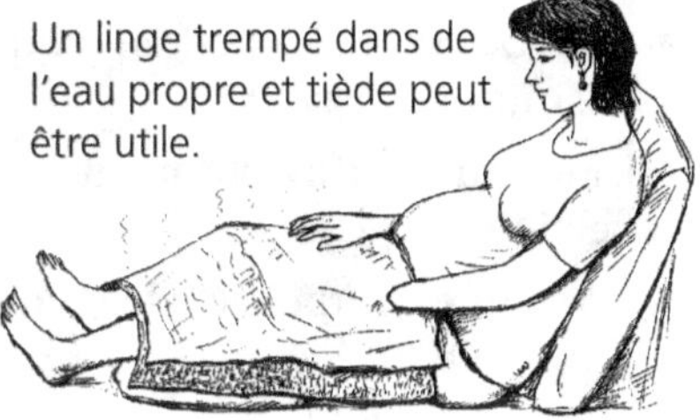

Placez des coussins sous la tête et les épaules pour les pencher vers l'avant. Cela aidera à réduire la raideur dans tout le corps.

N'essayez pas de tirer les jambes d'une femme au niveau des chevilles. Cela rendra ses jambes plus serrées. Au lieu de cela, après avoir soulevé sa tête et ses épaules, pliez ses jambes. Pour écarter ses jambes, rapprochez d'abord les genoux. Cela peut aider à ouvrir les jambes. Si non, tenez les jambes au-dessus des genoux, et elles s'ouvriront plus facilement.

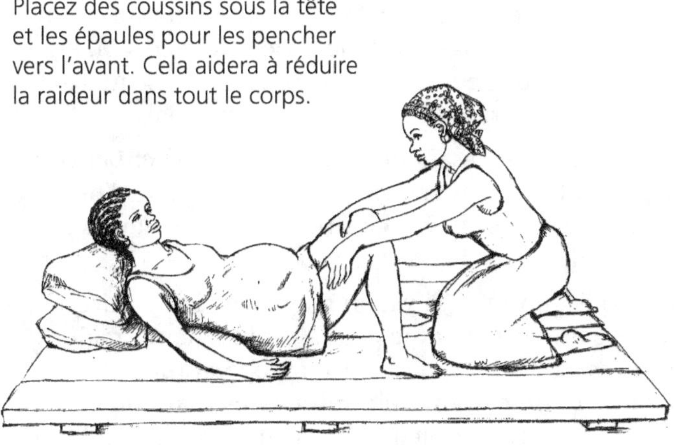

Accouchement par intervention chirurgicale (Césarienne)

Lorsqu'il y a des complications qui mettent la vie de la femme et du bébé en danger, le médecin peut pratiquer une incision sur le ventre et l'utérus pour faire sortir le bébé. Le médecin coud ensuite l'utérus et le ventre pour les refermer (l'utérus n'est pas retiré). L'opération laisse une cicatrice sur l'utérus et une seconde cicatrice sur le ventre. Cette opération est appelée césarienne.

Les médecins et les agents de santé disent à la plupart des femmes enceintes souffrant de handicap, particulièrement celles qui sont paralysées, qu'elles devraient accoucher par césarienne. Cela n'est pas toujours vrai. Avec un peu d'aide, il est possible pour la plupart des femmes souffrant de handicap physique, ou insensibles au niveau du ventre, d'accoucher par voie basse. Quel que soit le handicap dont souffre une femme, les muscles de son utérus se contracteront toujours seuls pour faire sortir le bébé. Voir les informations sur les handicaps particuliers qui peuvent causer des problèmes pendant l'accouchement (page 213).

Souvent, il est nécessaire pour une femme d'accoucher par césarienne, notamment si :

- Le bébé est gros ou est en mauvaise position.
- La femme souffre d'une malformation pelvienne.
- Elle a une courbe dans la colonne vertébrale.
- Elle est incapable d'écarter ses jambes.
- Son bassin est petit et le bébé est gros.
- Elle n'a pas assez de forces pour supporter le travail.

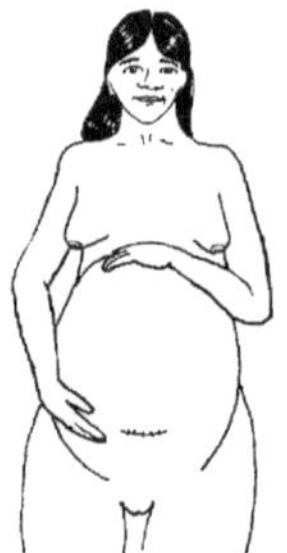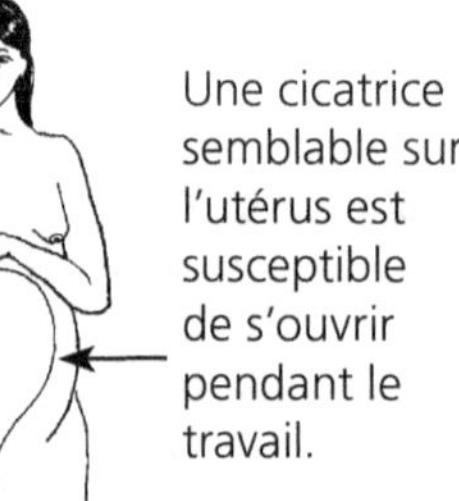

Une cicatrice semblable sur l'utérus est susceptible de s'ouvrir pendant le travail.

Une cicatrice qui va dans un seul sens vers l'extérieur...

...peut cacher une cicatrice sur l'utérus qui va dans un autre sens.

Bien que la césarienne soit parfois nécessaire, il est mieux de l'éviter autant que possible. Le plus souvent, elle est faite parce qu'elle est plus facile pour le médecin. En plus, elle coûte chère, et il existe toujours un risque que quelque chose se passe mal ; et la patiente récupère plus difficilement par rapport à un accouchement normal.

De nombreuses femmes qui ont accouché par césarienne peuvent accoucher par voie basse à la prochaine grossesse. Cela particulièrement vrai si l'incision a été faite d'un côté à l'autre sur le bas-ventre, et non du haut vers le bas. Une cicatrice faite de haut vers le bas est plus susceptible de s'ouvrir pendant le travail.

Même si la cicatrice se trouve en travers du ventre, il y a un risque que la cicatrice sur l'utérus s'ouvre pendant le travail. Si cela arrive, la femme peut avoir une hémorragie interne et mourir. Bien qu'elle peut ne pas avoir besoin d'une autre opération pour accoucher, **il est plus sûr pour une femme ayant déjà subie une césarienne, d'accoucher dans un hôpital,** au cas où il y a un problème. Si cela n'est pas possible, elle doit essayer d'accoucher près d'un hôpital. Et avant l'accouchement, essayer de prévoir des soins médicaux en cas de problèmes pendant le travail.

MUTILATIONS GÉNITALES FÉMININES (MGF, EXCISION)

Dans certaines communautés—surtout en Afrique, et dans certaines régions de l'Asie du Sud, et du Centre-Est, et dans d'autres régions du monde—les filles et les jeunes femmes subissent des mutilations génitales. Selon plusieurs pratiques culturelles, les mutilations génitales féminines est une manière de changer le corps des filles afin qu'elles soient considérées comme belles, acceptables, ou propres. Mais, même si cette tradition peut être significative dans la communauté où elle est pratiquée, la mutilation génitale féminine a des effets négatifs graves sur la santé et le bien-être des filles. A la longue, les mutilations génitales peuvent provoquer des infections urinaires, des préjudices émotionnels, la perte du plaisir sexuel ou la capacité d'avoir un rapport sexuel en tant qu'adulte, et un travail long et difficile qui peut provoquer la mort du bébé ou de la maman. Si vous êtes une femme qui a eu ses parties génitales coupées et partiellement cousues, discutez avec une sage-femme ou un agent de santé expérimenté. Vos organes génitaux doivent être recousus avant l'accouchement.

Signes dangereux pendant le travail

Les femmes, y compris celles souffrant de handicap, accouchent sans problème. Mais lorsque quelque chose se passe mal pendant le travail et l'accouchement, il est très important pour la femme d'avoir les soins dont elle a besoin pour survivre. (Pour de plus amples informations sur le travail et l'accouchement, et les problèmes qui peuvent survenir, voir *Guide des sages-femmes.*) Voici quelques signes qui doivent vous alerter :

La poche des eaux est rompue mais le travail n'a pas commencé dans les 24 heures

Rendez-vous dans un centre de santé ou un hôpital. Lorsque la poche des eaux est rompue, le risque que le bébé attrape une infection est très élevé. Vous aurez besoin de fluides ou de médicaments par voie veineuse (intraveineuse, IV).

Bébé se trouve d'un côté

Rendez-vous dans un hôpital. N'essayez pas de changer la position du bébé une fois que le travail commence. Cela peut déchirer l'utérus ou séparer le placenta de la paroi de l'utérus. Un bébé couché sur le côté ne peut être né sans intervention chirurgicale.

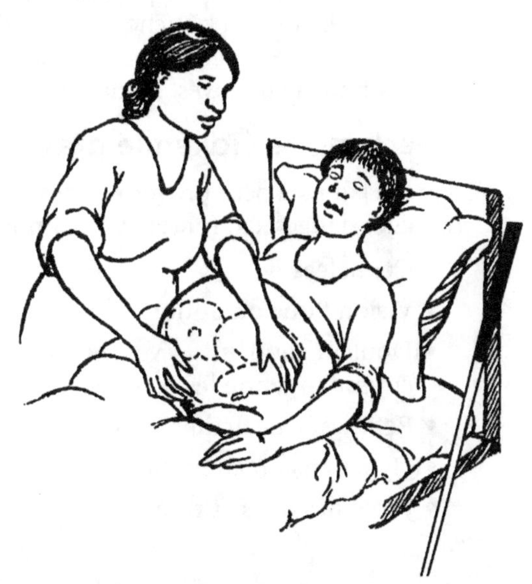

Saignement avant l'accouchement

Rendez-vous immédiatement dans un hôpital. Si du sang rouge vif s'écoule de votre vagin, cela pourrait dire que le placenta est séparé de la paroi de l'utérus ou couvre l'ouverture de l'utérus. Cela est très dangereux.

Fièvre

La fièvre est généralement le signe d'une infection. Si votre fièvre n'est pas très élevée, vous avez peut-être juste besoin de fluides. Buvez beaucoup d'eau, de thé, ou du jus, et essayez d'uriner fréquemment.

Si votre fièvre est très élevée et vous avez des frissons, **rendez-vous dans un centre de santé ou un hôpital.** Vous avez besoin d'antibiotiques immédiatement.

Travail trop long

Rendez-vous dans un centre de santé ou un hôpital. Lorsque le travail dure plus d'un jour et d'une nuit, ou si vous poussez difficilement pendant plus de 2 heures, vous aurez besoin de médicaments ou d'une intervention pour accoucher.

Eau verte ou brune

S'il s'agit du début du travail, ou si la mère n'a pas commencé à pousser, le mieux est que le bébé naisse dans un hôpital. Lorsque la poche des eaux se rompt (voir page 237), l'eau doit être claire ou un peu rose. L'eau de couleur verte ou brune veut dire que le bébé est probablement passé dans l'utérus et il pourrait être en danger.

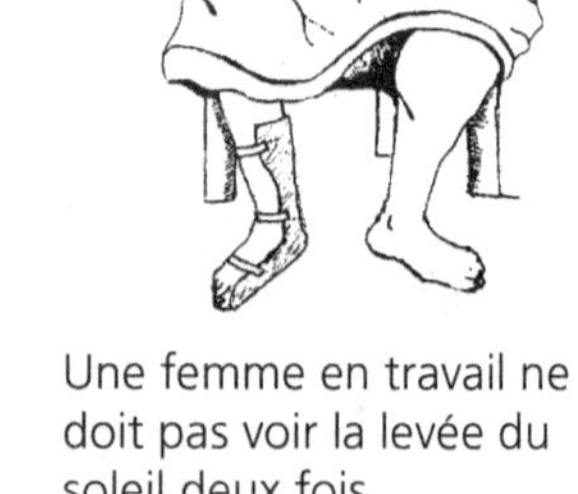

Une femme en travail ne doit pas voir la levée du soleil deux fois.
—Proverbe du Niger

Si le travail est déjà avancé et que le bébé sera né bientôt, demander à la mère de pousser autant qu'elle peut pour faire sortir le bébé rapidement. Dès que la tête du bébé sort, et avant qu'il ne prenne sa première respiration, demandez à la mère d'arrêter de pousser. Essuyer la bouche et le nez du bébé avec un doigt enroulé dans un linge propre, ou utiliser une poire d'aspiration propre pour aspirer le mucus. Une fois que le nez et la bouche nettoyés, la mère peut pousser le reste du corps du bébé.

Pré-éclampsie (Toxémie gravidique)

La pré-éclampsie peut provoquer des crises et même la mort. Si la mère présente l'un de ces signes dangereux, **rendez-vous immédiatement dans un hôpital** :

- Céphalées
- Vision floue ou double ;
- Douleur soudaine, sévère et constante en haut du ventre, juste en dessous du point culminant entre les côtes ;
- Reflexes hyperactifs ;
- Hypertension artérielle ;
- Protéines dans l'urine.

Si la mère a des crises et que vous savez qu'elle ne souffre pas d'épilepsie:

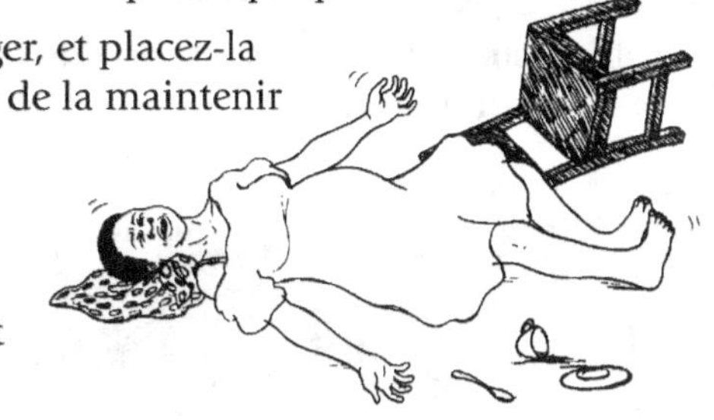

* Mettez quelque chose sous sa tête pour la protéger, et placez-la sur le côté gauche si possible. Mais n'essayez pas de la maintenir en place.

* Restez calme.

* Emmenez-la à l'hôpital le plus proche.

Une femme qui souffre d'épilepsie (page 231) peut aussi contracter la toxémie.

Signes dangereux pour la mère au cours des premiers jours de l'accouchement

Saignement

Commencer à allaiter votre bébé immédiatement. Cela aidera à arrêter les saignements plus tôt. Les saignements qui commencent plus d'un jour après la naissance du bébé sont généralement causés par les morceaux du placenta restés dans l'utérus. **Demandez de l'aide médicale.**

Signes dangereux du saignement excessif :
* Utiliser plus de 2 tampons ou serviettes hygiéniques en une heure au cours du premier jour après l'accouchement ;
* Utiliser plus d'un tampon ou une serviette hygiénique en une heure après le premier jour ;
* Un petit écoulement sanguin continu.

Ce qu'il faut faire :

1. Frotter le haut de son utérus jusqu'à ce qu'il devienne très dur, et que le saignement s'arrête. Emmenez le bébé à téter, ou demandez à quelqu'un de masser vos mamelons.

2. Donner 0,2 mg d'ergonovine par voie orale chaque 6 heures au besoin, mais pas plus de 4 à 7 jours.

3. Si le saignement ne s'arrête pas, emmenez-la à l'hôpital. Continuez à frotter son utérus lorsque vous l'emmenez à l'hôpital.

4. Si elle présente des signes d'infection, donnez-lui les mêmes antibiotiques utilisés pour le traitement de l'infection de l'utérus (page 248).

Infection de l'utérus

L'infection de l'utérus est très dangereuse. Si elle n'est pas traitée, la femme peut devenir stérile ou mourir.

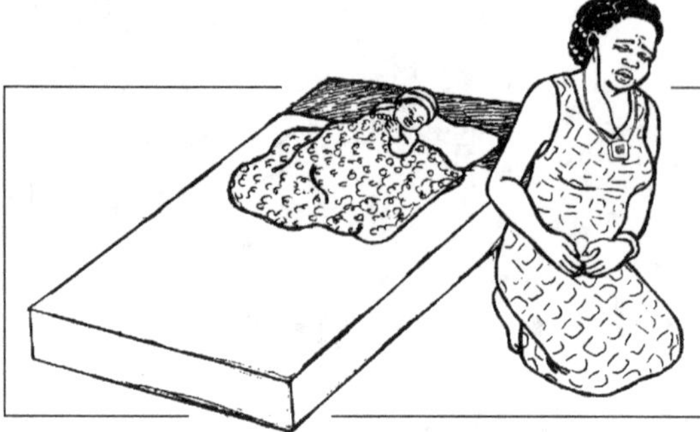

Signes indiquant une infection de l'utérus
- Fièvre et frissons
- Douleur et sensibilité au ventre
- Liquide puant qui provient du vagin.

Si la mère se plaint qu'elle ne sent pas bien, examinez-la soigneusement pour détecter des signes d'une infection.

Médicaments contre l'infection de l'utérus

Médicaments	Dosage	Posologie
ciprofloxacine	500 mg	Par voie orale, 2 fois par jour
et doxycycline	100 mg	Par voie orale, 2 fois par jour
et métronidazole	500 mg	Par voie orale, 2 fois par jour

Continuez à donner tous les médicaments pendant 2 jours supplémentaires après la fièvre. Mais si elle ne commence pas à se sentir mieux après 1 jour, emmenez-la à l'hôpital le plus proche. Elle a peut-être besoin d'autres médicaments par injection ou par voie veineuse (IV).

IMPORTANT ! Encouragez-la à boire beaucoup. Ne buvez pas de l'alcool lorsque vous prenez du métronidazole.

Soins de la nouvelle maman

Les mères ont besoin de soins après l'accouchement tout comme le bébé. Parfois, les gens se préoccupent plus du bébé, et les besoins de la mère peuvent être oubliés. Partagez ces informations avec votre famille ou les personnes qui s'occupent de vous afin qu'elles vous aident à avoir les soins dont vous avez besoin.

- **Pour éviter les infections,** n'ayez pas de rapports sexuels ou ne mettez rien dans votre vagin jusqu'à ce que le saignement s'arrête. Lavez-vous plus que d'habitude, mais ne vous asseyez pas dans l'eau avant une semaine après l'accouchement. Il est important pour vous de vous laver et de garder vos parties génitales très propres.

- **Reposez vous beaucoup pendant au moins 6 semaines.**

- **Mangez plus que d'habitude.** Vous pouvez manger toutes sortes d'aliments : poisson, viande, œufs, haricot, céréales, légumes, et fruits. Tous ces aliments vous aideront à guérir de l'accouchement et vous donneront de l'énergie pour vous occuper de vous et de votre enfant. Les aliments riches en fibre vous aideront à lutter contre la constipation.

- **Consommer des aliments liquides.** Cela aidera aussi à éviter la constipation.

- Soyez aussi active que possible et bougez tant que vous pouvez.

- Si vous seins deviennent enflés, durs, et endoloris, allaitez le bébé le plus souvent possible, pendant la journée et la nuit (chaque 1 ou 2 heures, et les deux seins). Placez également un linge tiède et humide sur vos seins, 15 à 20 minutes avant chaque allaitement. Vous pouvez prendre du paracétamol pour la douleur (voir page 351).

- Si vous ne prévoyez pas d'allaiter, n'essayez pas de tirer le lait de vos seins. Si vous le faites, votre corps produira encore plus de lait. Au lieu de cela, attachez un morceau de tissu autour de votre corps, sur vos seins, et mettez un linge frais ou de la glace. Vous pouvez aussi prendre du paracétamol pour la douleur (voir page 351).

- Si vous avez des déchirures dans les parties génitales ou dans le vagin, lavez-les chaque jour avec du savon doux et de l'eau propre pour éviter les infections. Mettez une serviette chaude et humide et du miel sur la déchirure pour qu'elle aille mieux et guérisse rapidement. Après une semaine, vous pouvez faire un bain de siège avec de l'eau propre et tiède un peu salée. Si la déchirure provoque des brûlures, versez de l'eau sur vos parties génitales lorsque vous urinez.

- Si vous utilisez des plantes médicinale pour guérir vos parties génitales assurez-vous qu'elles soient très propres (les faire bouillir si possible). **Ne mettez pas les plantes médicinales ou toute autre chose dans votre vagin.**

- Commencez à utiliser une méthode de planification familiale avant d'avoir des rapports sexuels de nouveau, sinon vous tomberez immédiatement enceinte. Vous pouvez tomber enceinte 2 semaines avant que vous menstrues mensuelles ne commencent encore. Si vous pratiquez l'allaitement exclusif, cela vous protégera en principe d'une grossesse pendant environ 6 mois. Pour de plus amples informations sur la planification familiale, voir le Chapitre 9.

SI VOUS VOUS SENTEZ CONTRARIÉE OU TRISTE

La plupart des femmes ressent de fortes émotions après l'accouchement. Si vous ressentez cela, les agents de santé et votre famille peuvent penser que cela est dû au handicap, particulièrement si vous trouvez plus difficile que d'habitude de vous-même et vous semblez ne pas être en mesure de vous occuper de votre bébé. Ils ne réalisent peut-être pas que chaque nouvelle maman peut se sentir triste ou inquiète pendant quelques jours, semaines et même mois. Lorsque ces sentiments sont trop forts, et si vous n'arrivez pas à dormir ou manger, et vous pleurez beaucoup, cela s'appelle la dépression. Une femme qui a ressenti cela à son premier accouchement est plus susceptible de se sentir déprimée à chaque accouchement.

Vous vous sentirez mieux si vous parlez de vos sentiments à quelqu'un en qui vous avez confiance. Vous pourriez également avoir besoin d'aide supplémentaire pour prendre soin de vous, de votre maison et de votre bébé.

Il existe aussi des rituels ou remèdes traditionnels ainsi que des médicaments modernes qui peuvent vous aider à vous sentir mieux. Les médicaments modernes sont chers et peuvent causer des problèmes ; par conséquent, ils doivent être pris uniquement dans des cas extrêmes. Parlez-en à votre sage-femme ou à un agent de santé.

Pour de plus amples informations sur la santé mentale, voir le Chapitre 3.

Soins du nouveau-né

Le lait maternel est le meilleur aliment pour votre bébé. Gardez votre bébé au chaud et propre, et laissez le téter autant qu'il veut

Il y a parfois un petit mucus jaunâtre dans les yeux du bébé au cours des premières semaines de naissance. Vous pouvez nettoyer les yeux avec le lait maternel, ou de l'eau fraîche ou bouillie, ou un linge propre. Si les yeux du bébé deviennent rouges, enflés, ou sont remplis de pus, emmenez-le dans un centre de santé.

Soins du cordon ombilical

Gardez le bout du cordon sur le bébé propre et sec. Si possible, nettoyez-le avec de l'alcool et avec un linge propre à chaque fois que vous changez la couche. Il va noircir et tomber au cours de la première semaine. Vous n'avez pas besoin de le couvrir avec quoi que ce soit sauf s'il y a des mouches ou de la poussière. Ensuite, vous pouvez utiliser un morceau de gaz ou de tissu pour le couvrir sans serrer. Si vous remarquez des rougeurs ou du pus autour du cordon ombilical, le bébé souffre peut-être d'une infection. Emmenez-le immédiatement chez un agent de santé pour des soins. Surveillez les signes du tétanos, une infection que les bébés peuvent attraper si le cordon est coupé avec un instrument sale.

TÉTANOS CHEZ LE NOUVEAU-NÉ

Emmenez le bébé dans un centre de santé ou dans un hôpital immédiatement. Si l'hôpital est à plus de deux heures de route, faites une injection de 100.000 Unités de benzylpénicilline avant de démarrer.

Signes d'alerte du tétanos chez le nouveau-né

* fièvre ;
* incapacité à téter ;
* pleurs incessantes ;
* respiration rapide ; et
* raideur du corps.

Travail pour le changement

Ce que les familles et les donneurs de soins peuvent faire :

Après nous-mêmes, nos familles sont les personnes qui comprennent le mieux notre handicap. Cela veut dire qu'elles peuvent nous être très utiles pendant le travail et l'accouchement. Elles peuvent veiller à ce que la sage-femme ou l'agent de santé comprennent que même si nous souffrons de handicap, nous pouvons accoucher par voie basse. Elles peuvent également nous aider à expliquer si nous avons besoin d'essayer des positions alternatives pour l'accouchement. Et lorsque le bébé sera né, elles peuvent veiller à ce que nous tenions le bébé et que nous ayons des liens affectifs avec lui et nous donner l'assistance dont nous pouvons en avoir besoin.

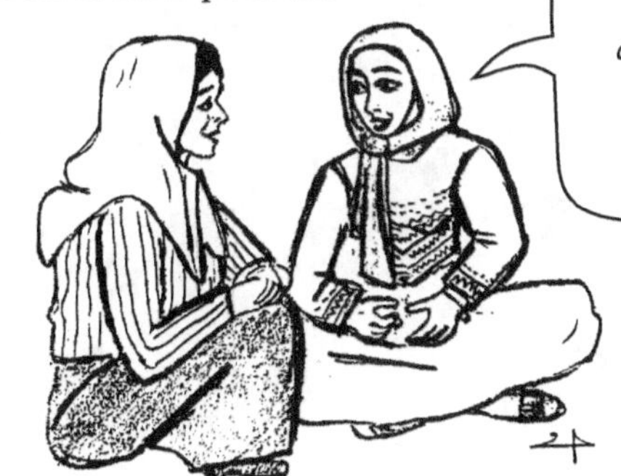

Qu'est-ce que les sages-femmes, les médecins, et les autres agents de santé peuvent faire :

* S'assurer que les salles ou les espaces où les femmes donnent naissance, à la clinique ou à l'hôpital, soient accessibles. Par exemple, si la salle d'accouchement est en haut, aménagez une salle au rez de chaussée.

* S'assurer que tous les lits et les tables d'examen soient bas et n'aient pas de roues.

* S'assurer que le bébé d'une femme sourde ou aveugle soit auprès d'elle. Ainsi, même si la mère ne peut entendre ou voir son bébé, elle saura lorsqu'il aura besoin de téter ou d'être réconforté.

* La mère et l'enfant bénéficieront des soins d'un agent de santé après l'accouchement. Rendre visite à la nouvelle mère et à son bébé au moins deux fois—le lendemain de l'accouchement, et encore au moins une fois dans la semaine qui suit.

* Aider la mère avec les exigences légales de sa communauté en matière de déclaration de naissance.

CHAPITRE 12

Prendre soin de votre bébé

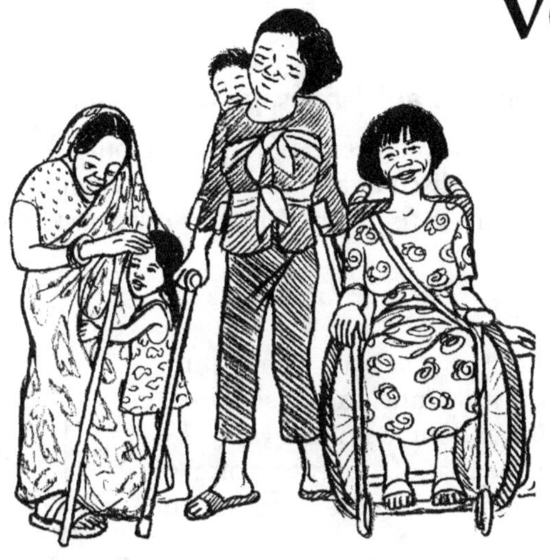

L'attention constante et les soins dont un nouveau-né a besoin peuvent être très épuisants et frustrants. Presque toutes les mères comptent sur la famille, les amis, les voisins, les travailleurs sociaux, et les enseignants pour les aider.

Certaines femmes handicapées apprendront vite à s'occuper d'un bébé. Mais si vous avez besoin d'aide au quotidien à cause de votre handicap, vous aurez probablement besoin d'aide pour vous occuper de votre bébé. Les nouveau-nés doivent être nourris et changés assez souvent. Donc ne soyez pas découragées si vous avez besoin d'aide. Toutes les nouvelles mamans ont besoin d'aide pour s'occuper de leur bébé.

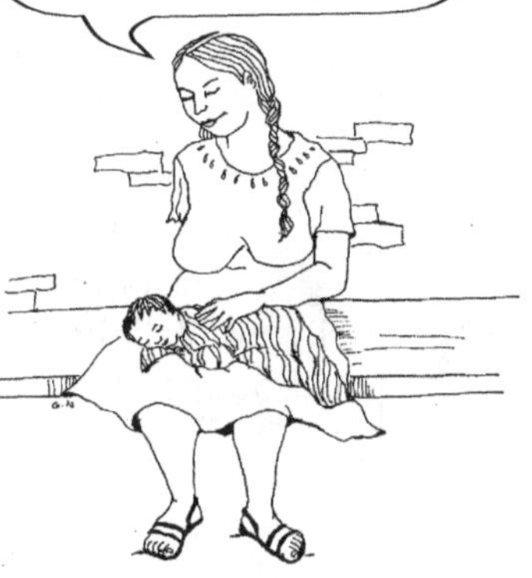

Quel que soit l'aide dont vous aurez besoin, vous êtes toujours la mère de votre bébé. Le fait de permettre à quelqu'un de vous aider à prendre soin du bébé, ne diminue pas votre rôle de mère. Même si vous demandez à une autre personne d'être vos yeux, vos oreilles, ou vos jambes, vous êtes la personne qui décide de la manière d'assurer les besoins, la sécurité et le bien-être de votre bébé. C'est ce que fait une mère. Le fait de garder le bébé près de vous, jour et nuit, pour qu'il puisse voir votre visage, entendre votre voix, et sentir et renifler votre corps, permettra au bébé de savoir que vous êtes—sa mère !

TISSER UN LIEN POUR LA VIE

Le lien qu'un bébé tisse avec sa mère ou le principal donneur de soins, affecte son développement physique et émotionnel. Lorsqu'il y a une relation étroite qui se forme, le bébé apprend à y trouver la sécurité, et il sera plus facile pour lui de tisser de nouvelles relations avec d'autres personnes plus tard. Bien que d'autres membres de la famille puissent vous aider à vous occuper du bébé, il est important pour vous d'être reconnue comme le principal donneur de soins afin que vous puissiez tisser ce lien solide avec votre bébé.

Les femmes ayant des problèmes d'apprentissage ou de compréhension

De nombreuses femmes ayant des problèmes d'apprentissage ou de compréhension sont de bonnes mères. Vous pouvez discuter avec les membres de votre famille des choses pour lesquelles ils pourraient vous aider pour que vous soyez une bonne mère.

Quelques points à retenir

Les nouveau-nés doivent être nourris et soignés jour et nuit, et vous ne pourrez pas dormir assez. Donc, même si votre bébé se réveillera plusieurs fois pendant la nuit, et vous sentirez probablement fatiguée pendant la journée, votre bébé aura toujours besoin de soins. Serez-vous en mesure de demander de l'aide pour :

- Garder le bébé propre.
- Savoir quand le bébé a besoin de soins.
- Mesurer les médicaments, si nécessaire.
- Assurez-vous que le bébé est protégé :
  - des chutes
  - du feu
  - des animaux
  - du poison
  - de l'inhalation et de l'étouffement
  - des accidents qui peuvent provoquer la facture d'un os ou la coupure de la peau

Si vous pouvez allaiter, vous n'aurez pas besoin de préparer de la bouillie. Mais, si vous n'allaitez pas, vous devrez vous assurer que les biberons sont propres et que la bouillie ou le lait de remplacement est préparé convenablement.

Allaiter le bébé

Si possible, allaitez votre bébé. Le colostrum, le premier lait de couleur jaune qui provient des seins au cours des 2 à 3 jours après l'accouchement est le meilleur aliment possible pour le bébé. Il est bon pour l'estomac du bébé et contient tous les nutriments dont le bébé a besoin et le protège contre les maladies. La plupart du temps, les bébés qui sont nourris au sein, **n'ont pas besoin de tisane ou de thés ou d'eau sucrée.** Si possible, ne donnez rien d'autre à part le lait maternel pendant les 6 premiers mois. S'il est trop difficile d'allaiter votre bébé, tirer le lait avec les mains (pages 257 à 258) pour que le bébé soit nourri à travers une autre méthode.

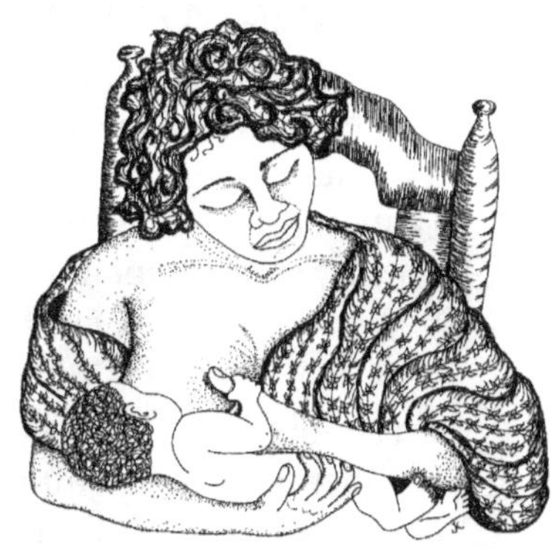

L'allaitement maternel est le meilleur !

L'allaitement maternel est important parce que :

- Le lait maternel est l'aliment parfait qui permet au bébé de grandir en bonne santé et en forme.
- L'allaitement maternel permet d'arrêter les saignements de l'utérus après la naissance.
- Le lait maternel protège le bébé des maladies, comme le diabète et le cancer, et les infections comme la diarrhée et la pneumonie.
- L'allaitement maternel renforce les liens entre la mère et l'enfant.
- L'allaitement maternel peut empêcher une grossesse (page 199) au cours des 6 premiers mois.
- Le lait maternel est gratuit.

La plupart des femmes handicapées peuvent allaiter leurs bébés. Certaines femmes handicapées ont besoin d'aide pour tenir le bébé dans une bonne position. D'autres peuvent ne pas produire assez de lait. Certains handicaps rendent les femmes faibles et fatiguées. Vous devez décider vous-même si vous allez allaiter votre bébé ou non.

COMMENT ALLAITER

La plupart des bébés savent déjà téter. Mais, ils peuvent avoir besoin d'aide pour avoir le mamelon dans la bouche. Le bébé doit avoir tout le mamelon dans la bouche.

Ce bébé a bien attrapé le sein.

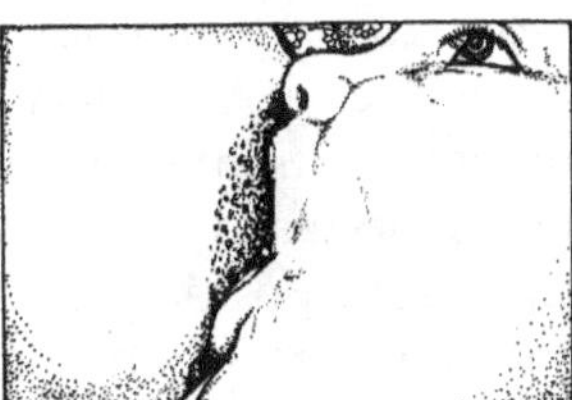

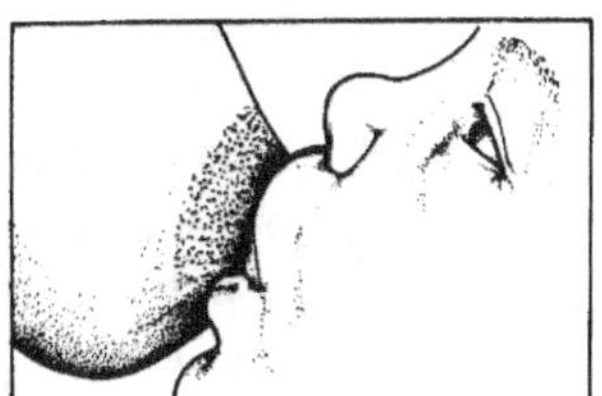

Ce bébé n'a pas bien attrapé le sein.

COMMENT TENIR LE BÉBÉ

L'allaitement peut-être douloureux au début. Mais si le bébé est dans la bonne position, vous vous habituerez et vous n'aurez plus mal. Si la douleur continue, essayez de changer votre position ou la position du bébé. Assurez-vous que le bébé a bien attrapé le sein. Si l'allaitement est toujours douloureux, discutez-en avec un agent de santé. Il pourrait y avoir d'autres problèmes.

La plupart des femmes apprennent à allaiter leurs bébés en regardant les autres femmes dans la famille et dans la communauté. Si une autre femme de la communauté souffre du même handicap que vous et qu'elle est déjà mère, demandez-lui des conseils.

De nombreuses femmes handicapées peuvent allaiter leurs bébés si elles sont dans une position confortable.

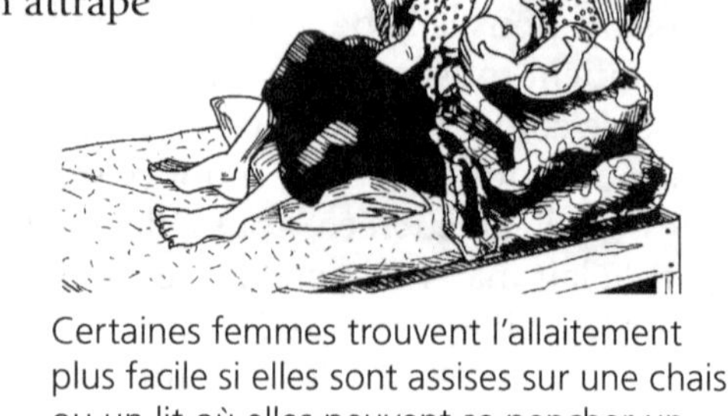

Certaines femmes trouvent l'allaitement plus facile si elles sont assises sur une chaise ou un lit où elles peuvent se pencher un peu en arrière et aussi soutenir leurs bras. Cela permet également de reposer vos pieds sur quelque chose.

Si vous avez l'usage de vos bras et de la partie supérieure de votre corps, vous devrez être en mesure d'allaiter votre bébé sans problème. Assurez-vous que le bébé, notamment sa tête soit bien soutenue et que vous êtes assise ou couchée dans une position confortable.

Si vous avez un usage limité de vos bras et de la partie supérieure de votre corps, essayez de trouver une position confortable pour l'allaitement. Demandez de l'aide si nécessaire. Voici quelques suggestions :

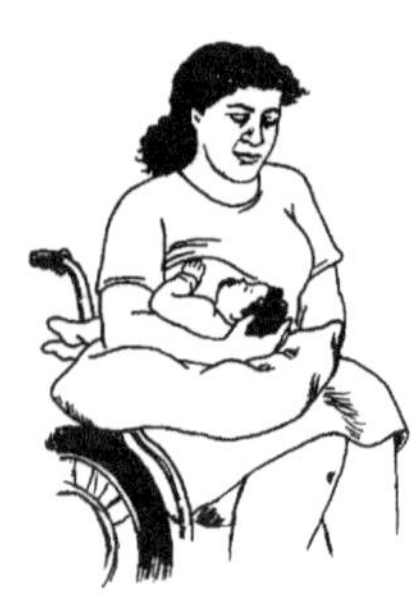

Utiliser des cousins ou des vêtements enroulés pour tenir le bébé.

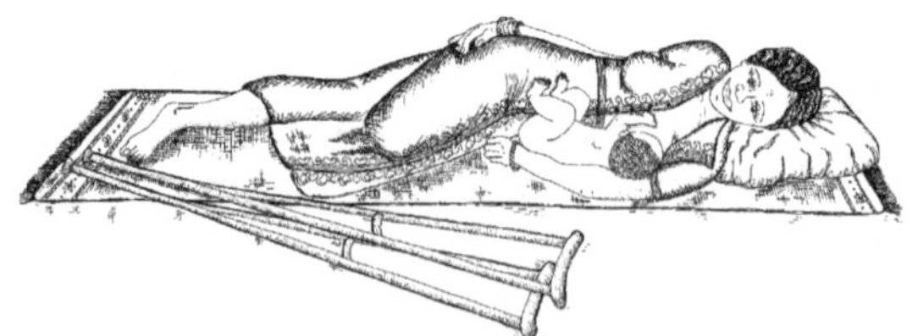

De nombreuses femmes trouvent qu'il est facile de se coucher sur le côté avec le bébé auprès d'elles, soutenu par des coussins ou du linge enroulé.

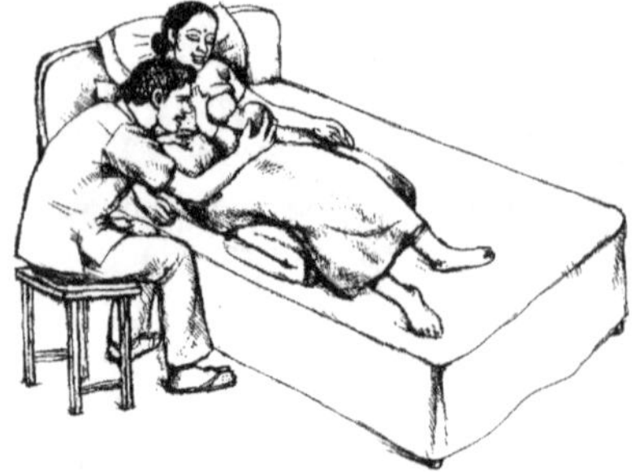

Soutenez la tête du bébé en en la posant dans le pli de votre bras ou sur un oreiller près de votre sein.

Si vous n'avez pas l'usage de vos bras et de la partie supérieure de votre corps, vous pouvez allaiter le bébé avec l'aide des membres de votre famille ou des amies. Dites-leur comment positionner le bébé pour que vous puissiez l'allaiter. Si nécessaire, demandez-leur de tenir le bébé dans une bonne position, notamment la tête. Même si vous ne tenez pas le bébé dans vos bras, il sera toujours en mesure de voir votre visage et sentir le parfum chaleureux et familier de votre corps.

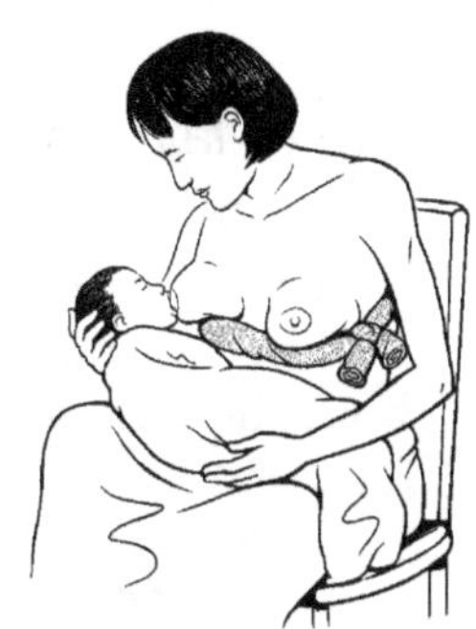

S'il est difficile de tenir vos seins, portez un soutien (soutien-gorge) avec un grand trou coupé autour de tout le mamelon. Vous pouvez acheter un 'soutien d'allaitement' fabriqué pour soutenir les seins et qui permet de couvrir et de faire sortir le mamelon pour allaiter. Ou vous pouvez enveloppez votre poitrine avec un tissu et faire un trou pour faire sortir le sein. Vous pouvez également enroulez un tissu autour de la partie supérieure du corps sous vos seins.

Si vous ne pouvez pas allaiter

Si vous n'êtes pas en mesure d'allaiter votre bébé, vous pouvez tirer le lait et le donner au bébé en utilisant un biberon ou un bol. Si vous ne pouvez pas tirer le lait toute seule, demandez de l'aide.

Comment tirer le lait avec la main :

1. Lavez un bocal ayant un couvercle avec du savon et de l'eau propre, et faites-le sécher au soleil. Si possible, mettez de l'eau bouillante dans le bocal et versez l'eau juste avant d'utiliser le bocal. Cela tuera les germes contenus dans le bocal et permettra d'avoir du lait sain pour le bébé.

2. Lavez-vous bien les mains.

3. Mettez vos doigts et votre pouce sur le bord de la partie noire du sein (aréole), et appuyez sur le sein.

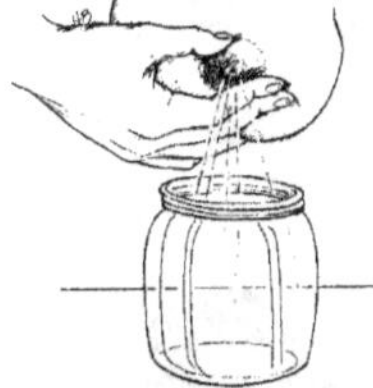

Appuyez doucement sur les doigts, et pressez les doigts et les enrouler autour du mamelon. Ne pincez pas ou ne tirez pas le mamelon. Le fait de tirer le lait ne doit pas être douloureux.

Placez vos doigts autour de l'aréole pour que le lait coule. Faites cela pour chaque sein jusqu'à ce qu'il soit vide.

Au début, il n'y aura pas beaucoup de lait, mais avec la pratique il y'en aura plus. Si possible, essayez de tirer le lait tous les 3 à 4 heures, au moins 8 fois en 24 heures pour vous assurer qu'il y'a un bon apport. En général, vous pouvez tirer plus de lait si vous êtes dans un endroit calme et lorsque vous vous sentez détendue. Le fait de penser à votre bébé pendant que vous tirez le lait, peut augmenter le flux du lait. S'il est difficile de tirer, essayez de mettre un linge ou une serviette chaude et humide sur vos seins et de les masser avant de commencer. Vous pouvez acheter un tire-lait pour vous permettre de tirer plus facilement le lait. Certains cliniques et centres médicaux louent ou prêtent des pompes électriques. Ils peuvent aussi vous vendre des pompes manuelles à bas prix.

Méthode de la bouteille chaude pour tirer le lait

Cette méthode peut fonctionner mieux si les seins sont trop pleins ou très douloureux. Cela peut arriver juste après l'accouchement, ou si vous avez un mamelon crevassé ou une infection des seins. Si vous ne pouvez pas tenir votre sein ou la bouteille, demandez de l'aide à quelqu'un en qui vous avez confiance.

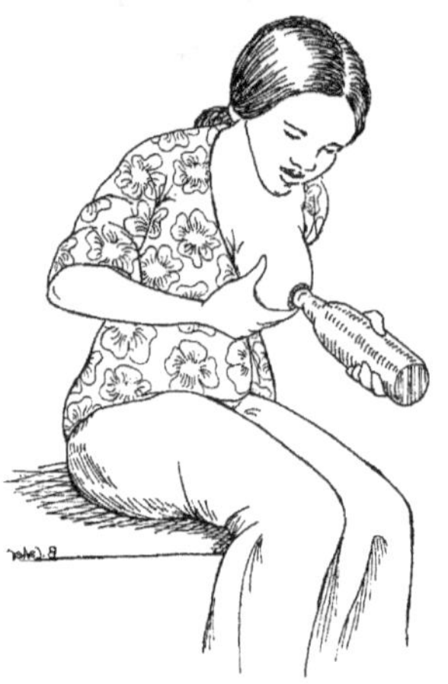

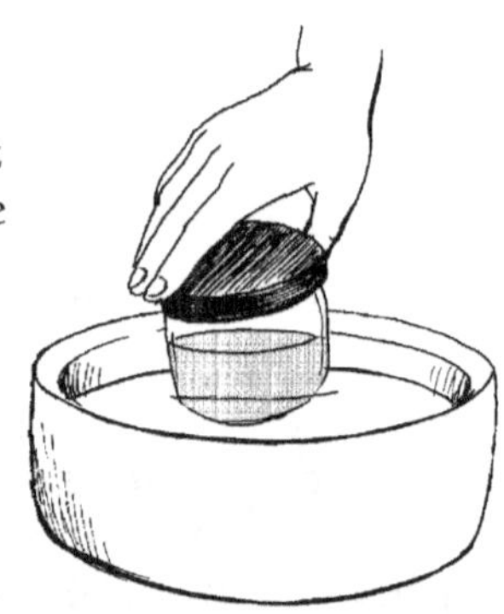

1. Nettoyez une grande bouteille en verre dont le goulot mesure 3 à 4 cm. Réchauffez-le en le remplissant d'eau chaude. Remplissez doucement la bouteille pour qu'elle ne se casse pas. Attendez quelques minutes, puis versez l'eau.

2. Refroidissez le goulot de la bouteille avec de l'eau propre et fraiche pour qu'il ne vous brûle pas.

3. Fixer le goulot de la bouteille sur votre mamelon pour qu'il soit scellé. Tenez-le fermement en place pendant plusieurs minutes. Au fur et à mesure qu'il se refroidit, il tirera doucement le lait.

4. Lorsque le flux du lait diminue, utilisez vos doigts pour desserrer le joint autour du sein.

5. Répétez la même chose sur l'autre sein.

Comment conserver du lait maternel

Gardez votre lait dans un récipient propre et fermé. Vous pouvez garder le lait dans le même bol utilisé pour tirer le lait. Gardez le lait dans un endroit frais loin du soleil.

Vous pouvez garder le lait frais en mettant le récipient dans de l'eau fraiche, ou en l'enterrant dans du sable humide, ou en le gardant enveloppé dans un linge qui est permanemment mouillé. Le lait frais maternel se conserve pendant 12 heures. Si vous avez un réfrigérateur, gardez-y le lait. Le lait peut être conservé dans un bol en verre au réfrigérateur pendant 2 à 3 jours. Le lait contient de la crème donc avant de le donner au bébé, secouer le récipient pour mélanger le lait.

Chauffez ensuite le récipient contenant le lait en le mettant dans une casserole d'eau chaude. Touchez le lait pour vous assurer qu'il n'est pas très chaud en mettant quelques gouttes sur votre bras. Le lait ne doit pas être chaud, mais doit avoir la même température que votre corps.

Le récipient peut être conservé plus longtemps dans un endroit frais, tel qu'un pot en argile contenant de l'eau.

> **ATTENTION !** Le lait qui ne peut pas être gardé au frais, sera fermenté et
> devra être jeté. **Le lait fermenté peut rendre un bébé très malade.**

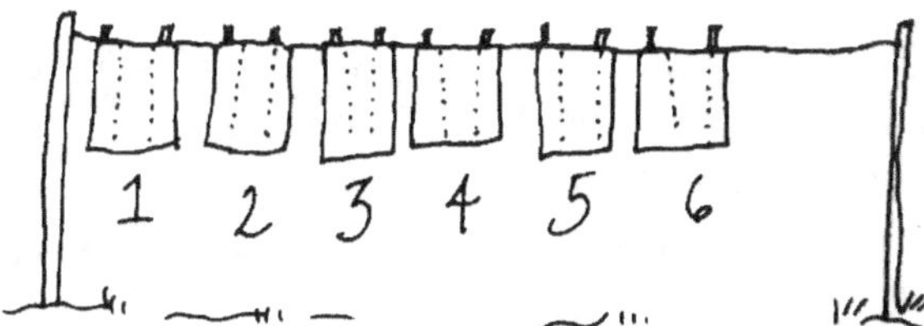

Le bébé gagne assez de lait maternel s' il prend du poids et urine au moins 6 fois par jour.

Difficultés liées à l'allaitement

SEINS DOULOUREUX

La douleur dans les seins peut être causée par des mamelons ou des seins trop durs et
pleins. La douleur dure parfois un à deux jours. Il est important de continuer à allaiter
le bébé même si cela fait mal, et de le laisser téter assez souvent. Cela permet aussi de
changer la position du bébé à chaque fois qu'il tète.

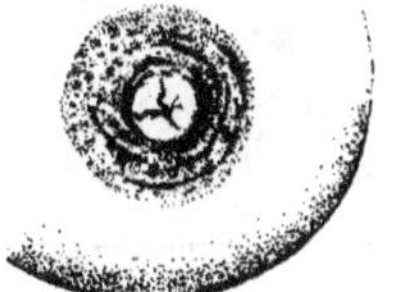

Mamelons douloureux ou crevasses

Les mamelons peuvent être douloureux ou crevassés lorsque le bébé
tète seulement le mamelon au lieu de mettre le mamelon et une
partie du sein dans la bouche pendant l'allaitement (voir page 255).

Prévention et traitement :

- Laissez le bébé téter aussi longtemps et aussi souvent
  qu'il veut.

- Lorsque le bébé arrête de téter, recueillez quelques
  gouttes de lait et frottez-les sur vos mamelons.

- Ne mettez pas du savon ou de la crème sur vos seins,
  à moins que vous n'ayez une infection. Votre corps
  produit de l'huile naturelle qui garde vos mamelons
  propres et doux.

- Evitez les tenues serrées ou rêches.

- Si la douleur est très forte lorsque le bébé tète, tirer le lait avec la main et nourrissez
  le bébé avec un bol et une cuillère. La crevasse sur vos seins devra guérir en 2 jours.

- Ne laissez pas vos seins devenir durs et trop pleins. Si vous avez plus de lait que le
  bébé n'en consomme, couvrez vos seins avec un linge ou une serviette chaude, vider
  vos seins avec la main (voir pages 257 à 258) lorsque le bébé est rassasié. Après
  quelques jours, votre corps produira généralement juste la quantité nécessaire, et
  vos seins ne seront pas pleins.

Mycoses

Si le bébé est dans une bonne position lors de la tétée et
que vous avez encore mal aux mamelons pendant plus
d'une semaine, cela peut être dû aux mycoses (une mycose
sur l'un des mamelons ou sur la bouche du bébé). Vos mamelons
peuvent démanger ou vous ressentez une douleur lancinante et
brûlante. Le bébé peut avoir des taches blanches ou des rougeurs dans
la bouche. Il sera capricieux si sa bouche lui fait mal.

    Les mycoses peuvent irriter et crevasser les mamelons et provoquer des infections au
niveau des seins. La mère et le bébé doivent être soignés.

Comment traiter les mycoses

Mélanger du violet de gentiane (voir page 355) et de l'eau pour obtenir une solution
de 0,25%. Par exemple, si vous avez une solution de violet de gentiane de 1%,
mélangez 1 cuillérée à café avec 3 cuillérées à café d'eau potable.

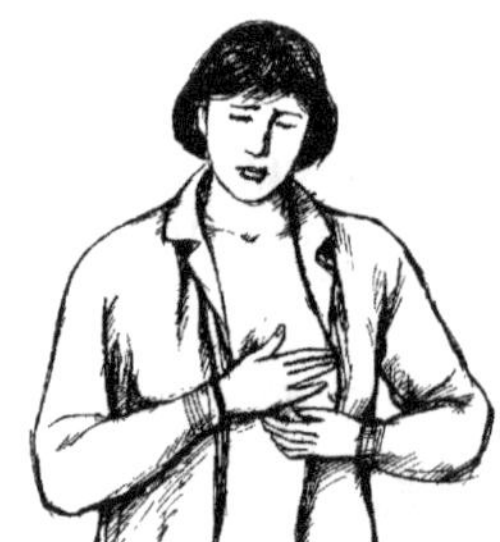

Utilisez un linge ou un doigt propre pour badigeonner
vos mamelons et les tâches blanches dans la bouche du bébé
une fois par jour pendant 5 jours.

Le violet de gentiane tâchera les vêtements et rendra la
bouche du bébé et vos mamelons violets—cela est normal.
Vous devez continuer à allaiter. Si l'état de la mycose ne
s'améliore pas dans les 3 jours, arrêtez l'utilisation du violet
de gentiane et demandez des conseils médicaux.

Infection des seins (mastite)

Des seins douloureux ou des mamelons crevassés peuvent provoquer une infection dans
le sein.

Signes :

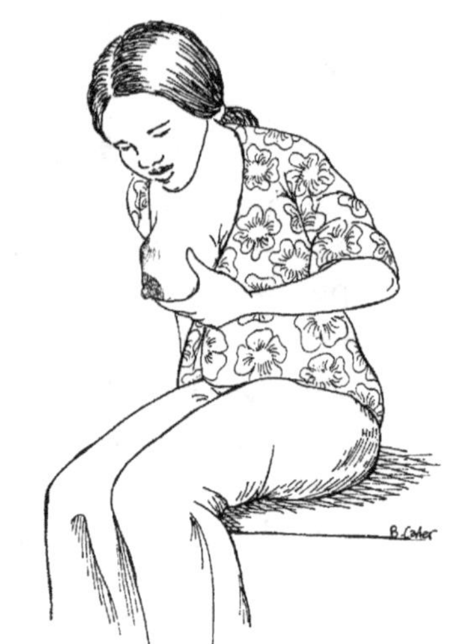

- Une partie du sein devient chaude, rouge, et très
  douloureuse.
- Fièvre ou frissons.
- Les ganglions lymphatiques sous l'aisselle sont parfois
  douloureux et enflés.
- Abcès (boule douloureuse dans le sein) qui éclate
  souvent et produit du pus.

Traitement :

Continuez à allaiter fréquemment le bébé en lui donnant
le sein infecté d'abord, ou tirer le lait du sein infecté avec
la main, celui-qui est moins douloureux. L'infection ne
contaminera pas le bébé.

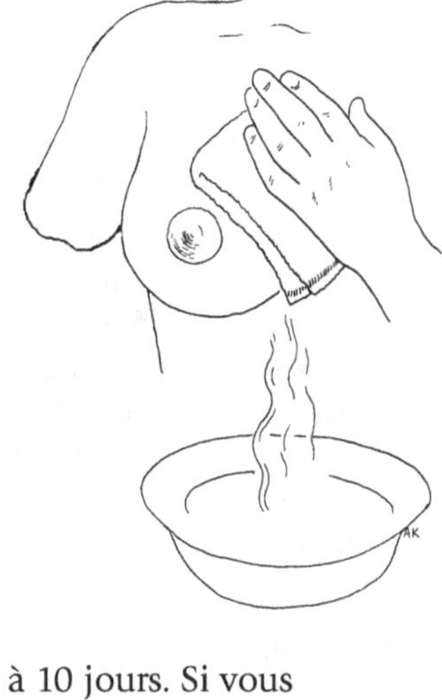

- Reposez-vous et buvez beaucoup de liquides.
- Utilisez des compresses chaudes sur la plaie pendant
  15 minutes avant chaque allaitement. Pour réduire la
  douleur, utilisez des compresses froides sur la plaie
  entre les allaitements.
- Massez gentiment la plaie lorsque le bébé tète.
- Prenez du paracétamol contre la douleur (voir page
  351).
- Utilisez un antibiotique. Le dicloxacilline est le
  meilleur antibiotique à utiliser (voir page 341).
  Prenez 500 mg par voie orale, 4 fois par jour pendant 7 à 10 jours. Si vous
  ne pouvez pas en trouver ou si vous êtes allergique à la pénicilline, utilisez
  érythromycine (voir page 344). Prenez 500 mg par voie orale, 4 fois par jour
  pendant 7 jours.

VIH/SIDA et allaitement

Voir informations générales sur le VIH/SIDA à page 169.

Certaines mères ayant le VIH, contaminent leurs bébés à travers l'allaitement. D'autres
mères ayant le VIH allaitent leurs bébés, et leurs bébés ne sont pas infectés. Personne ne
sait exactement pourquoi le VIH est contaminé à certains bébés,
et pas à d'autres. Le VIH est probablement transmis plus
facilement au cours de l'allaitement lorsque :

- La mère a été récemment atteinte de VIH.
- La mère est très malade du SIDA.
- La mère donne du lait en poudre ou d'autres fluides en
  plus du lait maternel.
- La mère souffre de mamelons crevassés ou une infection
  des seins.
- Le bébé a des mycoses dans la bouche.

Pour la plupart des mères, même les mères ayant le
VIH, l'allaitement est le moyen le plus sûr de nourrir
leurs bébés. Dans les endroits où l'eau n'est pas potable,
de nombreux bébés tombent malades et meurent de
la diarrhée. Et lorsque les parents n'ont pas les moyens
d'acheter assez de lait en poudre, les bébés meurent de
malnutrition.

Tout ce que vous choisissez
de faire, ne vous blâmez
pas si le bébé est infecté
par le VIH. Pour le moment,
il n'existe pas un moyen sûr
de protéger le bébé.

Allaiter lorsque vous avez le VIH

Une femme qui est traitée avec les médicaments contre le VIH, est moins susceptible de contaminer son bébé pendant l'allaitement. Mais, même si vous ne prenez pas les médicaments ARV, vous pouvez allaiter sainement en suivant les instructions suivantes:

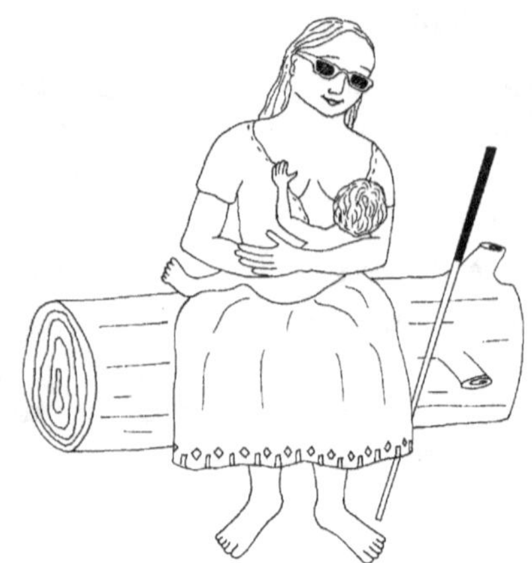

- Allaitement exclusif pendant les 6 premiers mois. Les bébés qui sont nourris avec le lait en poudre, les tisanes, et autres aliments ou boissons sont plus susceptibles d'être infectés que ceux qui sont exclusivement nourris au sein. D'autres aliments ou fluides sont difficiles à digérer et peuvent irriter la paroi de l'estomac du bébé. Cela peut permettre au VIH de pénétrer facilement.

- Arrêter l'allaitement après 6 mois, mais pas soudainement. Le sevrage d'un bébé peut prendre plusieurs jours. (Voir page 265.)

- Positionner correctement le bébé pour éviter que les mamelons ne soient crevassés.

- Traitez immédiatement les grives, les mamelons crevassés, et les infections des seins.

- N'allaitez pas le bébé avec un sein ayant une mastite ou un abcès—au lieu de cela, tirez le lait et jetez-le. Allaitez le bébé avec l'autre sein jusqu'à ce que l'infection guérisse.

Pour tuer le VIH dans le lait maternel, vous pouvez également porter à ébullition (pasteuriser) le lait maternel; ensuite le laissez refroidir et donnez au bébé avec un bol ou un biberon. Cela prend du temps mais peut-être fait si vous avez de l'eau potable, du charbon, et du soutien.

Pour pasteuriser le lait maternel

1. Mettez un pot de lait maternel dans une casserole contenant de l'eau.

2. Portez l'eau à ébullition.

3. Retirez immédiatement la casserole du feu.

4. Laissez le lait refroidir avant de nourrir le bébé.

Le lait pasteurisé doit être utilisé après quelques heures. Le lait maternel ne doit pas être bouilli.

Utiliser d'autres types de lait

L'allaitement maternel est la meilleure méthode. Mais si il n'est pas possible pour vous d'allaiter, le lait en poudre (lait artificiel) peut être une alternative sûre au lait maternel.

Si vous ne pouvez pas acheter le lait en poudre, une personne proche ou une voisine qui ne souffre pas du VIH/SIDA peut allaiter votre bébé, ou vous pouvez donner du lait d'origine animale au bébé.

Pour nourrir un bébé avec du lait d'origine animale

- ***Pour le lait de vache, de chèvre, ou de chamelle :***
  mélangez 100 ml de lait frais avec 50 ml d'eau potable et 10 g de sucre (2 cuillerées à café).

- ***Pour le lait de brebis ou de bufflesse :***
  mélangez 50 ml de lait frais avec 50 ml d'eau potable et 5g (1 cuillérée à café) de sucre.

Portez le mélange à ébullition et retirez-le. Laissez-le refroidir et donnez immédiatement au bébé.

Les laits d'origine animale ne contiennent pas toutes les vitamines dont un bébé en pleine croissance a besoin—donc il faut donner au bébé une grande variété de fruits, de légumes et d'autres aliments réduits en purée à partir de 6 mois.

NOURRIR UN BÉBÉ AVEC UN BOL OU UN BIBERON

Si vous ne pouvez pas allaiter, vous pouvez utiliser un bol ou un biberon pour nourrir votre bébé avec le lait maternel, le lait d'originale animale, ou du lait en poudre. Si vous ne pouvez pas tenir le bol, demandez à quelqu'un de vous aider à tenir le bébé.

Nourrir le bébé avec un bol

1. Utilisez un petit bol très propre. Si il n'est pas possible de le bouillir, lavez-le avec du savon et de l'eau propre.

2. Le bébé doit être bien ou presque droit sur vos genoux.

3. Approchez le bol de lait près de la bouche du bébé. Inclinez le bol pour que le lait touche les lèvres du bébé. Déposez légèrement le bol sur la lèvre inférieure du bébé. Laissez les bords toucher la lèvre inférieure du bébé.

4. Ne mettez pas le lait dans la bouche du bébé. Laissez le bébé boire le lait à partir du bol.

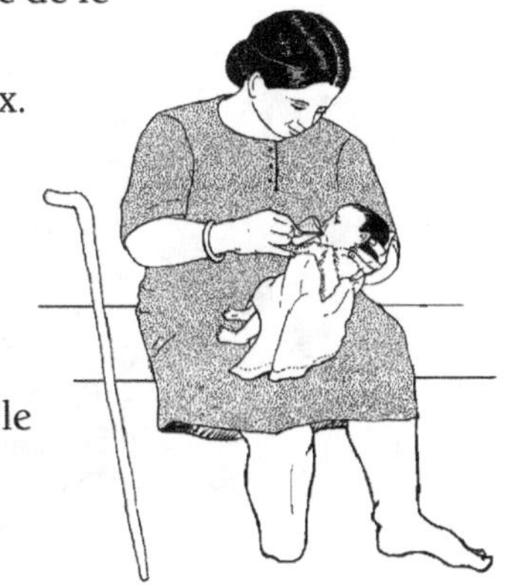

Nourrir le bébé avec un biberon

Nourrir un bébé avec un biberon n'est jamais sûr à moins que vous ne répondiez « OUI » à toutes les questions suivantes :

- Existe-t-il une source d'eau potable dans la communauté ?
- Existe-t-il une fourniture permanente de charbon pour bouillir l'eau?
- Avez-vous, vous ou votre famille, assez d'argent pour acheter de nouveaux biberons et des tétines ?
- Avez-vous, vous et votre famille, assez d'argent pour acheter du lait infantile, du lait en boîte ou du lait d'origine animale propre pendant 6 mois au moins ?
- Savez-vous, vous ou votre famille, comment laver correctement les biberons et les tétines, et préparer les autres laits ?

Lorsque vous donnez du lait en boîte ou d'origine animale, tout doit être très propre. Le bol, la cuillère, le biberon, les tétines en caoutchouc, et tout récipient utilisé, doivent être lavés minutieusement et bouillis 20 minutes avant chaque utilisation. Le lait infantile et le lait en boîte qui ont été ouverts, et le lait d'origine animale ne doivent jamais être laissés à la température de la pièce pendant plus de 2 heures. Ils se gâteront et rendront le bébé très malade. Le lait infantile peut être gardé au réfrigérateur jusqu'à 12 heures.

AIDER LE BÉBÉ À ROTER (GAZ)

Au cours de l'allaitement, certains bébés avalent de l'air, ce qui peut les mettre mal à l'aise. Vous pouvez aider un bébé à rejeter cet air si vous le tenez sur vos épaules ou sur votre poitrine et frottez son dos, ou frottez son dos pendant qu'il est assis ou couché sur vos genoux.

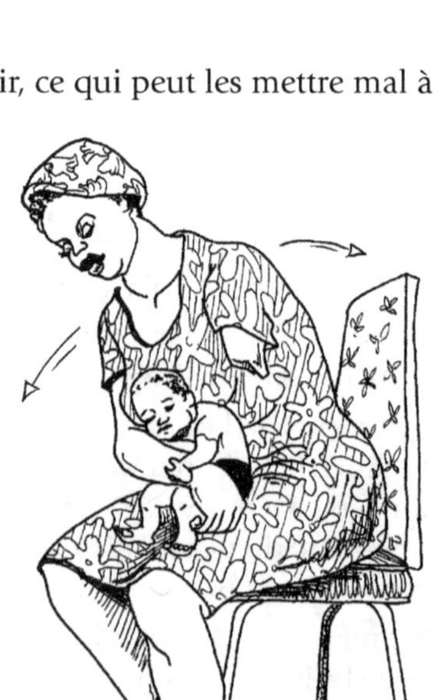

Si vous avez une seule main ou si vous avez perdu l'usage d'une main, tenez le bébé sur vos genoux face à vous et votre bras actif sur sa poitrine. Puis bercez-le d'avant en arrière jusqu'à ce qu'il rote et se détende.

Nourrir un bébé plus âgé

Lorsque le bébé a 6 mois, vous pouvez commencer à lui donner d'autres aliments en plus du lait maternel. Donnez toujours le lait maternel, et ensuite les autres aliments. Il est conseillé de commencer avec un gruau ou une bouillie faite à partir de votre nourriture de base (voir page 87). Ces nouveaux aliments doivent être cuits et réduits en purée. Au début, ils peuvent être mélangés avec un peu de lait maternel pour les rendre plus faciles à avaler.

Après quelques jours, commencez à ajouter d'autres aliments complémentaires (voir page 87). Mais commencez avec juste quelques nouveaux aliments, et ajoutez 1 à la fois sinon le bébé aura des troubles digestifs. Le plus important est d'ajouter des aliments qui apportent une énergie supplémentaire (tel que l'huile), et—dans la mesure du possible— du fer supplémentaire (telles les légumes à feuilles vertes foncées). Pour de plus amples informations sur les repas sains à donner à votre bébé, voir « Bien s'alimenter pour rester en bonne santé » dans le NOUVEAU Là il y n'y a pas de docteur : https://fr.hesperian.org/ hhg/New_Where_There_Is_No_Doctor:Chapitre_31_:_Bien_s%E2%80%99alimenter_ pour_rester_en_bonne_sant%C3%A9

Rappelez-vous que l'estomac d'un jeune enfant est petit et ne peut pas contenir trop de nourriture en une fois. Donc nourrissez-le souvent, si possible 5 à 6 fois par jour, et ajoutez des aliments riches en énergie au repas principal.

Le bébé sera plus content et plus calme si vous prévoyez et préparez le repas à temps. Si vous attendez que le bébé ait faim et pleure, il sera difficile pour vous de rester calme lorsque vous serez prêt à le nourrir. Lorsque vous êtes prête à nourrir le bébé :

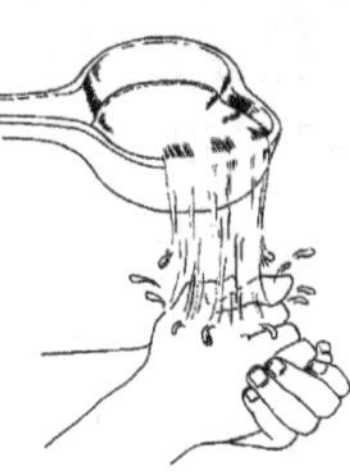

Rappelez-vous toujours de laver et de rincer vos mains avec du savon et de l'eau propre.

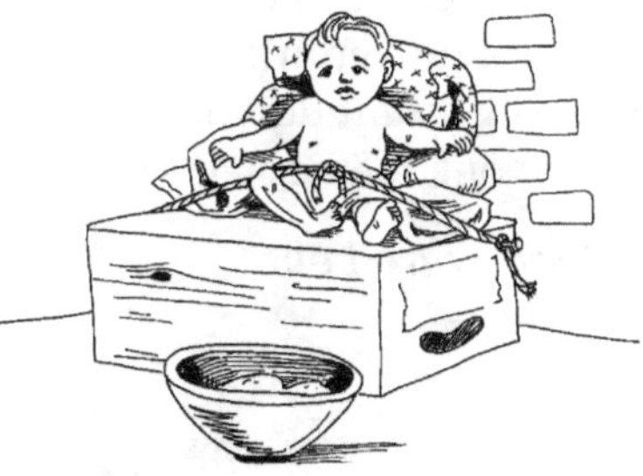

Faites asseoir le bébé dans un endroit confortable et sécurisé pour qu'il ne tombe pas. Mettez la nourriture dans un bol solide ou un récipient, et placez-le de telle sorte que le bébé ne puisse pas le chuter.

Pour nourrir un bébé avec vos doigts et sans une cuillère, donnez juste une petite quantité (de la taille d'un petit pois ou d'un haricot) à chaque fois.

Pour nourrir un bébé avec une cuillère

1. Utilisez une main pour mettre une petite quantité de nourriture sur une petite cuillère. Tenez la cuillère près de l'extrémité arrondie, et diminuez la quantité de la nourriture dans la cuillère avec un autre doigt de la même main.

2. Placez le pouce de l'autre main sur le menton du bébé juste sous la bouche. En utilisant votre pouce comme un guide, mettez la cuillère contenant la nourriture dans la bouche du bébé.

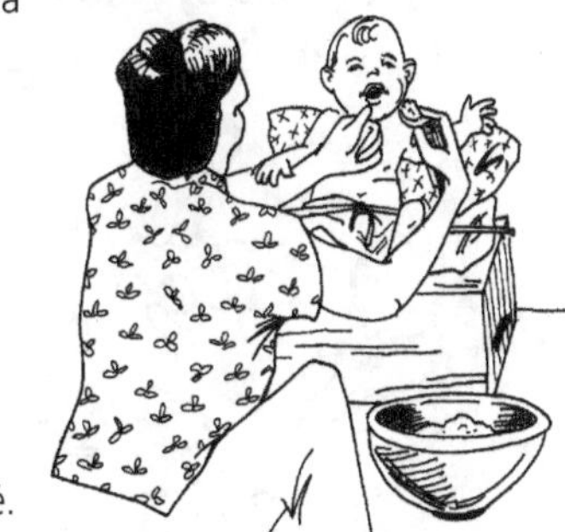

Lorsque le bébé est assez grand pour se nourrir seul, il se salira probablement beaucoup au début. Vous pouvez demander à un membre de la famille, à un ami ou à un voisin de vous dire où la nourriture est versée pour que vous nettoyiez. Essayez d'être patiente. Au fur et à mesure que le bébé grandit et qu'il devient plus sûr de lui, il versera la nourriture de moins en moins.

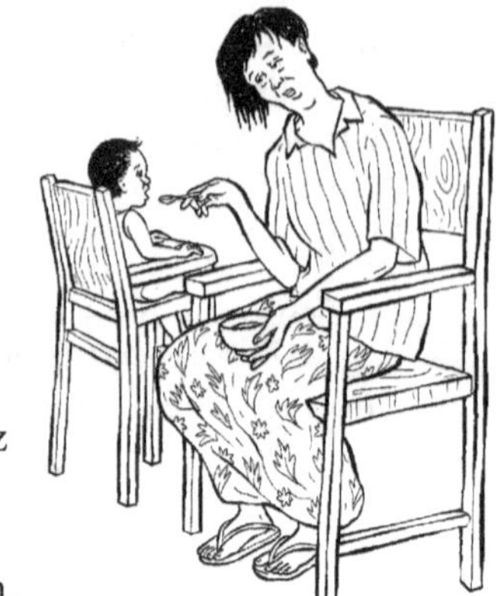

Si vous avez une force et une coordination limitées de la partie supérieure du corps

Vous pourriez nourrir votre bébé si vous vous asseyez à côté de lui. De cette façon, vous n'aurez pas à faire des efforts pour le nourrir. Mais si vous ne pouvez pas nourrir le bébé vous-même, vous pouvez vous assoir le plus près possible de lui et lui parler pendant que quelqu'un d'autre le nourri. Cela le permettra de penser à vous en tant que l'une des personnes qui lui donne à manger lorsqu'il a faim.

Lorsque l'enfant a 1 an et plus

Lorsque votre bébé a 1 an ou plus, il peut manger les mêmes aliments que les adultes, mais il doit continuer à téter ou à boire du lait dans la mesure du possible.

Chaque jour, essayez de donner une grande quantité des principaux aliments consommés dans votre communauté, en plus des aliments 'complémentaires' qui donnent de l'énergie, des protéines, des vitamines, du fer, et des minéraux à votre enfant pour qu'il soit fort et en bonne santé.

Pour vous assurer que l'enfant mange assez, servez-le dans sa propre assiette, et laissez-le prendre le temps qu'il faudra pour finir son repas.

Réconforter le bébé

Pour que le bébé se sente en sécurité et proche de sa mère, il est important pour la mère de le réconforter lorsqu'il est mécontent. Si votre bébé commence à pleurer, et que vous ne pouvez pas aller le chercher rapidement, quelqu'un d'autre peut l'emmener à vous. Ainsi, votre bébé pourra voir votre visage et entendre votre voix disant des mots réconfortants—même si vous ne pouvez pas le prendre ou le tenir vous-même.

Si vous avez perdu l'usage des bras ou si vous ne pouvez pas tenir votre bébé
Voici deux moyens de réconforter votre bébé :

Quelqu'un peut tenir le bébé près de vous pour qu'il puisse entendre votre voix et reconnaitre votre parfum en tant que sa mère.

Ou quelqu'un peut s'assoir derrière vous et tenir le bébé devant vous pour que vous puissiez le réconforter avec votre voix.

Si vous avez des difficultés auditives

Un bébé en bonne santé fait généralement beaucoup de bruit lorsqu'il a faim ou ne se sent pas bien. Donc, si vous avez des difficultés auditives, vous devrez rester près du bébé autant que possible pour savoir lorsque votre bébé aura besoin de votre attention. Pendant la nuit, dormez avec le bébé près autant que possible de vous pour que vous puissiez le sentir bouger. Et pendant la journée, gardez-le auprès de vous.

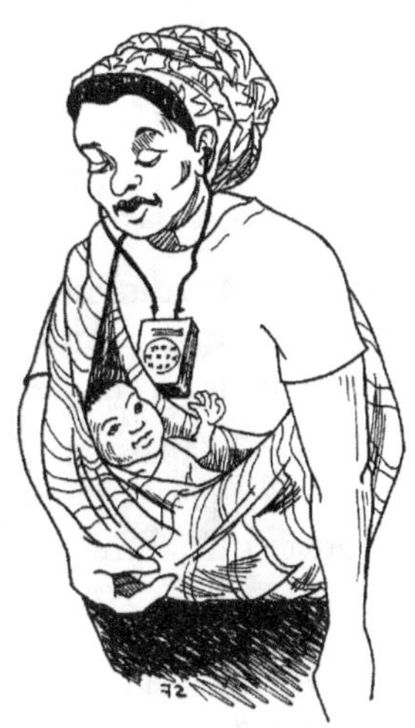

Pour savoir comment va votre bébé, vous le porterez probablement plus longtemps que la plupart des femmes. Il retiendra rapidement votre parfum, votre sensation, et le son de votre voix. Cela le fera se sentir très proche et en sécurité avec vous.

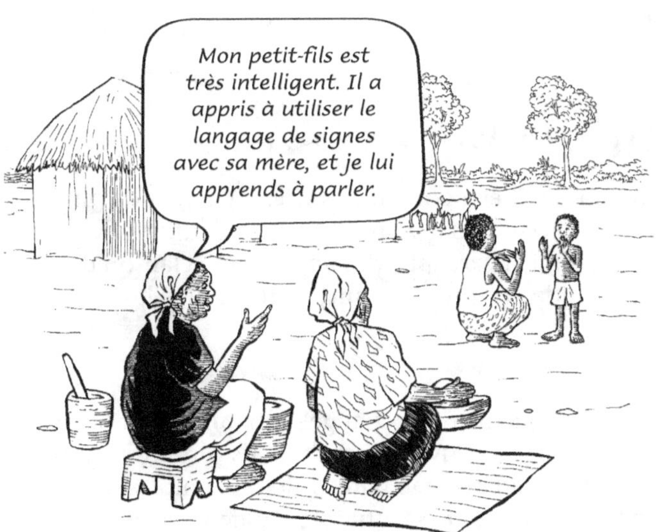

Si vous utilisez le langage de signes pour communiquer, faites-en de même avec votre bébé même si il n'est pas sourd. Ainsi vous pourrez communiquer durant toute la vie. En outre, laissez votre bébé passer du temps avec les autres membres de la famille et des amis qui ne sont pas sourds pour qu'il puisse parler.

Si le bébé est capricieux

Au cours des premiers mois, certains bébés sont très capricieux, particulièrement la nuit. C'est moins fréquent chez les bébés qui sont nourris au sein, mais cela peut toujours arrivé. Vous pouvez calmer votre bébé en lui donnant le sein, en lui faisant roter, en chantant ou en lui parlant, et en marchant ou en le berçant. Les bébés aiment bouger. Un bébé capricieux peut être épuisant et frustrant pour toute mère. Le père du bébé, ou les autres membres de la famille ou les donneurs de soins, peuvent apporter leur aide pour que vous puissiez vous reposer.

Dormir avec le bébé

La plupart des mères se reposent mieux lorsqu'elles dorment avec leur bébé. Il est plus facile d'allaiter le bébé lorsqu'il a faim, et vous pouvez le réconforter sans vous lever. Si vous avez des difficultés à voir ou à entendre, vous saurez toujours si le bébé a besoin de téter ou d'être changé.

Si vous avez des difficultés à marcher, gardez quelques couches, ou du linge propre près de vous pour que vous puissiez changer le bébé au cours de la nuit sans vous lever.

Si votre handicap est tel que vous pourriez rouler sur le bébé, ou si vous devez dormir dans une position assise, vous devrez trouver une autre solution. Voici un exemple :

Si vous pensez que vous pouvez rouler sur votre bébé, fabriquez un petit lit en bois pour le bébé. Laissez un côté partiellement ouvert pour que vous puissiez y avoir accès. Lissez le bois ou couvrez-le avec un tissu pour que les éclats ne blessent pas le bébé.

Changer et habiller le bébé

Un bébé en bonne santé devient un bébé actif et gigotant, très vite. Il devient de plus en plus difficile de le changer au fur et à mesure qu'il grandit. Essayez d'utiliser des vêtements plus faciles à mettre et à enlever. Par exemple, des fermetures éclair ou des bandes de Velcro (un ruban plastique solide , crépu et collant) sont plus faciles à fermer et à ouvrir que les boutons.

Si vous avez un handicap physique

De nombreuses femmes handicapées physique peuvent changer et habiller leur bébé en toute sécurité, sur une table, ou un lit si elles peuvent s'assoir. Mais certaines femmes n'ont pas assez d'équilibre ou de force physique pour le faire. Voici 2 exemples de simples tables en bois qui tiendront le bébé en toute sécurité, et qui ne vous blesseront pas. Une table peut être fabriquée à la dimension nécessaire.

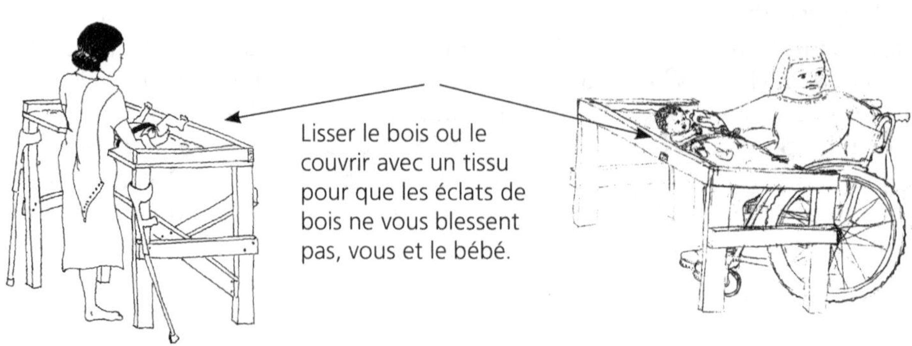

Lisser le bois ou le couvrir avec un tissu pour que les éclats de bois ne vous blessent pas, vous et le bébé.

Nettoyer le bébé

Il est utile d'avoir un petit jouet pour que le bébé joue et ne bouge pas beaucoup pendant que vous le nettoyez. Essayez d'avoir environ 10 jouets que le bébé pourra toucher et tenir ; ainsi vous pourrez lui donner un jouet différent à chaque fois que vous le changer. Un nouveau jouet retiendra mieux l'attention du bébé. Plusieurs objets simples de la maison peuvent être utilisés comme des jouets ou transformer en jouets. Par exemple, une gousse qui fait du bruit, une cloche, une petite poupée, un miroir, un bracelet en perles colorées, ou un papier de couleur. Lorsque vous passez tous les 10 jouets, recommencez avec le premier ; ainsi il semblera nouveau pour le bébé. Voici quelques exemples de jouets simples :

Assurez-vous que les objets ou jouets n'aient pas des bords aiguisés, et ne soient pas trop petits afin d'éviter que le bébé ne les avale.

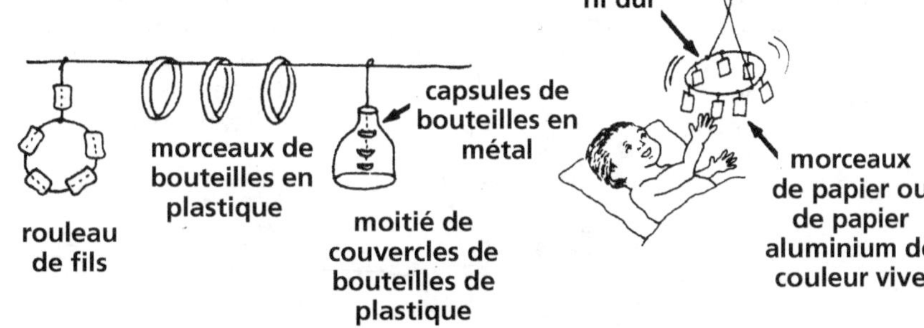

Lavez-vous toujours les mains après avoir nettoyé et changé le bébé, et après avoir aidé un enfant à utiliser les latrines ou les toilettes.

Si avez perdu l'usage de vos mains

De nombreuses femmes qui ont perdu l'usage de leurs mains, peuvent laver les fesses et les parties génitales du bébé. Mais parfois, elles ne peuvent pas lui porter une couche – particulièrement s'il faut des épingles pour garder la couche fermée. Vous pouvez demander l'aide d'un membre de la famille ou d'un auxiliaire. Si vous ne pouvez pas nettoyer et changer le bébé vous-mêmes, assurez-vous que l'endroit où le bébé est changé, soit près de vous pour que le bébé puisse toujours entendre votre voix et voir votre visage lorsqu'on change sa couche.

Si vous avez un seul bras ou si vous avez perdu l'usage des bras ou des mains, vous pouvez apprendre à votre bébé à vous aider à lui mettre sa couche lorsqu'il a environ 1 mois. Lorsque vous placez un linge propre sur ses fesses, soulevez ou faites rebondir son derrière 2 ou 3 fois.

Faites cela à chaque fois que vous le changer, et peu après il commencera à soulever ses fesses lorsque vous y toucherez. Cela vous permettra de placer le tissu sous ses fesses.

Une couche peut être portée à un bébé sans épingle en mettant la culotte dessus. La culotte sera aussi probablement mouillée avec de l'urine, donc elle doit également être changée lorsque vous changez le bébé. Lavez-les et faites-le de la même manière que vous lavez et sécher les couches. Les bandes de Velcro peuvent également être utilisées pour garder la couche du bébé fermée.

Si vous êtes aveugles ou malvoyante

Il peut être difficile de savoir si le bébé est bien nettoyé. Voici quelques suggestions :

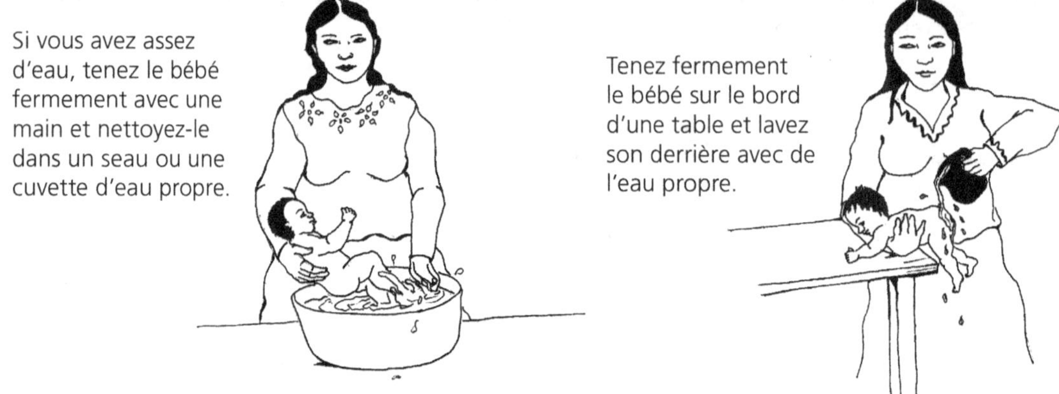

Si vous n'avez pas assez d'eau, nettoyer le bébé avec un tissu humide et fin. N'utilisez pas un tissu épais sinon vous ne saurez pas où se trouvent les selles. Ensuite, lavez le tissu avec du savon et de l'eau, et faites-le sécher au soleil.

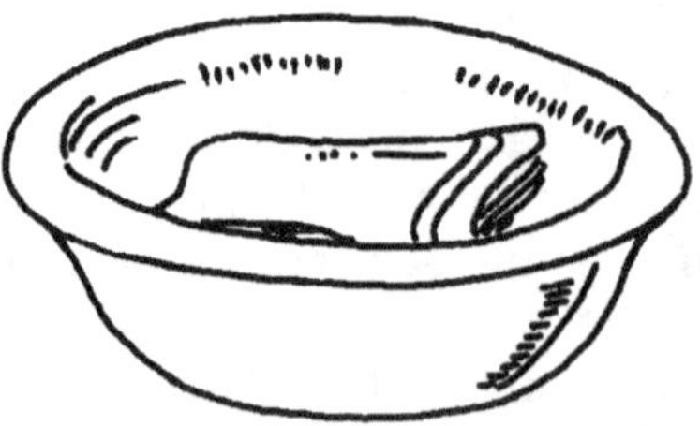

Si votre bébé est constipé, mettez un peu d'huile alimentaire dans son rectum. Ou vous pouvez mettre un peu de lubrifiant ou de l'huile sur vos doigts, frotter doucement et extraire les selles dures. Ne donnez pas des graisses, tels que l'huile de ricin, ou l'huile végétale, ou des laxatifs à un bébé ou à un nourrisson.

Porter et se déplacer avec un bébé

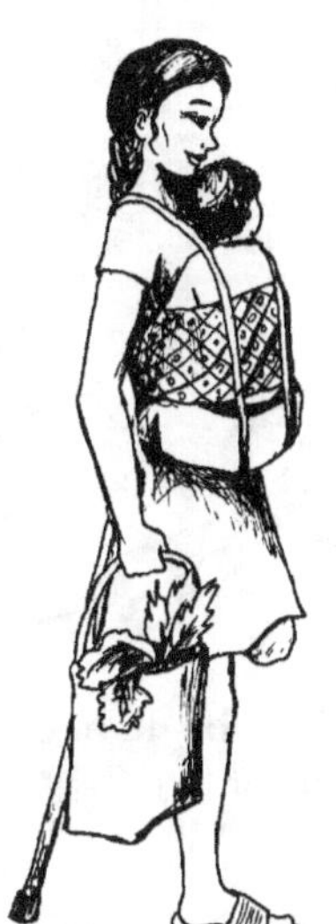

Il est difficile de porter et de se déplacer avec un bébé si les mouvements des bras et des jambes sont limités. Il peut être difficile de garder votre équilibre et vous pouvez vous faire mal dans le bas du dos. Vous devrez probablement utiliser votre imagination et essayer diverses méthodes jusqu'à ce que vous trouviez celle qui fonctionne pour vous. Certaines femmes trouvent qu'il est plus facile de mettre le bébé au dos, et d'autres de le mettre devant. Votre bébé sera plus lourd et plus actif à chaque fois, et ce qui fonctionne dans ce mois, peut ne pas fonctionner le mois suivant.

Au début, votre équilibre sera affecté par le poids du bébé. Mais si vous commencez pendant que le bébé est petit, vous vous habituerez rapidement à la sensation du bébé. Au fur et à mesure, le bébé grandit et devient lourd, votre corps et votre équilibre s'adapteront à l'augmentation du poids.

Si vous utilisez des béquilles ou un bâton pour marcher,
il peut être difficile pour vous de tenir un bébé dans vos bras. Vous pouvez probablement le mettre au dos.

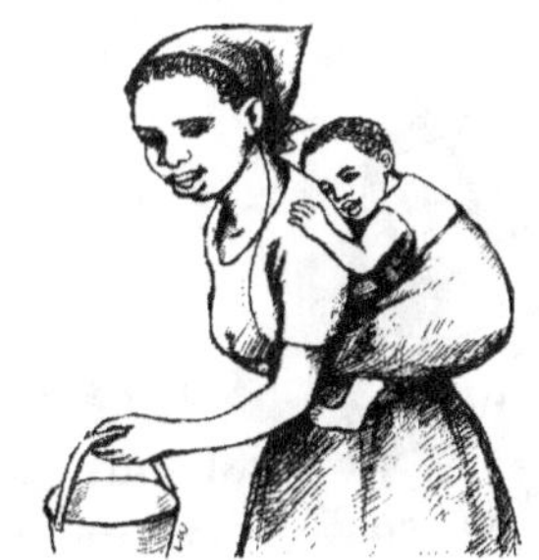

Si les mouvements de vos bras sont limités

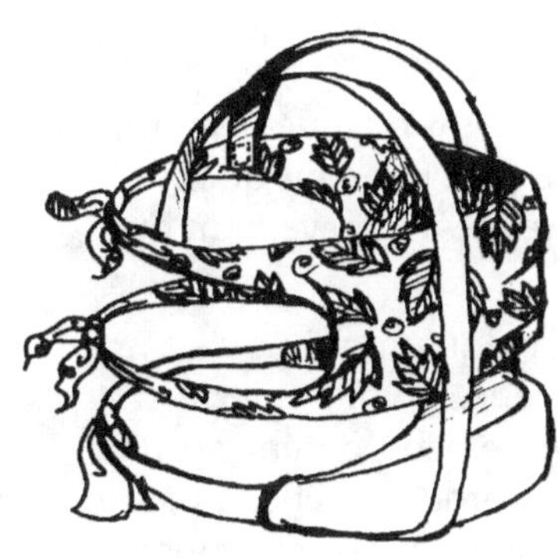

Ce coussin-écharpe permettra de mieux répartir le poids du bébé afin qu'il n'ait pas trop de pression sur vos bras et vos épaules. Vous pouvez l'utiliser pour porter votre bébé devant et au dos.

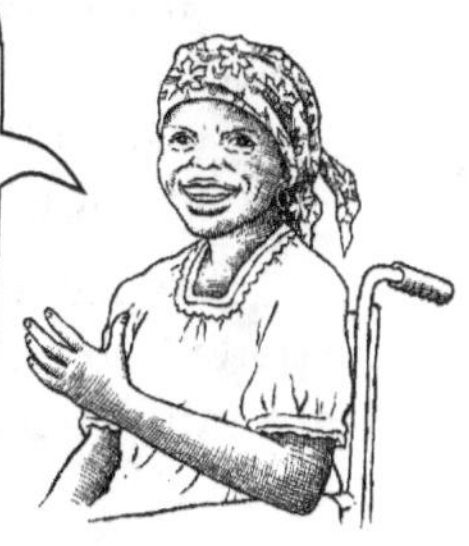

Si vous utilisez un fauteuil roulant ou un chariot

Il peut être difficile de tenir un bébé dans vos bras ou sur vos jambes si vous utilisez vos mains pour pousser votre fauteuil. Mais si vous pouvez porter un porte-bébé à votre cou, vous pouvez tenir le bébé en sécurité tout en roulant votre fauteuil. Attachez le porte-bébé à vos hanches avec une lanière pour qu'il ne projette pas le bébé.

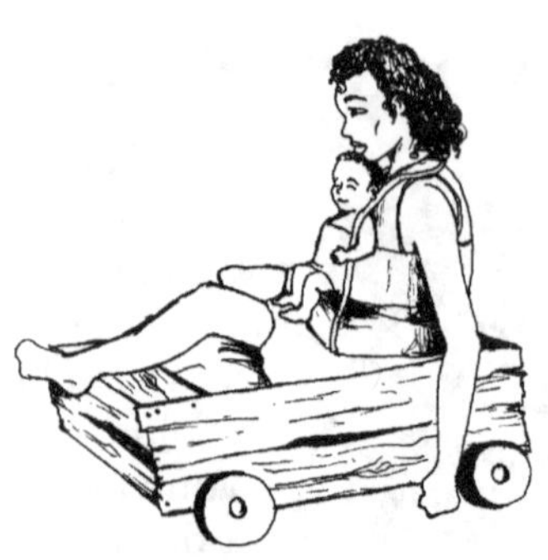

Lorsque le bébé grandit, vous pouvez utiliser un harnais qui soutient le bébé pendant qu'il est assis sur vos genoux.

Un coussin pour bébé comme celui-là, qui se noue autour de la taille, vous permettra de tenir votre bébé en toute sécurité sur vos genoux.

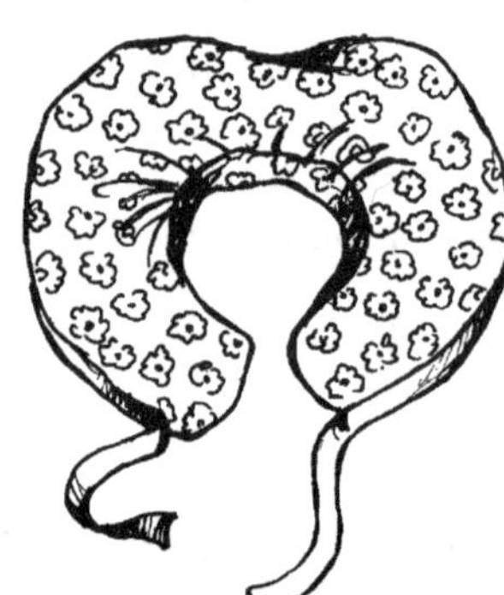

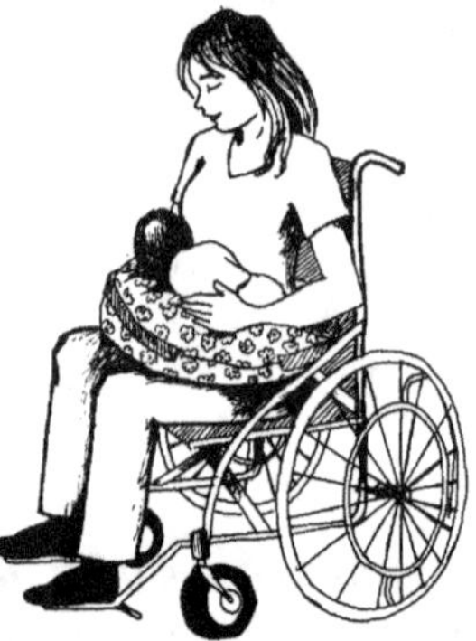

Si vous utiliser le langage de signes

Si vous utilisez le langage de signes pour communiquer, vous pouvez également utiliser un porte-bébé pour que vos mains soient libres.

Si vous avez des attaques (« crises, » épilepsie)

Si vous avez des attaques ou « crises, » vous saurez mieux leur fréquence et leur degré de gravité. Si vous avez une crise pendant que vous tenez un bébé et il tombe, il peut se blesser gravement ou même mourir.

Si possible, essayer d'avoir toujours quelqu'un qui ne souffre pas de crises prés de vous et du bébé. Si vous vivez seule, ou que vous êtes parfois seule avec le bébé, aménagez un espace dans la chambre ou la maison, et gardez le bébé là-bas à tout moment. Ne marchez pas avec le bébé, et assurez-vous qu'il n'y ait pas d'objets pointus sur les chaises ou les tables. De cette manière, si vous avez une crise pendant que vous êtes seule avec le bébé, le bébé sera en sécurité jusqu'à ce que la crise passe. Il est toujours plus sûr de déposer le bébé par terre lorsque vous le nourrissez, le laver ou l'habiller.

Lorsque le bébé grandit un peu et commence à ramper ou à marcher, mettez un portail ou une barrière à l'entrée ou sur toutes les marches pour que le bébé soit en sécurité même si vous avez une crise et si vous reprenez vos esprits.

Suivre le bébé

Lorsque les bébés apprennent à ramper et à marcher, il peut être difficile pour toute mère ou de tout père de les suivre ! Le fait de courir et de marcher est un exercice sain pour les bébés en pleine croissance. Et lorsqu'ils apprennent pour la première fois, ils tombent beaucoup. Ne vous en préoccupez pas. Cela fait partie du développement normal de l'enfant.

Si vous ne pouvez pas vous déplacer facilement

Les petits bébés peuvent se déplacer à une vitesse remarquable, et ils se blessent facilement. Par conséquent, si vous ne pouvez pas courir derrière votre bébé pour le protéger du danger—tel que courir devant un véhicule ou un feu de cuisson—attachez une ficelle autour du poignet de l'enfant pour que vous puissiez le protéger du danger. La ficelle peut être aussi attachée autour de la taille si vous n'êtes pas en mesure de la tenir avec vos mains.

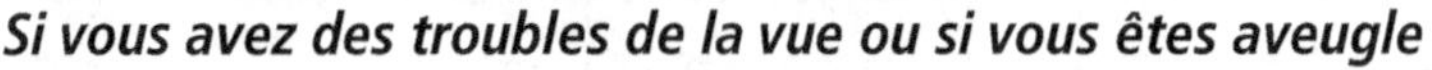

Si vous avez des troubles de la vue ou si vous êtes aveugle

Lorsque le bébé est très petit, dormez avec lui sur le même lit. De cette manière, vous saurez ce dont il a besoin et où il se trouve.

Au fur et à mesure que le bébé grandit et commence à se déplacer seul, en rampant, puis en marchant, attachez quelque chose qui fait du bruit au niveau de la cheville ou du poignet (telle qu'une petite cloche ou une gousse). Ainsi, vous pouvez toujours l'entendre et savoir où il se trouve.

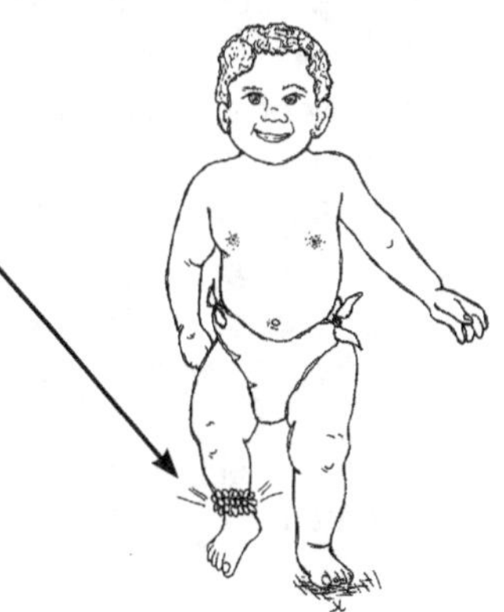

En outre, aménagez un espace où le bébé peut se déplacer et jouer sans se blesser. Assurez-vous qu'il n'y ait pas de bords aiguisés ou pointus sur un objet dans l'espace. Placez une barrière à l'entrée entre les pièces, et au niveau de toutes les portes menant à l'extérieur de la maison, pour que le bébé ne puisse pas quitter son espace sécurisé seul.

Protection de la santé des enfants

Chez les enfants, les cas de maladie se compliquent très rapidement. Une maladie qui prend des jours ou des semaines pour nuire gravement ou tuer un adulte, peut tuer un petit enfant en quelques heures. Il est donc important d'être attentif aux premiers signes de maladie et de les traiter immédiatement.

La diarrhée (selles molles ou liquides) est plus fréquente et plus dangereuse chez les bébés et les jeunes enfants que chez les adultes. Si votre bébé ou votre petit enfant souffre de diarrhée, **agissez immédiatement, et :**

- Continuer à donner à téter—très souvent.
- Continuer à donner la nourriture.
- Donner beaucoup de boissons liquides.

La boisson de réhydratation aide à prévenir ou à traiter la déshydratation, particulièrement lorsque le bébé souffre d'une diarrhée sévère :

Il existe 2 moyens de préparer une boisson de réhydratation :

1. **Avec du sucre et du sel**
   (du sucre brut ou mélasse peut être utilisé à la place du sucre)

   Dans 1 litre d'eau propre, mettez une demi-cuillère à café de sel.

   Assurez-vous que le mélange soit moins salé que les larmes.

   Puis, ajoutez 8 cuillères à café de sucre.

   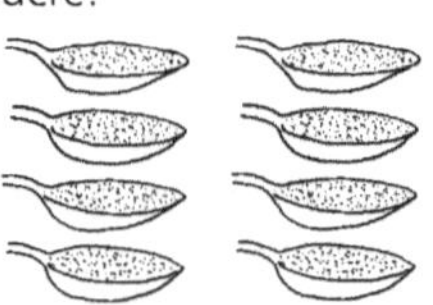

   Bien mélanger et donner à boire à l'enfant.

2. **Avec des céréales en poudre et du sel**
   (le riz en poudre est meilleur, ou du maïs, du blé ou du sorgho finement moulus, ou de la pomme de terre cuite et réduite en purée)

   Dans 1 litre d'eau propre, mettez une demi-cuillère à café de sel.

   Assurez-vous que le mélange soit moins salé que les larmes.

   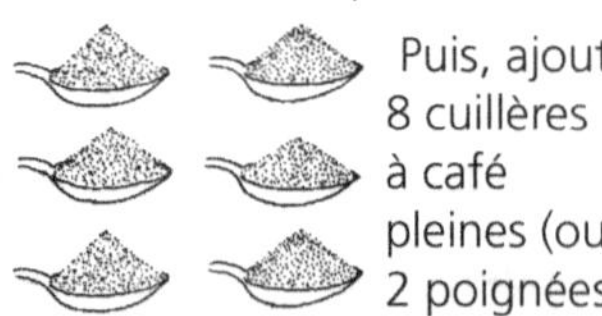

   Puis, ajoutez 8 cuillères à café pleines (ou 2 poignées) de céréales moulues.

   Faites bouillir pendant 5 à 7 minutes pour obtenir de la bouillie liquide ou légère. Laissez refroidir et donner à l'enfant.

   Goûtez au mélange à chaque fois pour vous assurer que ce n'est pas gâté. Les boissons à base de céréale peuvent se gâter en quelques heures lorsqu'il fait chaud.

Ajoutez à chaque boisson, une demi-cuillère de jus de fruits, d'eau de coco, ou de la purée de bananes, si il y'en a. Ces aliments contiennent du potassium ; ce qui pourrait aider l'enfant à accepter plus de nourriture et de boissons.

IMPORTANT ! Adapter la boisson à votre région et ajuster les quantités à vos unités de mesure locales. Si vous donnez de la bouillie de céréales aux jeunes enfants, ajouter assez d'eau potable pour la rendre liquide avant de donner à l'enfant. Cherchez un moyen simple et facile.

Il existe 3 moyens importants d'aider les enfants à grandir en bonne santé et à les protéger contre plusieurs maladies :

- Aliments nutritifs
- Propreté
- Immunisations

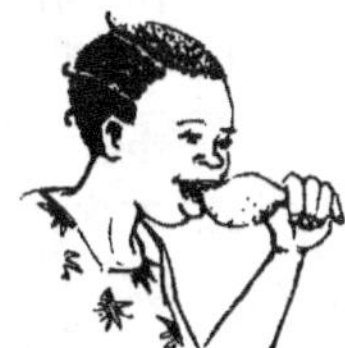

Aliments nutritifs

Il est important que les enfants consomment les aliments les plus nutritifs que vous pouvez avoir pour qu'ils aillent bien et ne tombent pas malades. Les enfants doivent surtout manger assez —plusieurs fois par jour (pages 265 à 266).

Propreté

Les enfants ont plus de chance d'être en bonne santé si eux et leur environnement sont propres. Voici quelques recommandations :

- Laver les enfants et changer leurs vêtements assez souvent.
- Apprendre aux enfants à toujours se laver les mains lorsqu'ils se lèvent le matin, lorsqu'ils vont aux selles, et avant de manger ou de toucher à la nourriture.
- Apprendre aux enfants à utiliser les latrines ou toilettes.
- Ne pas laisser les enfants marcher pieds nus dans les endroits où il y'a l'ankylostome ; ils doivent porter des sandales ou des chaussures.
- Apprendre aux enfants à se brosser les dents chaque jour, et ne leur donner pas trop de bonbons ou de boissons gazeuses.
- Garder les ongles très courts.
- Ne pas laisser les enfants qui sont malades ou qui souffrent de plaies, de la gale, de poux ou de la teigne, dormir avec ou partager des vêtements ou des serviettes avec les autres enfants avec les autres enfants.
- Traiter rapidement la gale, la teigne, les vers intestinaux, et autres infections qui se contaminent facilement.
- Ne pas laisser les enfants mettre des objets sales dans leurs bouches, ou laisser les chiens, les chats ou d'autres animaux lécher leurs visages.
- Garder les porcs, les chiens, et les poulets hors de la maison.
- Utiliser uniquement de l'eau potable, bouillie, ou filtrée pour la boisson. Cela est particulièrement important pour les bébés.
- Protéger les bébés et les enfants du paludisme ; ils doivent dormir sous une moustiquaire imprégnée d'insecticide.

Immunisations (vaccinations)

Les vaccins assurent une protection simple et sûre contre plusieurs maladies dangereuses. Si les agents de santé ne font pas de vaccins dans votre communauté, emmenez vos enfants au centre de santé le plus proche pour qu'ils soient vaccinés. Il est mieux de les faire vacciner pendant qu'ils sont en bonne santé, que de les emmener pour un traitement lorsqu'ils sont malades ou mourants. Les vaccins sont généralement gratuits. (Les différents pays utilisent divers programmes.) Les vaccins les plus importants pour les enfants sont :

Vaccins	Période	Note
DCT *pour la diphtérie, coqueluche et tétanos*	À 2 mois, 4 mois, 6 mois, et 18 mois.	Dans certains pays, une injection supplémentaire est faite lorsque l'enfant a entre 4 et 6 ans.
POLIO *(paralysie infantile)*	Dans certains pays, 1 dose est donnée à la naissance, et 3 doses supplémentaires sont administrées en même temps comme injections DTC.	Dans d'autres pays, les 3 premières doses sont administrées en même temps comme injections DTC ; la 4e dose entre 12 et 18 mois, et une 5e dose à 4 ans.
BCG *pour la tuberculose*	A la naissance ou à tout autre moment.	
ROUGEOLE	1 injection à 9 mois, et parfois une seconde injection à 15 mois ou plus.	Dans plusieurs pays, un vaccin '3 en 1' appelé RRO (rougeole, rubéole, et oreillons) est administré entre 12 et 15 mois, et une seconde injection entre 4 et 6 ans.
HepB *(Hépatite B)*	3 injections sont généralement faites au même moment, comme le DTC.	Dans certains pays, les injections sont faites à la naissance, à 2 mois, et à 6 mois.
Hib *pour l' Haemophilus influenza de type b, qui est un germe qui cause la méningite et la pneumonie chez les enfants*	3 injections administrées avec les 3 premières injections DTC.	
Td ou TT *(anatoxine tétanique), pour le tétanos (tétanos) pour les adultes et les enfants de plus de 12 ans.*	1 injection tous les 10 ans. Dans certains pays, cela se fait entre 9 et 11 ans (5 ans après le dernier vaccin DTC), puis tous les 10 ans.	Les femmes enceintes doivent être vaccinées pendant chaque grossesse pour que leurs bébés soient protégés du tétanos chez le nouveau-né (voir page 251).

Vaccinez vos enfants à temps. Assurez-vous qu'ils aient la série complète de chaque vaccin dont ils ont besoin.

CHAPITRE 13

Grandir avec un handicap

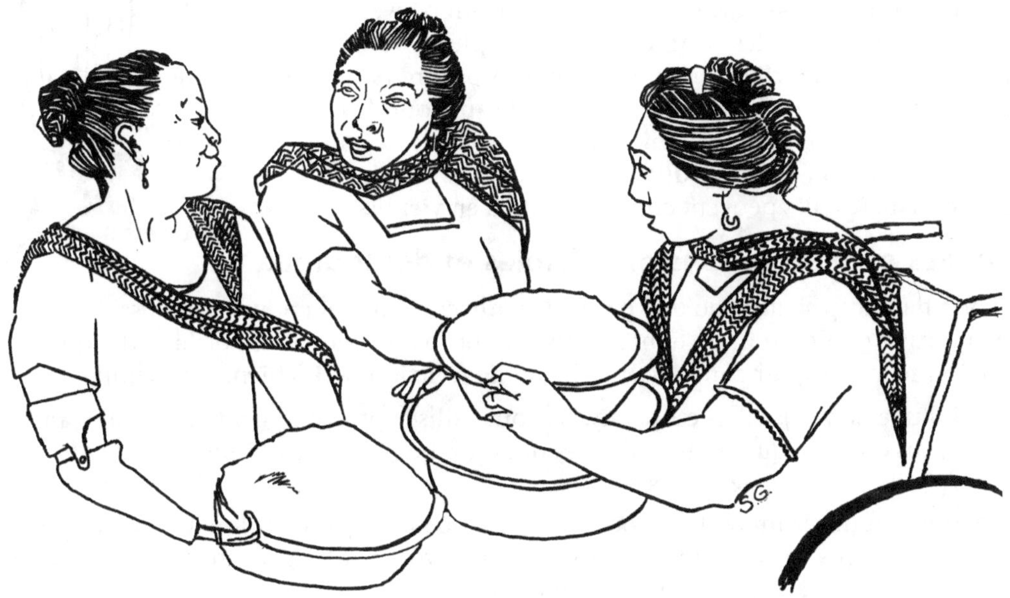

Le fait de grandir peut-être un moment où vous gagnez plus de respect de la part de votre famille et de votre communauté. Cependant, il peut s'agir aussi d'une période où vous devenez plus vulnérables à la pauvreté, à la maltraitance, et aux problèmes de santé. Que vous ayez un handicap ou non, vous connaitrez plusieurs changements en grandissant.

Au fur et à mesure que votre corps vieillit, vous devrez probablement changer votre manière de faire plusieurs choses. Vous cesserez certaines activités parce que vous ne pouvez plus les faire. Vous pouvez développer des problèmes de santé ou des handicaps que vous n'aviez pas lorsque vous étiez plus jeunes. Certaines femmes peuvent commencer à utiliser une canne ou un fauteuil roulant pour se déplacer parce qu'elles ne peuvent plus marcher comme avant. D'autres auront besoin de lunettes ou de prothèses auditives.

Que vous souffriez de handicap lorsque vous étiez jeune ou que aviez contracté un handicap plus tard au cours de votre vie, ce chapitre contient des informations sur la façon dont certains handicaps peuvent évoluer ou changer et sur la manière dont vous pouvez prendre soin de votre santé en vieillissant.

Problèmes de santé causés par le vieillissement

Souvent, les femmes ne pensent pas qu'elles vieillissent jusqu'à ce que leurs enfants deviennent adultes ou que leurs corps commencent à changer. Vous remarquerez peut-être que votre corps se fatigue plus souvent, que vous n'êtes plus forte comme avant, ou que vous avez des difficultés à vous déplacer.

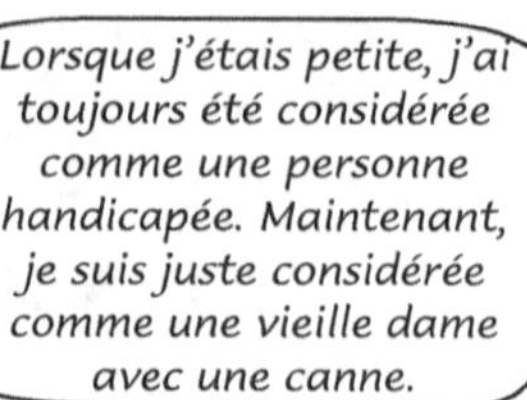

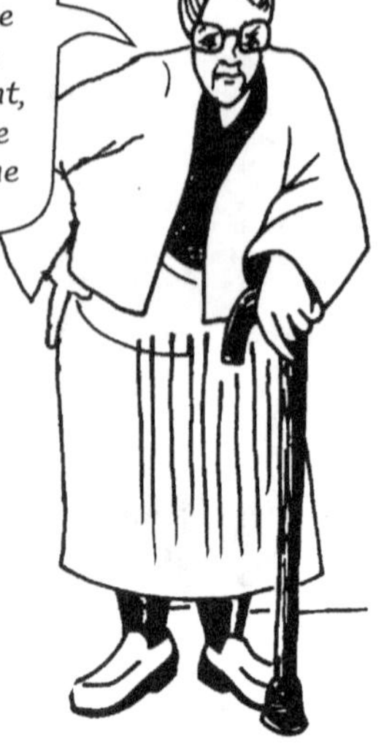

Mieux vous comprendrez les changements qui peuvent survenir à mesure que les femmes vieillissent, plus il vous sera facile de savoir si les changements de votre corps font partie du vieillissement ou sont causés par votre handicap. Pour de plus amples informations sur la manière de vous occuper de votre corps, voir page 85. Voici les difficultés auxquelles certaines femmes handicapées peuvent être confrontées en vieillissant :

Muscles et articulations plus faibles et douloureux

Si votre handicap signifie qu'une partie de votre corps ne fonctionne pas aussi bien qu'une autre partie, au fil du temps, vous avez probablement abusé de la partie qui fonctionne mieux pour compenser celle qui ne fonctionne pas bien. Par exemple :

- Si l'une de vos jambes est paralysée, vous utilisez probablement la « bonne jambe » plus que quelqu'un qui utilise les deux jambes, et les articulations peuvent s'affaiblir à cause de l'excès d'usage.

- Si vous utilisez un fauteuil roulant ou des béquilles pendant longtemps, les articulations de vos mains, de vos bras, et de vos épaules peuvent être douloureux à cause de l'excès d'usage, et commencer à s'user.

- Si vous êtes une très petite femme (naine), vous pouvez constater que vous avez des douleurs dans les épaules, les genoux et les hanches à cause de tous les mouvements que vous avez faits au fil des ans.

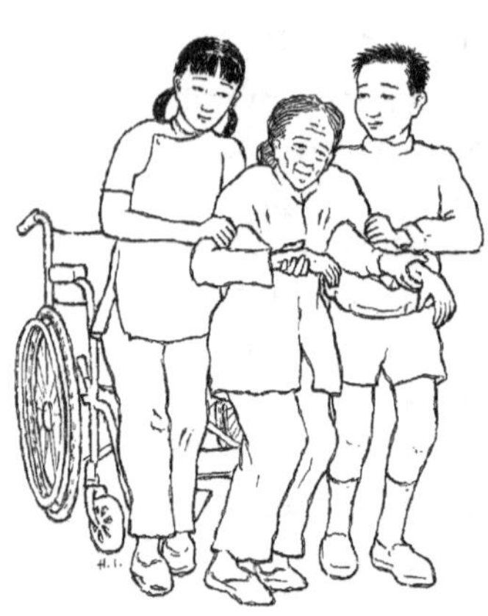

Si vous utilisez un fauteuil roulant ou si vous passez plus de temps au lit, il est très important de vous déplacer et de changer de positions dans la mesure du possible pour éviter les escarres de débicutis (page 116).

Pour les femmes qui utilisent les fauteuils roulants

En général, les femmes qui utilisent des fauteuils roulants font moins d'exercices en vieillissant. Demandez à d'autres personnes de vous aider à vous lever ou à utiliser un cadre support pour que vous puissiez vous appuyer sur les os de vos jambes. Essayez également de garder les os de vos bras en forme en soulevant des objets. Obtenir plus d'informations sur les exercices aux pages 88 à 95.

Syndrome post-polio

Si vous avez eu la polio plus tôt dans votre vie, vous pouvez commencer à souffrir de faiblesse, de fatigue, et de douleur sévères, et de problèmes respiratoires plusieurs années après la disparition du virus de la polio. Cela veut dire que vous devez être très prudente lorsque vous faites des exercices. Le fait d'utiliser excessivement vos muscles peut les endommager et vous affaiblir davantage. Au lieu de cela, faites des étirements et des mouvements légers pour empêcher votre corps de se raidir.

Marche et équilibre

Si vous utilisez une jambe artificielle (prothèse), vous devrez peut-être l'ajuster car elle peut ne plus être adaptée, surtout si vous ne vous déplacez pas ou si vous ne faites pas des exercices autant que vous le faisiez, et vos muscles s'affaiblissent.

Si vous avez l'habitude de marcher sans déambulateur, vous devez peut-être commencer à utiliser une canne, des béquilles ou un fauteuil roulant. De nombreuses femmes attendent longtemps avant de se décider à utiliser ces aides à la marche qui les aideront. Mais le fait de commencer à utiliser une canne ou un fauteuil roulant, à un stade précoce, peut vous protéger des chutes et des blessures, et vous permet de vous déplacer plus facilement. Le mieux vous pouvez vous déplacer, le plus vous pouvez prendre part à la vie de la communauté.

Arthrite

L'arthrite est un gonflement et une raideur douloureux des articulations. Elle touche de nombreuses personnes, et peut rendre les tâches quotidiennes douloureuses et très difficiles. Si l'arthrite attaque les mains, elle peut causer des problèmes spécifiques aux personnes handicapées. Par exemple :

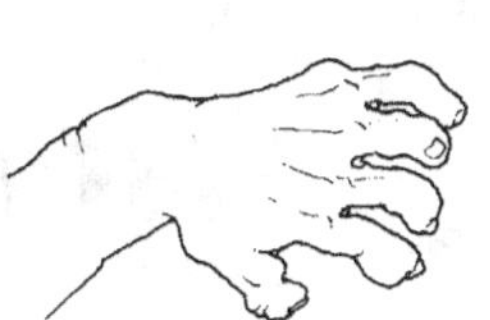

difformité de la main causée par la lèpre et l'arthrite

- Si vous êtes aveugle et que vous utilisez vos mains pour « voir » ou pour lire des choses au toucher, vous ne pourrez peut-être pas faire cela également.

- Si vous êtes sourd, vous ne pourrez peut-être pas utiliser le langage de signes.

- Si vous utiliser une sonde pour uriner, ou un programme d'élimination intestinale pour faire les selles, il sera plus difficile pour vous de le faire vous-même.

- Si vous souffrez de la lèpre (maladie de Hansen) et que vos mains sont déjà touchées, l'arthrite rendra l'usage de vos mains encore plus difficile.

Problèmes de peau

Votre peau deviendra plus fine à mesure que vous vieillissez, et vous remarquerez peut-être que vous vous blessez plus facilement.

- Si vous êtes assise ou couchée pendant la plus grande partie de la journée, une peau plus fine signifie que vous pouvez avoir des escarres de décubitus plus facilement (voir page 114).
- Si vous utilisez des jambes ou des bras artificiels, vérifiez régulièrement l'état de votre peau à l'endroit où elle touche la prosthétique pour vous assurer qu'elle ne devienne pas rouge ou irritée.
- Si vous souffrez de la lèpre (maladie de Hansen), vérifiez l'état de votre peau tous les jours. Une peau plus fine favorisera les escarres de décubitus et les infections.
- Si vous souffrez d'une lésion de la moelle épinière ou d'une paralysie, et que vous ne ressentez aucune sensation au niveau de votre peau, demandez à quelqu'un de vérifier l'état de votre peau chaque jour pour éviter les escarres de décubitus, notamment dans les parties que vous ne voyez pas, tel que le dos (page 117).

Vue et ouïe

Beaucoup de personnes âgées ne peuvent pas voir aussi bien que lorsqu'elles étaient jeunes. Si vous êtes sourd, il sera difficile pour vous de comprendre lorsque quelqu'un vous parle en langage de signes ou si vous êtes habitué à la lecture labiale.

Si vous souffrez de la lèpre, le vieillissement peut provoquer des inflammations dans vos yeux ; ces inflammations peuvent causer la cécité si elles ne sont pas traitées.

Si vous êtes aveugle et que vous commencez à perdre votre ouïe, il sera plus difficile pour vous de communiquer et de vous déplacer en toute sécurité.

Demandez à votre famille de faire des changements qui vous aideront à voir, entendre et vous déplacer plus facilement. Par exemple, si vous ne voyez pas bien, essayez de rendre la maison plus éclairée en peignant les murs en blanc, ou en cherchant une ampoule plus lumineuse. Marquer les marches et les portes avec diverses couleurs afin que vous puissiez mieux les voir et ne pas trébucher et tomber dessus.

Si l'état de votre ouïe s'aggrave, demandez aux gens de s'asseoir en face de vous lorsqu'ils parlent et de parler clairement sans crier. Eteignez la radio et la télévision lorsque vous parlez pour mieux entendre.

Os fragiles (ostéoporose)

Après votre saignement mensuel (menstrues), votre corps commence à produire moins d'hormones estrogènes (page 72) et vos os peuvent s'affaiblir davantage. Les os fragiles se brisent plus facilement et guérissent lentement. Si votre équilibre est affecté par le vieillissement, ou si vous souffrez des crises d'épilepsie ou de paralysie cérébrale, vous êtes plus exposée au risque de tomber et de vous casser les os fragiles. Vous pouvez prévenir la fragilité des os en :

- Mangeant des aliments riches en calcium (page 86), et en vitamine C, tels que les fruits et les légumes jaunes.
- Faisant des exercices réguliers qui s'appuient sur vos os (voir pages 88 à 90).

Confusion mentale

Certaines personnes âgées ont des difficultés à se souvenir ou à se concentrer. Pour la plupart des gens, cela ne constitue pas un problème grave. Mais certaines personnes développent des problèmes plus graves liés à la perte de mémoire ou à la pensée (maladie d'Alzheimer, démence, sénilité) et finissent par devenir si confus qu'ils ne reconnaissent plus les amis et les membres de la famille. Elles peuvent être très effrayées et confuses par des choses habituelles qu'elles connaissaient très bien.

Une personne âgée atteinte du syndrome de Down peut devenir plus facilement confuse et peut commencer à avoir des crises d'épilepsie.

Trouver de nouvelles façons de faire les choses

Les changements qui surviennent avec l'âge, peuvent signifier que vous devrez trouver de nouvelles façons de faire les choses et demander aux autres de vous aider. Et vous aurez peut-être besoin de plus de dispositifs d'aide, tels qu'une prothèse auditive, une canne ou un fauteuil roulant. Lorsque vous sentez que votre corps commence à changer, cherchez immédiatement de nouvelles façons de faire les choses. Le fait de savoir à quoi s'attendre peut vous aider à mieux prendre soin de votre corps et de rester en bonne santé autant que possible en vieillissant.

Demander de l'aide

Si vous trouvez qu'il devient plus difficile de faire certaines choses, tels que manger, se laver, s'habiller, ou se lever lorsque vous êtes couché, montrer ou expliquer à vos amis, aux membres de la famille, aux donneurs de soins, ou à d'autres personnes en qui vous avez confiance comment ils peuvent vous aider. Vous pourriez aussi faire venir un parent ou un ami pour vivre avec vous. Pour son assistance, la personne aura un endroit pour vivre.

Si vous trouvez que vous oubliez les choses, il peut être utile de dresser une liste des choses que vous voulez faire chaque jour, et de barrer chaque chose qui a été faite. Ou chaque jour, parlez avec les membres de votre famille de ce que vous voulez faire pour qu'ils vous rappellent.

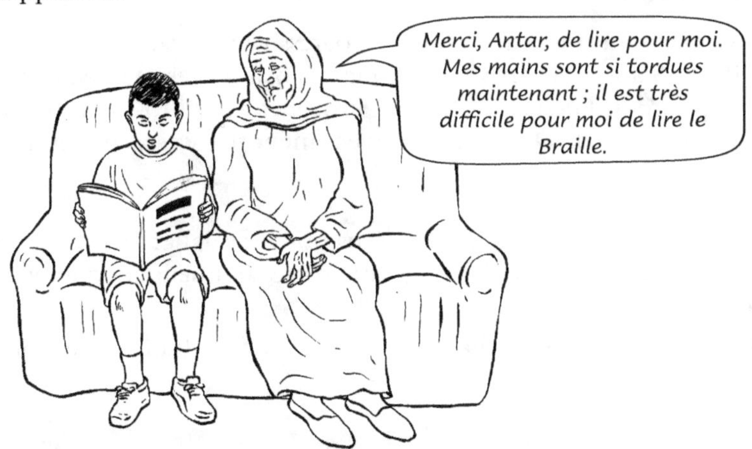

Dépression (tristesse extrême ou insensibilité)

Certaines personnes commencent à se sentir tristes et déprimées au fur et à mesure qu'elles vieillissent. Cela est souvent dû à la solitude, à l'état de santé, ou au fait de ne pas être en mesure de faire autant que dans le passé. Certaines femmes handicapées qui souffrent du manque d'estime de soi peuvent se sentir encore plus seules et déprimées au fur et à mesure qu'elles vieillissent.

Voici quelques signes de la dépression :

- Se sentir triste la plupart du temps ;
- Difficulté à dormir ou dormir beaucoup ;
- Difficulté à réflechir clairement ;
- Discours et mouvement lents;
- Manque d'intérêt pour les activités plaisantes telles que la nourriture ou le sexe ;
- Problèmes physiques, tels que maux de tête ou problèmes intestinaux qui ne sont pas causés par une maladie ;
- Manque d'énergie pour les activités quotidiennes ;
- Penser à la mort ou au suicide.

Que faire pour aider à prévenir la dépression

Essayez de rester le plus actif possible, de faire des exercices, et de bien manger. Surtout, ne restez pas seul. Aidez à prendre soin des jeunes enfants dans votre communauté. Rencontrez d'autres femmes âgées handicapées pour discuter et passer du temps ensemble. Si vous vous sentez triste ou si vous n'arrivez pas à dormir, parlez-en à quelqu'un de votre famille en qui vous avez confiance ou avec un agent de santé. Pour de plus amples informations sur la santé mentale, voir Chapitre 3.

Lorsque les menstrues cessent (ménopause)

En général, les saignements mensuels cessent progressivement sur 1 ou 2 ans, le plus souvent entre 45 et 55 ans. Cela arrive parce que vos ovaires cessent de produire des œufs, et votre corps produit peu d'hormones estrogènes et de progestérone. Les femmes qui souffrent du syndrome de Down sont souvent ménopausées avant les autres.

Signes :

- Vos menstrues deviennent irrégulières. Vous pouvez saigner le plus souvent pendant un certain temps. Ou les saignements cessent pendant quelques mois, et recommencent encore.
- Parfois, vous pouvez soudainement avoir très chaud ou transpirer « bouffées de chaleur ».

- Votre vagin peut devenir moins humide et plus petit.

- Vos émotions changent facilement.

Ces signes vont commencer à disparaitre au fur et à mesure que votre corps s'habitue à moins d'estrogènes.

Si vous avez des malaises lorsque vos menstrues cessent (ménopause)

Si vous vous sentez mal, essayez ce qui suit :

- Portez des vêtements amples, confortables, et en fabriqués coton. Si possible, portez des vêtements faciles à retirer lorsque vous commencez à transpirer.

- Evitez les repas ou les boissons chauds et épicés. Ils peuvent provoquer des bouffées de chaleur.

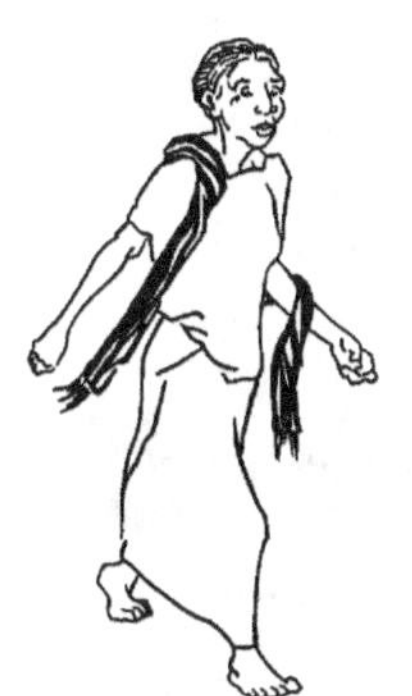

- Faites des exercices réguliers.

- Ne buvez pas beaucoup de café, de thé, ou de boissons gazeuses (pop, soda, cola). Ils contiennent la caféine, qui peut vous rendre nerveux et vous empêcher de dormir.

- Si vous prenez de l'alcool, buvez-en en petite quantité. L'alcool peut augmenter les saignements et les bouffées de chaleur.

- Arrêtez de fumer, de renifler ou de mâcher du tabac. Cela peut provoquer des saignements inhabituels et aggraver le problème des os fragiles.

- Expliquez à votre famille que vos émotions peuvent changer facilement. Cela peut également permettre de discuter de votre situation avec d'autres femmes qui passent aussi par la ménopause.

- Demandez des informations sur l'utilisation des remèdes traditionnels dans votre communauté. Parfois, les femmes qui ont déjà vécu la ménopause, savent comment vous aider à vous sentir mieux.

Dans le passé, les médecins recommandaient aux femmes de prendre des médicaments appelés Traitement Hormonal Substitutif (THS) pour aider à gérer les changements et les malaises au cours de la ménopause. Malheureusement, il a été démontré que le THS augmente le risque de cancer des seins, de maladies cardiaques, de caillots sanguins, et d'AVC. Il est préférable d'éviter l'utilisation de ces médicaments.

Relations sexuelles après la fin des menstrues

Pour certaines femmes, la ménopause signifie la libération des exigences d'une relation. D'autres femmes s'intéressent davantage au sexe parce qu'elles n'ont plus peur des grossesses non désirées. Cependant, toutes les femmes continuent d'avoir besoin d'amour et d'affection.

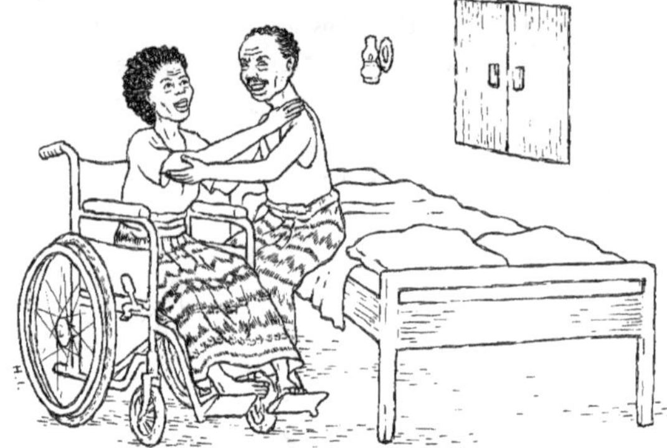

Il n'y a aucune raison que tu ne puisses pas profiter du sexe aussi longtemps que tu vis.

En vieillissant, les changements de votre corps peuvent affecter vos relations sexuelles. Vous pouvez prendre plus de temps pour être excité pendant les rapports sexuels (cela peut arriver aux hommes aussi). Et parce que votre corps ne produit plus autant d'hormones estrogènes, votre vagin peut être plus sec. Cela peut rendre les rapports sexuels désagréables, et provoquer plus facilement des infections du vagin ou du système urinaire.

En outre, la peau à l'intérieur de votre vagin devient plus fine, assurez-vous de prendre plus de temps avant d'avoir des rapports sexuels pour que votre vagin se lubrifie naturellement. Vous pouvez utiliser de la salive), des huiles végétales (huile de maïs et d'olive), ou des lubrifiants à base d'eau.

Si vous avez des rapports sexuels avec un homme et il a du mal à avoir une érection, essayez de savoir ce qu'il aime. Vous l'exciterez en le touchant.

IMPORTANT !

- N'utilisez pas des huiles pour la lubrification lorsque vous utilisez des condoms. L'huile rendra le condom fragile et il peut se déchirer.

- N'utilisez pas du petroleum jelly *(Vaseline)* ou des huiles contenant du parfum pour lubrifier le vagin. Elles peuvent provoquer des irritations.

- N'utilisez rien qui peut assécher votre vagin. Cela peut provoquer des irritations, et favoriser le VIH ou d'autres infections (page 169).

- Pour éviter les problèmes d'urine, urinez avant les rapports sexuels et après le plus tôt possible. Cela aidera à éliminer les germes de l'urètre qui pourraient entrer dans la vessie et provoquer une infection.

Protégez-vous de la grossesse et des maladies sexuellement transmissibles (IST)

Vous pouvez toujours tomber enceinte jusqu'à ce que vos menstrues cessent pendant une année entière. Pour éviter les grossesses non désirées, vous devez continuer à utiliser une méthode de planification familiale (page 188) jusqu'à ce que vous n'ayez plus de menstrues pendant une année entière (12 mois) (voir page 188).

Si vous utilisez une méthode hormonale de planification familiale (pilule, injections, ou implants), arrêtez de l'utiliser autour de 50 ans. Utilisez une autre méthode de planification familiale sans hormones 12 mois après vos dernières menstrues.

A moins que vous ne soyez sûre que vous et votre partenaire ne souffrent pas d'une IST, y compris le VIH/SIDA, assurez-vous d'utiliser un condom à chaque fois que vous avez des rapports sexuels avec un homme—même si vous ne pouvez plus tomber enceinte.

Vivez une vie active

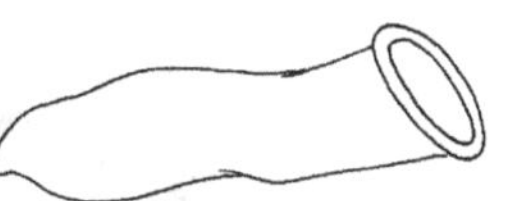

Essayez de vivre le plus activement possible. Avec l'aide d'une personne ou d'un support, vous pouvez participer activement à la vie de votre famille et de la communauté, et faire plus de choses que vous aimez. Visitez la communauté et restez mentalement et physiquement active.

Vous pouvez à garder un esprit actif en lisant ou en jouant à des jeux avec d'autres personnes. Des jeux de carte, des jeux avec des pierres (Mancala), des jeux avec des mots (Scrabble), des jeux d'échec, ou autres jeux populaires dans votre communauté vous donnent l'opportunité de vous amuser, d'échanger et de passer du temps avec d'autres personnes. Apprendre aux jeunes à lire, et à comprendre l'histoire de leur communauté à travers leurs travaux scolaires.

Vous menez une vie de sagesse et d'expérience. Le fait de travailler avec les familles, les donneurs de soins, et autres personnes âgées de la communauté, peut être très utile.

Moment d'apprendre de nouvelles choses

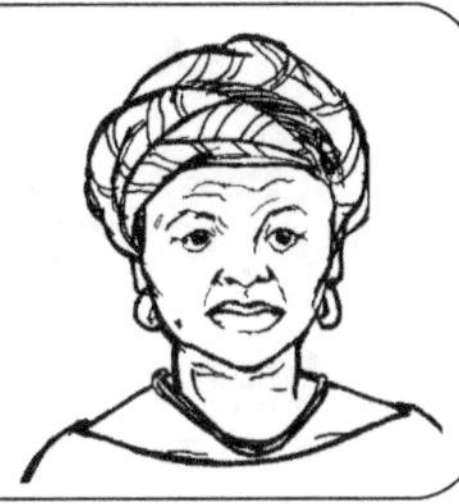

Imelda du district de Pallisa en Ouganda est âgée de 67 ans. Récemment, elle a rejoint un programme d'éducation primaire universel et retourna à l'école. Maintenant, elle peut écrire et parler l'Anglais. Les élèves de l'école l'aiment et l'appellent grand-maman.

Travail pour le changement

Même si votre handicap s'aggrave avec l'âge, trouvez des activités que vous pouvez faire pour continuer à rester actif dans la communauté. Avec votre grande expérience, vous pouvez faire beaucoup de choses pour améliorer les conditions des femmes handicapées.

Ce qu'une femme âgée handicapées peut faire :

- Beaucoup de gouvernements offrent des revenus mensuels (pensions), des logements, et des soins de santé aux personnes âgées handicapées. Si notre gouvernement ne le fait, nous pouvons travailler avec d'autres femmes handicapées, et avec nos mères, nos sœurs, nos filles, et nos voisins pour changer ces lois. Ce type de changement prend du temps.

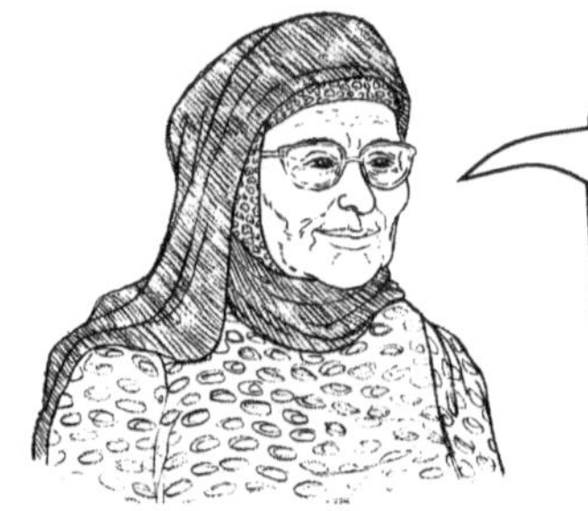

- Nous pouvons former des groupes de femmes handicapées qui vivent ensemble pour réduire les dépenses et s'entraider. Une femme aveugle, par exemple, peut être l'oreille d'une femme sourde, et une femme sourde, l'œil d'une femme aveugle.

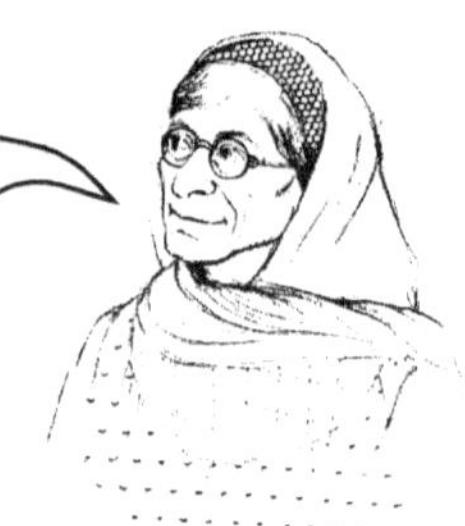

- Nous avons une expérience très riche de la vie, et nous pouvons partager ces informations avec les jeunes et les filles handicapées. Nous pouvons probablement les aider à résoudre les problèmes auxquels elles sont confrontées parce que nous éprouvions les mêmes difficultés lorsque nous étions jeunes.

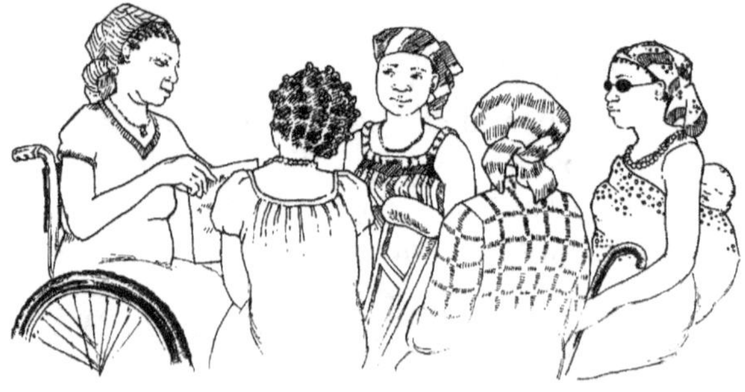

CHAPITRE 14

Abus, violence, et auto-défense

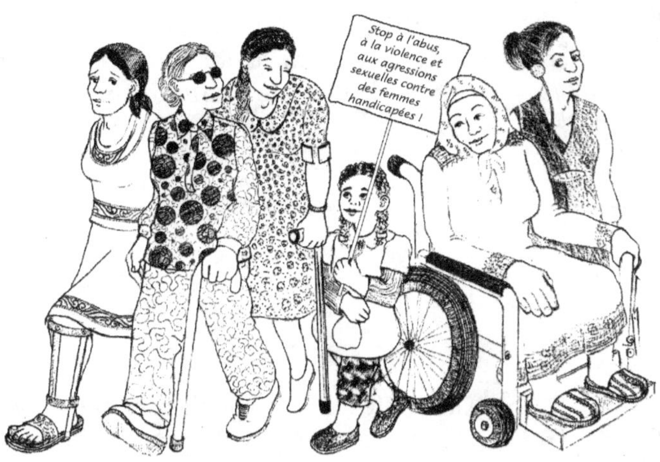

Toute femme peut être victime d'abus. Dans le monde entier, de nombreuses femmes sont maltraitées par des étrangers et des personnes qu'elles connaissent. Elles peuvent être battues, violées, humiliées, agressées sexuellement, blessées ou maltraitées d'une autre façon, ou même tuées. La plupart du temps, personne n'est informée de l'abus parce que les femmes ont honte ou ont peur d'en parler. Elles pensent que personne ne s'en souciera ou elles ont peur qu'on leur reproche d'avoir provoqué l'abus.

De nombreuses femmes sont maltraitées parce qu'elles ont moins de force que la personne qui abuse d'elles, ou parce qu'elles sont seules, faibles ou vulnérables. Les femmes et les filles handicapées sont plus susceptibles d'être maltraitées, blessées, ou sexuellement agressées que les femmes qui ne souffrent pas de handicap. Elles sont considérées comme étant encore plus faibles et moins importantes. Le handicap d'une femme ne doit jamais favoriser la violence, l'abus, ou la négligence. Les femmes handicapées méritent de vivre en sécurité avec des personnes qui se soucient d'elles et les traitent convenablement.

Une femme ou une fille handicapée peut être maltraitée par des hommes ou des femmes—par les membres de sa famille, par son mari ou partenaire, par d'autres membres du ménage, ou par les donneurs de soin. Elle peut être maltraitée par un voisin, un ami de la famille, un employeur, un collègue, ou un étranger.

Si l'agresseur est quelqu'un que la femme connait, elle peut avoir l'impression de n'avoir personne d'autre vers qui se tourner, surtout si elle compte sur cette personne pour l'aider dans ses activités quotidiennes. Mais lorsqu'une femme garde le silence sur les abus, elle devient plus isolée et plus vulnérable. Le fait de tendre la main à quelqu'un en qui elle a confiance, peut aider la femme à résister à la violence et à obtenir du soutien.

L'abus et la violence contre une femme ne sont jamais corrects. Étant donné que les handicapées sont peu respectées, elles sont parfois considérées comme des personnes qui ne méritent pas d'être protégées. Cela fait croire aux gens que l'abus contre les femmes handicapées ne constitue pas un problème et qu'il n'est pas nécessaire de respecter leurs droits.

Idées nuisibles :

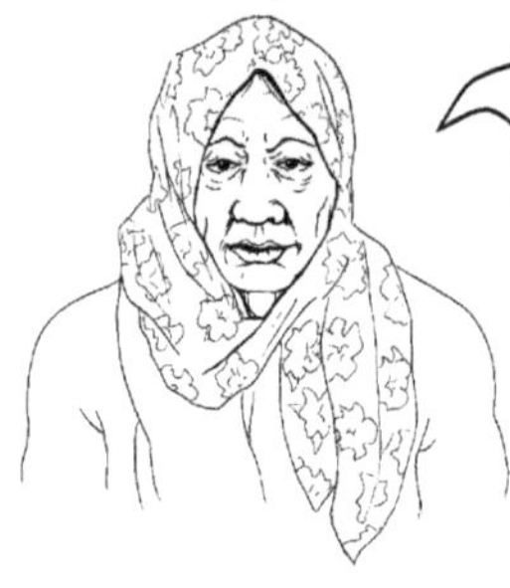

La vérité : Une fille handicapée a le droit d'être soignée comme les autres filles. Personne n'est 'chanceuse' d'être victime d'abus.

Idées nuisibles :

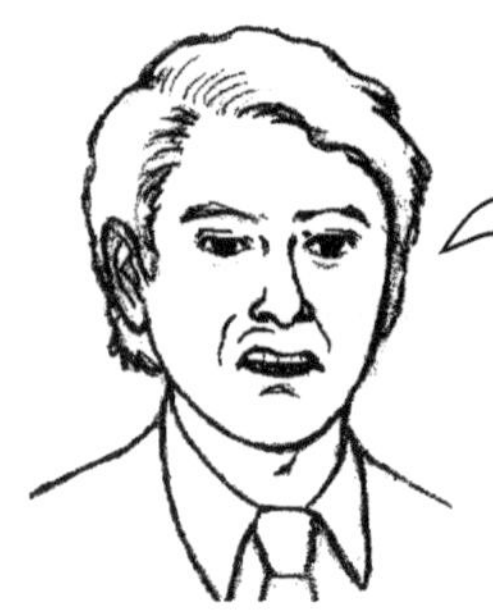

La vérité : Il n'est jamais correct d'abuser d'une femme handicapée. Personne ne doit être victime d'abus— surtout une femme qui a des difficultés à apprendre. Toute forme d'abus— qu'il s'agisse de violence verbale, de manque de soins, de refus de scolariser, de prise de décision pour une femme sans la consulter, de violence physique ou sexuelle—doit être combattue.

Différents types d'abus

Lorsque l'on parle d'abus, les gens pensent généralement à l'agression sexuelle—l'humiliation, la bastonnade, au viol, ou même au meurtre. Alors que les femmes handicapées sont vulnérables à la violence physique et aux autres formes d'abus.

Par exemple, les femmes qui dépendent de quelqu'un qui s'occupe d'elles au quotidien peuvent être humiliées, privées de nourriture, d'eau ou de médicaments ; laissées pendant longtemps lorsqu'elles font leurs besoins sur elles ; ou ne pas recevoir les soins dont elles ont besoin. Certaines personnes peuvent forcer les femmes à échanger des faveurs sexuelles contre des soins. Certaines filles et femmes handicapées sont rarement autorisées à rencontrer d'autres personnes ou à sortir de la maison. D'autres peuvent être abandonnées ou être victimes d'autres types de violence.

Une femme handicapées peut subir des abus de la part d'une personne qui est également handicapée. Si un homme handicapé se sent impuissant et en colère à cause de son handicap, il peut manifester sa colère en battant sa partenaire comme un moyen d'affirmer son pouvoir sur elle.

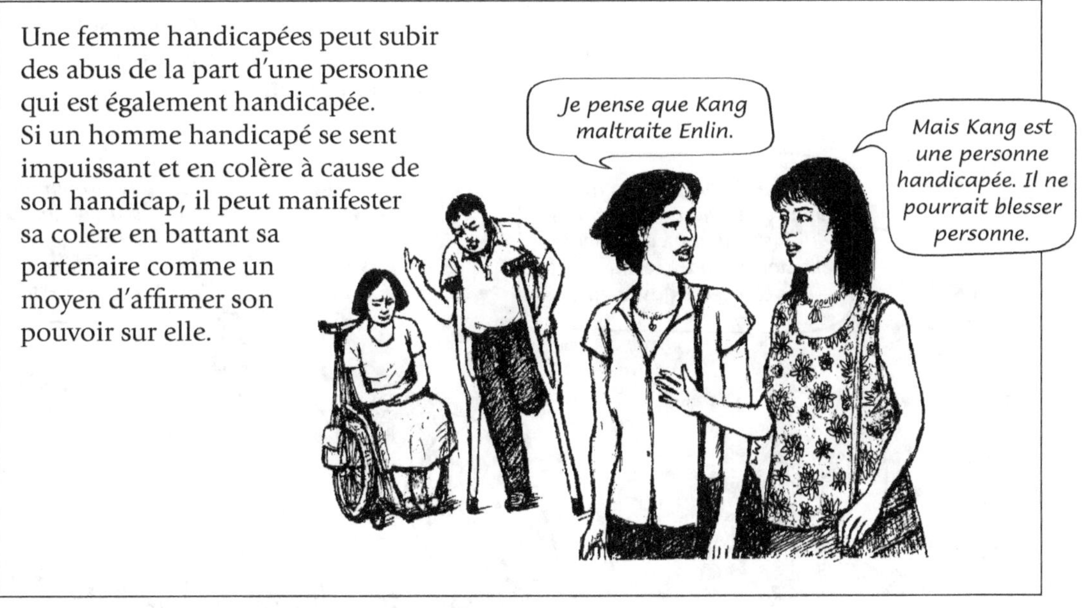

> La violence physique—ainsi que les autres formes d'abus et de violence—peuvent provoquer des problèmes de santé mentale. Les femmes qui ont été victimes d'abus, ont souvent peur ou sont tristes, et souffrent parfois de dépression. Lorsqu'une femme est maltraitée, son corps—et son esprit doivent guérir.

VIOLENCE VERBALE

On parle de violence verbale lorsque quelqu'un insulte, maltraite, effraie, abandonne ou isole, ou traite une femme comme si elle ne valait rien. Certaines personnes maltraitent les femmes handicapées en disant qu'elles devraient être mortes, ou qu'elles constituaient un fardeau et ne méritaient pas de vivre.

On parle également de violence verbale, lorsqu'on :

- Parle mal d'une femme sourde avec des personnes qui ne sont pas sourdes.

- Appelle leurs noms ou crie sur elles pour avoir fait les choses différemment.

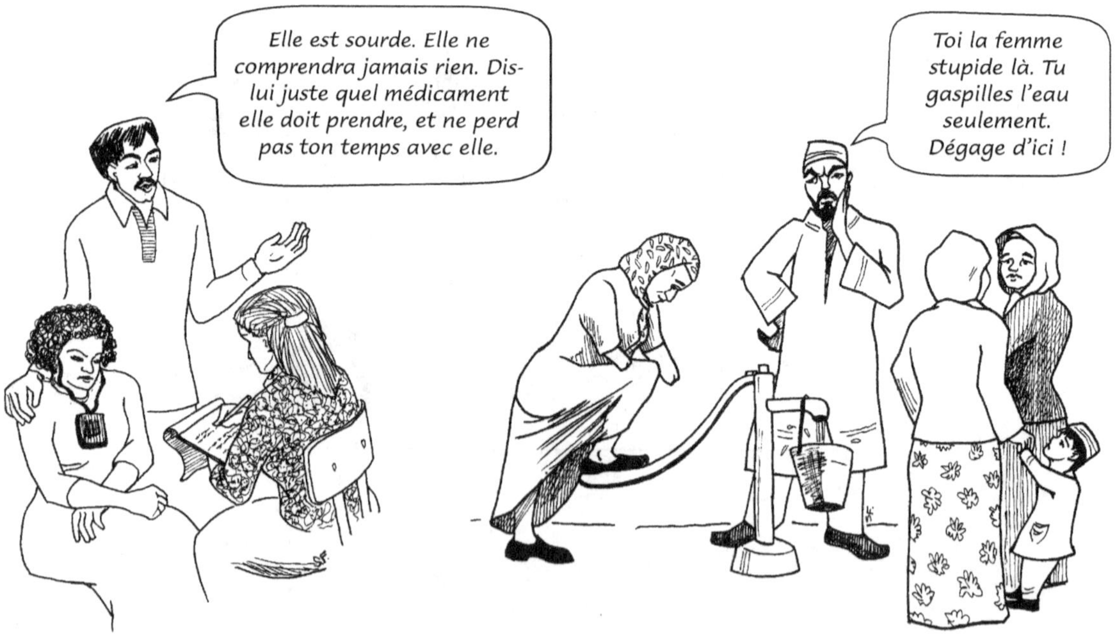

La violence verbale rend la femme fragile

La violence verbale empêche la femme handicapée d'être forte. Une femme qui est abandonnée peut avoir l'impression d'avoir perdu sa place et son rôle dans la société. Il est facile pour elle d'être triste et fragile.

Lorsqu'une femme est toujours insultée ou traitée de tous les noms, elle commencera à se sentir stupide et triste. Et si quelqu'un se moque d'elle devant ses amies ou ses voisins, elle peut se sentir humiliée et ne plus vouloir sortir. Après un certain temps, la femme commencera à croire qu'elle n'est pas en mesure de faire quelque chose de positif. Une femme qui est victime de violence verbale, souffre parfois de problèmes mentaux ou de dépression. Pour de plus amples informations, voir le Chapitre 3 qui porte sur la Santé Mentale.

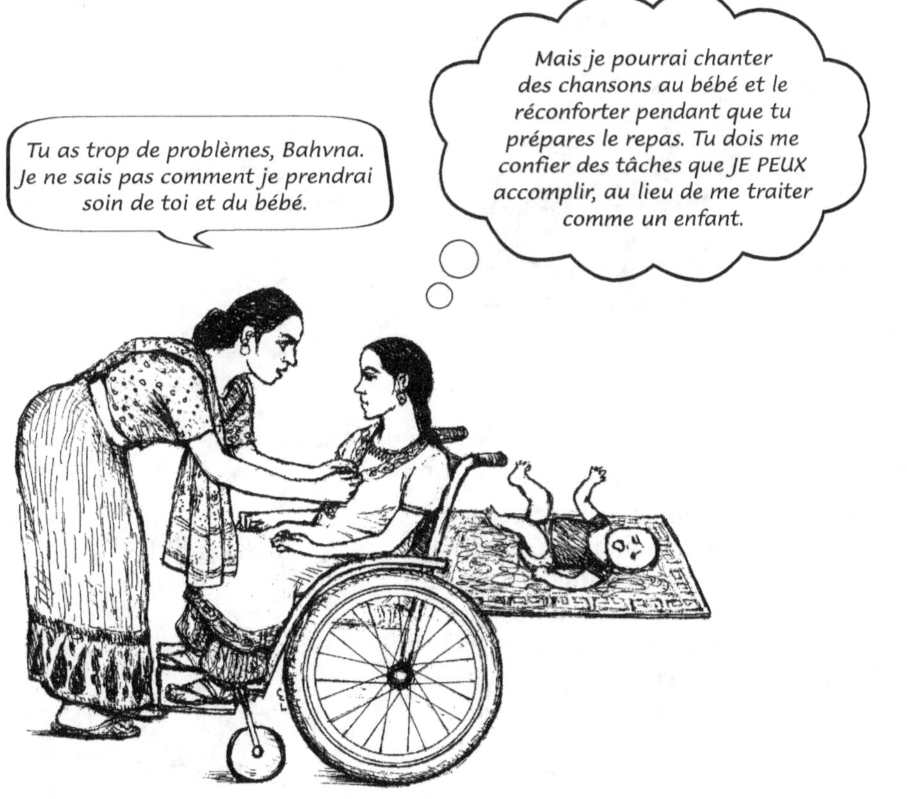

ABANDON

Souvent, les gens abandonnent ou refusent de s'occuper d'une personne handicapée. Une famille peut abandonner un enfant si elle a honte de lui ou si elle ne peut pas lui donner les soins dont il a besoin. Une femme qui est victime de handicap, peut être abandonnée par son mari ou sa famille, parce qu'ils ne sont pas en mesure d'accepter le changement de son corps.

De nombreuses femmes handicapées qui sont abandonnées, emménagent chez des parents qui peuvent les rendre triste. Lorsqu'il y a beaucoup à faire ou la famille est déjà pauvre, les femmes handicapées se sentent parfois comme un fardeau. Souvent, les parents reprochent à la femme handicapée d'être la 'cause' de leur malheur, surtout si elle a des enfants.

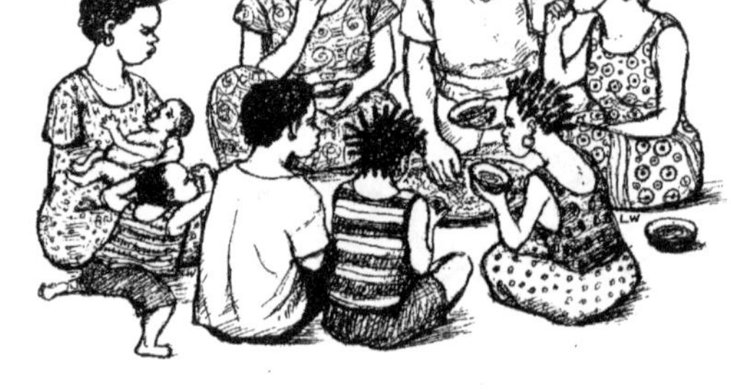

ISOLEMENT

Le fait de garder une femme handicapée enfermée seule dans une chambre est l'une des pires formes d'abus.

Lorsqu'une communauté ne respecte pas ou exclut les personnes handicapées, certaines personnes ont honte d'avoir une femme ou une fille handicapée dans la famille. Elles peuvent essayer de cacher les femmes et les filles handicapées, ou de prétendre qu'elles n'existent pas. Parfois, les femmes et les filles handicapées ne sont pas autorisées à aller à l'école ou à prendre part aux évènements communautaires ou aux cultes religieux.

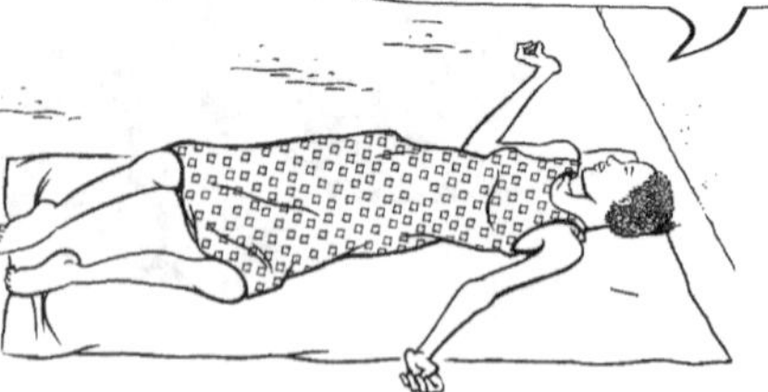

Dans certaines communautés, les femmes handicapées sont isolées parce que les autres personnes ont peur que le fait d'être proches d'elles, les rende handicapées aussi. Et certaines personnes pensent que si une femme enceinte touche une femme handicapée, son bébé naitra avec un handicap. Rien de cela n'est vrai. Le handicap n'est pas contagieux.

NÉGLIGENCE

On parle de négligence lorsque quelqu'un qui doit prendre soin d'une femme handicapée l'ignore ou ne l'aide pas. Par exemple, lorsque quelqu'un :

- Ne lui donne pas à manger ou la nourrit avec brutalité.

- Refuse de l'aider à prendre les médicaments dont elle peut avoir besoin.

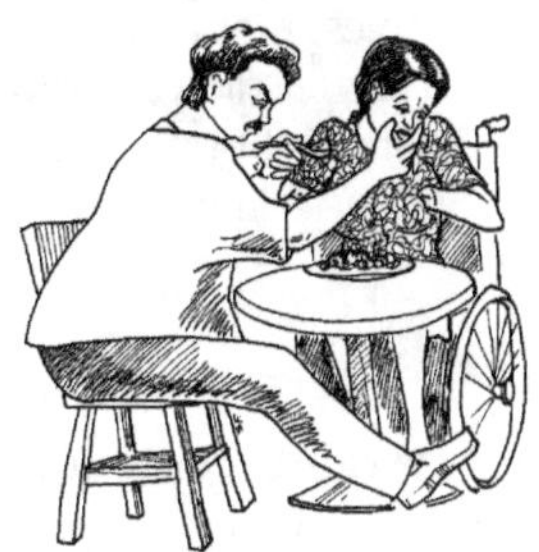

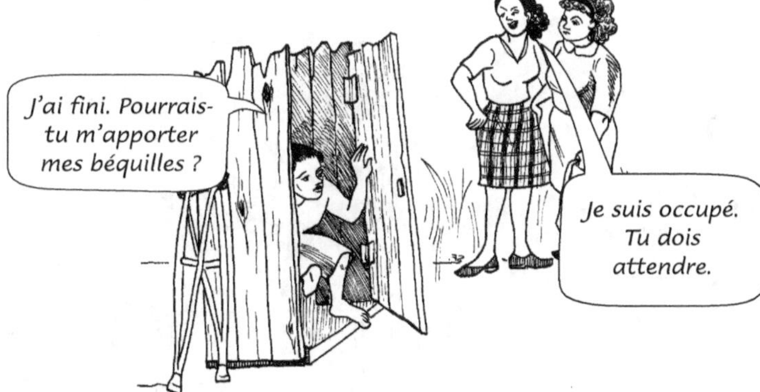

- Ne l'aide pas à aller aux toilettes.

Voici d'autres exemples de négligence :

- Laisser une femme handicapée pendant longtemps.

- Ne pas l'aider à s'habiller et à se laver.

- Ne pas l'aider à se déplacer ou à changer de position pour éviter les escarres de décubitus.

- Ne pas changer les draps souillés et les vêtements mouillés.

Les gens négligent également les femmes handicapées en les laissant à la maison, ou en leur privant d'une bonne éducation, d'une bonne alimentation, ou de vêtements.

La négligence peut blesser une femme, et la rendre solitaire et craintive. Elle peut avoir des escarres de décubitus si elle reste au lit pendant longtemps ou s'elle ne peut pas se déplacer (voir page 116).

Violence physique

La violence physique comprend le fait d'être battue, poussée, pincée, giflée, ou frappée. Souvent, les gens menacent les enfants de la femme handicapée. Elle a peut-être encore plus peur parce qu'elle ne peut pas protéger ses enfants de la violence.

En plus de la bastonnade et des agressions, une femme handicapée peut être victime d'abus physique lorsque :

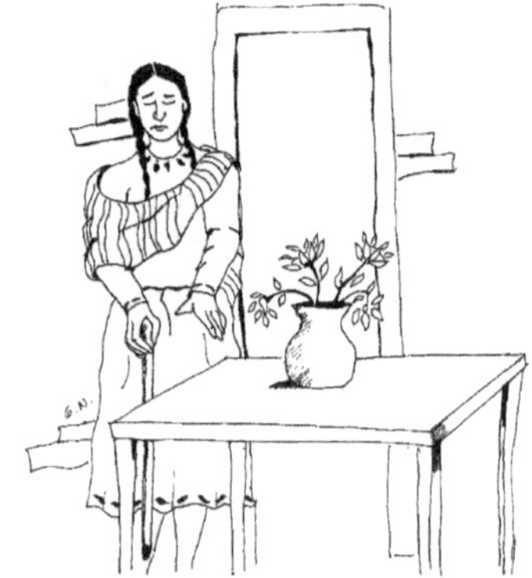

Les femmes handicapées peuvent être victimes d'abus physiques et maltraitées dans divers endroits: cliniques, écoles, maisons d'accueil, lieu de travail, transport public, ou même à la maison.

- Quelqu'un casse délibérément les appareils qu'elle utilise, tels que sa prothèse auditive, ou ses béquilles.

- Quelqu'un déplace délibérément les affaires d'une femme aveugle pour rendre son déplacement difficile.

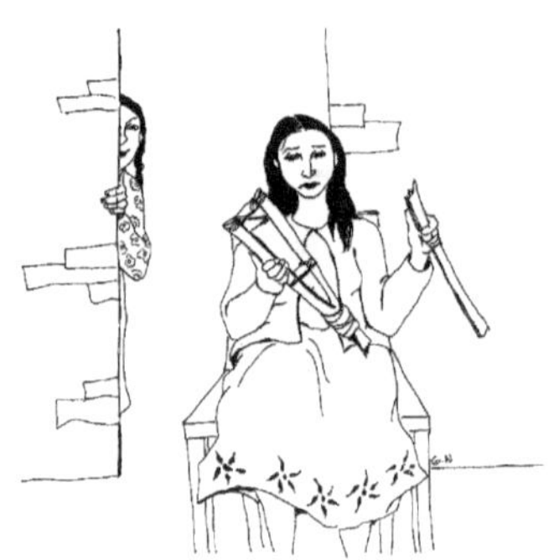

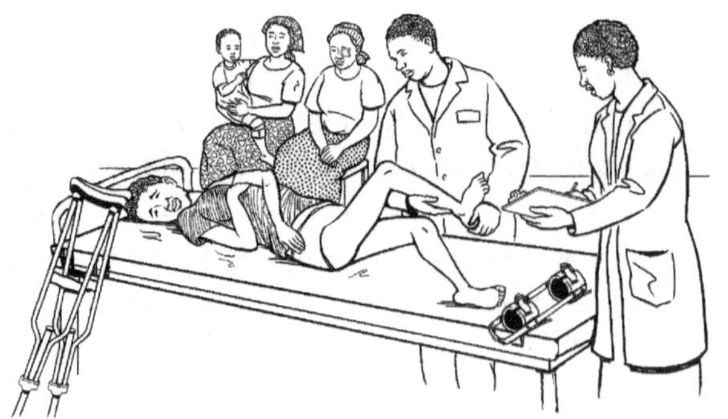

- Elle est obligée d'être nue devant des étrangers lors d'un examen dans une clinique ou un hôpital public.

Les agents de santé peuvent éviter ce type de situation en couvrant son corps autant que possible avec ses vêtements ou un drap. Ou l'examiner dans une salle privée si possible.

Prévention des abus

L'un des moyens à travers lesquels les femmes handicapées peuvent être à l'abri de la violence est de s'impliquer davantage dans la communauté. Le fait d'échanger avec les autres peut vous aider à trouver du soutien.

- **Communiquer avec plusieurs personnes.** Si, au début, les autres personnes n'arrivent pas à comprendre ce que vous dites, avec la pratique, elles vous comprendront mieux. Le fait de dessiner des images simples, peut également aider.

- **Parlez de la violence avec les autres femmes en qui vous avez confiance.** Il peut être difficile de parler de ce qui s'est passé, et vous pouvez avoir honte ou peur que votre agresseur le sache. Vous pouvez aussi avoir peur que personne ne vous croit. Souvent, vous pourriez vous sentir plus mal après avoir parlé, surtout si la personne à qui vous parlez, ne vous écoute pas. Mais le fait de parler à quelqu'un constitue généralement le meilleur moyen d'obtenir de l'aide. Voir les informations sur la formation de groupes de soutien (voir page 65).

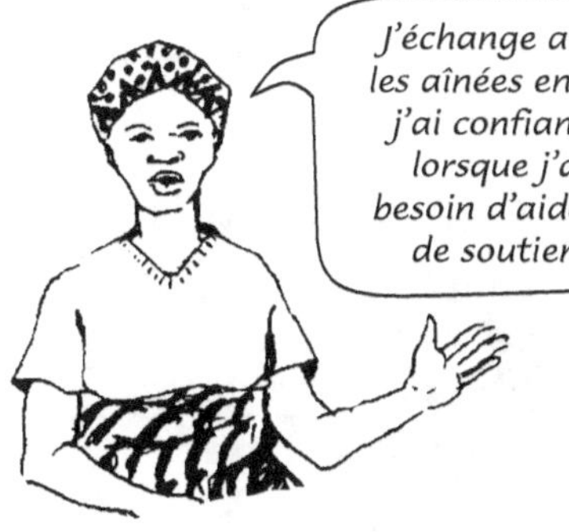

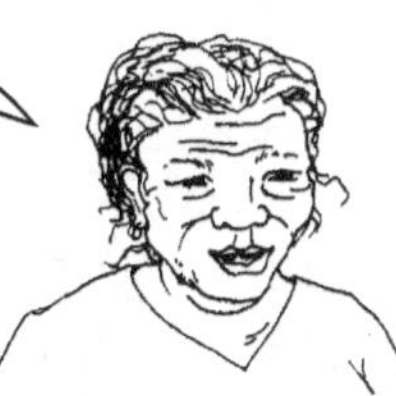

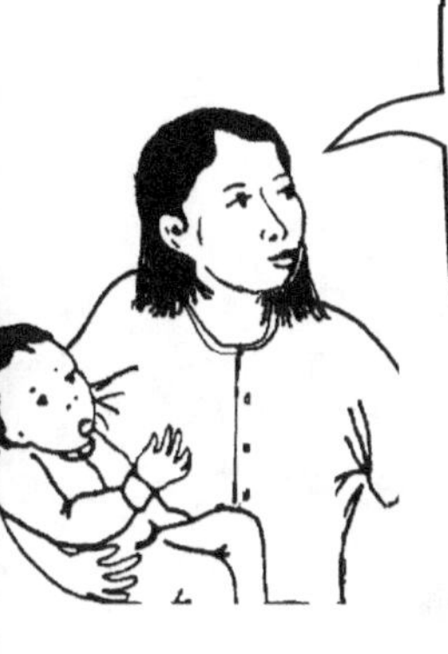

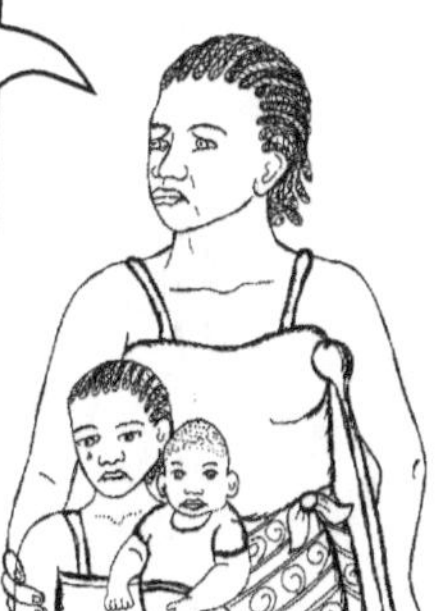

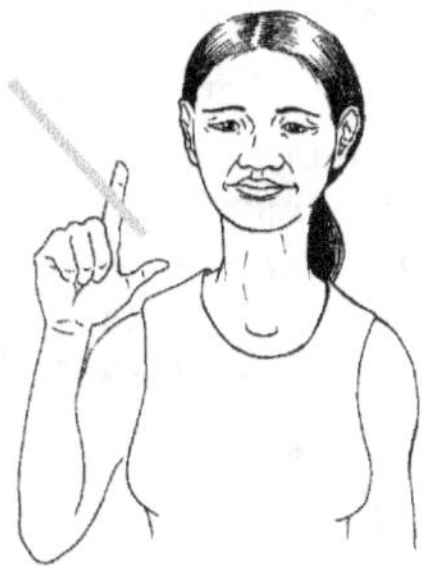

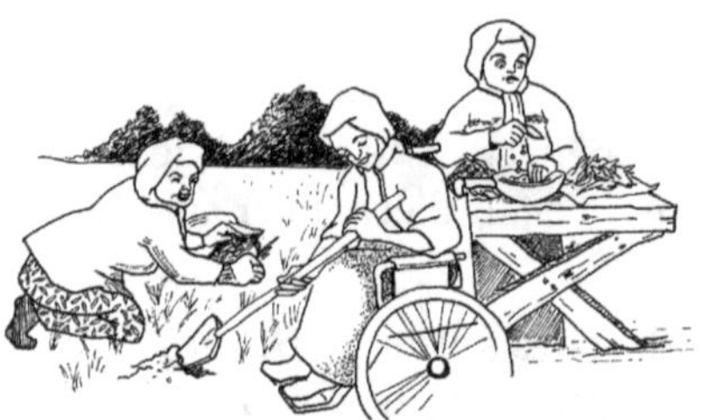

Des femmes ayant diverses capacités peuvent s'échanger les tâches.

- **Faites vos travaux avec d'autres femmes.** Les gens sont moins susceptibles de vous menacer ou de vous maltraiter en présence d'autres personnes. Si vous êtes agressée dans un lieu public, les autres femmes peuvent avoir très peur ou honte de réagir. Mais vous pourriez obtenir l'aide de ces femmes plus tard.

- **Demandez l'aide** des autres femmes et des groupes communautaires lorsque vous ou quelqu'un que vous connaissez est victime d'abus.

- **Echangez avec un agent de santé** si vous être victime d'agression physique.

Les agresseurs brisent parfois l'estime de soi d'une femme ; lui faisant croire qu'elle (et ses enfants) ne peuvent pas vivre sans l'agresseur. Rappelez-vous, vous pouvez survivre sans l'agresseur.

Voir Ce que vous pouvez faire pour être à l'abri de la violence (page 308).

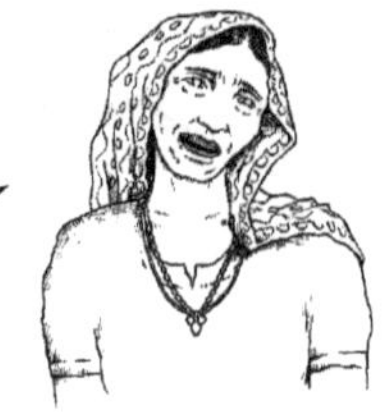

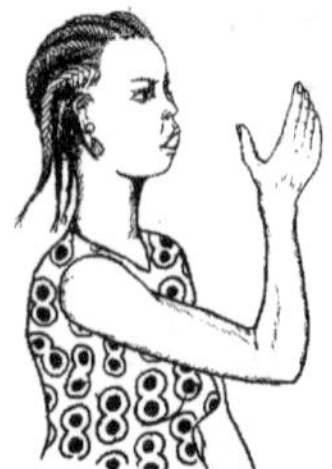

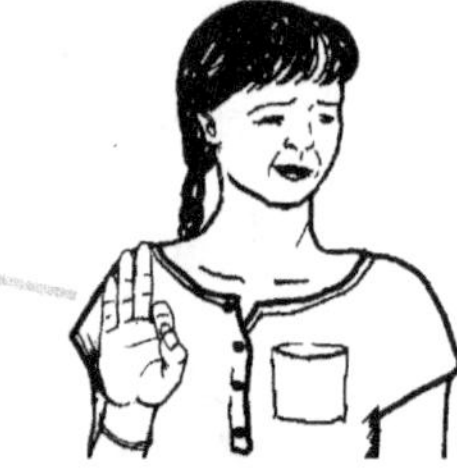

Soutien aux femmes qui quittent les partenaires violents

Étant donné que les femmes se sont organisées pour lutter contre l'abus, dans plusieurs endroits, les lois et les tribunaux ont été mis en place pour nous protéger contre la violence. Dans certains endroits, on ne peut pas faire confiance aux personnes qui sont censées faire appliquer les lois, notamment la police, les avocats et les juges, pour aider une femme. Mais dans toutes les communautés, les femmes sont mieux protégées lorsqu'elles travaillent ensemble. Voici un exemple :

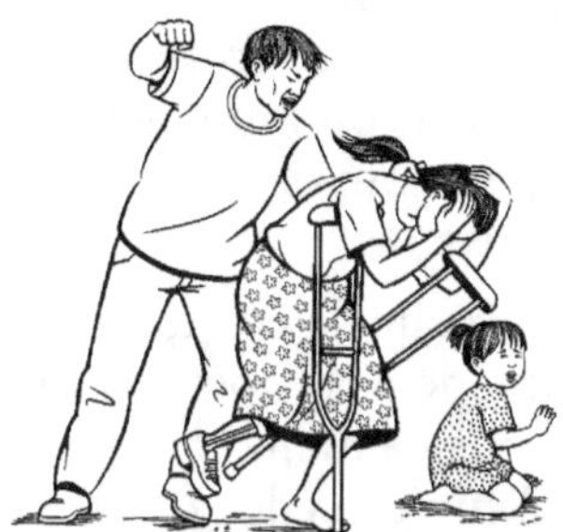

Si votre partenaire vous frappait...

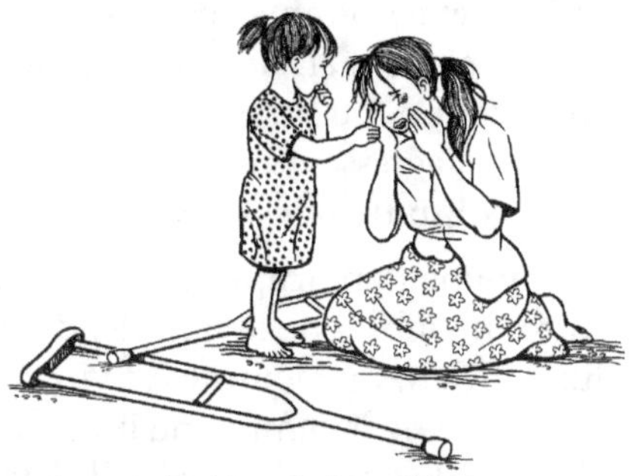

...et vous décidez de le quitter...

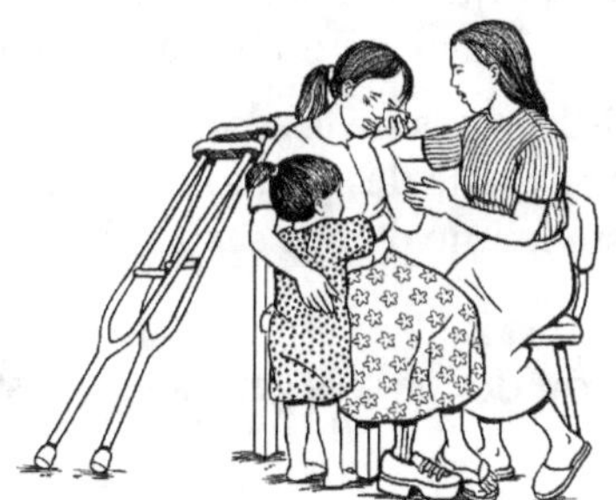

parlez-en avec quelqu'un en qui vous avez confiance (une voisine, une amie, ou un proche).

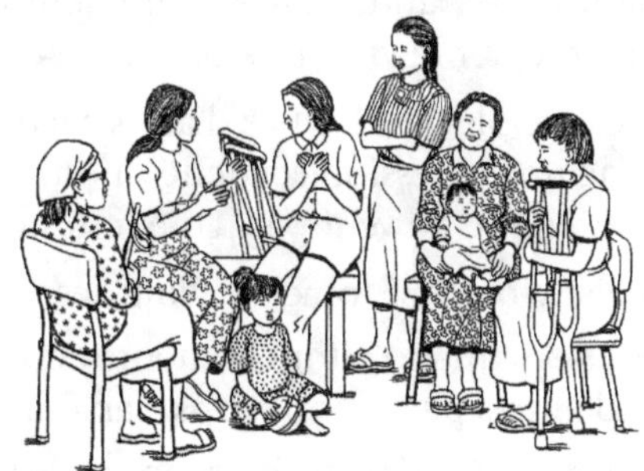

Puis, essayez de rencontrer les autres femmes de la communauté pour parler de vos problèmes. Vous apprendrez probablement que certaines d'entre elles ont les mêmes problèmes.

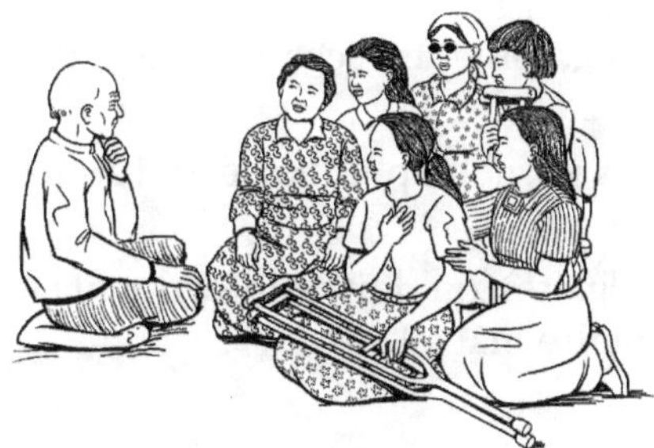

Ensuite vous pouvez aller ensemble et échanger avec l'homme. Si il ne dit pas qu'il va changer, allez-y ensemble chez le sage du village...

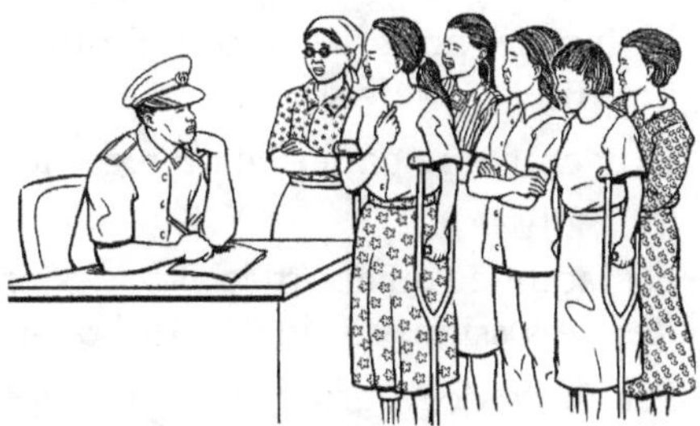

...ou à la police pour le dénoncer. La police prendra probablement votre plainte au sérieux si vous êtes avec un groupe.

Abus sexuel

Les filles sont particulièrement exposées aux abus sexuels parce qu'elles sont plus petites, plus faibles, et moins conscientes des règles et des pratiques sociales en matière de sexe dans leurs communautés. Les filles peuvent être agressées par le père ou la mère, un oncle ou un autre membre de la famille, ou un frère ou d'autres enfants. Si la fille parle de l'agression à un membre de la famille, la famille protège souvent l'agresseur—et blâme la fille. Mais, il n'est jamais juste de blâmer la personne qui a été victime d'abus, surtout pas un enfant.

Les filles et les femmes handicapées sont plus exposées aux agressions— particulièrement si elles sont affaiblies par leur handicap, ont des difficultés de communication, ou ne sont pas totalement acceptées par leurs communautés. Cela peut emmener les agresseurs à penser que les femmes handicapées sont des cibles faciles et que leurs communautés ne se soucient pas de ce qui les arrive.

Une femme handicapée peut être victime d'agression sexuelle de la part de son mari, des autres membres de la famille, d'une personne qui s'occupe d'elle, ou d'un étranger. Le plus souvent, une femme est violée par un homme qu'elle connait. Et étant donné que la famille de la femme ne lui a pas peut-être permis d'être dans des situations sociales où elle pourrait se faire des amis et avoir des informations sur les relations sexuelles entre un homme et une femme, elle peut penser qu'elle n'a pas d'autre choix que d'accepter le viol. Elle peut penser que personne sauf l'agresseur n'est attiré par elle.

Il existe plusieurs types d'abus sexuels, mais parfois les gens ne les considèrent pas comme une agression sexuelle ou un viol. L'agression sexuelle désigne tout contact sexuel que la femme ne veut pas. Une femme ou une fille est victime d'abus sexuel, lorsqu'elle :

- Est violée ou forcée à avoir des rapports sexuels.
- Est victime d'attouchements au niveau des seins ou des parties génitales, ou sur d'autres parties du corps, sans sa permission.
- Est forcée d'avoir des rapports sexuels avec quelqu'un pour garder un emploi, ou avec un enseignant pour passer en classe supérieure.
- Est forcée à avoir des rapports sexuels en échange de soins.
- A des rapports sexuels en échange d'argent ou de nourriture, parce qu'elle n'a pas d'autres moyens de prendre soin d'elle.
- Doit poser pour des photos érotiques (pornographie) en échange d'argent, de nourriture, ou de soins.
- Doit entendre parler de ou regarder des films pornographiques avec d'autres personnes.
- Est taquinée ou abordée avec des propos vulgaires, ou doit écouter des blagues ou des discussions sur le sexe qui peuvent la mettre mal à l'aise.
- Est forcée de regarder la pornographie.

> *Toute femme ou fille peut être victime d'agression sexuelle.*
> *Ce n'est jamais de leur faute.*

Agression sexuelle et viol

L'agression sexuelle signifie le fait de forcer une femme à avoir des rapports sexuels. Le viol est la forme la plus violente de l'agression sexuelle. On parle de viol à chaque fois qu'un homme introduit son pénis, ses doigts, ou tout autre objet dans le vagin de la femme, ou dans sa bouche sans son consentement.

Agression sexuelle et viol des filles

L'agression sexuelle et le viol sont extrêmement dangereux pour quiconque. Mais, l'effet qu'ils ont sur les filles, peut être particulièrement difficile et durable. Étant donné que les filles ne sont pas matures sur le plan sexuel et ne peuvent pas comprendre ce qu'elles ont subi exactement, elles ont des difficultés à trouver quelqu'un qui croit en elles. Dans certaines communautés, une fille violée ne sera jamais 'acceptable' à épouser.

Dans les endroits où il y a une forte présence militaire, les filles sont souvent forcées à être des servantes ou des 'esclaves sexuelles' pour les soldats ou les groupes armés. Ces filles deviennent souvent handicapées physiquement et émotionnellement par la suite.

Dans certains endroits, les gens pensent que le fait d'avoir des rapports sexuels avec une vierge, constitue un remède contre le SIDA, et de nombreuses filles, et même des bébés sont violés à cause de cette croyance. Etant donné que leurs corps sont petits, les parties génitales sont gravement endommagées et elles sont plus exposées au VIH et aux infections sexuellement transmissibles.

Obtenir de l'aide si vous êtes violée ou agressée

Chaque femme a une expérience différente du viol. Mais il existe un certain nombre de choses à faire pour vous permettre de vous rétablir. D'abord, posez-vous les questions suivantes :

- A qui pouvez-vous demander de l'aide ?
- Voulez-vous parler du viol à la police ?
- Où pouvez-vous aller pour des soins médicaux ?
- Voulez-vous essayer de punir le violeur ?

Une femme handicapée qui est violée a besoin de la même aide que toute autre femme. Il est important d'en parler à quelqu'un en qui vous avez confiance, qui peut vous accompagner chez un agent de santé, et qui peut vous aider à prendre la décision d'en parler à la police. Vous pouvez vous sentir triste, blessée, apeurée ou énervée pendant longtemps, donc vous avez besoin de parler de vos sentiments à quelqu'un. Choisissez quelqu'un qui se soucie de vous, qui est fort et fiable, et en qui vous avez confiance et qui ne vous trahira pas. Votre famille ou les personnes qui s'occupent de vous habituellement peuvent être trop contrariées pour vous apporter tout le soutien dont vous avez besoin.

Le stigmate du viol

Dans certains endroits, une femme qui a été violée, est traitée comme si elle avait emmené la honte ou le déshonneur dans sa famille ou dans la communauté entière. Elle est injustement blâmée non pour l'attaque qu'elle a subie, mais pour l'échec moral de toute la communauté. On appelle cela stigmate. A cause du stigmate, une femme qui a été violée peut avoir peur de le dire aux autres. Elle peut avoir peur que les membres de sa communauté la traite différemment si ils sont informés du viol. Ou, les membres de la famille de la femme ne veulent que personne ne soit informée, parce qu'ils pensent que c'est un déshonneur pour la famille. Le stigmate peut être pire pour une femme handicapée, car il s'ajoute aux préjugés que les gens ont déjà sur les personnes handicapées ou les gens qui ont des personnes handicapées dans leur famille.

Une femme qui a été violée, ne doit **jamais** être blâmée pour cela. Une femme qui a été violée, a besoin du soutien de sa famille et de sa communauté. Le stigmate est un obstacle à la guérison de la femme et à la prévention des agressions sexuelles dans la communauté à l'avenir.

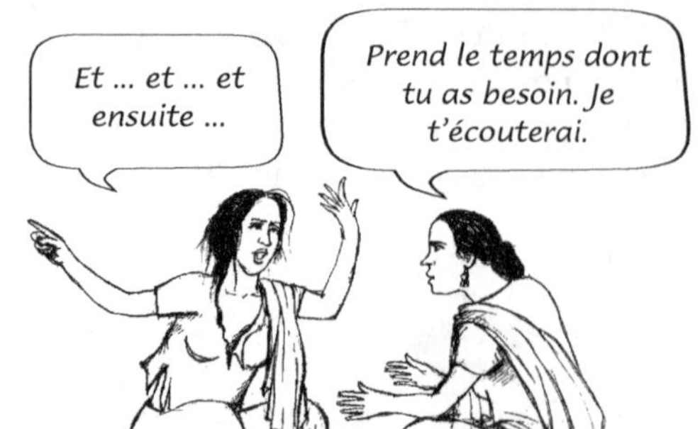

Si vous vous exprimez différemment, il peut être difficile d'expliquer ce qui s'est passé, surtout si vous être contrariée. Lorsque vous avez honte ou si vous êtes effrayée, les mots sortent difficilement. Parfois, une image peut aider à expliquer ce qui s'est passé.

Si vous êtes sourde

Les femmes qui sont sourdes ou qui ont du mal à parler, peuvent éprouver des difficultés à avoir de l'aide lorsqu'elles sont violées ou agressées. Même si elle est en mesure de décrire l'agression, si personne ne comprend le langage de signes, elle aura du mal à expliquer ce qui s'est passé et à dire qui la agressée.

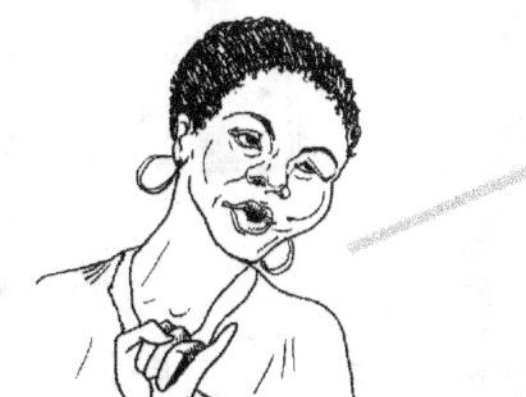

Lorsque je suis allée à la police parce que mon mari me battait, les agents n'ont pas compris le langage de signes et étaient impatients avec moi. Ma coépouse a défendu mon mari, et personne ne me croyait.

Lorsqu'une personne que vous connaissez est victime de viol ou d'agression

Lorsque vous échangez avec une femme qui a été agressée ou violée, rassurez-la que vous allez l'écouter. Dites-lui de prendre tout le temps dont elle a besoin pour expliquer ce qui s'est passé.

- Rassurez-la que ce n'est pas de sa faute.

- Soyez à l'écoute. Ecoutez ses sentiments, aidez-la à décider de ce dont elle a besoin, et rassurez-la qu'elle peut continuer sa vie.

- Respectez ses souhaits pour l'intimité et la sécurité. N'en parlez à personne à moins qu'elle ne le veuille.

- Accompagnez-la pour voir un agent de santé ou parler du viol ou de l'agression à la police, pour parler à quelqu'un qui est formé pour l'écouter et la soutenir, pour voir un avocat, et aller au tribunal si elle le veut le faire.

- Ne protégez pas le violeur si vous le connaissez. Si possible, informez les autres femmes. Le violeur constitue un danger pour toute la communauté.

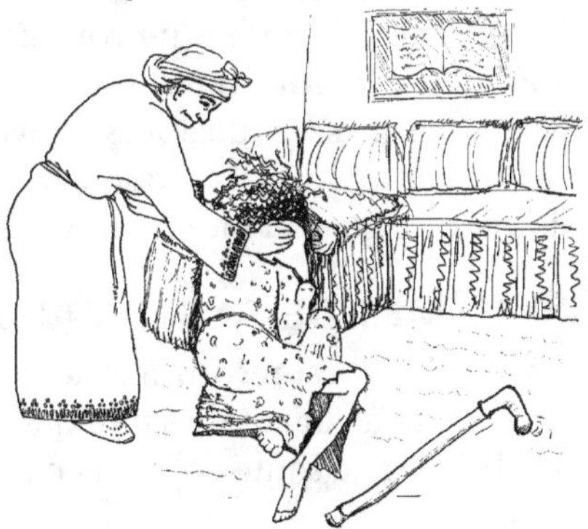

Si vous allez à la police

Dans la plupart des endroits, le viol est un crime. Mais cela peut prendre beaucoup de temps et il est très difficile de prouver que vous avez été violée. Prenez la décision d'aller à la police avec prudence. La police a-t-elle aidé les femmes de votre communauté qui ont été violées ? Si vous voulez que le viol reste secret, la police le gardera-t-il secret ?

N'allez jamais seul à la police. Dans certaines communautés, une femme qui va seule à la police risque d'être encore violée par les agents de la police. Assurez-vous d'avoir quelqu'un pour vous accompagner.

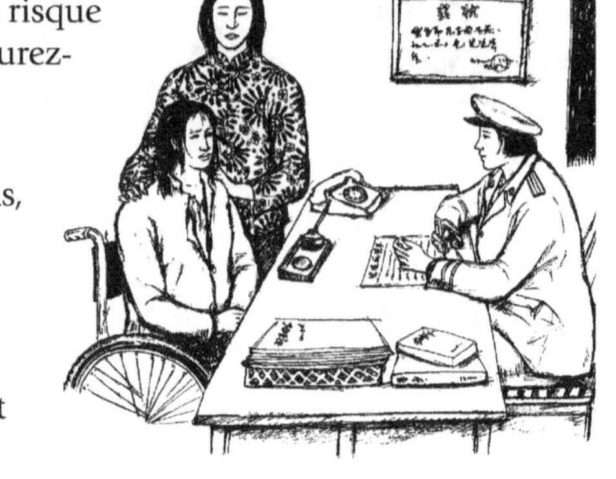

Si vous voulez informer la police du viol, vous devez le faire le plus tôt possible. Ne vous lavez pas, ou ne prenez pas un bain, et ne changez pas les habits que vous portiez. Cela peut aider à prouver que vous avez été violée. La police peut vous demander de faire un examen médical chez un médecin qui travaille avec la police. L'examen peut aussi prouver que vous avez été violée.

Si le violeur est arrêté, vous devez l'identifier devant la police ou devant un juge au tribunal. Le fait d'aller au tribunal n'est jamais facile. Le fait de décrire ce qui s'est passé peut vous emmener à avoir les mêmes sentiments d'avoir été violée encore. Tout le monde ne comprendra pas. Certains peuvent essayer de vous blâmer ou de dire que vous mentez.

Et certaines personnes ne vous écouteront pas à cause de votre handicap. Ils peuvent penser qu'une femme handicapée ne peut être un témoin sincère et convaincant. Mais certaines femmes handicapées peuvent réussir au tribunal, surtout si elles ont le soutien de leur communauté. Lorsque vous décidez d'aller au tribunal, assurez-vous d'y aller toujours avec quelqu'un en qui vous avez confiance.

PROBLÈMES DE SANTÉ CAUSÉS PAR LE VIOL

Après un viol, il est recommandé de voir un agent de santé, même si vous n'êtes pas blessée. Dites à l'agent de santé que vous avez été violée. Il peut aider à éviter et à traiter les problèmes de santé courants causés par le viol.

Grossesse

Vous pouvez éviter une grossesse si vous réagissez rapidement et utilisez la planification familiale d'urgence. Parlez-en avec un agent de santé. Utilisez la planification familiale d'urgence le plus tôt possible après le viol, mais au plus tard 5 jours (120 heures). Voir page 358.

Même si vous utilisez la contraception d'urgence, si vous n'avez pas vos menstrues le mois suivant à temps, faites immédiatement un test de grossesse. Si vous pensez que vous êtes enceinte, voyez un agent de santé. Dans certains pays, l'avortement est légal pour les filles ou femmes violées.

Infections sexuellement transmissibles (IST) et VIH/SIDA

L'homme qui vous a violé peut avoir une infection sexuellement transmissible (IST) ou le VIH/SIDA et vous contaminez. Un agent de santé peut vous donner des médicaments pour éviter les IST telles que la blennorragie, la syphilis, et la chlamydia même si vous pensez que vous n'avez pas été infectée. Mieux vaut prévenir une IST que d'attendre les signes d'une infection.

Vous devez faire un test de VIH (page 172) au cours des 2 à 4 semaines. Utilisez des condoms avec votre partenaire pour le protéger d'une infection, jusqu'à ce que le résultat du test soit négatif. Si vous vivez dans une région où le taux du VIH/SIDA est élevé, vous devez parler avec un agent de santé pour avoir des médicaments afin de réduire le risque d'être infectée.

Déchirures et coupures

Le viol peut endommager les parties génitales en provoquant des déchirures et des coupures. Elles peuvent causer des douleurs qui disparaîtront avec le temps. Si les saignements sont trop importants, voyez un agent de santé qui peut essuyer vos larmes et vous donner des médicaments pour éviter des infections. Pour les petites coupures et déchirures :

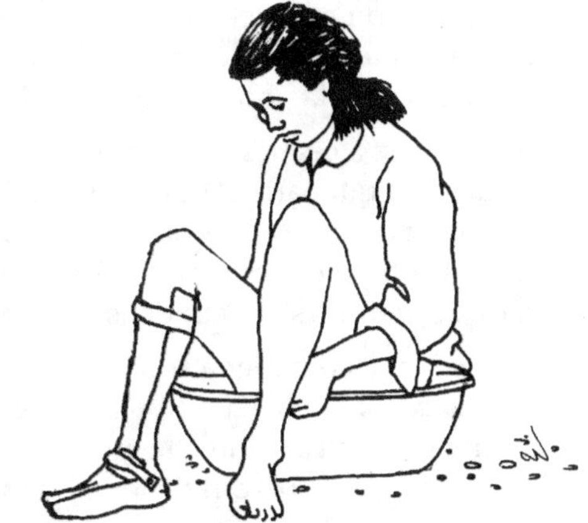

- Lavez vos organes génitaux 3 fois chaque jour avec de l'eau tiède qui a été bouillie et refroidie. Vous pouvez mettre des feuilles de camomille dans l'eau bouillante pour permettre la guérison. Ou vous pouvez mettre du liquide dans les feuilles d'une plante d'aloès sur les coupures et les déchirures.
- Versez de l'eau sur vos organes génitaux lorsque vous urinez pour qu'ils ne soient pas brûlés. Buvez beaucoup d'eau pour que l'urine soit moins acide.
- Surveillez les signes d'infection : fièvre, liquide jaunâtre (pus), mauvaise odeur, et douleur insupportable.

Infections de la vessie ou des reins

Après des rapports sexuels violents, il est fréquent pour une femme d'avoir une infection de la vessie ou du rein. Si vous ressentez une douleur lorsque vous urinez, ou s'il y a du sang dans les urines, voyez un agent de santé. Vous avez peut-être besoin de médicaments. Il est conseillé de boire beaucoup d'eau, au moins 8 verres par jour (voir pages 105 à 106).

À l'agent de santé :

Si vous voyez une femme qui a été violée ou agressée :

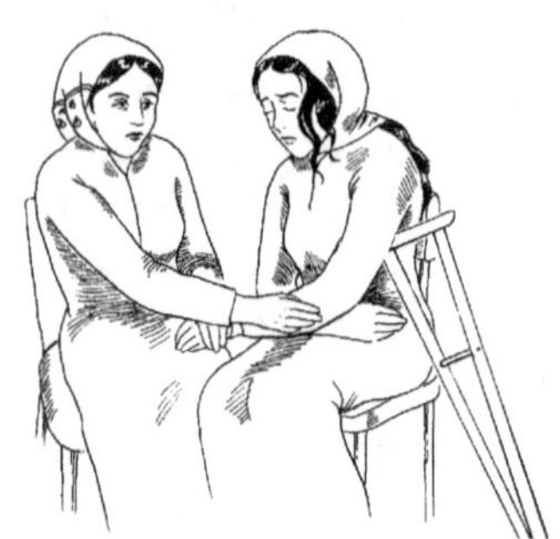

Traitez-la avec gentillesse et compréhension. Encouragez-la à dire ce qui s'est passé, écoutez-la attentivement, et dites-la que vous la croyez. Ne la blâmez pas. Elle peut ne pas apprécier que vous la voyiez ou la touchez. Donc avant de la toucher, expliquez lui que vous allez l'examiner et que vous allez attendre jusqu'à ce qu'elle soit prête. Rappelez-vous que ses sentiments par rapport au viol et la violence peuvent durer longtemps, voire même des années.

Traitez ses problèmes de santé. Donnez-lui des médicaments pour éviter les IST et la grossesse, et réduire le risque du VIH/SIDA. Si elle tombe enceinte suite au viol, aidez-lui à décider de ce qu'il faut faire.

Notez le nom de la personne qui l'a violée et ce qui s'est passé exactement. Si votre clinique ne garde pas les dossiers, établissez un dossier pour elle et gardez-le en lieu sûr. Dessinez une image de l'avant et de l'arrière de son corps et marquez les endroits où elle a été blessée. Montrez-lui et dites-lui ce que vous avez écrit, et expliquez que cela peut être utilisé pour appuyer les faits qu'elle ait été violée si elle signale le viol à la police ou engage des poursuites judiciaires contre le violeur.

Répondez à ces besoins émotionnels et mentaux. Demandez-lui si elle a quelqu'un à qui parler. Aidez-lui à se respecter encore et à reprendre sa vie en main. Aidez-lui à prendre ses propres décisions. Si elle veut signaler le viol à la police, aidez-lui à trouver des services d'aide juridique. Aidez-lui à trouver d'autres services d'aide aux femmes violées dans la communauté.

Aidez-lui à en parler à son partenaire ou à sa famille. S'ils ne savent ne savent pas déjà, suggérez-lui de leur en parler. Vous pouvez leur aider à trouver des moyens de la soutenir jusqu'à ce qu'elle guérisse. Rappelez-vous que les membres de la famille ont généralement besoin d'aide pour surmonter leurs sentiments à propos du viol.

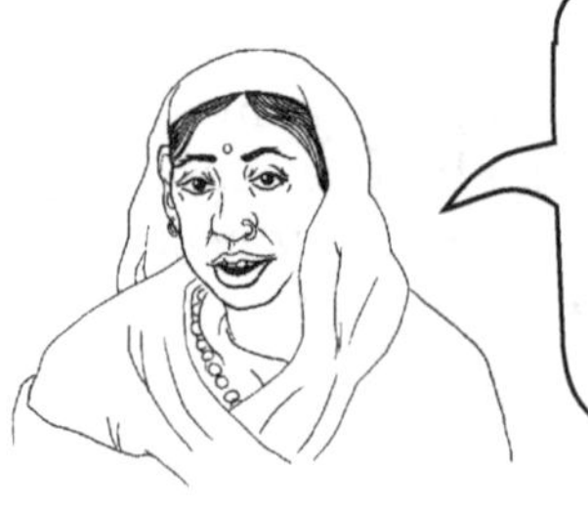

LES RELATIONS SEXUELLES APRÈS UN VIOL

Vous pouvez avoir des relations sexuelles normales après un viol. Vous devrez attendre que vos organes génitaux ne fassent plus mal et que les blessures guérissent. Pour de nombreuses femmes, le fait d'avoir des rapports sexuels leur rappelle le viol. Si cela vous arrive, échangez avec votre partenaire sur le fait que les rapports sexuels ne sont plus les mêmes et sur vos craintes, et pourquoi vous devez attendre.

Demandez à votre partenaire de vous aider à surmonter votre peur en vous prenant dans ses bras et en vous caressant doucement, et en évitant de toucher les parties génitales. Lorsque vous vous sentirez en sécurité, vous pouvez recommencer à avoir des rapports sexuels. Mais cela prend du temps, et vous devez être patiente. Le partenaire d'une femme qui a été violée, peut l'aider en étant gentil et compréhensif. Mais souvent, le partenaire d'une femme peut la rejeter parce qu'elle a été violée. Il peut avoir honte et être en colère, surtout s'il pense que ce viol le déshonore ou si cette croyance existe dans la communauté. Il peut être utile d'avoir quelqu'un dans la communauté à qui parler de ses sentiments.

COMMENT VOUS VOUS SENTEZ APRÈS UN VIOL

Le viol peut toujours vous affecter après la guérison. Voici quelques réactions courantes :

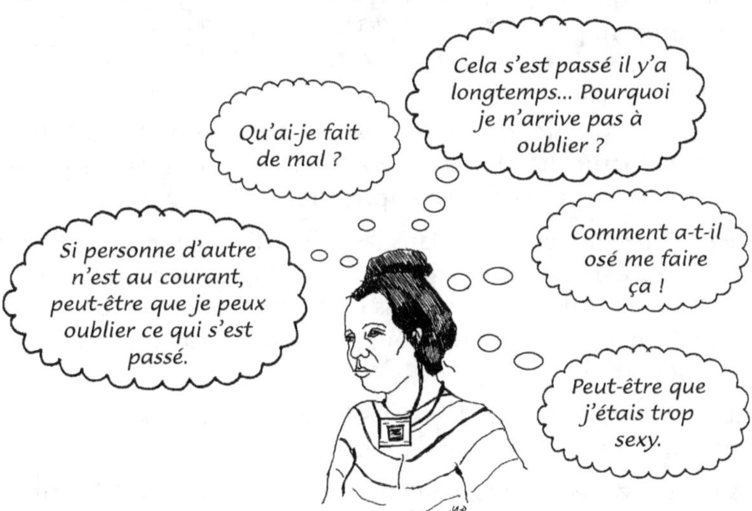

Il est important pour une femme qui a été violée de parler à quelqu'un ou de faire des choses qui lui permettront de se sentir mieux après le viol. Chaque femme a son propre moyen de guérison. Certaines femmes effectuent un rituel. D'autres essaient de punir le violeur ou de lutter pour que d'autres femmes ne soient pas violées. Quoi que vous fassiez, soyez patiente avec vous-même et demandez aux autres d'être patients également. Pour plus d'informations, voir le Chapitre 3, sur la Santé Mentale.

Mauvais traitement dans les établissements

Souvent, lorsque les membres de la famille éprouvent des difficultés à prendre soin d'une femme handicapée, ils décident de la placer dans un établissement ou un foyer d'accueil. Ils pensent que l'établissement sera en mesure de mieux prendre soin de leurs filles ou de leurs mères. De nombreuses personnes qui vivent dans les établissements ou les foyers d'accueil ont aussi le sentiment d'appartenir à et d'avoir une communauté de personnes autour d'elles. Bien que plusieurs personnes handicapées survivent grâce aux soins qu'elles reçoivent dans les foyers d'accueil, les hôpitaux, et les orphelinats, elles peuvent être aussi victimes d'abus.

Les personnes qui vivent dans les foyers sont parfois isolées, seules et sans défense, et sont plus vulnérables aux abus. La plupart du temps, elles vivent loin de leurs familles, ou n'ont pas de familles à la maison qui peuvent prendre soin d'elles.

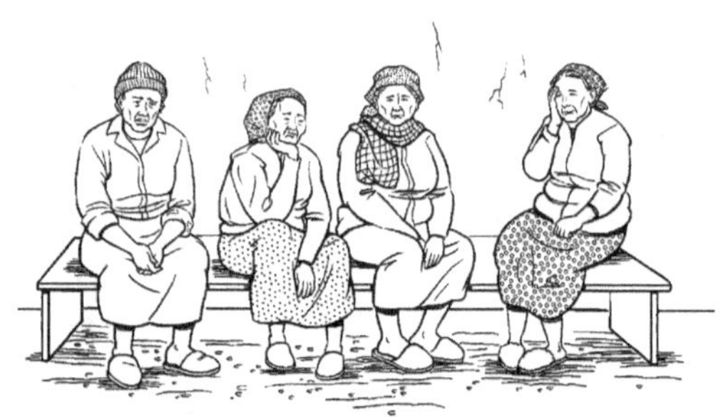

Les personnes handicapées qui vivent dans les établissements n'arrivent pas parfois à prendre leur vie en main. En général, elles font tout ce qu'on leur demande, et ne peuvent pas prendre leurs propres décisions. Les femmes qui ont des difficultés d'apprentissage, peuvent être particulièrement isolées dans les établissements parce qu'elles ont du mal à comprendre et à se faire comprendre.

Les autres problèmes des personnes vivant dans les foyers d'accueil résultent de la manière dont ces foyers sont gérés. Beaucoup de foyers ont trop de pensionnaires mais peu de moyens. Parfois, les gens qui travaillent dans les foyers sont débordés, frustrés, et épuisés. Souvent, on leur donne trop de pouvoir : ils établissent les règles, fournissent les soins, et doivent maintenir l'ordre.

En plus des types d'abus mentionnés au début, les femmes handicapées peuvent être confrontées à d'autres formes d'abus et de violence dans les foyers :

- Rapports sexuels forcés avec les agents, les concierges, ou les autres résidents ;
- Bastonnade, giffles, ou blessures ;
- Manque d'activité de travail ou de plaisir, et ennui au quotidien ;
- Stérilisation ou avortements forcés ;
- Enfermée seule dans une chambre ;
- Bains de glace ou douches froides comme punition ;
- Médicaments forcés (tranquilisants) ;
- Se déshabiller ou être nu devant les autres ;
- Regarder les autres personnes être agressées ou humiliées ;
- Etre attachée ou confinée (incapable de se déplacer).

Personnes travaillant dans les foyers

De nombreuses personnes qui travaillent dans les foyers de soins pour les femmes handicapées, ont de bonnes intentions. Mais certaines d'entre elles peuvent maltraiter les femmes handicapées. Ces personnes aiment dominer les autres. D'autres personnes qui travaillent dans les foyers peuvent être contrariées par la façon dont les femmes handicapées sont traitées dans le foyer et peuvent vouloir faire les choses différemment. Ces donneurs de soins travaillent en général pendant de longues heures mais sont mal payés. En général, ces personnes sont tenues de faire ce qu'on leur demande et ont rarement le pouvoir de changer les conditions dans lesquelles elles travaillent.

Souvent, les donneurs de soins ne disent rien parce qu'ils ne savent pas quoi dire, ou ont peur de perdre leur travail. Si les donneurs de soins se plaignent de l'abus, on pourrait leur dire que ce n'est pas leur problème, ou ils peuvent être menacés ou moqués. Plusieurs fois, des donneurs de soins ont fini par croire que les mauvais traitements sont juste la façon dont les choses sont.

Les personnes responsables du foyer ne seront peut-être pas informées de l'abus ou si elles ne savent, elles peuvent prétendre que rien ne se passe, ou que la violence à l'encontre des personnes handicapées, importe peu.

Les mauvaises conditions et l'abus des personnes handicapées dans les foyers concernent toute la communauté. Les personnes vivant dans les foyers ont besoin d'assez de ressources pour des soins appropriés et ne doivent pas être agressées.

TRAVAILLER POUR CHANGER LES FOYERS

Si vous connaissez quelqu'un qui a été envoyé dans un foyer, et que vous pensez que la personne est maltraitée, voici quelques idées pour œuvrer pour le changement :

- Informer un parent ou un groupe de familles, et échanger avec les personnes responsables. Elles seront plus susceptibles d'être attentifs si vous partez en groupe que si vous y allez seul

- Renforcer la participation de la communauté dans le foyer et auprès des résidents en offrant aux résidents des occasions d'activités significatives et d'interaction avec la communauté à l'extérieur.

- Campagne pour les heures de visite et les conditions qui permettent aux résidents de sortir avec un visiteur, ou de passer du temps en privé avec un visiteur.

- Plaidoyer pour des programmes communautaires et des services à domicile pour que les gens n'aient pas à aller dans les foyers.

Ce que vous pouvez faire pour être à l'abri de la violence

AUTO-DÉFENSE

Le fait d'avoir un handicap ne signifie pas que vous devez accepter que vous soyez faible et que vous devez toujours dépendre des autres. Vous pouvez apprendre à vous défendre et à faire face à l'abus, à la violence ou aux agressions sexuelles.

> Ne pensez jamais que vous êtes seule. Vous faites partie d'un mouvement mondial de femmes et d'hommes qui travaillent pour mettre fin à la violence contre les femmes.

Vous pouvez commencer par empêcher les gens de vous offrir de l' 'aide' que vous ne voulez pas ou dont vous n'avez pas besoin. C'est l'un des moyens de montrer aux gens, votre capacité à vous exprimer et à prendre vos propres décisions. Bien que la personne proposant son « aide » puisse ne pas essayer de vous blesser, n'ayez pas peur de lui dire d'arrêter, même si elle semble ennuyée. Si il y a des gens à côté, parlez assez fort pour qu'ils puissent vous entendre également. Essayez d'être ferme mais pas nécessairement impolie envers les personnes qui vous proposent une aide sincère mais que vous ne voulez pas.

Lorsque les hommes pensent qu'ils sont libres de vous toucher, ils peuvent penser qu'ils peuvent facilement profiter de vous. Si quelqu'un vous touche sans votre permission, dites-lui les trois réponses suivantes :

1. « Vous êtes en train de me toucher. »

2. « Je n'aime pas cela. »

3. « Enlevez vos mains de là. »

Si la personne commence à pousser votre fauteuil roulant, dites fermement et d'une voix forte :

« Vous poussez mon fauteuil. »

« Ne pousse pas mon fauteuil. »

« Je ne veux pas que vous fassiez cela. »

« Vous tenez mon bras. »

« Ne touchez pas mon bras. »

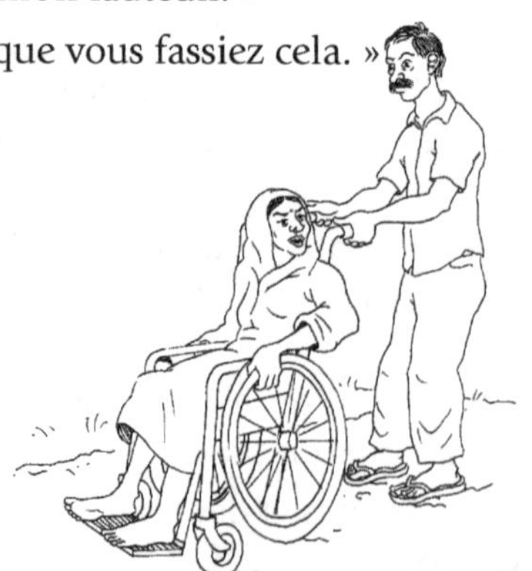

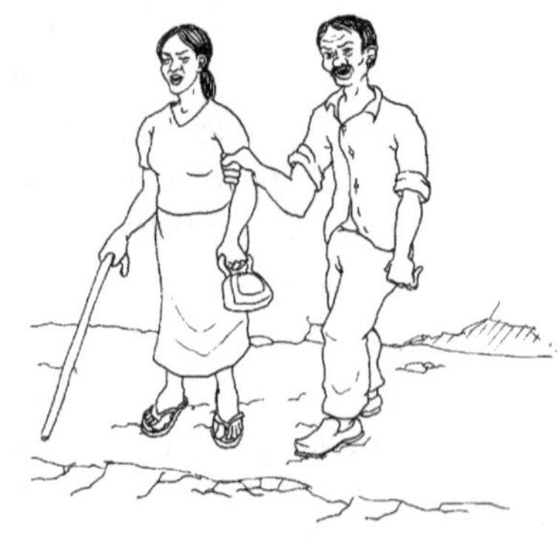

Si quelqu'un vient vers vous et que vous pensez qu'il peut vous blesser, essayez ceci :

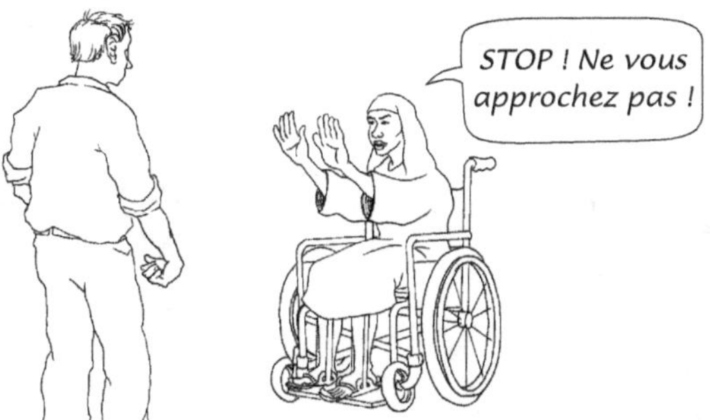

Souvent, cette action est suffisante pour faire fuir la personne. Elle pensera que vous aurez trop de mal à profiter de la situation. Si elle continue à s'approcher, criez au secours.

Les agresseurs choisissent en général les personnes qui semblent facile à blesser. Et une femme handicapée, quel que soit son handicap, peut sembler facile à agresser, surtout si elle semble perdue ou ne sait pas où elle se trouve. Donc le fait d'agir d'une manière assurée avec beaucoup de confiance en soi est très important que de savoir se défendre physiquement. Le fait d'être assuré est la meilleure protection pour une femme. Lorsqu'une femme est assurée, elle se déplace, parle, et agit comme si elle a le droit d'être partout où elle se trouve. Elle agit avec confiance et se comporte comme une femme forte et fière. Pour plus d'informations, voir le chapitre sur l'estime de soi (pages 62 à 65).

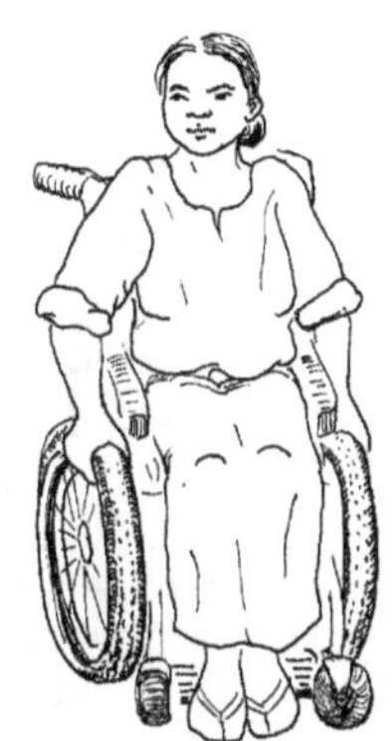

Cette femme semble confiante et assurée.

Ce qu'il faut faire lorsque vous êtes agressée

Si une femme résiste à quelqu'un qui essaie de la blesser, elle peut parfois éviter le viol. Certaines personnes pensent que le fait d'essayer d'éviter un viol, énervera davantage l'agresseur. Mais, un agresseur constitue déjà un danger. Le fait de résister à un viol peut vous aider à fuir parce que cela peut montrer à l'agresseur qu'il ne sera pas facile de vous violer.

Il est impossible de savoir comment vous réagirez lorsque quelqu'un vous viole. Certaines femmes sont remplies de colère et sentent une force qu'elles ne savaient qu'elles avaient. D'autres sentent comme si elles ne pouvaient plus bouger. Mais rappelez-vous que si vous êtes victimes de viol, ce n'est pas parque vous n'avez pas pu vous défendre. Le viol n'est **jamais** de votre faute.

Si quelqu'un vous agresse ou essaie de vous violer, faites tout ce que vous pouvez pour fuir :

- Faites quelque chose qu'il trouve dégoutant comme baver ou cracher.
- Blessez les parties sensibles de son corps, tels que les yeux, le nez, ou les testicules (couilles) en le griffant, en le frappant ou en lui donnant un coup de pied.
- Roulez votre fauteuil aussi vite que possible vers la personne.

Faites du bruit, criez, ou hurlez « NON ! »
Criez le plus fort possible : « A L'AIDE ! »

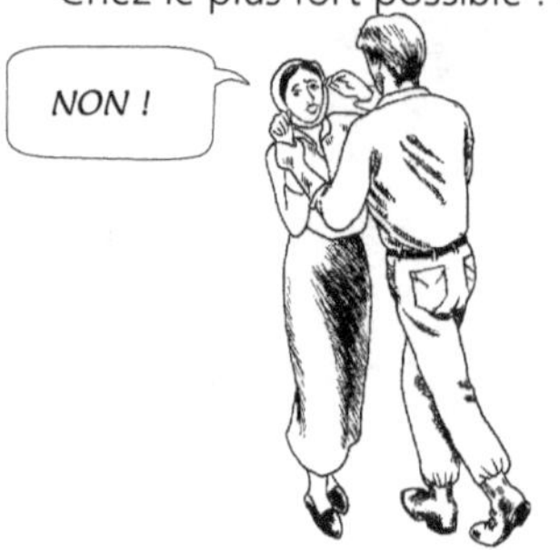

Jetez de la poudre de chili, du piment, ou des saletés dans ses yeux. Cela le rendra aveugle pendant un moment et il aura très mal. Vous pourrez fuir.

Si vous n'avez pas d'équilibre, il est préférable de vous asseoir avant de commencer à vous défendre ou à reprendre la lutte.

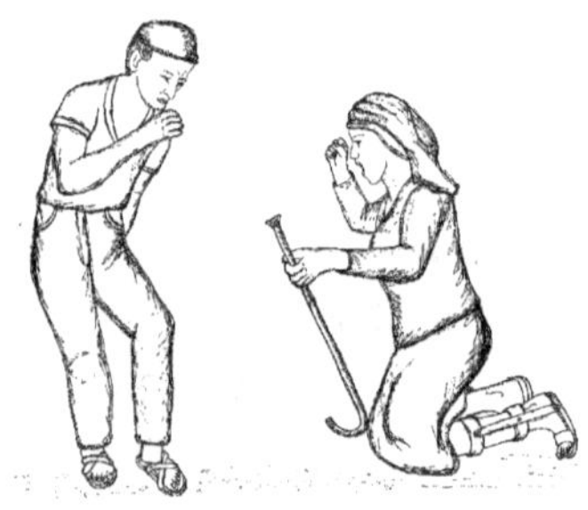

Lorsque votre agresseur se penche, frappez son nez et ses yeux. Vous pouvez aussi utiliser votre tête pour taper son nez.

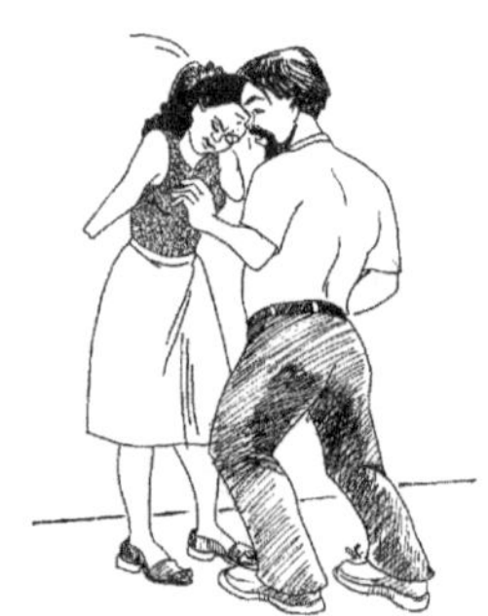

Le fait de s'asseoir ou de se mettre à genoux constitue une position de défense sûre pour les femmes qui utilisent des béquilles, dont les jambes sont faibles, ou qui ne peuvent pas tenir sur leurs pieds. Une fois que vous êtes assise, frappez-le avec votre béquille ou votre canne.

Si vous utilisez un bâton ou une canne, vous pouvez être désorientée si ilest repoussé. Si vous pensez que quelqu'un est sur le point de vous agresser, tournez votre canne pour que l'extrémité courte et épaisse soit pointée vers l'homme. Frappez-le avec le bâton aussi fort que vous pouvez. Ne balancez pas votre bâton comme une batte de baseball ou de cricket. Cela le rend plus facile à saisir ou à repousser.

Il est préférable de frapper l'agresseur avec l'extrémité courte de votre canne plutôt qu'avec l'extrémité longue.

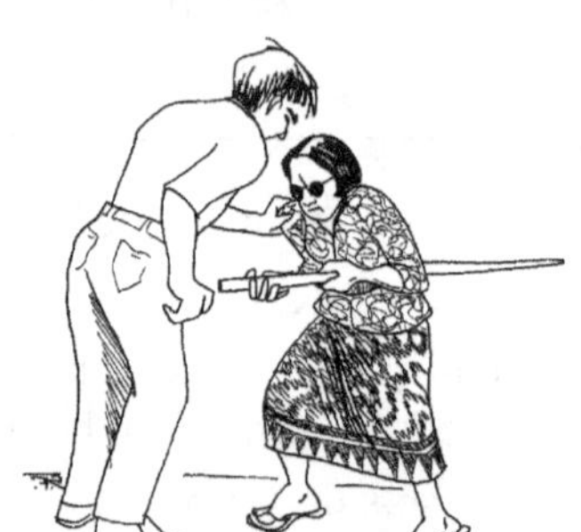

Si vous utilisez des béquilles, utilisez-les comme une arme pour le frapper.

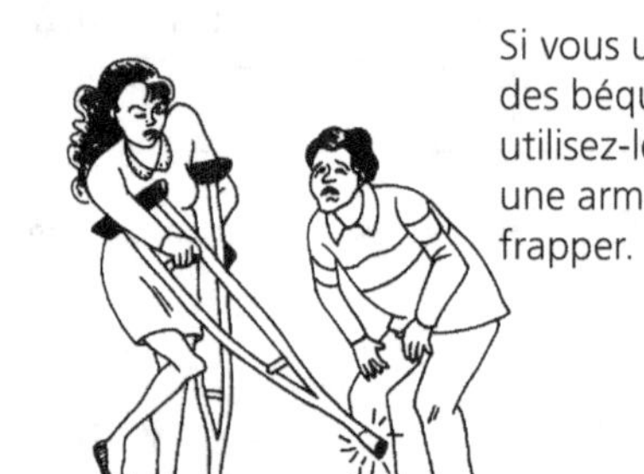

SI VOUS ÊTES AVEUGLE

Les femmes aveugles peuvent perdre leurs repères lorsque quelqu'un les attaque. Mais vous pouvez utiliser le corps de celui qui vous attaque pour vous défendre. Essayez de trouver l'endroit qui relie l'épaule et le cou. C'est l'un des endroits les plus faciles à trouver, et il vous donne des bonnes informations sur la position du reste du corps. Ainsi, vous pouvez frapper les parties sensibles.

Demandez à un ami de vous aider à vous entraîner à trouver l'épaule rapidement, puis à trouver les parties sensibles du corps. Votre ami peut aussi vous aider à vous entraîner à trouver une canne qui est tombée.

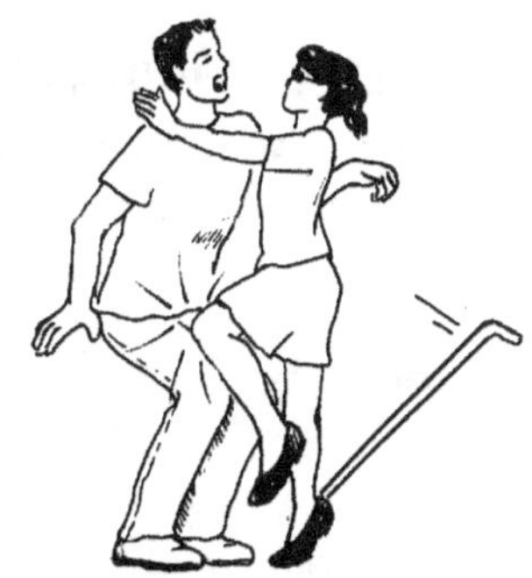

Soulevez votre genou, et enfoncez-le rudement et rapidement dans ses testicules (boules).

Mettre en pratique vos compétences

La pratique de l'auto-défense peut vous aider à vous sentir plus en sécurité et plus confiante, même si vous n'avez jamais été agressée. Apprenez à avoir une attitude forte et assurée. Pensez aux différentes manières de vous défendre et essayez-les avec d'autres femmes. Vous pouvez vous organiser en groupe pour vous entraîner ensemble. Dans certains cours d'auto-défense, les femmes s'entrainent à frapper le plus fort possible. Elles peuvent frapper un mannequin ou une autre femme enveloppée dans du linge ou des coussins. Cela est très utile pour les femmes qui ne sont habituées à la lutte.

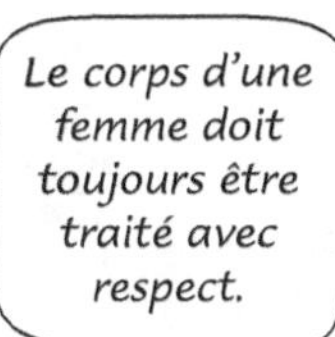

LES FAMILLES ET LES DONNEURS DE SOINS PEUVENT PRÉVENIR L'ABUS

Les filles et les femmes qui grandissent avec un handicap sont régulièrement touchées, examinées et transportées par les membres de la famille, les donneurs de soins et les agents de santé. Cela se passe souvent sans leur permission. Toute femme, qu'elle soit handicapée ou non, a le droit de décider de la personne qui la touche.

Les familles et les donneurs de soins peuvent œuvrer à prévenir les abus sexuels en aidant les filles à connaitre la différence entre le 'bon contact' et le 'mauvais contact.' Vous devez toujours demander la permission avant de la toucher. Si elle a besoin d'aide pour les soins personnels et les activités quotidiennes, laissez-la toujours exprimer ce qu'elle veut que vous fassiez. Laissez-la vous dire comme toucher ou positionner son corps pour qu'elle soit à l'aise. Apprenez aux filles handicapées à dire 'NON' à ce qu'elles ne veulent pas.

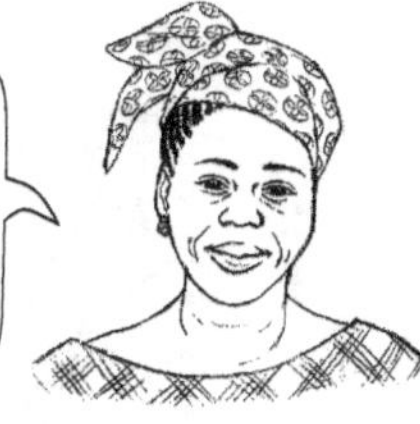

Parlez du viol et de l'abus sexuel aux filles handicapées, et assurez-vous qu'elles apprennent à se défendre.

Si vous éduquez une fille handicapées avec amour et respect, elle sera une femme confiante et assurée, et les autres personnes seront moins susceptibles de la maltraiter.

LES COMMUNAUTÉS PEUVENT PRÉVENIR LA VIOLENCE ET L'ABUS

Lorsqu' une communauté pense que l'abus est une chose terrible, il est rare qu'une femme en soit victime. Si les femmes handicapées sont considérées comme des membres importants de la communauté, peu d'entre elles seront victimes d'abus. Mais dans les endroits où les communautés pensent que les femmes handicapées ne valent rien, bon nombre d'entre elles sont victimes d'abus.

Apporter de l'aide aux femmes qui sont victimes d'abus, surtout celles handicapées. Les centres d'aide des victimes de viol, les centres d'accueil d'urgence, les centres d'accueil et autres programmes de lutte contre l'abus et la violence peuvent initier des programmes spéciaux pour aider les femmes handicapées. Assurez vous que les immeubles soient accessible et que les informations appropriées soient disponibles pour les femmes aveugles et sourdes, et pour celles qui ont des difficultés d'apprentissage.

Les centres de santé, les écoles, les centres d'assistance, les églises ou les sages de la communauté peuvent aider à la prise en charge de la santé mentale des personnes qui ont subi des abus. L'assistance peut permettre aux personnes qui ont été victimes d'abus de retrouver la confiance, l'estime de soi, et le bien-être.

Former et impliquer les hommes dans les discussions sur les effets néfastes de l'abus. Assurez-vous que la police et les autres leaders de la communauté comprennent qu'il n'est jamais CORRECT d'abuser d'une femme handicapée. Recruter des personnes qui maitrisent le langage de signes dans tous les services communautaires, tels que les commissariats de police, les cliniques, et les hôpitaux.

Renseignez-vous sur les droits de votre pays qui protègent les femmes victimes d'abus et expliquez-les aux autres. Organisez des rencontres avec les femmes, y compris les femmes handicapées pour discuter de et protester contre la violence et l'abus contre les femmes. Si les femmes handicapées, les agents de santé, et les autres membres de la communauté parlent ouvertement de ces problèmes et travaillent pour mettre fin à la violence, les femmes seront à l'abri de la violence.

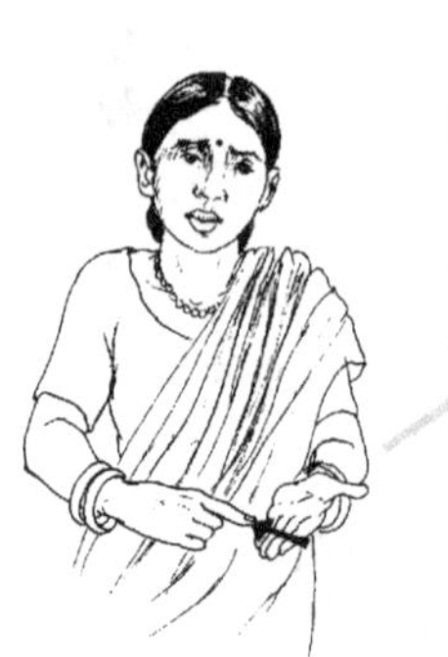

La violence n'est pas seulement un problème familial. Elle est un problème de santé social et communautaire.

CHAPITRE 15

Soutien aux donneurs de soins

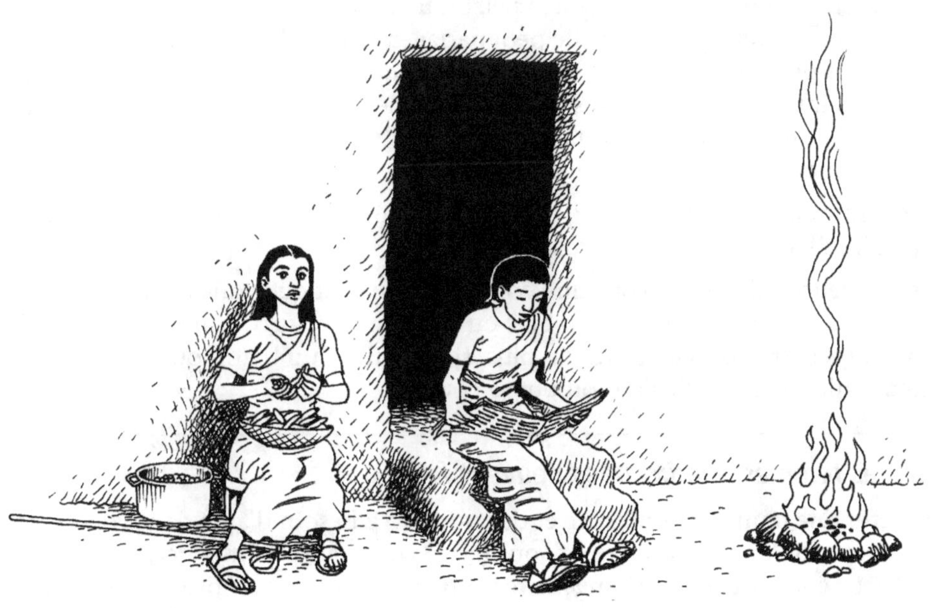

Tout le monde a besoin d'aide parfois. Il est rare que nous passions une journée sans demander de l'aide des—ou apporter de l'aide aux—membres de la famille, voisins, ou même des étrangers. C'est la nature humaine de s'entraider.

Une femme handicapée a parfois besoin d'aide de manière quotidienne et continue. Lorsqu'elle obtient l'aide dont elle a besoin, elle peut vivre une vie plus saine et plus heureuse, et peut apporter quelque chose à sa famille et à la communauté.

Le fait d'aider une femme handicapée peut être un travail gratifiant, mais aussi stressant, surtout si elle a besoin de beaucoup de soins. Ce chapitre est destiné notamment aux familles et aux autres personnes qui aident les femmes handicapées à prendre soin d'elles. Il permettra également aux femmes handicapées de mieux comprendre les besoins des personnes qui les aident.

PRENDRE DES DÉCISIONS ENSEMBLE

Avant tout, toute personne qui aide une femme
handicapée, doit se rappeler qu'elle est une femme
adulte et non une enfant. Si elle le peut, laissez-la
vous dire ce dont elle a besoin, et ensuite vous décidez
ensemble de la meilleure façon de le faire.

Dans la mesure du possible, la femme handicapée doit être responsable de ses soins et
de sa vie. Les donneurs de soins doivent encourager la femme handicapée à se considérer
comme la capitaine de 'l'équipe.' Ainsi, elle peut avoir l'aide dont elle a besoin, et non
une assistance offerte d'une manière qu'elle trouve inutile et irrespectueuse.

Dans la mesure du possible, parlez à la personne handicapée de ses attentes.
Demandez-lui es responsabilités qu'elle peut partager, et ce qu'un donneur de soins peut
faire ou pas. Elle peut se sentir mal à l'aise de demander de l'aide pour faire des choses
qu'elle préférerait faire elle-même. Il sera plus facile de bien prendre soin d'elle, et elle
peut en parler de façon ouverte. Si cela n'est pas possible, essayez de vous mettre à sa
place et d'imaginer ce qu'elle pourrait ressentir.

Si elle est sourde et utilise le langage de signes pour communiquer, assurez-vous
d'apprendre à échanger avec elle le plus tôt possible.

Si elle est aveugle, laissez-la vous dire comment elle veut que vous l'aider à se
déplacer. N'attrapez pas seulement son bras ou sa main et vous commencez à la guider.
Laissez-la attraper votre bras d'abord. En plus, si elle utilise un bâton ou une canne pour
se déplacer, veillez à ce qu'elle l'ait toujours à côté.

Ce que les femmes handicapées peuvent faire

Si vous êtes une femme handicapée et que vous avez besoin d'aide dans vos
activités quotidiennes, comme pour vous lavez, vous habillez, mangez, ou vous
levez si vous étiez couchée, échangez avec la personne qui s'occupe de vous avant
qu'elle ne commence à le faire. Assurez-vous qu'elle comprenne l'aide dont vous
avez besoin ou pas.

Soyez patiente. La personne peut prendre du temps avant de réaliser qu'il y'a
beaucoup de choses pour lesquelles vous n'avez pas besoin d'aide.

Les donneurs de soins ont besoin de respect. La plupart des donneurs de soins
et assistants travaillent très dur. Ils ont besoin d'un peu de temps pour eux-mêmes
chaque jour ainsi qu'une journée de repos une fois par semaine. Si la personne qui
s'occupe de vous est reposée, elle vous aidera mieux.

Prendre les décisions ensemble. Bien que vous sachiez mieux le type
d'assistance dont vous avez besoin, écoutez les idées du donneur de soins. Souvent,
ses idées peuvent mieux fonctionner.

Rencontrer d'autres femmes handicapées pour partager des idées sur la
meilleure manière d'utiliser l'aide d'un donneur de soins personnel.

La communauté doit valoriser les donneurs de soins

Les femmes handicapées et les donneurs de soins—qu'ils soient des membres de la famille ou des assistants rémunérés, et qu'ils soient des hommes, des femmes, ou des enfants—sont des membres importants de nos communautés. Ils doivent être soutenus avec des relations sincères et chaleureuses au sein de leurs familles et des communautés où nous vivons, travaillons, et partageons nos joies et nos peines. Mais comme la plupart des travaux domestiques, l'assistance aux femmes handicapées est rarement valorisée, appréciée, ou considérée comme importante. Souvent, un donneur de soins sent que même la femme handicapée considère l'assistance comme un acquis !

Des femmes en tant que donneurs de soins

Le plus souvent, les femmes et les filles assistent des membres de la famille qui sont malades ou qui souffrent d'un handicap. Et elles le font pendant qu'elles continuent à faire les autres travaux à la maison et dans la communauté. Pour de nombreuses femmes, les travaux quotidiens commencent avant l'aube et continuent jusqu'à la fin de la journée. Si ces femmes assistent également une autre personne, elles auront encore plus de travail.

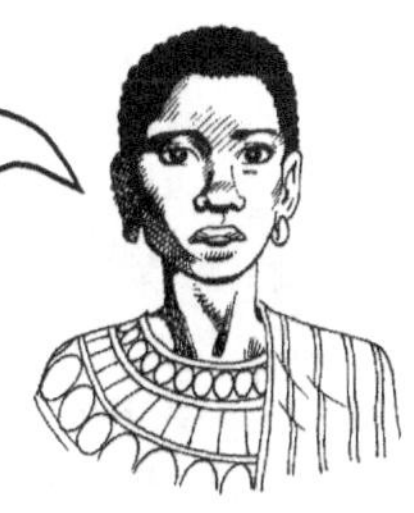

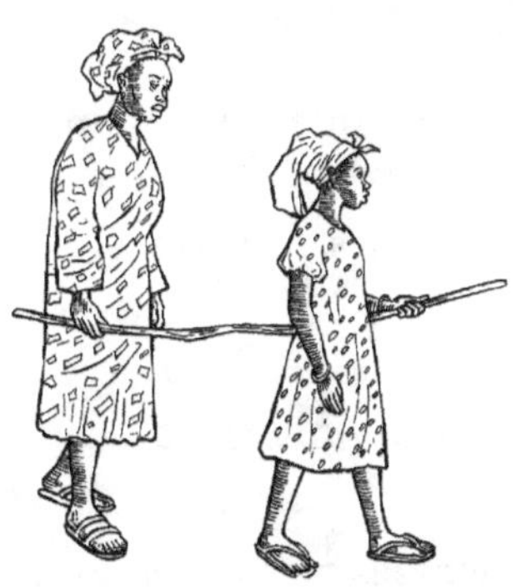

Enfants en tant que donneurs de soins

Il est facile d'oublier que les enfants—surtout les filles qui assistent leurs mères—ont leurs propres besoins. Les enfants ont besoin de passer du temps avec d'autres enfants, d'apprendre et de s'amuser.

Au lieu de toujours compter sur leurs filles, les mères handicapées peuvent aussi obtenir de l'aide d'autres adultes. Si la mère peut expliquer à tout le monde ce dont elle a besoin, peut-être que toute la famille pourra travailler comme une équipe pour l'aider.

Hommes en tant que donneurs de soins

Souvent, c'est l'homme ou le garçon de la famille qui s'occupe d'une femme, d'une sœur, ou d'une mère. Si tel est le cas, il a peut-être besoin de l'aide d'une autre femme de la famille, ainsi que de celle de la personne qu'il assiste pour comprendre la raison pour laquelle la vie d'une femme handicapée, pourrait être différente de celle d'un homme. Les différences entre le corps de l'homme et de la femme sont importantes, mais les différences dans la façon dont les hommes et les femmes sont éduqués et traités dans la famille et la communauté sont encore plus importantes.

ASSISTANTS PERSONNELS RÉMUNÉRÉS

Parfois, une femme handicapée peut payer un assistant personnel qui l'aide à être plus libre et plus autonome. Dans certaines communautés, le gouvernement offre de l'argent aux personnes handicapées pour qu'elles engagent quelqu'un pour les aider au quotidien et paye les membres de la famille et des amis pour s'occuper d'elles. Parfois, une femme handicapée offre de la nourriture ou un logement à la personne qui s'occupe d'elle.

Bien que le travail des assistants, tels que s'occuper de l'hygiène quotidienne y compris les soins de la vessie et de l'intestin, soit aussi important que celui d'un agent de la santé, il est généralement considéré comme un emploi peu qualifié et peu rémunéré. De nombreux assistants de soins personnels disent que les membres de la famille veulent les contrôler et font des demandes déraisonnables sur leur temps, ou les renvoie dans explication. Et si les personnes handicapées sont isolées, ils peuvent ne pas comprendre la façon dont l'accompagnant est maltraité.

Les donneurs de soins rémunérés, comme tous les autres travailleurs, ont besoin de salaires équitables, de jours de repos, de vacances, et de congés maladie.

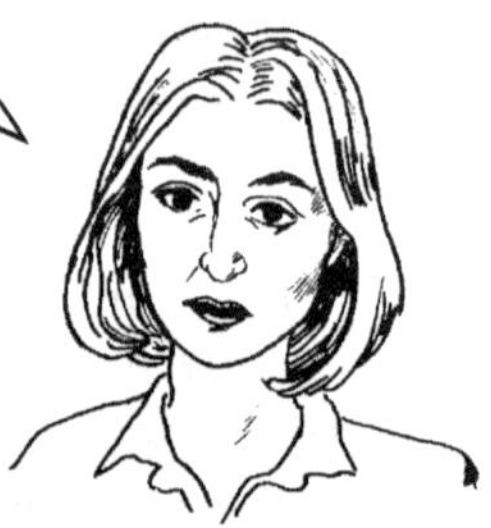

Les organisations et les groupes communautaires qui forment et offrent des emplois aux assistants personnel peuvent :

- Aider à définir des normes pour les conditions de travail ;
- Éduquer sur la manière d'éviter et de réduire les conflits ;
- Offrir une formation sur les compétences en services d'aide pour mieux répondre aux besoins émotionnels des femmes handicapées ;
- Enseigner des techniques pour soulever, aider quelqu'un à faire des exercices, et prévenir les infections.

Des travailleurs communautaires consacrent du temps aux donneurs de soins

Au Ghana, un groupe de travailleurs communautaires qui aident les personnes âgées, ont formé un groupe de donneurs de soins pour parler de la manière de faciliter les choses pour elles. Ils ont formé le groupe parce que lorsque les travailleurs communautaires se sont rendus dans divers villages du Ghana, pour voir les personnes âgées et les aider dans leurs tâches quotidiennes, ils ont réalisé qu'en plus d'aider les personnes âgées, ils devaient aussi chercher les personnes qui aident les personnes âgées au quotidien. Maintenant, à chaque fois qu'un travailleur communautaire rend visite à une personne âgée, il consacre également du temps aux donneurs de soins. Il prête une oreille attentive à leurs sentiments et à leurs problèmes. Il les aide aussi dans leurs tâches en cas de besoin et s'assure qu'ils prennent une petite pause.

Les donneurs de soins ont également besoin d'aide

COMPRENDRE VOS SENTIMENTS

Les donneurs de soins sont trop occupés à améliorer les choses pour la personne handicapée. Ils se concentrent parfois sur la manière dont cette personne se sent. Mais, si vous êtes un donneur de soins, il est aussi

important de prendre le temps d'écouter vos propres sentiments. Même si vous êtes ravi d'assister une femme handicapée, vous vous sentirez souvent fatigué, stressé, frustré ou contrarié. En tant que donneur de soins, vous pouvez travailler de diverses manières—en tant qu'infirmière, psychologue, chauffeur, cuisinier, comptable, et gardien—en même temps. Si vous vous occupez d'une personne très malade ou déprimée, vous serez plus stressé.

Il est naturel pour les membres de la famille et les autres personnes qui assistent les femmes handicapées de se sentir honteux ou coupables d'être frustrés, épuisés, énervés ou contrariés. Même une personne qui s'occupe d'un parent proche ou d'une épouse peut avoir des sentiments d'inconfort et des émotions fortes. Ne vous sentez pas coupable ou gêné de vouloir partir parfois.

Si vous pouvez signaler et penser à ce qui vous rend énervé, frustré, ou inutile, vous pouvez essayer de trouver un moyen de changer les causes sous-jacentes de vos sentiments.

Un handicap soudain affecte toute la famille

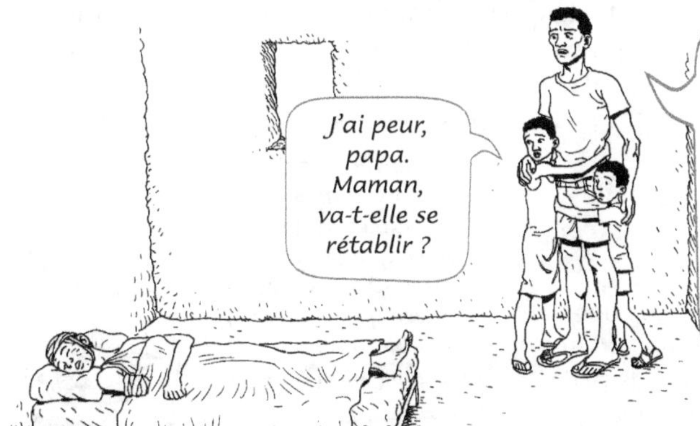

Lorsque quelqu'un qui est proche de vous, est victime d'un handicap soudain, à cause d'un accident ou d'une maladie, tout le monde est blessé d'une certaine manière. Le changement inattendu dans votre vie peut être terrifiant, et peut vous rendre vous et les autres membres de la famille très tristes et anxieux.

Le fait de comprendre vos sentiments peut vous conduire à des actions qui rendent votre vie et celle des femmes handicapées, meilleures.

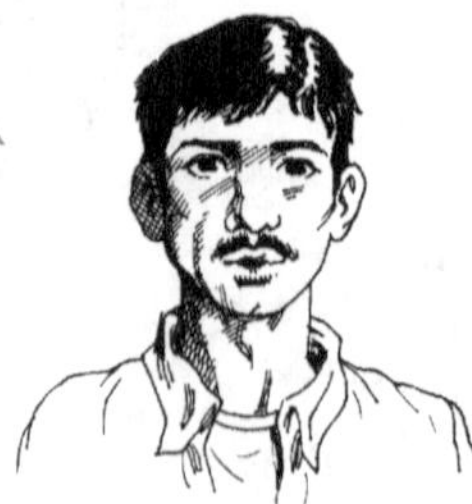

Le fait d'être en colère peut vous donner de l'énergie pour aider à former un groupe de donneurs de soins et autres afin de persuader le gouvernement de faciliter l'accès aux soins de santé, au transport, et aux immeubles publics aux femmes handicapées.

Le fait de se sentir frustré, impuissant, ou seul peut vous aider à aller vers les autres personnes de votre communauté qui vivent avec des femmes handicapées, ou qui sont elles-mêmes en situation de handicap. Elles peuvent être en mesure de vous aider.

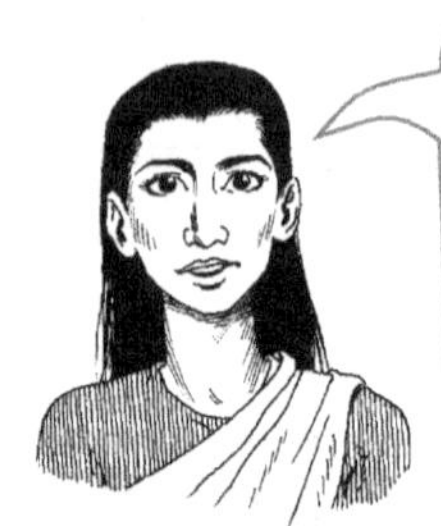

Façons saines de parler des sentiments

Lorsque des personnes qui passent beaucoup de temps ensemble, ne parlent pas de leurs sentiments, ils peuvent devenir frustrés et en colère les uns contre les autres. Même si le fait de parler n'aide pas à trouver un moyen de changer les raisons sous-jacentes, cela peut vous aider, tous les deux, à changer la manière d'agir avec eux.

Les gens expriment leurs sentiments de diverses manières. Il existe de bonnes et de mauvaises manières d'exprimer les sentiments. Par exemple :

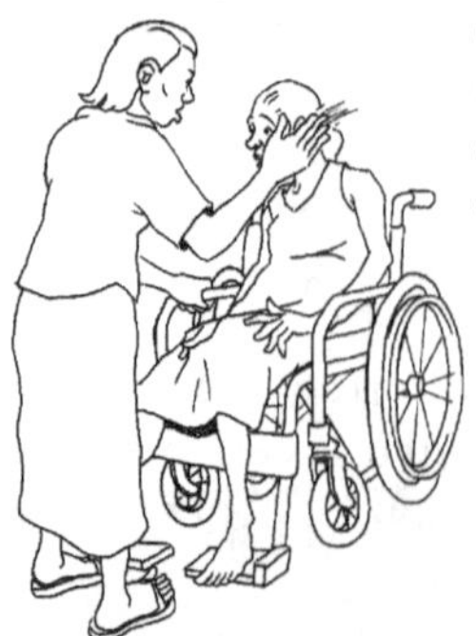

Cela constitue une manière dangereuse et mauvaise de parler des sentiments.

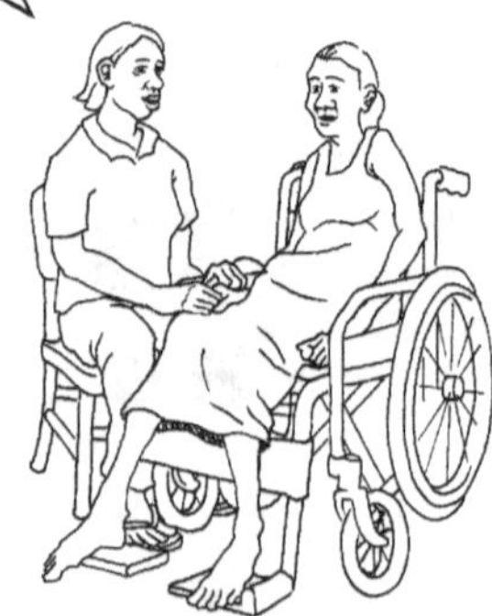

Cela est une manière sûre et saine de parler des sentiments.

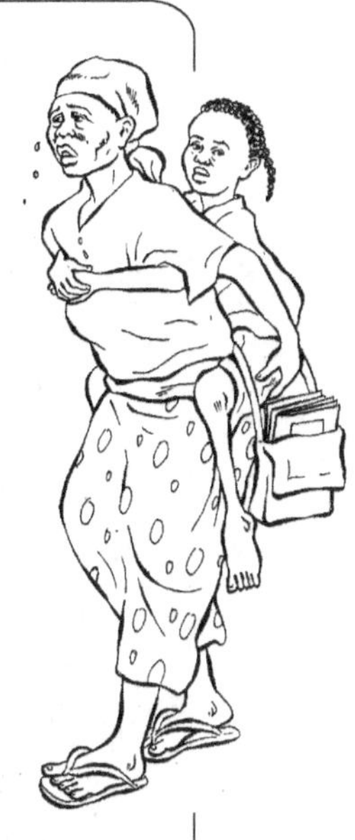

Une mère du Nigeria explique comment elle prend soin de sa fille handicapée.

Ma fille est une survivante de la polio. Lorsqu'elle était jeune, nous n'avions pas les moyens pour acheter un fauteuil roulant ou employer quelqu'un pour nous aider. Donc, j'ai l'habitude de la porter au dos pour l'emmener à l'école tous les jours, même jusqu' en classe de terminale. Il était dur pour moi et j'étais très fatiguée au fur et à mesure qu'elle grandissait et devenait plus lourde. Lorsqu'elle entra à l'université, elle eut un fauteuil roulant, et maintenant elle a même son propre véhicule. Donc, je peux me reposer plus par rapport la situation d'il y'a quelques années.

Mais maintenant, elle a besoin de soutien émotionnel parce qu'elle devient excentrique dans son comportement parfois. Je comprends que cela est dû à ce qu'elle traverse, donc j'essaie de l'aider. Mais si j'avais les moyens, j'emploierai quelqu'un pour l'aider à être plus stable sur le plan émotionnel, pour que je puisse mieux m'occuper de moi et d'être moins épuisée tout le temps.

Prenez soin de vous

Certains donneurs de soins se consacrent entièrement à la prise en charge des besoins des personnes qui en ont besoin. Ils se sentent si bien en aidant les autres, qu'ils oublient leurs propres besoins. Souvent, ils sacrifient leur propre bien-être et leur plaisir de la vie. Après un moment, les donneurs de soins qui ne pensent jamais à eux peuvent commencer à se sentir frustrés et en colère contre les personnes qu'ils aident. Cela peut blesser le donneur de soins et la personne qu'il assiste.

Si vous ne prenez pas soin de vous, vous n'aurez plus l'énergie de vous occuper des autres. Pour prendre soin de quelqu'un, vous devez dormir et vous reposer assez, vous occuper de vos besoins physiques, et continuer à vous amuser et à nouer des relations.

Les pratiques traditionnelles qui calment le corps et l'esprit et renforcent la force intérieure, tels que le yoga, la prière, la méditation, le T'ai Chi, et autres. Le fait d'adopter ces pratiques traditionnelles peut vous aider à faire face au stress dû à la prise en charge d'une personne.

Prenez soin de votre propre santé

- Manger de la bonne nourriture pour que votre corps reste en forme.
- Dormir assez pour avoir assez d'énergie pendant la journée.
- Faire plus d'exercice physique que votre travail en tant que donneur de soins ne le demande.
- Le massage peut aider à détendre votre corps. Il peut aussi aider à faire passer le stress et la contrariété.

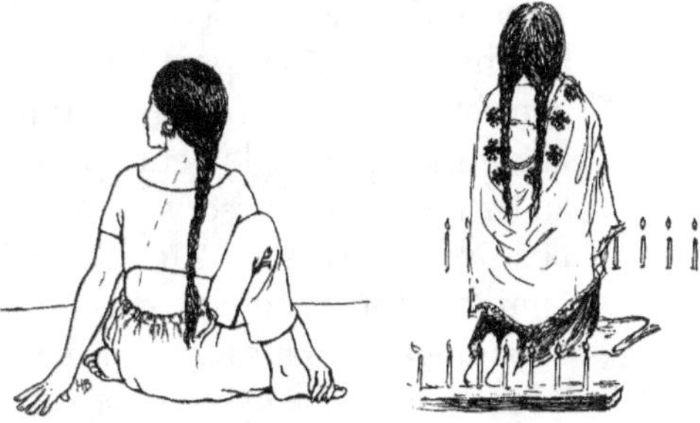

yoga

prière

Prenez le temps de mettre votre travail de côté et de faire quelque chose que vous aimez. Il est important pour une femme handicapée et son donneur de soin d'avoir des amis et des intérêts loin l'un de l'autre. Pour avoir une vie remplie et satisfaisante, chacun d'entre vous doit passer du temps avec d'autres personnes.

Veillez à ne pas vous blesser

Le fait de porter quelqu'un demande des efforts physiques. Cela peut provoquer des blessures sur votre dos. Pour porter et tenir quelqu'un d'une manière sécurisée :

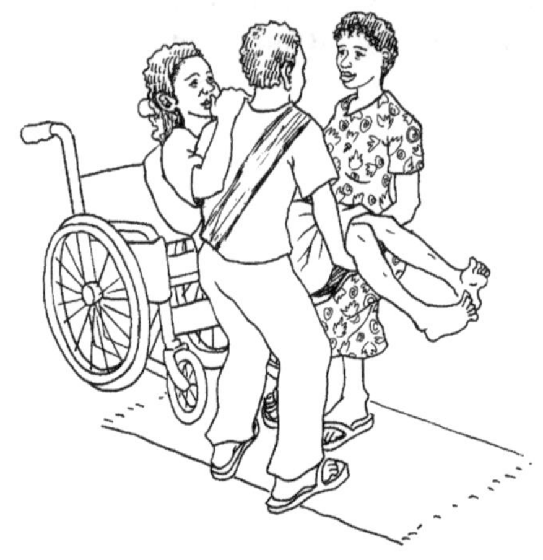

- Utilisez les muscles de vos jambes, pas ceux du dos. Lorsque vous soulevez quelque chose de lourd de la terre, agenouillez-vous ou accroupissez-vous pour prendre au lieu de vous courber.
- Gardez votre dos, vos épaules, et votre cou le plus droit possible pendant que vous redressez vos jambes.
- Demandez à quelqu'un de vous aider à porter la personne dont vous vous occupez. Il peut sembler plus rapide de le faire vous-même, mais si vous blessez votre dos, vous ne pourrez plus aider du tout.

DEMANDER L'AIDE DES AUTRES

Le fait d'être un donneur de soin peut provoquer l'isolement. Lorsqu'une personne handicapée compte sur un seul donneur de soins tout le temps, tout le monde peut croire que le 'le donneur de soins expert' est la seule personne qui sait comment l'aider. Mais personne ne peut être la seule à aider une femme handicapée. Les autres membres de la famille, les amis et les voisins peuvent aussi aider en apportant ou en préparant un repas, en allant au marché, en nettoyant, ou en rendant juste visite. Cela vous permettra de vous reposer et d'avoir plus d'énergie plus tard.

DONNER ET RECEVOIR DE L'AIDE

Trouver des moyens à travers lesquels une femme handicapée peut faire les choses dans le cadre de la routine quotidienne de la famille. Ainsi, elle peut apporter son aide au lieu de juste en recevoir. Ayez des attentes positives et réalistes. Attendez-vous qu'une femme soit la meilleure qu'elle puisse être. Encouragez-la à essayer de nouvelles choses et à acquérir des compétences.

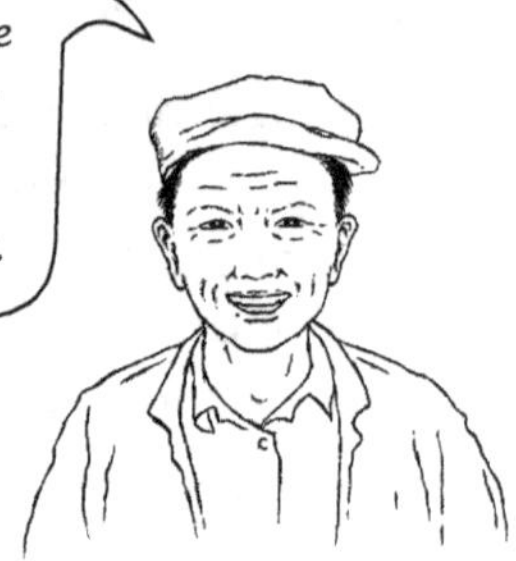

Former un groupe de donneurs de soins

L'un des meilleurs moyens d'améliorer la santé des donneurs de soins est d'échanger les uns avec autres. Les donneurs de soins et les personnes handicapées ont besoin du soutien des autres qui ont vécu des expériences similaires. Le fait de parler de vos besoins et de vos sentiments aux autres peut vous aider à vous sentir moins isolé. Vous pouvez aussi partager des idées avec les autres donneurs de soins sur la manière de faciliter les choses et de mettre en place des systèmes de soutien pour vous et toutes les personnes handicapées que vous assistez.

S'il existe déjà un groupe, et si vous savez qu'il y'a d'autres donneurs de soins dans la communauté, ce sera à vous d'en former un. Certains des groupes les plus forts et les plus actifs ont été formés grâce à l'idée d'une personne. Un groupe qui collabore peut résoudre les problèmes et faire mieux que si chaque membre travaille seul.

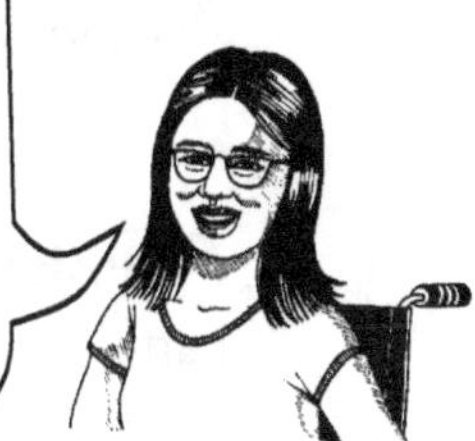

Pour former un groupe :

Cherchez 2 ou plusieurs donneurs de soins qui veulent former un groupe de soutien. Si vous ne connaissez aucune femme où il y'a une personne handicapée, un agent de santé peut connaitre d'autres familles dans les communautés environnantes.

Décider du moment et du lieu de rencontre. Cela permet de choisir un lieu où tout le monde se sentira à l'aise pour s'exprimer ; peut-être une salle dans un centre de santé, un centre communautaire, une coopérative, ou un lieu de culte. Au cours de la première rencontre, discutez de l'objet de la rencontre et de ce que vous espérez faire.

Une personne sera probablement le leader des premières rencontres. Mais il est important que personne ne prenne des décisions pour le groupe. Chacun doit avoir l'opportunité de s'exprimer. Essayez de garder la discussion centrée sur les raisons principales de la rencontre. Après les premières rencontres, dirigez le groupe à tour de rôle. Le fait qu'une différente personne dirige chaque rencontre aidera les membres timides à participer.

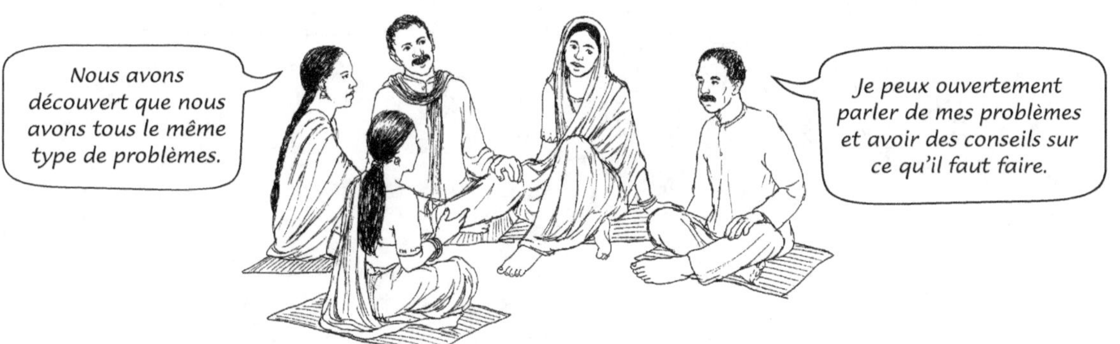

Ensemble, nous aidons nos enfants et nous-mêmes

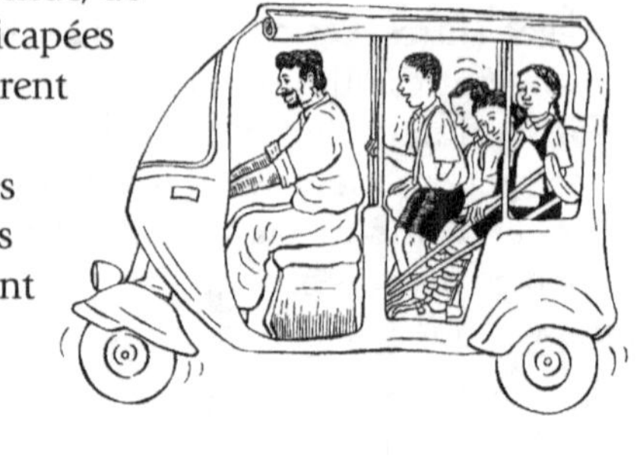

Dans une communauté pauvre de Bangalore, en Inde, de nombreuses familles d'enfants et d'adultes handicapées ont formé un groupe de soutien. Elles se rencontrent une fois par semaine pour échanger et élaborer des plans afin de promouvoir et de demander des services à la communauté au profit des personnes handicapées. Elles possèdent et utilisent également beaucoup d'auto-pousse (taxis motos à 3 roues) pour déposer et aller chercher les enfants handicapées à l'école.

APPRENDRE À SE SOUTENIR DANS LE GROUPE

Parfois, les personnes qui aident toujours les autres sont trop occupées pour penser à leurs propres sentiments. Ou elles pensent qu'elles n'ont pas le droit de se sentir contraries, ou que seule la femme handicapée devrait se sentir contrariée. Même lorsque des personnes se connaissent bien, il n'est pas évident de se sentir à l'aise pour parler de sentiments, d'expériences, et de défis liés au travail des donneurs de soins.

Il est plus facile pour certains de s'exprimer dans un groupe que pour d'autres. Mais le fait de parler ne constitue pas le seul moyen à travers lequel les gens peuvent exprimer leurs pensées et leurs sentiments. Essayez diverses activités, telles que la chanson, les poèmes, les histoires pour aider chacun à participer aisément. Certaines personnes s'expriment mieux en dessinant ou en poignant des images.

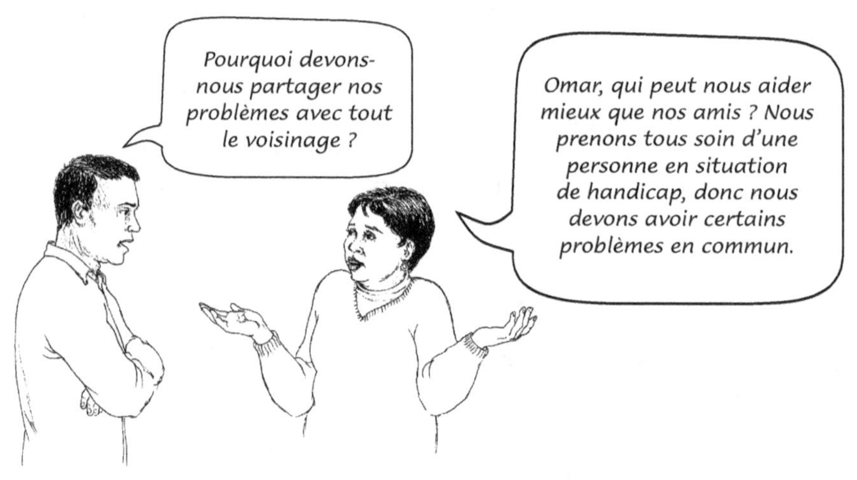

Voici quelques suggestions pour aider les membres du groupe à se sentir à l'aise et à se faire confiance :

Ecouter ce que les autres disent. Pensez à la façon dont vous voulez que les autres vous écoutent, et essayez de les écouter de la même façon.

Essayez de ne pas dire aux autres personnes ce qu'il faut faire. Vous pouvez aider les autres à comprendre comment ils se sentent, et partager vos propres expériences. Mais chacun doit prendre ses propres décisions en ce qui concerne la meilleure manière d'assister les personnes handicapées.

Le groupe de soutien peut être le lieu où un donneur de soins peut exprimer sa colère et pleurer à cause d'une frustration. En partageant des expériences et des idées, vous pouvez vous aider mutuellement à trouver des moyens de changer les causes de ces sentiments.

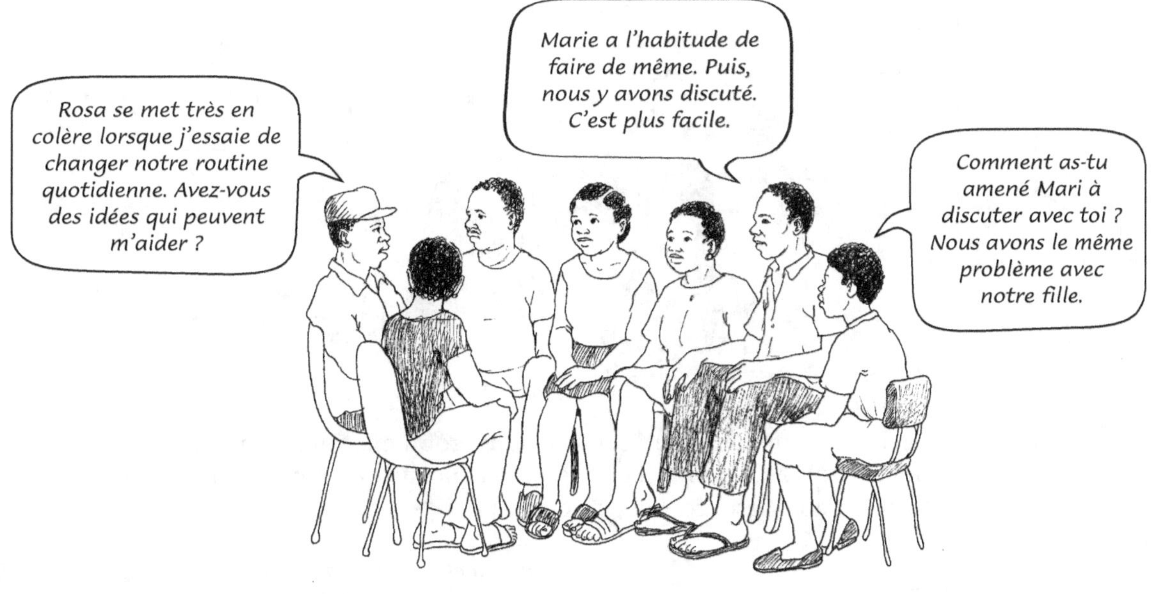

PLANIFICATION DE L'ACTION

Un groupe de personnes qui travaillent ensemble peuvent prendre des mesures pour résoudre plusieurs problèmes. Voici quelques étapes utiles pour agir :

1. Choisir un problème que la plupart des membres du groupe trouvent utile. Bien qu'il faille probablement beaucoup de changement, votre groupe peut être plus efficace si les membres travaillent sur un seul problème à la fois. Au début, choisissez un problème que votre groupe peut résoudre rapidement. Puis, et fur et à mesure que le groupe apprend à collaborer, vous pouvez travailler sur des problèmes plus complexes.

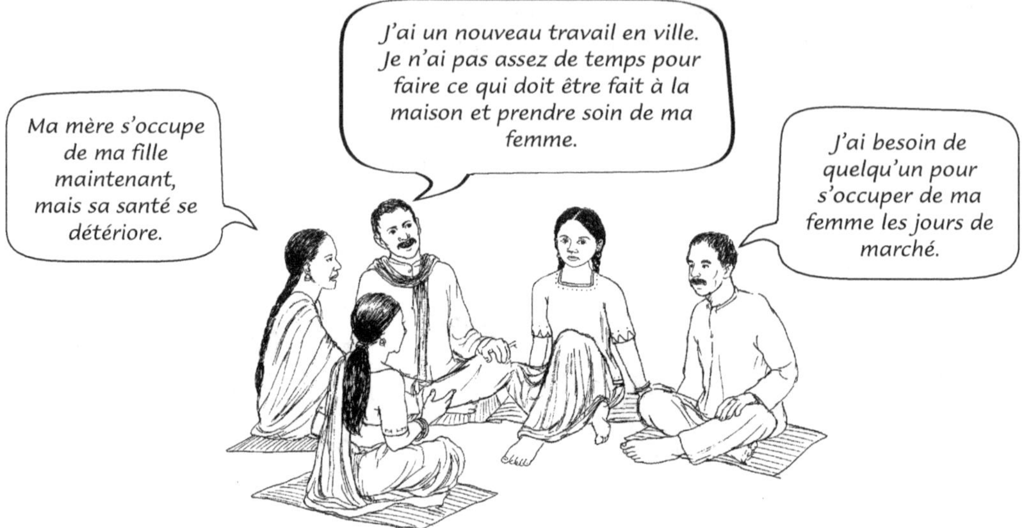

2. Décidez de la façon dont vous voulez résoudre le problème. Citez plusieurs manières dont le problème pourrait être résolu et choisissez celui qui convient mieux aux forces et aux ressources de votre groupe.

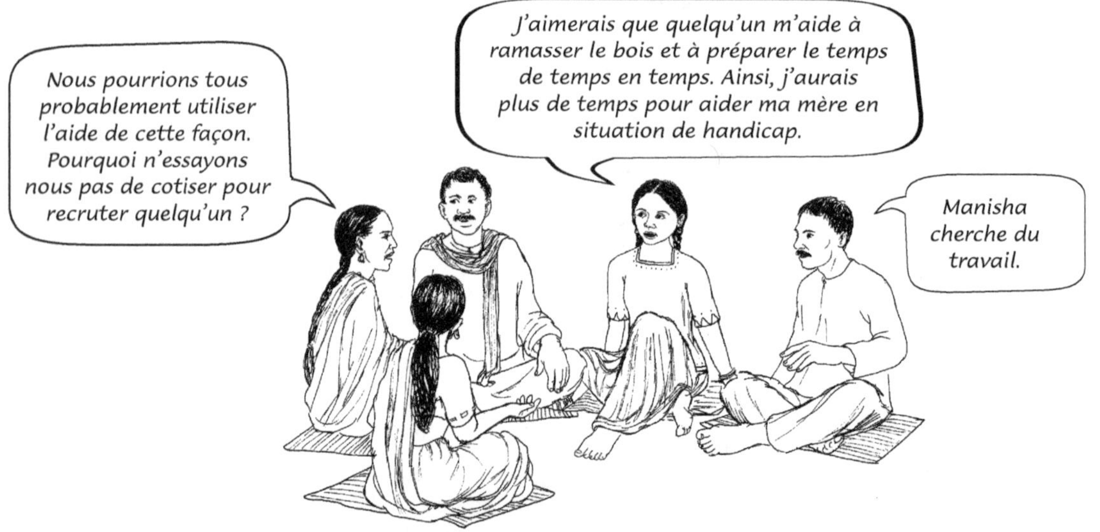

3. Elaborez un plan. Les membres du groupe devront faire diverses choses pour effectuer les travaux. Essayez de fixer une date à laquelle chaque travail doit être effectué.

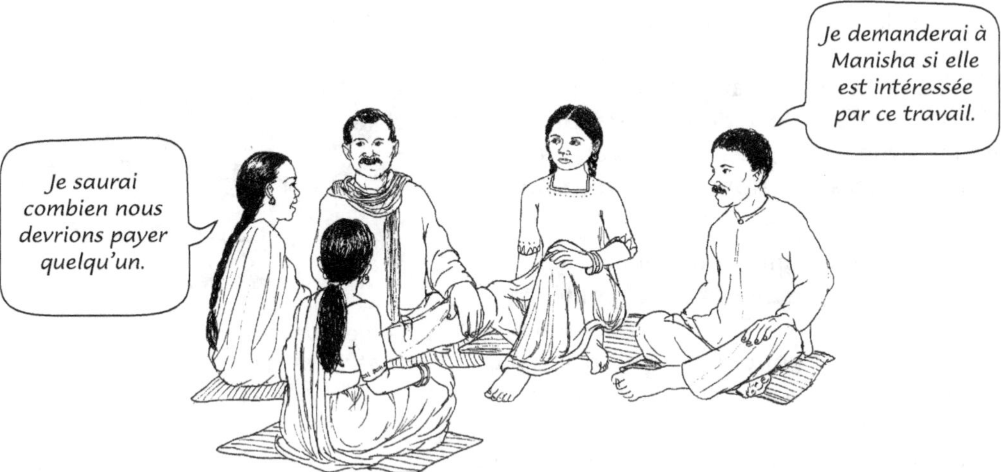

4. Lorsque vous vous rencontrerez encore, parlez du déroulement du travail. Ajustez votre plan si des difficultés surviennent.

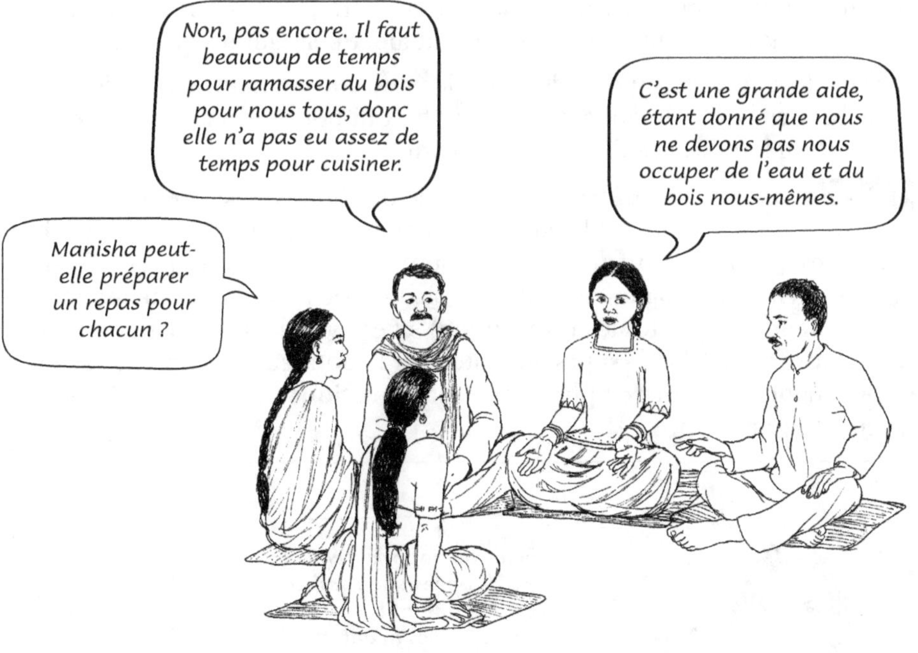

A l'agent de santé :

Les agents de santé peuvent aider les donneurs de soins. Lorsque vous traitez une femme handicapée, essayez de discuter avec elle, de sa relation avec la personne qui s'occupe d'elle. Si le donneur de soin l'accompagne, échangez avec les deux sur leur relation et sur ce dont chacun a besoin chez l'autre.

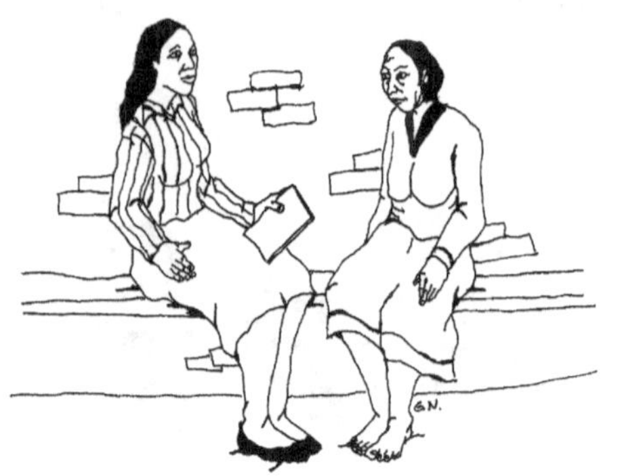

Échangez avec le donneur de soins pour savoir s'il a un problème que vous pouvez l'aider à résoudre.

Encouragez le donneur de soins à parler de ses propres sentiments. Ecoutez le donneur de soins et laissez-le s'exprimer. Ne le grondez pas pour s'être senti frustré ou contrarié. Il est difficile d'assister une autre personne. Rappelez au donneur de soins qu'il est naturel de se sentir triste, énervé, ou frustré.

Posez la question au donneur de soins sur ses propres besoins. Encouragez-le à prendre soin de lui ainsi que de la personne dont il s'occupe.

Essayez de trouver quelqu'un qui remplacera le donneur de soins. Chacun a besoin de temps pour lui-même. Voyez si vous pouvez trouver une autre personne de la famille ou dans la communauté qui pourrait aider pendant un moment.

Si nécessaire, formez les donneurs de soins de votre communauté sur les soins de santé et le soutien psychologique dont ils ont besoin pour mieux s'occuper de la femme en situation handicapée dont ils s'occupent.

IMPORTANT ! Il existe une différence entre une personne qui se sent frustrée, et le fait de blesser la personne qu'elle aide. Souvent, les donneurs de soins sont si stressés et énervés qu'ils constituent un danger pour la personne dont ils s'occupent. Soyez toujours attentifs aux signes de violence lorsque vous examinez une femme en situation de handicap (ou toute autre femme), et essayez de lui en parler seul à seul pour vous assurer qu'elle n'est pas violentée par le donneur de soins en aucune manière. Voir Chapitre 14 pour de plus amples informations sur l'abus et la violence contre les femmes handicapée.

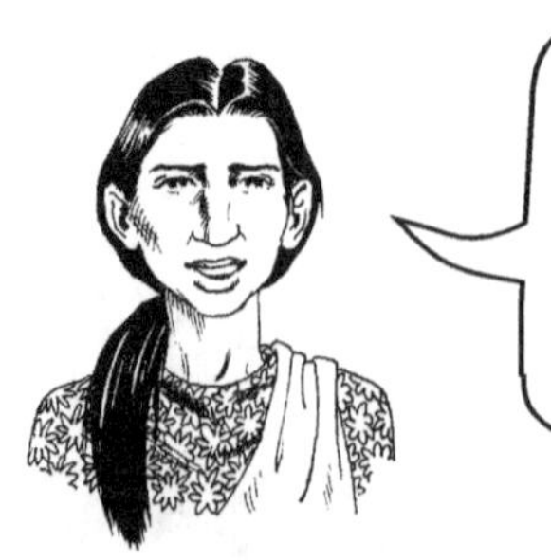

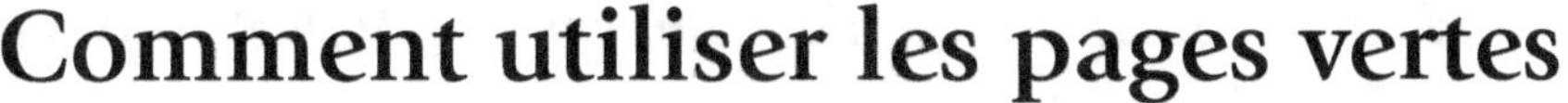

Comment utiliser les pages vertes

Cette section donne des informations sur les médicaments modernes mentionnés dans le livre. Si vous souhaitez utiliser la médecine traditionnelle, demandez à un guérisseur traditionnel ou tradipraticien de votre lieu de résidence de vous aider à trouver des remèdes qui pourraient résoudre votre problème. La médecine traditionnelle varie beaucoup d'un endroit à l'autre, de sorte qu'un remède utilisé à un endroit peut ne pas être disponible ou ne pas fonctionner ailleurs

COMMENT PRENDRE LES MÉDICAMENTS EN TOUTE SÉCURITÉ

N'utiliser les médicaments que lorsqu'ils sont nécessaires

Beaucoup de gens croient que s'ils ne reçoivent pas de médicaments lorsqu'ils sont malades, ils ne guériront pas. Ce n'est pas vrai. Certains problèmes, comme le rhume, sont mieux guéris par le temps et le repos. D'autres problèmes sont mieux résolus en mangeant suffisamment de bons aliments et en buvant de l'eau potable. Méfiez-vous des agents de santé qui veulent toujours que vous preniez plus de médicaments différents.

Prenez toute la dose prescrite du médicament

Même si vous commencez à vous sentir mieux, continuez à prendre les médicaments aussi longtemps que recommandé. Parfois, prendre moins que la dose totale peut permettre à la maladie de revenir. Cela peut même provoquer une résistance aux médicaments, ce qui signifie que les mêmes médicaments ne fonctionneront plus contre la maladie.

N'en prenez pas trop

Prendre plus que la quantité recommandée ne vous rendra pas bien plus rapide et vous rendra probablement encore plus malade.

Connaître et surveiller les signes de problèmes

Certains médicaments peuvent avoir des effets secondaires nocifs ou provoquer des réactions allergiques pouvant être très dangereuses (voir page 329).

Apprenez autant que vous le pouvez sur un médicament

Renseignez-vous auprès d'un agent de santé ou d'un pharmacien sur les médicaments que vous prenez ou d'autres médicaments dont vous pourriez avoir besoin. Vous pouvez également trouver des informations dans les Pages Vertes de ce livre et d'autres livres Hespériens (comme *Là où les femmes n'ont pas de docteur* et *Là où il n'y a pas de docteur*).

Les médicaments par voie orale (comprimés, gélules) sont généralement plus sûrs que les injections

Dans ce livre, nous suggérons des médicaments à prendre par voie orale. Ce n'est que quand il ne peuvent être pris par voie orale que nous donnons des informations sur les médicaments à injecter. Si vous avez besoin d'une injection, consultez un agent de santé. Des informations sur la façon d'injecter en toute sécurité peuvent voir *Là où les femmes n'ont pas de docteur* aux pages 542 à 544

Les médicaments individuels sont plus sûrs et moins chers que les médicaments combinés.

Mais certains médicaments, en particulier ceux contre le VIH / sida, sont plus faciles à prendre en combinaison.

IMPORTANT !

- Dans la mesure du possible, veuillez prendre les médicaments debout ou assis. Essayez également de boire un verre de liquide chaque fois que vous prenez un médicament

- Si vous vomissez et que vous pouvez voir le médicament dans le vomi, vous devrez reprendre le médicament,

- Si vous vomissez dans les 3 heures suivant la prise d'une pilule contraceptive, prenez-en une autre pour vous assurer que vous ne tomberez pas enceinte

PRENDRE D'AUTRES MEDICAMENTS EN PLUS DES MEDICAMENTS LIE A VOTRE HANDICAP

Si vous prenez régulièrement des médicaments pour votre handicap, il se peut qu'ils ne se combinent pas bien avec certains des médicaments énumérés dans ce livre. D'autres médicaments peuvent faire en sorte que votre médicament contre le handicap ne fonctionne pas aussi bien, ou votre médicament contre le handicap peut changer le fonctionnement de l'autre médicament. Par exemple, si vous prenez de la phénytoïne pour l'épilepsie, vous ne devez pas utiliser de pilules contraceptives contenant à la fois des œstrogènes et des progestatifs, car vos crises peuvent s'aggraver. Discutez avec un agent de santé ou un pharmacien expérimenté pour savoir si vos médicaments habituels interagiront avec les nouveaux médicaments que vous devez prendre et, dans l'affirmative, quels autres médicaments vous pourriez plutôt prendre.

Heureusement, tous les médicaments énumérés dans ce livre n'ont pas d'interactions. Pour les quelques médicaments qui ont des interactions, vous trouverez les informations répertoriées pour chaque médicament sous la rubrique « Interactions avec d'autres médicaments » avec ce symbole :

ALLERGIE

Certaines personnes sont allergiques à certains médicaments. Lorsqu'une personne reçoit ce médicament, son corps réagit. La réaction peut être inconfortable (comme une éruption cutanée, des démangeaisons de la peau ou des yeux, un gonflement des lèvres ou du visage, une respiration sifflante), ou elle peut être très grave et mettre sa vie en danger (comme une peau pâle, froide ou moite, un pouls ou rythme cardiaque faible ou rapide ; difficulté à respirer ; pression artérielle basse ; ou perte de conscience).

Si une personne subit un choc allergique, elle a besoin d'une aide médicale immédiatement. Donnez de l'épinéphrine (voir page 343).

Ne prenez pas de médicament auquel vous êtes allergique et ne prenez pas d'autres médicaments de la même famille. (Pour plus d'informations sur les familles d'antibiotiques, voir pages 330 à 331).

NOMS DES MÉDICAMENTS

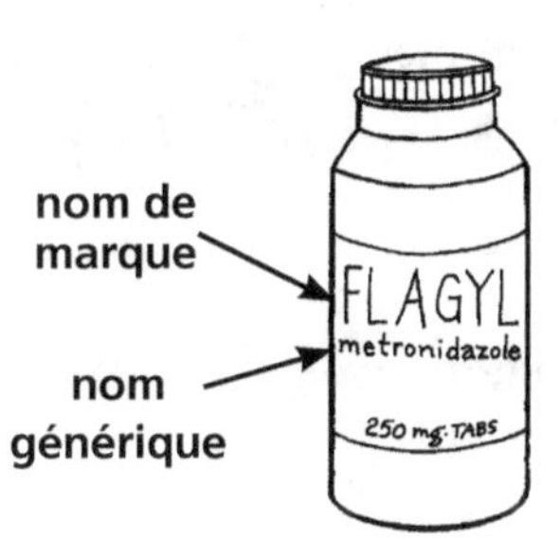

Les médicaments ont généralement deux noms. Le nom *générique* (ou scientifique) est le même partout à travers le monde. Certaines entreprises qui fabriquent les médicaments donnent à chaque médicament qu'elles fabriquent un nom de marque.

Le même médicament fabriqué par deux entreprises différentes aura deux noms de marque différents. Dans ce livre, nous utiliserons les noms génériques. Vous pouvez remplacer un médicament par un autre si les noms génériques sont les mêmes—n'importe quelle marque fera l'affaire. Certaines marques coûtent moins chères que d'autres.

QUELLE DOSE DE MÉDICAMENT DONNÉE ?

La plupart des comprimés, gélules, plaquettes et médicaments injectables sont mesurés en grammes (g), milligrammes (mg), microgrammes (mcg) ou unités (U) :

1000 mg = 1 g (mille milligrammes équivaut à un gramme)

1 mg = 0,001 g (un milligramme est une millième partie de gramme

Certains médicaments, tels que les pilules contraceptives, sont pesés en microgrammes (mcg ou ucg) :

1 ucg = 1 mcg = 1/1000 mg = 0.001 mg

Cela signifie qu'il y a 1000 microgrammes dans un milligramme.

Les médicaments injectables peuvent être mesurés en Unités (U) ou en Unités internationales (UI).

FORMES DE MÉDICAMENTS

Les médicaments se présentent sous différentes formes, et dans ce livre, nous utilisons des images pour montrer comment un médicament doit être administré :

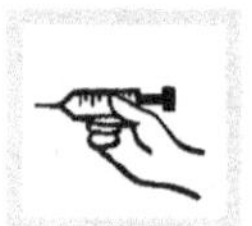 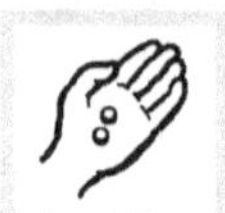 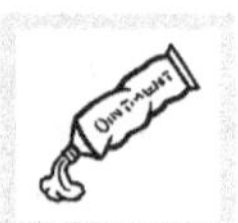 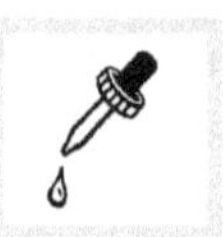 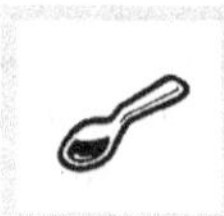

Faire une injection quand nous montrons cette image.	Prendre des comprimés, pilules, gélules, implants quand nous présentons cette image.	Utiliser de la pommade ou de la crème quand nous présentons cette image.	Utilizer des gouttes quand nous présentons cette image.	Utiliser du sirop quand nous montrons cette image.

Habituellement, il est préférable de donner des médicaments par voie orale pour éviter les risques d'injections. Mais en cas d'urgence, l'injection du médicament peut être meilleure car elle le fera fonctionner plus rapidement

AVERTISSEMENT!

Ces images apparaissent avec le mot *AVERTISSEMENT!* lorsque les femmes enceintes ou les femmes qui allaitent doivent prendre des précautions particulières.

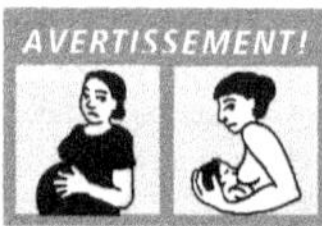

TYPES DE MÉDICAMENTS

Il existe plusieurs types de médicaments énumérés dans ce livre. Un groupe de médicaments, les antibiotiques, a besoin d'explication en tant que groupe.

Antibiotiques

Les antibiotiques sont utilisés pour lutter contre les infections causées par des bactéries. **Les antibiotiques ne guérissent pas les maladies causées par des virus, tels que le rhume, l'hépatite ou le VIH / SIDA.** On dit que les antibiotiques qui se ressemblent proviennent de la même famille. Les antibiotiques de la même famille peuvent souvent traiter les mêmes problèmes. Donc, si vous ne pouvez pas obtenir un antibiotique, un autre de la même famille peut fonctionner à la place. Si vous êtes allergique à un antibiotique, vous le serez probablement à d'autres antibiotiques de la même famille, alors ne prenez aucun antibiotique de cette famille.

Voici une liste de quelques antibiotiques et leurs familles :

Penicillines : amoxicilline, ampicilline, pénicilline benzathine, benzylpénicilline, dicloxacilline, pénicilline procaïne et autres

Macrolides : azithromycine, érythromycine et autres

Tétracyclines : doxycycline, tétracycline

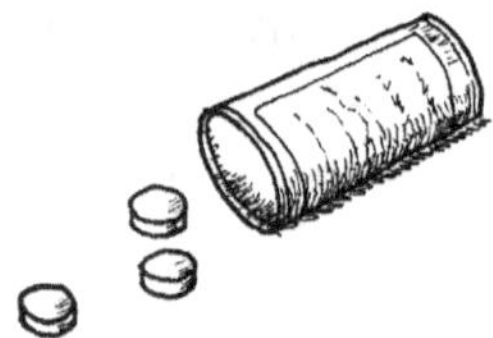

Sulfamides (sulfamides) : sulfaméthoxazole (faisant partie du cotrimoxazole), et autres

Aminoglycosides : gentamicine, streptomycine et autres

Céphalosporines : céfixime, céphalexine et autres

Les antibiotiques sont utilisés beaucoup trop souvent. N'utilisez des antibiotiques que lorsque cela est nécessaire et utilisez-les en toute sécurité (voir page 327).

LISTE DE PROBLÈMES

Ceci est une liste de problèmes de santé discutés dans ce livre qui peuvent être traités avec des médicaments. Les problèmes sont répertoriés dans l'ordre de l'alphabet dans la colonne de gauche. La colonne du milieu contient les numéros des pages où vous pouvez lire chaque problème avant de prendre un médicament. La colonne de droite contient des médicaments qui peuvent être utilisés pour traiter chaque problème à gauche. Pour en savoir plus sur un médicament, consultez-le dans les tableaux de médicaments qui commencent à la page 333.

Si vous n'êtes pas sûr des médicaments à prendre ou si le médicament que vous prenez ne semble pas fonctionner, parlez-en à un agent de santé expérimenté ou à un pharmacien. Ils peuvent vous aider à déterminer si d'autres médicaments qui pourraient mieux fonctionner sont disponibles dans votre communauté

Problème	voir pages	voir ces médicaments
arthrite	279	aspirine, ibuprofène
chancre	164	azithromycine, ciprofloxacine, érythromycine
choc allergiques	329	épinéphrine, dexaméthasone
chlamydia	160	amoxicilline, azithromycine, doxycycline, érythromycine, tétracycline
douleur, fièvre, et enflement		
léger à modéré	93	aspirine, paracétamol, ibuprofène
dysréflexie	117	gel de lidocaïne, nifédipine
fièvre		
après accouchement	248	ampicilline, ciprofloxacine, clindamycine, doxycycline, metronidazole
pendant le travail	246	ampicilline, métronidazole, procaïne pénicilline
gonorrhée	160	céfixime, doxycycline
infection de l'utérus	248	amoxicillines, ampicilline, doxycycline, métronidazole, pénicilline, pénicilline de procaïne, tétracycline
infection fongique		
bouche (muguet)	175, 260	clotrimazole, violet de gentiane, nystatine
peau	111, 260	clotrimazole, violet de gentiane, miconazole, nystatine
vagin	111	violet de gentiane, clotrimazole, miconazole, nystatine, vinaigre
maladie inflammatoire pelvienne	161	amoxicilline, azithromycine, céfixime, clindamycine, doxycycline, érythromycine, métronidazole, tétracycline

plaies d'herpès .... 165 .... acyclovir

les plaies sur les fesses .... 114 .... dicloxacilline, doxycycline, érythromycine, violet de gentiane, pénicilline

plaies sur les organes génitaux .... 163 .... azithromycine, benzathine pénicilline, ciprofloxacin, doxycycline, érythromycine, tétracycline

planification familiale d'urgence .... 205, 357 .... pilules contraceptives à faible dose, pilules d'urgence

prévention de la pneumonie,
    pour les personnes atteintes du SIDA .... 177 .... cotrimoxazole

prévention d'infection
    pour des personnes vivant avec le VIH ..... 177 .... cotrimoxazole

saignement du vagin
    après l'accouchement .... 247 .... ergométrine

soins oculaires pour nouveau-né .... 99, 344 .... pommade d'yeux à la tétracycline

syphilis .... 163 .... benzathine pénicilline, doxycycline, érythromycin, tetracycline

tétanos chez le nouveau-né .... 251 .... benzylpénicilline

toxémie/convulsions .... 246 .... diazépam

traitement d'infection
    dès la naissance .... 248 .... ciprofloxacine, doxycycline, métronidazole, tetracycline

    oeil .... 99 .... pommade oculaire à l'érythromycine

    peau .... 114 .... ampicilline, dicloxicilline, doxycycline, erythromycine, penicilline, tetracycline

    rein .... 106 .... amoxicilline, cefixime, ciprofloxacine, cotrimoxazole, ofloxacine

    sein .... 260 .... dicloxacilline, erythromycine

    vessie .... 105 .... amoxicilline, cotrimoxazole, nitrofurantoïne

trichomonas .... 159 .... clindamycine, metronidazole

vaginose bactérienne. .... 113 .... métronidazole, clindamycine

verrues sur les organes génitaux. .... 165 .... podophylline, acide trichloracétique

Les médicaments de cette section apparaissent sous leurs noms génériques, dans l'ordre de l'alphabet :

A B C D E F G H I J K L M N O P Q R S T U V W X Y Z

acétaminophène ou paracétamol

(*APAP, Panadol, Tempra, Tylénol,* autres)

L'acétaminophène et le paracétamol sont deux noms pour le même médicament utilisé pour soulager la douleur et réduire la fièvre. Voir paracétamol, page 351.

acide trichloracétique (TCA), acide dichloracétique (BCA)

L'acide trichloracétique ou l'acide bichloracétique peuvent être utilisés pour traiter les verrues génitales.

Important : Protégez d'abord la zone autour de la verrue avec de la vaseline (vaseline). Ensuite, mettez de l'acide trichloracétique. Cela fera mal pendant 15 à 30 minutes. S'il se répand sur une peau saine, lavez-le à l'eau et au savon. Vous pouvez également mettre de la poudre pour bébé (talc) ou du bicarbonate de soude sur les déversements.

Effets secondaires : L'acide trichloracétique blessera ou détruira la peau normale en cas de déversement.

Vient souvent sous forme de : Liquides en concentrations comprises entre 10% et 35%

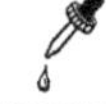

Mode d'emploi :

Ne mettre sur la verrue qu'une fois par semaine pendant 1 à 3 semaines au besoin.

Autres médicaments qui peuvent fonctionner :

podophylline

AVERTISSEMENT : Utilisez très soigneusement. Il peut brûler suffisamment la peau normale pour provoquer une cicatrice.

acyclovir

(*Zovirax*)

L'acyclovir est un médicament qui tue les virus et est utilisé pour combattre l'herpès, qui peut provoquer des cloques douloureuses sur les organes génitaux et l'anus, et dans la bouche.

Important : l'acyclovir n'empêchera pas l'herpès de revenir, mais il le rend moins douloureux et l'empêche de se propager.

Effets secondaires : Peut parfois causer des maux de tête, des étourdissements, des nausées, des vomissements

Vient souvent sous forme de : Comprimés de 200, 400 ou 800 mg ; pommade à 5%

Les comprimés sont beaucoup plus efficaces que la pommade et coûtent généralement moins cher. Prendre avec beaucoup d'eau.

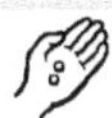

Mode d'emploi :

En cas d'herpès génital (voir page 165), prendre 200 mg par voie orale 5 fois par jour pendant 7 à 10 jours ; ou appliquer une pommade 6 fois par jour pendant 7 jours. Se laver les mains immédiatement.

AVERTISSEMENT : Ne prenez pas ce médicament si vous avez des problèmes rénaux.

adrénaline ou épinéphrine

L'adrénaline et l'épinéphrine sont 2 noms pour le même médicament. Il est utilisé pour les réactions allergiques graves ou les chocs allergiques et pour les crises d'asthme sévères. Voir épinéphrine, page 343.

amoxicilline

(Amoxifur, Amoxil, Himox, Mégamix, Sumoxil)

L'amoxicilline est un antibiotique de la famille des pénicillines utilisé pour traiter de nombreux types d'infections. En raison de niveaux élevés de résistance aux médicaments, il est moins utile qu'auparavant.

Important : A prendre avec de la nourriture. Si en l'espace de 3 jours vous ne commencez pas à vous sentir mieux, recherchez de l'aide médicale. Vous pourriez avoir besoin d'un médicament différent.

Effets secondaires : Diarrhée, éruption cutanée, nausées, vomissements. Peut provoquer une infection à levures chez les femmes ou une éruption cutanée sur le fond d'un bébé ou d'un enfant.

Vient souvent sous forme de :
Comprimés de 250 et 500 mg

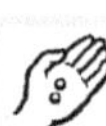

Mode d'emploi :

En cas d'infection de la vessie (voir page 105), prendre 500 mg 3 fois par jour pendant 3 jours.

Pour la chlamydia, prenez 500 mg par voie orale 3 fois par jour pendant 7 jours.

Pour les combinaisons de médicaments pour les pertes vaginales, voir page 162.

En cas d'infection rénale (voir page 106), prendre 500 mg par voie orale 3 fois par jour pendant 7 jours.

Pour l'infection de l'utérus après l'accouchement, prendre 1 gramme 3 fois par jour pendant 10 jours (utilisez également d'autres médicaments, voir page 248).

Autres médicaments qui peuvent fonctionner :
Pour les infections de la vessie ou des reins : céfixime, ciprofloxacine, cotrimoxazole, nitrofurantoïne, norfloxacine

Pour l'infection de l'utérus après la naissance : ampicilline, doxycycline, métronidazole

AVERTISSEMENT : N'utilisez pas amoxicilline si vous êtes allergique aux médicaments de la famille des pénicillines.

ampicilline

(Amcil, Ampicyn, Omnipen, Penbritine, Polycilline)

L'ampicilline est un antibiotique de la famille des pénicillines utilisé pour traiter de nombreux types d'infections. En raison des niveaux élevés de résistance aux médicaments, il est moins utile qu'auparavant.

Important : Prenez de l'ampicilline avant de manger. Si vous ne commencez pas à aller mieux en 3 jours, cherchez de l'aide médicale. Vous pourriez avoir besoin d'un autre médicament.

Effets secondaires : Peut causer des maux d'estomac, de la diarrhée et des éruptions cutanées.

Vient souvent sous forme de :
Comprimés de 250 et 500 mg

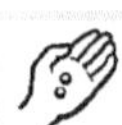

Mode d'emploi :

Pour l'infection de l'utérus pendant la grossesse, prenez 500 mg 4 fois par jour jusqu'à ce que vous puissiez obtenir des soins **médicaux.**

En cas d'infection pendant le travail, donnez 2 g par voie orale 4 fois par jour pendant 7 à 10 jours.

En cas d'infection après la naissance (voir page 248), donner 2 g par voie orale 4 fois par jour jusqu'à ce que la fièvre ait disparu pendant 48 heures. Donnez également d'autres antibiotiques.

Autres médicaments qui peuvent fonctionner : Pour l'infection de l'utérus pendant la grossesse: métronidazole

Pour l'infection de l'utérus après la naissance :
amoxicilline, doxycycline, métronidazole

AVERTISSEMENT : N'utilisez pas d'ampicilline si vous êtes allergique aux médicaments de la famille des pénicillines.

anatoxine tétanique

(Tetavax)

L'anatoxine tétanique est une immunisation administrée pour prévenir une infection tétanique. Il peut être administré pendant ou après la grossesse, ou après une fausse couche. Si une femme reçoit 2 injections (ou mieux encore, 3 injections) lorsqu'elle est enceinte, cela permettra également de prévenir cette infection mortelle chez son nouveau-né.

Important : Les vaccinations contre le tétanos devraient être administrées à tout le monde, dès l'enfance.

Effets secondaires : Douleur, rougeur, chaleur, légère enflement

Vient souvent sous forme de : Liquide pour injection de 4, 5 ou 10 U par 0,5 ml

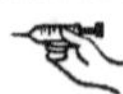

Mode d'emploi :

Pour être à l'abri du tétanos toute votre vie, vous devez recevoir 5 injections de vaccination, puis une injection tous les 10 ans.

Pour chaque immunisation : Administrer 1 injection de 0,5 ml dans le muscle du du bras.

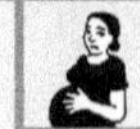

aspirine

(acide acétylsalicylique, asa)

L'aspirine agit contre l'enflure, la douleur—y compris les douleurs articulaires de l'arthrite—et la fièvre.

Important : Essayez de prendre de l'aspirine avec de la nourriture ou du lait ou un grand verre d'eau.

Effets secondaires : Peut causer des maux d'estomac, des douleurs à l'estomac ou des problèmes de saignement.

Signes d'overdose : Bourdonnements dans les oreilles, maux de tête, vertiges, confusion, respiration rapide.

Vient souvent sous forme de : Comprimés de 300 ou 600 mg et autres tailles.

Mode d'emploi :

Pour la douleur, l'enflure ou la fièvre, prenez 300 à 600 mg par voie orale pas plus de 6 fois par jour au besoin.

Autres médicaments qui peuvent fonctionner :

Pour la douleur ou la fièvre : paracétamol

Pour la douleur, la fièvre ou l'enflure : ibuprofène

Interactions avec d'autres médicaments : avec de l'acide valproïque : Peut augmenter la concentration de l'acide valproïque

avec de la phénytoïne : Peut augmenter la concentration de la phénytoïne

AVERTISSEMENT : Les femmes ne doivent pas prendre d'aspirine au cours des 3 derniers mois de la grossesse. Les personnes souffrant d'ulcères d'estomac ou de problèmes de saignement ne devraient pas prendre d'aspirine. Ne pas utiliser avant la chirurgie. Ne pas utiliser si vous allaitez au cours de la première semaine de la vie du bébé. Ne donnez pas aux enfants. Si les oreilles commencent à bourdonner (un signe précoce d'empoisonnement), arrêtez de prendre de l'aspirine jusqu'à ce que le bourdonnement cesse. Ensuite, prenez-le à nouveau, mais à une dose légèrement inférieure.

azithromycine

(Zithromax)

L'azithromycine est un antibiotique de la famille des macrolides, utilisé pour traiter de nombreuses IST. C'est cher et souvent difficile à trouver, mais cela fonctionne bien contre les IST quand les autres antibiotiques ne le sont pas.

Important : Prendre au moins 1 heure avant de manger ou au moins 2 heures après avoir mangé. L'azithromycine est un excellent traitement des IST qui provoquent des écoulements ou des plaies génitales. Il est bon pour traiter les IST où il existe une résistance à d'autres médicaments.

Effets secondaires : Diarrhée, nausées, vomissements, douleurs abdominales

Vient souvent sous forme de : Gélules de 250 mg

Mode d'emploi :

Pour la chlamydia, le chancre ou le PID, prenez 1 g par voie orale une seule fois

Autres médicaments qui peuvent fonctionner :

Pour la chlamydia : amoxicilline, doxycycline, érythromycine, tétracycline

Pour le chancre : ciprofloxacine, érythromycine

Pour le PID : voir page 162.

AVERTISSEMENT : Ne prenez pas si vous êtes allergique à l'érythromycine et à d'autres antibiotiques de la famille des macrolides.

benzathine penicilline

(Bicilline L-A, Penadur L-A, Permapen)

La pénicilline benzathine est un antibiotique à action prolongée de la famille des pénicillines utilisé pour traiter la syphilis, les ulcères génitaux et d'autres infections.

Important : doit être toujours administré par injection dans un gros muscle

Effets secondaires :

Chez certaines personnes : Démangeaisons ou éruptions cutanées

Rarement : Une réaction dangereuse appelée choc allergique. Peu de temps après l'injection de pénicilline, la personne devient soudainement pâle (sueur froide), faible, pouls rapide ou battement de cœur, difficulté à respirer, perte de conscience. L'épinéphrine (voir page 343) doit être injectée immédiatement.

Vient souvent sous forme de : Poudre pour mélanger des injections de 1,2 ou 2,4 millions d'unités dans un flacon de 5 ml.

Mode d'emploi :

Pour la syphilis, s'il y a une plaie, injection 2,4 millions d'unités dans un gros muscle une seule fois. S'il y a un test sanguin ou si les plaies ont déjà disparu, injectez une fois par semaine pendant 3 semaines.

Autres médicaments qui peuvent fonctionner :
Pour la syphilis : doxycycline, tétracycline, érythromycine

AVERTISSEMENT : Ayez de l'épinéphrine à portée de main chaque fois que la pénicilline est injectée. Surveillez les réactions allergiques et les chocs allergiques, qui pourraient commencer dans les 30 minutes.

benzylpenicilline

(Celinex, Hi-Do-Pen, pénicilline g potassium ou sodium)

La benzylpénicilline est un antibiotique de la famille des pénicillines utilisé pour traiter de nombreuses infections graves.

Important : Soyez prêt à traiter une réaction allergique (voir p. 329).

Effets secondaires : Peut provoquer une infection à levures chez les femmes ou une érythème fessier chez les enfants.

Vient souvent sous forme de : Poudre à mélanger pour injection de 1 ou 5 millions d'unités

Mode d'emploi :

Pour le tétanos chez les nouveau-nés, injectez 100 000 unités / kg dans le muscle 1 fois seulement et obtenez de l'aide médicale.

AVERTISSEMENT : Surveillez les réactions allergiques et les signes de choc.

Ne donnez pas aux personnes allergiques aux médicaments de la famille de la pénicilline.

cefixime

(Suprax)

Le céfixime est un antibiotique de la famille des céphalosporines utilisé pour traiter de nombreuses infections, notamment la gonorrhée, la maladie inflammatoire pelvienne (DIP) et l'infection rénale.

Important : Surveillez les réactions allergiques.

Effets secondaires : Maux de ventre, diarrhée, maux de tête

Vient souvent sous forme de : comprimés de 200 ou 400 mg ; liquide de 100 mg dans 5 ml

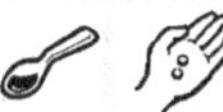

Mode d'emploi :

Pour la gonorrhée, prendre 400 mg par voie orale, en une seule fois.

Pour les associations médicamenteuses destinées à traiter les vaginites ou les salpingites, voir page 162.

Pour une infection rénale, prendre 500 mg par voie orale 2 fois par jour pendant 10 jours.

Autres médicaments qui peuvent fonctionner :

Pour la gonorrhée : doxycyline

Pour une infection rénale : ciprofloxacine, cotrimoxazole

 *AVERTISSEMENT :* Les personnes qui ont des problèmes de foie doivent être prudentes lorsqu'elles prennent du céfixime. Ne pas utiliser si vous êtes allergique aux antibiotiques de la famille des céphalosporines.

ciprofloxacine

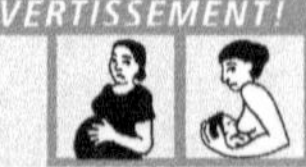

(Ciloxan, Cipro, Ciprobay)

La ciprofloxacine est un antibiotique de la famille des quinolones, utilisé pour traiter les infections cutanées et rénales et certaines ITS comme le chancre.

Important : Buvez beaucoup d'eau. Vous pouvez manger tout en prenant de la ciprofloxacine, évitez simplement les produits laitiers.

Effets secondaires : Nausées, diarrhée. vomissements, maux de tête

Vient souvent sous forme de : Comprimés de 250, 500, ou 750 mg

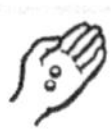

Mode d'emploi :

Pour le chancre, prenez 500 mg par voie orale 2 fois par jour pendant 3 jours.

Pour l'infection après l'accouchement, prenez 500 mg par voie orale 2 fois par jour.

Pour une infection rénale, prenez 500 mg par voie orale 2 fois par jour pendant 10 jours.

Autres médicaments qui peuvent fonctionner :

Pour la gonorrhée : céfixime

Pour le chancre : azithromycine, érythromycine

Pour l'infection rénale : céfixime, cotrimoxazole

 *AVERTISSEMENT :* Ce médicament réagit avec la caféine (dans le café, le chocolat, les boissons au cola, etc.), rendant la caféine encore plus forte.

Ne pas prendre avec des produits laitiers. Ne pas utiliser si vous êtes enceinte, allaitez ou si vous avez moins de 16 ans.

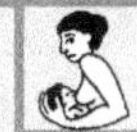

clindamycine

(Cléocine, Dalacine)

La clindamycine est un antibiotique de la famille des lincosamides utilisé pour traiter les infections du vagin, du bassin et de la peau.

Important : L'utilisation de ce médicament avec de l'érythromycine ou du chloramphénicol peut rendre les deux médicaments moins efficaces. Si vous avez des saignements mensuels pendant l'utilisation de la crème, n'utilisez pas de tampon car il absorbera le médicament.

Effets secondaires : Des nausées, des vomissements et de la diarrhée peuvent survenir quelques semaines après l'utilisation de ce médicament. Si la clindamycine provoque une éruption cutanée, arrêtez de l'utiliser et consultez votre agent de santé.

Vient souvent sous forme de : Capsules de 25, 75, 150 et 300 mg ; crème 2%

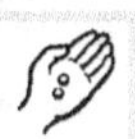 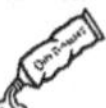

Mode d'emploi :

Pour la vaginose bactérienne, prenez 300 mg par voie orale 2 fois par jour pendant 7 jours. Ou, mettez 5 g de crème dans le vagin chaque nuit au coucher pendant 7 nuits.

Pour trichomonas, prenez 300 mg par voie orale 2 fois par jour pendant 7 jours.

Pour les combinaisons de médicaments pour traiter les pertes vaginales ou l'infection pelvienne inflammatoire, voir page 162.

Autres médicaments qui peuvent fonctionner :

Pour la vaginose bactérienne : métronidazole

AVERTISSEMENT : L'utilisation pendant plus de 30 jours peut entraîner des infections à muguet et à levures et peut nuire aux personnes ayant des problèmes rénaux ou hépatiques. La crème vaginale peut affaiblir les préservatifs jusqu'à 3 jours après utilisation. Si vous allaitez et que ce médicament donne de la diarrhée à votre bébé, arrêtez de l'utiliser

clotrimazole

(Canesten, Gyne-Lotrimin, Mycelex)

Le clotrimazole est un médicament antifongique utilisé pour traiter les levures et autres infections fongiques du vagin, de la bouche et de la peau.

Important : Évitez d'avoir des relations sexuelles pendant 3 jours après l'utilisation du clotrimazole pour les infections vaginales. Il peut affaiblir les préservatifs et les diaphragmes. Assurez-vous de le garder hors de vos yeux et arrêtez d'utiliser le clotrimazole s'il vous irrite.

Effets secondaires : Irritation, maux d'estomac (avec pastilles).

Vient souvent sous forme de :
Crème à 1%, 2%, 10% ;
implants de 100 mg, 200 mg, et 500 mg ;
pastilles de 10 mg

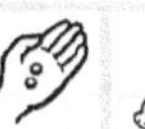 

Mode d'emploi:

Pour les infections à levures du vagin :

implants à 100 mg ou crème à 1%: Mettez 1 implant ou 5 g de crème dans le vagin tous les soirs pendant 7 nuits.

inserts à 200 mg ou crème à 2%: Mettez 1 insert ou 5 g de crème dans le vagin tous les soirs pendant 3 nuits.

Pour les infections à levures de la bouche (muguet) : Prendre 1 pastille 5 fois par jour pendant 14 jours. Sucez la pastille, ne la mâchez pas et ne l'avalez pas entière.

Pour les infections cutanées : Frottez légèrement la crème sur la zone infectée 2 fois par jour pendant 2 à 8 semaines.

Autres médicaments qui peuvent fonctionner :

violet de gentiane, nystatine, miconazole

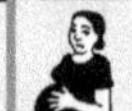

cotrimoxazole

(triméthoprime + sulfaméthoxazole)

(*Gantanol azoïque, Bactrim, Légende, Gantanol, Pologrim, Septra, Sulfatrim, TMP/SMX, Trimpex, autres*)

Le cotrimoxazole est une combinaison de 2 antibiotiques (un de la famille des sulfamides) qui est utilisée pour traiter les infections de la vessie et des reins, les pertes vaginales causées par la gonorrhée et le chancre. Il aide également à prévenir la diarrhée et la pneumonie, ainsi que d'autres infections pour les personnes vivant avec le VIH.

Important : Consommez beaucoup d'eau.

Effets secondaires : Arrêtez de prendre si cela provoque des réactions allergiques telles que des démangeaisons ou des éruptions cutanées. Peut également provoquer des nausées et des vomissements. Les signes de prise excessive sont les nausées, les vomissements, la diarrhée, la confusion et la transpiration.

Vient souvent sous forme de : Comprimés de 120 mg (20 mg de triméthoprime + 100 mg de sulfaméthoxazole) ; comprimés de 480 mg (80 mg de triméthoprime + 400 mg de sulfaméthoxazole - appelés « force unique ») ; comprimés de 960 mg (160 mg de triméthoprime + 800 mg de sulfaméthoxazole — appelés « double force ») ; liquide de 240 mg (40 mg de triméthoprime + 200 mg de sulfaméthoxazole) par 5 ml

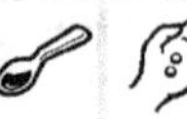

Mode d'emploi :

En cas d'infection de la vessie, prenez deux comprimés de 480 mg par voie orale 2 fois par jour pendant 3 jours.

En cas d'infection rénale, prenez deux comprimés de 480 mg par voie orale 2 fois par jour pendant 10 jours.

Pour la prévention de la pneumonie et de la diarrhée pour les personnes atteintes du VIH, prendre deux comprimés de 480 mg chaque jour.

Pour la diarrhée sanglante chez les personnes atteintes du SIDA, prendre deux comprimés de 480 mg par voie orale 2 fois par jour pendant 10 jours.

cotrimoxazole *suite*

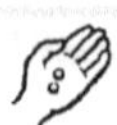

Pour la pneumonie chez les personnes atteintes du SIDA, prenez quatre comprimés de 480 par voie orale 3 fois par jour pendant 21 jours.

Autres medicaments qui peuvent fonctionner :

Pour les infections de la vessie et des reins: céfixime, ciprofloxacine, nitrofurantoïne

Pour la diarrhée chez les personnes atteintes du SIDA : norfloxacine, métronidazole

Intéractions avec d'autres médicaments :

Avec la phénytoïne : Les niveaux de phénytoïne peuvent augmenter et causer des difficultés à contrôler les mouvements du corps (ataxie) ou les mouvements des yeux (nystagmus), et de la confusion.

Avec la dapsone : Peut augmenter les niveaux de triméthoprime et peut augmenter le risque d'anémie.

AVERTISSEMENT : Les femmes dans les derniers mois de la grossesse devraient éviter ce médicament. Ne prenez pas de cotrimoxazole si vous êtes allergique aux sulfamides.

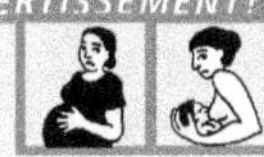

diazepam

(Anxionil, Calmpose, Valium)

Le diazépam est un tranquillisant utilisé pour traiter et prévenir les convulsions et les crises. Il soulage également l'anxiété et aide à favoriser le sommeil.

Important : Le diazépam est un médicament qui crée une habitude (une dépendance). Évitez de le prendre avec d'autres médicaments qui vous rendront somnolent, en particulier l'alcool.

Effets secondaires (signes d'overdose) : Somnolence, perte d'équilibre, confusion

Vient souvent sous forme de : Comprimés de 5 à 10 mg ; liquide pour préparations injectables de 5 mg par 1 ml ou 10 mg par 2 ml

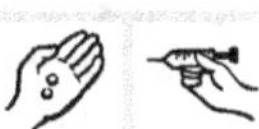

Mode d'emploi :

Pour les convulsions pendant la grossesse, administrer 20 mg de diazépam injectable dans le rectum à l'aide d'une seringue sans aiguille. Après 10 minutes, répétez si nécessaire, en utilisant 15 mg après des convulsions. Utilisez des comprimés écrasés dans de l'eau si vous n'avez pas de diazépam injectable.

AVERTISSEMENT : Des doses fréquentes ou importantes de diazépam pendant la grossesse peuvent provoquer des malformations congénitales. Ce médicament passe également par le lait maternel, les mères qui allaitent doivent donc l'éviter, sauf en cas d'urgence.

dicloxacilline

La dicloxacilline est un antibiotique de la famille des pénicillines utilisé pour traiter les infections du sein et de la peau.

Important : Soyez prêt à traiter une réaction allergique.

Effets secondaires : Nausées, vomissements, diarrhée. Peut provoquer une infection à levures chez les femmes ou une éruption cutanée sur les fesses d'un bébé ou d'un petit enfant.

Vient souvent sous la forme de: Gélules de 125, 250 et 500 mg ; liquide de 62,5 mg par 5 ml

Mode d'emploi :

En cas d'infection mammaire ou cutanée, prendre 500 mg par voie orale, 4 fois par jour pendant 7 à 10 jours.

Autres médicaments qui peuvent fonctionner :

érythromycine, pénicilline.

AVERTISSEMENT : Ne prenez pas de dicloxacilline si vous êtes allergique aux médicaments de la famille des pénicillines.

doxycycline

(Biocolyn, Doryx, Monodox, Vibramycin, Vibra-Tabs)

La doxycycline est un antibiotique de la famille des tétracyclines utilisé pour de nombreuses infections, y compris les IST, les infections pelviennes et cutanées.

Important : Ne pas prendre avec du lait, d'autres produits laitiers ou des antiacides. Ne prenez pas juste avant de vous coucher. Prendre en position assise et avec beaucoup d'eau pour éviter l'irritation que ce médicament peut causer.

Effets secondaires : Diarrhée ou maux de ventre. Certaines personnes ont une éruption cutanée après être restées au soleil. Peut provoquer une infection à levures chez les femmes ou une éruption cutanée sur les fesses d'un bébé ou d'un enfant.

Vient souvent sous forme de :
Comprimés de 50 et 100 mg

doxycycline *suite*

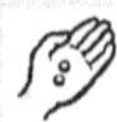

Mode d'emploi :

Pour la chlamydia, prenez 100 mg par voie orale 2 fois par jour pendant 7 jours.

Pour la syphilis lorsque la plaie génitale est encore visible, prenez 100 mg par voie orale, 2 fois par jour pendant 14 à 21 jours.

Pour les combinaisons de médicaments pour les pertes vaginales ou l'infection pelvienne inflammatoire, voir page 162.

Pour les escarres ou autres infections cutanées, prenez 100 mg par voie orale 2 fois par jour pendant 14 jours.

En cas d'infection après l'accouchement, prenez 100 mg par voie orale 2 fois par jour jusqu'à ce que la fièvre ait disparu pendant 2 jours complets.

Autres médicaments qui peuvent fonctionner :

Pour la syphilis : pénicilline benzathine, érythromycine, tétracycline

Pour la gonorrhée : céfixime, ciprofloxacine

Pour la chlamydia : amoxicilline, azithromycine, érythromycine, tétracycline

Pour les infections cutanées : dicloxacilline, érythromycine, pénicilline, tétracycline

Pour l'infection après l'accouchement : ampicilline, métronidazole

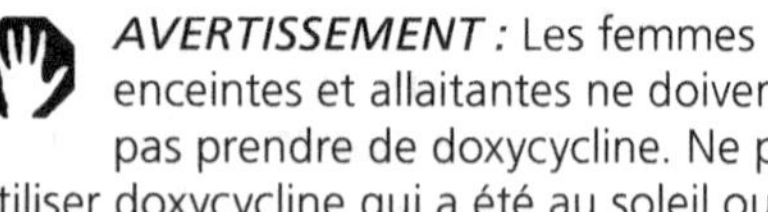

AVERTISSEMENT : Les femmes enceintes et allaitantes ne doivent pas prendre de doxycycline. Ne pas utiliser doxycycline qui a été au soleil ou qui a dépassé la date de péremption.

epinéphrine ou **adrénaline**

(Adrénaline)

L'épinéphrine et l'adrénaline sont deux noms pour le même médicament. Il est utilisé pour les réactions allergiques ou les chocs allergiques, par exemple, les chocs allergiques causés par la pénicilline.

Important : Prenez le pouls de la personne avant de lui faire l'injection. N'administrer pas plus de 3 doses. Si le pouls augmente de plus de 30 battements par minute après les premières injections, n'administrer pas une autre dose.

Effets secondaires : Peur, agitation, nervosité, tension, maux de tête, vertiges, augmentation de la fréquence cardiaque

Signes d'overdose : Hypertension artérielle, rythme cardiaque rapide, accident vasculaire cérébral

Vient souvent sous forme de : ampoules pour injection de 1 mg dans 1 ml

Mode d'emploi :

En cas de réaction allergique modérée ou de choc allergique, injecter ½ mg (½ ml) juste sous la peau (et non dans le muscle) du haut du bras. Si nécessaire, une deuxième dose peut être administrée après 20 à 30 minutes, et une troisième dose après 20 à 30 minutes supplémentaires.

AVERTISSEMENT : Veillez à ne jamais donner plus que la quantité recommandée. Évitez de l'injecter dans les fesses ; utilisez plutôt l'arrière du bras.

érythromycine

(E.E.S, E-Mycin, Ery-max, Ethril, Ilosone, Ilotycin)

(E.E.S, E-Mycin, Ery-max, Ethril, Ilosone, Ilotycin)

L'érythromycine est un antibiotique de la famille des macrolides utilisé pour traiter de nombreuses infections, y compris certaines IST et infections cutanées. Il peut être utilisé en toute sécurité pendant la grossesse et est largement disponible.

Important : L'érythromycine fonctionne mieux lorsqu'elle est prise 1 heure avant ou 2 heures après un repas. Si cela vous cause des désagréments au niveau du ventre, veuillez prendre le produit avec un peu de nourriture.

Ne cassez pas les comprimés. Les comprimés sont souvent enrobés pour éviter que de forts sucs d'estomac ne décomposent le médicament avant qu'il ne puisse commencer à agir.

Effets secondaires : Peut causer des troubles au niveau du ventre, ou des nausées, des vomissements, de la diarrhée.

Vient souvent sous forme de :
Comprimés ou gélules de 200, 250 ou 500 mg ;
pommade 1% ;
poudre pour solution de 125 mg par 5 ml

érythromycine *suite* 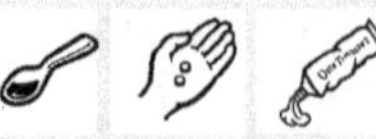

Mode d'emploi :

Pour la chlamydia, prenez 500 mg par voie orale 4 fois par jour pendant 7 jours.

Pour les associations de médicaments pour traiter les pertes vaginales ou les DIP, voir page 162.

Pour le chancre, prenez 500 mg par voie orale 4 fois par jour pendant 7 jours.

Pour la syphilis, prenez 500 mg par voie orale 4 fois par jour pendant 14 à 21 jours.

En cas d'infection mammaire, prenez 500 mg par voie orale 4 fois par jour pendant 7 jours.

Pour les escarres ou autres infections cutanées, prendre 250 mg par voie orale, 4 fois par jour pendant 7 à 10 jours.

Pour une infection oculaire (conjonctivite), mettre un peu de pommade à l'intérieur du couvercle inférieur 3 à 4 fois par jour pendant 2 à 3 jours.

Pour les soins oculaires du nouveau-né, mettez un peu de tetracycline pommade ophtalmique.

Autres médicaments qui peuvent fonctionner :

Pour la chlamydia : amoxicilline, azithromycine, doxycycline, tétracycline

Pour le chancre : azithromycine, ciprofloxacine

Pour la syphilis : pénicilline benzathine, doxycycline, tétracycline

Pour l'infection mammaire : dicloxacilline

Pour les infections cutanées : dicloxacilline, doxycycline, pénicilline, tétracycline

 *AVERTISSEMENT :* Ne prenez pas d'érythromycine si vous êtes allergique aux médicaments de la famille des macrolides.

hydrocortisone ou cortisol

(Eczacort, Hyocotil, Solu-Cortef, autres)

L'hydrocortisone est une crème pour la peau anti-gonflement et anti-démangeaisons utilisée pour traiter les éruptions cutanées. Il est également utile pour traiter les hémorroïdes (piles).

Important : Ne couvrez pas la crème avec un bandage. Les femmes enceintes et allaitantes peuvent utiliser de la crème en toute sécurité, mais doivent utiliser des comprimés avec prudence.

Effets secondaires : La crème peut provoquer un amincissement et des cicatrices de la peau si elle est utilisée pendant plus de 10 jours.

Vient souvent sous forme de : Crème ou pommade dans de nombreux points forts, souvent 1%

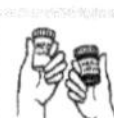

Mode d'emploi :

Pour les éruptions cutanées, les démangeaisons ou les piles, appliquez la crème directement sur la peau 3 ou 4 fois par jour

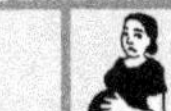

ibuprofene

(Actiprofène, Advil, Genpril, Motrin, Nuprin, Rufen, autres)

L'ibuprofène agit contre la douleur, l'enflure et la fièvre. Il est très utile pour soulager l'inconfort pendant les saignements mensuels et la douleur de l'arthrite et du SIDA.

Important : Provoque moins d'irritation de l'estomac s'il est pris avec de la nourriture, en particulier des produits laitiers.

Effets secondaires : Peut provoquer une irritation ou une douleur à l'estomac, des bourdonnements dans les oreilles, de la constipation.

Vient souvent sous forme de :
Comprimés de 200 mg et plus ;
liquide dans 100 mg par 5 ml

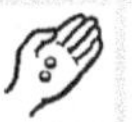 

Mode d'emploi :

Prendre 200 à 400 mg 4 à 6 fois par jour. Ne prenez pas plus de 2400 mg par jour.

Autres médicaments qui peuvent fonctionner :

Pour la douleur, l'enflure et la fièvre : aspirine

Pour la douleur et la fièvre, acétaminophène

Interactions avec d'autres médicaments :

avec la phénytoïne : Peut causer des problèmes hépatiques.

AVERTISSEMENT : Évitez de prendre dans la semaine avant ou après la chirurgie.

Évitez d'utiliser pendant les 3 derniers mois de grossesse.

lidocaïne

(Topicaïne, Xylocaïne)

Le gel de lidocaïne est utilisé sur la peau pour prévenir et soulager la douleur causée par des irritations cutanées mineures, des brûlures mineures, des blessures mineures et des piqûres d'insectes.

Effets secondaires : Changements de couleur de la peau (ceux-ci disparaissent généralement rapidement), bosses remplies de liquide sur la peau.

Vient souvent sous forme de :
Pommade 2% à 4%

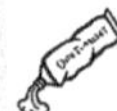

Mode d'emploi :

Pour aider à prévenir la dysréflexie, insérez une petite quantité dans l'anus avant d'enlever les selles dures à la main. Ou appliquer sur l'urêtre avant de mettre un cathéter.

maléate d'ergométries, maléate de méthylergonovine

(Anurhage, Ergonovine, Ergotrate, Méthergine, méthylergonovine)

L'ergométrine provoque des contractions de l'utérus et de ses vaisseaux sanguins et est utilisée pour contrôler les saignements abondants après l'accouchement.

L'ergométrine et la méthylergonovine sont le même médicament. Après avoir donné ce médicament, veuillez obtenir de l'aide médicale.

Effets secondaires : Nausées, vomissements, étourdissements, transpiration

Vient souvent sous forme de :
comprimés de 0.2 mg

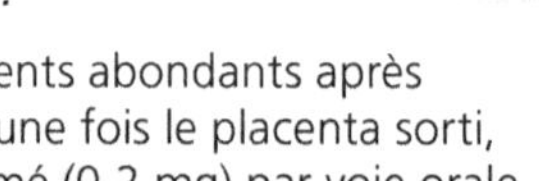

Mode d'emploi :

Pour les saignements abondants après l'accouchement, une fois le placenta sorti, donner 1 comprimé (0,2 mg) par voie orale toutes les 6 à 12 heures au besoin.

 *AVERTISSEMENT :* N'utilisez pas d'ergométrine pour démarrer ou accélérer le travail ou pour provoquer un avortement.

Ne donnez pas ce médicament avant que le bébé et le placenta ne soient sortis.

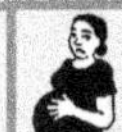

mebendazole

(Vermox)

Le mébendazole est un médicament qui agit contre de nombreuses infections par les vers, y compris l'ankylostome.

Effets secondaires : Il peut y avoir des douleurs au ventre ou de la diarrhée, mais les effets secondaires ne sont pas fréquents.

Vient souvent sous forme de :
Comprimés de 100 mg

Mode d'emploi :

Pour l'ankylostome, prenez 100 mg par voie orale 2 fois par jour pendant 3 jours.

Autres médicaments qui peuvent fonctionner : albendazole

AVERTISSEMENT : Ne pas utiliser si vous êtes enceinte. Ne pas donner aux enfants de moins de 2 ans.

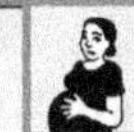

metronidazole

(Flagyl, Methoprotostat, Metro, Metroxyn, Satric)

Le métronidazole est utilisé pour les maladies inflammatoires pelviennes, les infections vaginales et cutanées et la dysenterie amibienne.

Important : Votre partenaire sexuel doit également être traité. Ne buvez pas d'alcool pendant que vous prenez du métronidazole. Cela vous fera sentir très nauséeux.

Effets secondaires : Goût métallique dans la bouche, urine foncée, nausées ou maux d'estomac, maux de tête.

Vient souvent sous forme de :
Comprimés de 200, 250, 400 et 500 mg ; implants de 375 et 500 mg

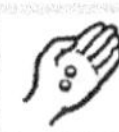

Mode d'emploi :

Pour l'infection de l'utérus après l'accouchement, prenez 500 mg de métronidazole par voie orale 2 fois par jour jusqu'à ce que la fièvre disparaisse pendant 2 jours.

Pour la vaginose bactérienne ou le trichomonas, prenez 2 grammes par voie orale. 1 fois seulement, mais pas lorsque vous êtes enceinte. Si vous êtes enceinte, prenez 400 à 500 mg par voie orale 2 fois par jour pendant 7 jours.

Pour les combinaisons de médicaments pour traiter les pertes vaginales ou les maladies pelviennes inflammatoires, voir page 162.

Pour la diarrhée sanglante chez les personnes atteintes du SIDA, avec ou sans fièvre, prenez 500 mg par voie orale 3 fois par jour pendant 7 jours.

Autres medicaments qui peuvent fonctionner :

Pour la diarrhée chez les personnes atteintes du sida: cotrimoxazole, norfloxacine

metronidazole *suite*

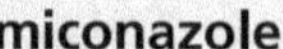 *AVERTISSEMENT :* Arrêtez de le prendre si vous vous sentez engourdi. Essayez de ne pas utiliser de métronidazole pendant les 3 premiers mois de la grossesse. Si vous le devez, ne prenez pas la grande dose pendant la grossesse. Mais si vous allaitez, la grande dose est la plus sûre. Les personnes ayant des problèmes de foie, tels que la jaunisse, ne devraient pas l'utiliser.

miconazole

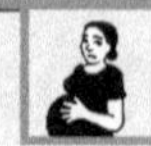

(Daktarin, Fungtopic, Micatin, Monistat)

Le miconazole est un médicament antifongique utilisé pour traiter les levures et autres infections fongiques dans le vagin ou sur la peau.

Important : Si le miconazole vous irrite, arrêtez de l'utiliser. Évitez d'avoir des relations sexuelles pendant 3 à 4 jours tout en utilisant le miconazole pour éviter de transmettre l'infection à votre partenaire. Gardez-le hors **de vos yeux.**

Effets secondaires : Irritation

Vient souvent sous forme de :
Crème 2% ; implants de 100 et 200 mg

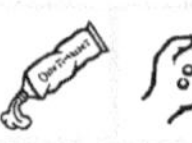

Mode d'emploi :

Pour les infections à levures du vagin :

Crème : Mettez 5 g dans le vagin tous les soirs pendant 7 nuits.

inserts à 100 mg : Mettez 1 haut dans le vagin tous les soirs pendant 7 nuits.

implants à 200 mg : Mettez 1 haut dans le vagin tous les soirs pendant 3 nuits.

Pour une infection à levures sur la peau, appliquez de la crème sur la zone touchée 2 fois par jour jusqu'à ce que l'infection disparaisse.

Autres medicaments qui peuvent fonctionner :

Pour toutes les infections à levures : violet de gentiane, nystatine, clotrimazole

 *AVERTISSEMENT :* N'utilisez pas de miconazole pendant les 3 premiers mois de la grossesse.

nifédipine

(Adalat, Nélapine, Nifecard, Nifed, Procardia)

La nifédipine est un médicament utilisé pour abaisser très rapidement l'hypertension artérielle.

Important : Ne buvez pas de jus de pamplemousse avec de la nifédipine Le médicament ne fonctionnera pas aussi bien.

Effets secondaires : Maux de tête, vertiges, éruption cutanée, rougeur du visage

Vient souvent sous forme de :
Gélules et comprimés de 10 mg

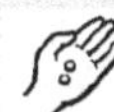

Mode d'emploi :

Seulement pour l'hypertension artérielle soudaine causée par une dysréflexie :

Gélule : Mordre dans la gélule et l'avaler, ou faire un trou dans la gélule et la mettre sous la langue.

Comprimé : Écraser et mélanger avec de l'eau propre en une pâte molle et mettre sous la langue, ou mâcher le comprimé et l'avaler avec un peu d'eau.

Interactions avec d'autres médicaments :

Avec la carbamazépine, le phénobarbital ou la phénytoïne: Ces médicaments peuvent ne pas fonctionner aussi bien pendant la prise de nifédipine.

AVERTISSEMENT : La nifédipine ne doit être utilisée que pour la dysréflexie par une personne atteinte de la moelle épinière (voir page 117). Il ne doit pas être utilisé pour l'hypertension artérielle, l'hypertension ou les problèmes cardiaques en cours.

nitrofurantoïne

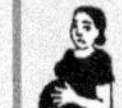

(Furadantin, Macrobid, Macrodantin)

La nitrofurantoïne est un antibiotique utilisé pour traiter les infections de la vessie.

Effets secondaires : Nausées ou vomissements, maux de tête, gaz qui passent. Pour limiter ceux-ci, prenez avec de la nourriture ou du lait.

Signes d'overdose : Vomissements, douleurs thoraciques. L'urine peut devenir jaune foncé ou brune.

Vient souvent sous forme de :
Comprimés de 25, 50 ou 100 mg ; suspension de 25 mg / 5 ml

Mode d'emploi :

Pour les infections de la vessie, prenez 100 mg 2 fois par jour pendant 3 jours

Autres médicaments pouvant fonctionner : Pour les infections de la vessie : amoxicilline, cotrimoxazole, norfloxacine

AVERTISSEMENT : Les personnes ayant des problèmes rénaux ne devraient pas prendre ce médicament. Les femmes au cours de leur dernier mois de grossesse ne devraient pas prendre ce médicament.

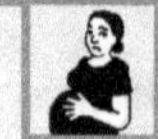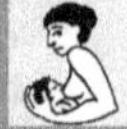

norfloxacine

(Lexinor, Noroxine, Uritracine)

La norfloxacine est un antibiotique de la famille des quinolones utilisé pour traiter les infections de la vessie et des reins et les cas graves de diarrhée.

Effets secondaires : Peut provoquer des étourdissements et augmenter les effets de la caféine. Pour limiter ces effets, prenez 1 heure avant de manger ou 2 heures après avoir mangé.

Viens souvent en forme de :
Comprimés de 400 mg

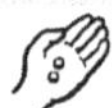

Mode d'emploi :

Pour les infections de la vessie, prenez 400 mg par voie orale 2 fois par jour pendant 3 jours

Pour les infections rénales, prenez 400 mg par voie orale 2 fois par jour pendant 10 jours

Pour la diarrhée chez les personnes atteintes du SIDA, prendre 400 mg par voie orale 2 fois par jour pendant 4 à 7 jours.

Autres médicaments qui peuvent fonctionner :

Pour les infections de la vessie : amoxicilline, cotrimoxazole, nitrofurantoïne

Pour les infections rénales : amoxicilline, céfixime, ciprofloxacine, cotrimoxazole

Pour la gonorrhée : céfixime, doxycycline

Pour la diarrhée chez les personnes atteintes du SIDA : métronidazole, cotrimoxazole

AVERTISSEMENT : Prenez avec beaucoup d'eau. Ne prenez pas ce médicament tout en utilisant des antiacides ou des vitamines contenant du fer ou du zinc. Si les antibiotiques norfloxacine ou quinolone vous provoquent une réaction allergique, ne l'utilisez pas. Les femmes enceintes, allaitantes ou de moins de 16 ans ne doivent pas prendre de norfloxacine.

nystatine

(Dérmodex, Mycostatine, Nilstat, Nystatine)

La nystatine est un médicament anti-fongique utilisé pour traiter les infections à levures de la bouche (muguet), du vagin ou de la peau.

Important : La nystatine ne fonctionne que contre les infections à levures à candida, tandis que le miconazole agit également contre d'autres infections fongiques. Le clotrimazole peut être moins coûteux et plus facile à utiliser.

Vient souvent sous forme de :
Implants de 100 000 U ;
pastilles pour la bouche de 200 000 U ;
crème 100 000 U par gramme ;
liquide en 100 000 U par ml

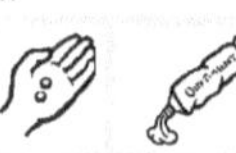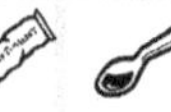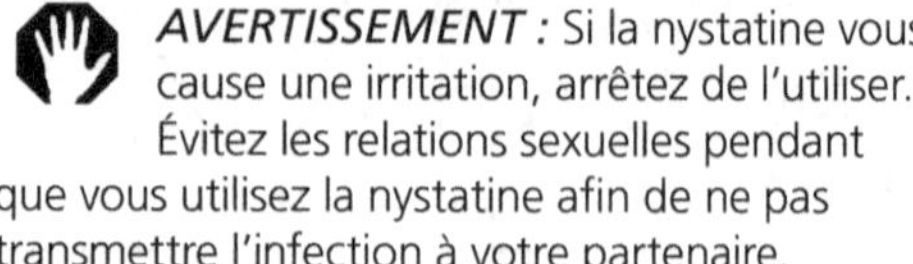

Mode d'emploi :

Pour les infections de la bouche ou de la gorge, 3 ou 4 fois par jour, mettez 1 ml de liquide dans la bouche, agitez les deux côtés de la bouche pendant 1 minute et avalez. Faites cela pendant 5 jours.

Pour les infections cutanées, garder la zone au sec et appliquer la crème 3 fois par jour jusqu'à ce que l'éruption cutanée disparaisse.

Pour les infections vaginales, mettez de la crème dans le vagin deux fois par jour pendant 10 à 14 jours; ou placez un insert de 100 000 U à l'intérieur du vagin au coucher pendant 14 nuits.

Autres médicaments qui peuvent fonctionner : miconazole, clotrimazole, vinaigre ou violet de gentiane

AVERTISSEMENT : Si la nystatine vous cause une irritation, arrêtez de l'utiliser. Évitez les relations sexuelles pendant que vous utilisez la nystatine afin de ne pas transmettre l'infection à votre partenaire.

paracétamol ou acétaminophène

(APAP, Panadol, Tempra, Tylénol, autres)

Le paracétamol et l'acétaminophène sont deux noms pour le même médicament utilisé pour soulager la douleur et réduire la fièvre. C'est l'un des analgésiques les plus sûrs. Il ne provoque pas d'irritation de l'estomac et peut donc être utilisé à la place de l'aspirine ou de l'ibuprofène par les personnes souffrant d'ulcères d'estomac. Il peut également être utilisé par les femmes enceintes et est sans danger à des doses plus faibles pour les enfants.

Important : Le paracétamol ne guérit pas la maladie, il soulage seulement la douleur ou la fièvre. Il est important de trouver la cause de la douleur et de la fièvre et de traiter cela.

Effets secondaires (signes d'overdose) : Nausées, vomissements, maux de ventre

Vient souvent sous forme de : Comprimés de 100, 325 et 500 mg ; liquide en 120 et 160 ml par 5 ml ; inserts de 80; 120; 300; 325 ou 650 mg ; gouttes de 80 mg par 0,8 ml

 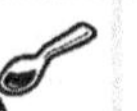 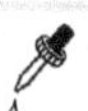

Mode d'emploi :

Pour la douleur ou pour faire baisser la fièvre, prenez 500 à 1000 mg par voie orale toutes les 4 à 6 heures au besoin.

Autres médicaments qui peuvent fonctionner : Pour la douleur, la fièvre ou l'enflure : l'aspirine ou l'ibuprofène peuvent agir, mais ne pas utiliser non plus pendant la grossesse.

 *AVERTISSEMENT :* Ne prenez pas si vous avez des lésions hépatiques ou rénales. Il peut causer des dommages s'il est pris régulièrement pendant ou après avoir bu de l'alcool.

pénicilline

(Betapen VK, Stylo Vee K, pénicilline phénoxyméthylique)

La pénicilline est un antibiotique utilisé pour traiter la bouche, les dents, la peau, l'utérus et de nombreuses autres infections. Malheureusement, beaucoup de résistance à la pénicilline s'est développée et elle est moins utile qu'auparavant.

Important : Surveillez les réactions et les chocs allergiques.

Effets secondaires : éruption cutanée

Vient souvent sous forme de : Comprimés de 250, 500 mg ; liquide de 125 ou 250 mg par 5 ml

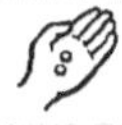 

Mode d'emploi :

Pour l'infection de l'utérus après l'accouchement, prenez 250 mg (ce qui équivaut à 400 000 U) par voie orale 4 fois par jour pendant 7 jours.

Pour les infections cutanées ou les plaies, prenez 250 mg par voie orale 4 fois par jour pendant 10 jours.

Autres médicaments qui peuvent fonctionner :

Pour l'infection de l'utérus après l'accouchement: amoxicilline, ampicilline, ciprofloxacine, doxycycline, metronidazole

Pour les infections cutanées : dicloxacilline, doxycycline, érythromycine, tétracycline

 *AVERTISSEMENT :* Ne pas prendre si vous êtes allergique à l'un des médicaments de la famille de la pénicilline.

pénicilline procaïne

(Procaïne de Benzylpénicilline, Bicilline C-R, Crysticilline, Duracilline AS, Penadur, Pfizepen AS, Wycilline)

La pénicilline de procaïne est un antibiotique employé pour traiter l'utérus et d'autres infections, telles que les escarres infectées, et la gonorrhée qui n'est pas résistante à la pénicilline.

Important : Lorsqu'il est pris avec du probénécide (voir page 352), la quantité de pénicilline dans le sang augmente et dure plus longtemps, ce qui rend le traitement plus efficace.

Effets secondaires : Peut provoquer une infection à levures chez les femmes et une éruption cutanée sur le fond d'un bébé ou d'un petit enfant.

Vient souvent sous forme de : Flacons pour injection de 300 000 et 400 000 et 600 000 Unités ; poudre pour les injections de mélange de 1 gramme = 1 million d'unités.

Mode d'emploi :

Pour la fièvre pendant la grossesse, injectez 1,2 million d'unités dans le muscle toutes les 12 heures pendant que vous prenez la femme pour un traitement médical.

Autres médicaments qui peuvent fonctionner :

Pour la fièvre pendant la grossesse : ampicilline, métronidazole

AVERTISSEMENT : La pénicilline à la procaïne peut provoquer des crises d'asthme chez les personnes asthmatiques. N'utilisez jamais ce médicament avec de la tétracycline. N'utilisez pas de pénicilline procaïne si vous êtes allergique aux antibiotiques de la famille des pénicillines. Ne jamais injecter cela dans la veine.

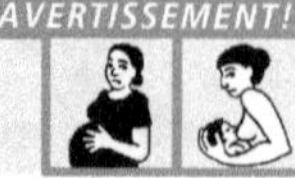

podophylline

(Condylox, Podocon-25, résine de podophylle)

La podophylline est un liquide qui peut être appliqué directement sur les verrues génitales pour les rétrécir.

Important : La podophylline est très irritante pour une peau saine. Utilisez seulement un peu (1/2 ml ou moins) à la fois. Protégez la zone autour de la verrue avec de la vaseline (vaseline) avant d'utiliser la podophylline.

Êffets secondaires : Peut être très irritant pour la peau.

Vient souvent sous forme de : Liquide de 10% à 25%

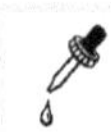

Mode d'emploi :

Appliquez du liquide sur les verrues avec un coton-tige, un cure-dent ou un chiffon propre roulé jusqu'à une pointe fine. Après 4 heures, lavez-le soigneusement avec de l'eau et du savon. Utiliser une fois par semaine pendant 4 semaines.

Autres médicaments qui peuvent fonctionner : Pour les verrues génitales: acide trichloracétique ou bichloracétique.

AVERTISSEMENT : Ne mettez pas de verrues saignantes, de taches de naissance, de grains de beauté, de verrues avec les cheveux ou dans la boucheh. En cas d'irritation cutanée grave, ne l'utilisez plus. Ne pas utiliser si vous êtes enceinte ou si vous allaitez.

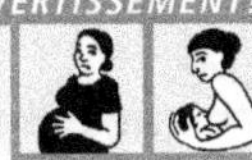

probénicide

(Benemid, Probalan)

Le probénécide est utilisé avec certains antibiotiques de la famille de la pénicilline pour que la pénicilline reste plus longtemps à l'intérieur du corps. Cela rend le traitement plus efficace.

Important : Ne donnez pas de probénécide aux enfants de moins de 2 ans.

Effets secondaires : Provoque parfois des maux de tête, des nausées ou des vomissements.

Vient souvent sous forme de :
Comprimés de 500 mg

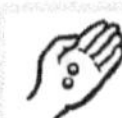

Mode d'emploi :

Prenez 500 mg à 1 gramme par voie orale chaque fois que vous utilisez un antibiotique de la famille de la pénicilline.

AVERTISSEMENT : Utilisez-le avec prudence pendant la grossesse et l'allaitement, ou si vous avez un ulcère à l'estomac.

tetracycline

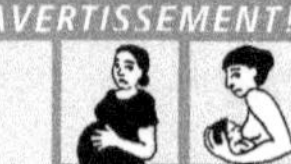

(Achromycin, Sumycin, Terramycin, Theracine, Unimycin)

La tétracycline est un antibiotique de la famille des tétracyclines. Il est utilisé pour traiter de nombreuses infections, y compris la chlamydia, la syphilis, l'infection pelvienne inflammatoire, les infections des reins et de la vessie. La doxycycline fonctionne pour toutes les mêmes infections, coûte moins cher et est plus facile à prendre (voir page 342)

Important : La tétracycline ne combat pas le rhume et ne prévient pas les ISTs.

Effets secondaires : Si vous passez du temps au soleil, la tétracycline peut provoquer des éruptions cutanées. Il peut causer de la diarrhée ou des maux d'estomac.

Vient souvent sous forme de : Capsules de 100, 250 ou 500 mg; pommade 1%

tetracycline *suite*

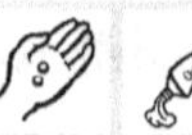

Mode d'emploi :

Pour la chlamydia, prenez 500 mg par voie orale 4 fois par jour pendant 7 jours.

Pour la syphilis, prenez 500 mg par voie orale 4 fois par jour pendant 14 jours.

Pour l'infection pelvienne inflammatoire, prenez 500 mg par voie orale 4 fois par jour jusqu'à ce que la fièvre disparaisse pendant 2 jours. (Pour les associations de médicaments pour l'infection pelvienne inflammatoire ou les pertes vaginales, voir page 162.)

En cas d'infection cutanée, prenez 250 mg par voie orale 4 fois par jour pendant 14 jours.

Pour le soin des yeux de bébé, mettez un peu de pommade dans chaque œil à la naissance, une seule fois.

Autres médicaments pouvant fonctionner :

Pour la chlamydia : azithromycine, doxycycline, érythromycine

Pour la syphilis : pénicilline benzathine, doxycycline, érythromycine

Pour le PID : voir page 162

Pour les infections cutanées : dicloxacilline, doxycycline, érythromycine, pénicilline

Pour le soin des yeux de bébé : pommade à l'érythromycine

AVERTISSEMENT : Ne prenez pas dans 1 heure suivant la consommation de produits laitiers ou d'antiacides. N'utilisez pas de tétracycline qui a longtemps été au soleil ou qui a dépassé sa date d'expiration. Les femmes enceintes ou allaitantes ne doivent pas utiliser de tétracycline.

violet de gentiane

(Violet cristallin, chlorure de méthylrosanilinium)

Le violet de gentiane est un désinfectant liquide utilisé pour aider à combattre les infections de la peau, de la bouche et du vagin.

Important : Après avoir mis cela dans la bouche d'un nourrisson, tournez le bébé face vers le bas pour qu'il n'avale pas trop. Le violet de gentiane tachera votre peau et vos vêtements de violet.

Effets secondaires : L'utilisation à long terme provoque une irritation. L'utilisation sur une plaie ou sur une peau cassée peut tacher cette peau de pourpre lorsqu'elle guérit.

Vient souvent sous forme de :
Liquide à 0,5%, 1%, 2% ;
teinture à 0,5% ;
cristaux de 1 cuillère à café dans ½ litre d'eau fait un liquide à 2%

Mode d'emploi :

Pour les infections vaginales à levures, faire un lavage vaginal avec une solution intime avant d'introduire une compresse imbibée de solution de violet de gentiane a 1% au fond du vagin pendant 3 nuits. Assurez-vous d'enlever le coton tous les matins.

Pour les infections à levures dans la bouche (muguet), rincer la bouche avec 1% de liquide pendant 1 minute 2 fois par jour, mais ne pas avaler.

Pour les infections cutanées, lavez d'abord à l'eau et au savon, puis sécher. Ensuite, peignez sur la peau, la bouche ou la vulve 3 fois par jour pendant 5 jours.

Pour les infections cutanées chez les personnes atteintes du sida, lavez d'abord à l'eau et au savon, puis sécher. Ensuite, peignez sur la peau, la bouche ou la vulve 2 fois par jour jusqu'à ce que l'éruption cutanée disparaisse.

violet de gentiane *suite*

Autres médicaments qui peuvent fonctionner :

Pour les infections cutanées: onguents antibiotiques, iode

Pour le muguet dans la bouche : citron (pas pour les bébés), nystatine

Pour les infections vaginales à levures : nystatine, miconazole, clotrimazole

AVERTISSEMENT : N'ayez pas de rapports sexuels pendant que vous utilisez le violet de gentiane pour une infection vaginale pour éviter de transmettre l'infection à votre partenaire. Arrêtez d'utiliser le violet de gentiane s'il commence à vous irriter.
Ne pas toucher les yeux. Tenez le violet de gentiane éloigné des yeux.

CONTRACEPTIFS ORAUX («LA PILULE,» PILULES CONTRACEPTIVES)

Interactions des contraceptifs oraux avec d'autres médicaments :
Certains médicaments font que les pilules contraceptives combinées (celles qui contiennent à la fois des œstrogènes et des progestatifs) fonctionnent mal ou pas du tout. N'utilisez pas de pilules contraceptives combinées si vous prenez régulièrement :

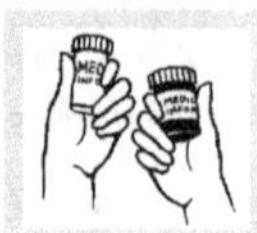

- carbamazépine *(Tegretol)*
- phenobarbital (phenobarbitone, *Luminal*)
- la phénytoïne (diphenylhydantoin, *Dilantin*)
- l'acide valproïque *(Depakene)*

Voir page 196 pour savoir quels contraceptifs oraux (et autres méthodes hormonales de planification familiale) devraient être évités par les femmes souffrant de certains handicaps. Les pilules contraceptives ont des concentrations différentes de chaque hormone et sont vendues sous de nombreuses marques différentes. Nous ne listons que quelques marques dans le tableau ci-dessous.

Habituellement, les marques qui contiennent une plus petite quantité des deux hormones sont les plus sûres et fonctionnent le mieux pour la plupart des femmes. Ces pilules « à faible dose » se trouvent dans les groupes 1, 2 et 3.

Groupe 1 - pilules triphasiques

Ceux-ci contiennent de faibles quantités d'œstrogènes et de progestatifs dans un mélange qui change tout au long du mois. Puisque les quantités changent, il est important de prendre les pilules dans l'ordre.

Marques:

Logynon	*Tricyclen*	*Trinovum*	*Triphasil*
Synophase	*Trinordiol*	*Triquilar*	

Groupe 2 - pilules à faible dose

Ceux-ci contiennent de faibles quantités d'œstrogènes (35 microgrammes d'œstrogène « éthinylestradiol » ou 50 microgrammes d'œstrogène « mestranol ») et de progestatifs dans un mélange qui reste le même tout au long du mois.

Marques:

Brevicon 1 + 35	*Norinyl 1 + 35, 1 + 50*	*Ovysmen 1/35*	*Norimin*
Noriday 1 + 50	*Ortho-Novum 1/35, 1/50*	*Neocon*	*Perle*

Groupe 3 - pilules à faible dose

Ces pilules sont riches en progestatifs et faibles en œstrogènes (30 ou 35 microgrammes d'œstrogène « ethinylestradiol »).

Marques:

Lo-Ovral	*Microvlar*	
Lo-Femenal	*Microgynon 30*	*Nordette*

Pour assurer l'efficacité et minimiser les taches (petites quantités de saignements à des moments autres que ceux de vos saignements mensuels normaux), prenez la pilule à la même heure chaque jour, en particulier avec des pilules contenant de faibles quantités d'hormones. Si le repérage se poursuit après 3 ou 4 mois, essayez l'une des marques du groupe 3. S'il y a encore des taches après 3 mois, essayez une marque du groupe 4.

Mais si une femme manque son saignement mensuel pendant des mois ou est perturbée par le saignement mensuel très léger, elle peut passer à une marque avec plus d'œstrogènes du groupe 4.

Pour une femme qui a des saignements mensuels très abondants ou dont les seins deviennent douloureux avant le début de ses saignements mensuels, une marque faible en œstrogènes mais élevée en progestatifs peut être meilleure. Ces pilules se trouvent dans le groupe 3.

Les femmes qui continuent d'avoir des taches ou qui manquent leurs saignements mensuels lors de l'utilisation d'une marque du groupe 3, ou qui sont tombées enceintes auparavant en utilisant un autre type de pilule, peuvent passer à une pilule qui contient un peu plus d'œstrogènes. Ces pilules « à forte dose » se trouvent dans le groupe 4.

Groupe 4 - Pilules à haute dose

Ces pilules sont plus riches en œstrogènes (50 microgrammes d'œstrogène « éthinylestradiol » et la plupart sont également plus riches en progestatifs.

Marques:	*Eugynon*	*Neogynon*	*Ovral*
	Femenal	*Nordiol*	*Primovlar*

Les femmes qui allaitent, ou qui ne devraient pas utiliser de pilules régulières en raison de maux de tête ou d'une légère hypertension artérielle, voudront peut-être utiliser une pilule contenant uniquement du progestatif. Ces pilules du groupe 5 sont également appelées « mini-pilules ».

Groupe 5 - Pilules progestatives uniquement

Ces pilules, également appelées « mini-pilules », ne contiennent que des progestatifs.

Marques:

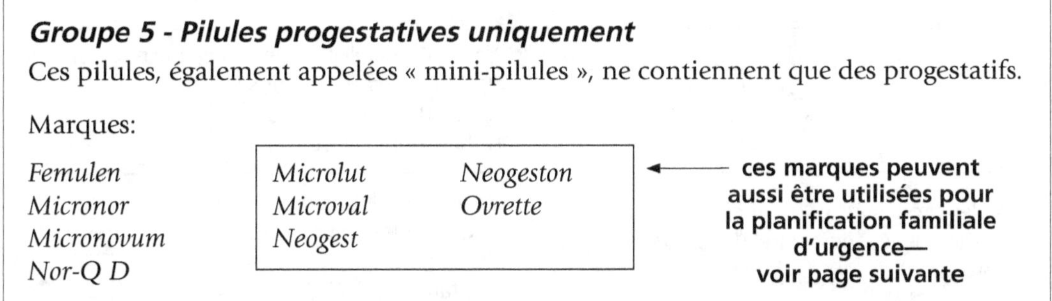

Femulen	*Microlut*	*Neogeston*
Micronor	*Microval*	*Ovrette*
Micronovum	*Neogest*	
Nor-Q D		

Les pilules à progestatif uniquement doivent être prises à la même heure tous les jours, même pendant les saignements mensuels. Les saignements menstruels sont souvent irréguliers.

PLANIFICATION FAMILIALE D'URGENCE (CONTRACEPTION D'URGENCE)

Il est acceptable de prendre des pilules de planification familiale d'urgence, même si vous n'utiliseriez pas normalement des pilules pour la planification familiale (voir page 356). Parce que vous les prenez pendant une si courte période, ils n'interagiront pas avec vos médicaments pour personnes handicapées. 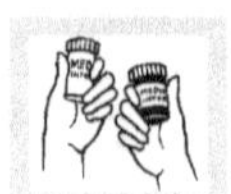

Vous pouvez utiliser des pilules d'urgence ou des pilules contraceptives régulières pour prévenir une grossesse dans les 5 jours suivant un rapport sexuel non protégé. Le nombre de pilules dont vous avez besoin dépend de la quantité d'œstrogène ou de progestatif que chaque pilule contient. Ce tableau ne répertorie que quelques marques courantes pour chaque type de pilule. Étant donné que certains noms de marque sont utilisés pour plus d'un type de pilule, vérifiez la quantité d'hormone dans les pilules avant de les utiliser en cas d'urgence.

Comment prendre des pilules pour la planification familiale d'urgence

Pilules pour la planification familiale d'urgence	1ere dose	Seconde dose (12 heures plus tard)
Pilules à forte dose contenant 50 mcg d'éthinylestradiol (Ovral, Ogestrel)	Prendre 2 pilules	Prendre 2 pilules de plus
Pilules à faible dose contenant 30 ou 35 mcg d'éthinylestradiol (Lo-Femenal, Lo/Ovral, Microgynon, Nordette)	Prendre 4 pilules	Prendre 4 pilules de plus
Pilules à faible dose contenant 20 mcg d'éthinylestradiol (Alesse, Lessina, Lutera)	Prendre 5 pilules	Prendre 5 pilules de plus
Pilules spéciales d'urgence contenant de l'éthinylestradiol et du lévonorgestrel (Tétragynon)	Prendre 2 pilules	Prendre 2 pilules de plus
Pilules progestatives (mini-pilules) contenant 75 mcg de lévonorgestrel (Ovrette, Neogest)	Prenez 40 pilules en une seule prise seulement ou 20 pilules en une dose et les 20 autres 12 heures plus tard	
Pilules progestatives (mini-pilules) contenant 30 mcg de lévonorgestrel (Microlut, Microval, Norgeston)	Prenez 50 pilules en une seule prise seulement ou 25 pilules en une prise et les 25 autres 12 heures plus tard	
Pilules spéciales d'urgence contenant 1500 mcg de lévonorgestrel (Postinor 1)	Prenez une pillule en une seule prise	
Pilules spéciales d'urgence contenant 750 mcg de lévonorgestrel (Postinor, Postinor-2, Plan B, Pill 72, Post-Day)	Prenez 2 pillules en seule prise	

Avec un paquet de 28 pilules, utilisez l'une des 21 premières pilules pour la contraception d'urgence. N'utilisez pas les 7 dernières pilules dans un paquet de 28 jours, car ces pilules ne contiennent aucune hormone.

Les pilules progestatives et les pilules spéciales d'urgence ont moins d'effets secondaires (maux de tête et nausées) que les pilules combinées utilisées pour la planification familiale d'urgence.

MÉDICAMENTS CONTRE LE VIH—THÉRAPIE ANTIRÉTROVIRALE (TAR OU TRAITEMENT ARV)

Les médicaments pour traiter le SIDA sont appelés médicaments antirétroviraux (ARV). Ces médicaments peuvent aider une personne atteinte du sida à vivre plus longtemps et en meilleure santé. Pris comme une combinaison d'au moins 3 médicaments, c'est ce qu'on appelle un Traitement AntiRétroviral, ou TAR. Dans cette section, vous trouverez des informations sur certaines combinaisons de médicaments courants pour la TAR. Regardez dans les tableaux des médicaments individuels (voir pages 362 à 363) pour voir s'il existe une interaction entre votre médicament pour handicap régulier et les médicaments contre le SIDA.

Programmes de soins du VIH et de TAR (Traitement AntiRétroviral)

Le VIH/ SIDA est une maladie complexe qui affecte toutes les parties de votre corps. Dès que vous avez un test VIH positif, essayez de trouver un programme de soins du VIH où des agents de santé formés peuvent vous voir régulièrement et vous aider à rester en bonne santé. Les programmes de soins du VIH peuvent fournir des médicaments pour prévenir et traiter les maladies liées au VIH, des conseils et d'autres formes de soutien. Ils peuvent vous aider à commencer le TAR, à traiter les effets secondaires et à changer votre ART s'il ne fonctionne pas pour vous. Obtenir des médicaments d'un programme de TAR est plus fiable et moins coûteux que de les acheter auprès d'une source privée.

Quand est-ce que l'art est-il nécessaire ?

Les personnes infectées par le VIH qui ont encore un système immunitaire sain n'ont pas besoin de TAR. Seules les personnes testées positives au VIH et présentant des signes de SIDA, ou dont le système immunitaire ne fonctionne plus bien, ont besoin de TAR. Un test sanguin appelé compte de CD4 peut montrer à quel point le système immunitaire fonctionne. Si ce test est disponible et que votre nombre de CD4 est inférieur à 500, vous et votre agent de santé pouvez décider quand vous devez commencer le TAR. L'objectif est de commencer le TAR avant que le VIH ne puisse endommager votre système immunitaire.

Avant de commencer le traitement antirétroviral, il est important de discuter avec votre agent de santé:

- Avez-vous déjà pris des ARV avant? Cela peut affecter les médicaments que vous devez prendre maintenant

- Avez-vous des maladies ou d'autres conditions, comme la tuberculose, des infections graves ou de la fièvre ? Ils devront peut-être être traités en premier

- Quels sont les avantages, les risques et les effets secondaires possibles du TAR ? Essayez de parler à quelqu'un qui utilise déjà un traitement antirétroviral ainsi qu'à votre agent de santé

- Êtes-vous prêt à prendre des médicaments tous les jours, au bon moment ? Cela est nécessaire pour que l'ART fonctionne
- Aurez-vous le soutien d'une personne en qui vous avez confiance ou d'un groupe de soutien contre le VIH/sida vers qui vous pouvez vous tourner pour obtenir de l'information et de l'aide ?

Assurez-vous de savoir où obtenir de l'aide si vous avez des problèmes pour obtenir vos médicaments antirétroviraux, si vous avez des problèmes d'effets secondaires ou si vous avez besoin d'un traitement pour d'autres problèmes de santé.

Ne commencez pas à prendre des ARV par vous-même. Ils peuvent être les mauvais pour vous et peuvent avoir de graves effets secondaires.

Ne partagez pas les ARV avec qui que ce soit, y compris un partenaire ou un enfant. La prise d'une dose inférieure à la dose recommandée peut entraîner l'arrêt de l'efficacité des médicaments, ce qui vous nuit, ainsi qu'à la personne avec qui vous les partagez.

N'achetez pas d'ARV à quelqu'un qui ne fait pas partie d'un programme de soins ou de TAR approuvé pour le VIH.

Combinaisons ARV (schémas thérapeutiques antirétroviraux)

Les ARV ne sont efficaces que s'ils sont pris en combinaisons (schémas) d'au moins 3 médicaments. Nous listons 4 combinaisons communes à la page 361, puis donnons plus d'informations sur chaque médicament. Au fur et à mesure que l'on en apprendra davantage sur le VIH et sur la façon de le ralentir ou de l'arrêter, les schémas thérapeutiques changeront. Demandez à votre agent de santé quels médicaments sont disponibles et fonctionnent le mieux là où vous vivez.

Les 4 schémas dans la boîte ci-dessous sont les plus faciles à prendre. Ils peuvent être pris avec ou sans nourriture. Ils sont également les moins coûteux et les plus disponibles. Certaines combinaisons (les 3 médicaments, ou parfois seulement 2 des 3) sont disponibles en une seule pilule, appelée « combinaison à dose fixe ».

Comment faire le TAR

- Quelle que soit la combinaison que vous utilisez, prenez les 3 médicaments tous les jours, aux mêmes heures de la journée
- Si les médicaments doivent être pris 2 fois par jour, il devrait y avoir 12 heures entre les 2 doses. Par exemple, si vous prenez la dose du matin à 6h00, la deuxième dose doit être prise à 18h00 (6h00 du soir). Si vous laissez plus de 12 heures entre les doses, avoir trop peu de médicaments dans votre corps pendant quelques heures peut entraîner une résistance aux médicaments
- Si vous oubliez de prendre une dose à temps, essayez de la prendre dans les 5 heures. S'il y a plus de 5 heures de retard, attendez qu'il soit temps de prendre la dose suivante
- N'arrêtez pas de prendre un médicament faisant partie d'un traitement antirétroviral sans consulter un agent de santé pour savoir si vos médicaments doivent être arrêtés séparément ou en même temps

Effets secondaires du TAR

Le TAR a aidé de nombreuses personnes à vivre plus longtemps et en meilleure santé. Mais comme de nombreux médicaments, les ARV peuvent avoir des effets secondaires chez certaines personnes. Beaucoup de gens constatent que lorsque leur corps s'habitue au médicament, les effets secondaires diminuent et peuvent disparaître complètement.

Certains effets secondaires courants du TAR sont la diarrhée, la fatigue, les maux de tête nausées, vomissements, maux de ventre ou ne pas avoir envie de manger. Même si vous vous sentez mal, continuez à prendre tous vos médicaments jusqu'à ce que votre agent de santé vous dise de changer ou d'arrêter.

Certains effets secondaires sont des signes que le médicament doit être changé. Les effets secondaires graves comprennent des picotements ou des sensations de brûlure dans les mains et les pieds, de la fièvre, des éruptions cutanées, des yeux jaunes, de la fatigue avec essoufflement, de l'anémie et d'autres problèmes sanguins et des problèmes de foie. Si vous avez des effets secondaires graves, consultez immédiatement un agent de santé.

Régimes antirétroviraux pour adultes et adolescents (pas pour les enfants)

d4T (stavudine), 30   + 3TC (lamivudine), 150 mg   + NVP (nevirapine), 200 mg
Ces 3 médicaments sont combinés en une seule pilule appelée *Triomune*.

— *ou* —

d4T (stavudine), 30   + 3TC (lamivudine), 150 mg   + EVF (efavirenz),
600 mg, une seule fois par jour

— *ou* —

AZT (ZDV, zidovudine), 300 mg   + 3TC (lamivudine), 150 mg   + NVP (nevirapine), 200 mg
AZT et 3TC sont combinés en une seule pilule appelée *Combivir*.

— *ou* —

AZT (ZDV, zidovudine), 300 mg   + 3TC (lamivudine), 150 mg   + EVF (efavirenz),
AZT et 3TC sont combinés en une seule pilule appelée *Combivir*.   600 mg, une seule fois par jour

---

IMPORTANT !

Certains médicaments antirétroviraux semblent provoquer des effets secondaires plus graves que d'autres. L'un d'eux est la stavudine (D4T). **L'Organisation Mondiale de la Santé (OMS) recommande que le traitement à base de d4T soit progressivement éliminé.** Dans de nombreux pays, les personnes atteintes du sida ne prennent plus de stavudine. Dans d'autres pays, cela n'est pas toujours possible parce qu'il n'y a pas d'autres médicaments disponibles ou parce que d'autres médicaments sont plus cher. Si vous avez le SIDA et que vous souhaitez prendre des médicaments antirétroviraux, parlez-en à un agent de santé expérimenté dans votre communauté pour voir si d'autres médicaments sont disponibles.

MÉDICAMENTS CONTRE LE VIH/SIDA

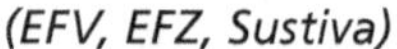

efavirenz

(EFV, EFZ, Sustiva)

L'éfavirenz est un médicament antirétroviral (ARV) utilisé en association avec d'autres ARV pour traiter le SIDA.

Effets secondaires : L'EFV peut provoquer des étourdissements, de la confusion, des changements d'humeur et des rêves étranges, mais ceux-ci disparaissent généralement après quelques semaines. Sinon, discutez avec un agent de santé. Cherchez immédiatement des soins pour les yeux jaunes ou une confusion sévère.

Vient souvent sous forme de :
capsules de 50, 100, 200 mg ;
comprimés de 600 mg ;
solution buvable de 150 mg / 5 ml

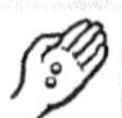

Mode d'emploi :

Prendre 600 mg, par voie orale, une fois par jour.

Interactions avec d'autres médicaments :

Avec la rifampicine : l'efficacité de l'éfavirenz est réduite. Vous devrez peut-être prendre une dose plus élevée d'EFV (800 mg au lieu de 600 mg).

 *AVERTISSEMENT :* Les femmes dans les 3 premiers mois de la grossesse ne devraient pas prendre EFV. Cela peut causer des malformations congénitales. Les femmes sous EFV qui peuvent tomber enceintes devraient utiliser une méthode de planification familiale fiable.

lamivudine

(3TC, Epivir)

La lamivudine est un médicament antirétroviral (ARV) utilisé en association avec d'autres ARV pour traiter le SIDA. Il a très peu d'effets secondaires.

Vient souvent sous forme de : Comprimés de 150 mg ; solution buvable de 50 mg / 5 ml

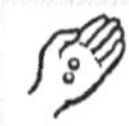

Mode d'emploi :

Prendre 150 mg, par voie orale, 2 fois par jour.

nevirapine

(NVP, Viramune)

La névirapine est un médicament antiviral (ARV) utilisé en association avec d'autres ARV pour traiter le SIDA. La NVP est également utilisée pour prévenir la transmission du VIH de la mère à l'enfant pendant la grossesse et pendant l'accouchement

Effets secondaires : Cherchez immédiatement des soins pour les yeux jaunes, les éruptions cutanées, la fièvre, la fatigue avec essoufflement, le manque d'appétit.

Vient souvent sous forme de : Comprimés de 200 mg ; suspension buvable (liquide) de 50 mg / 5 ml

Mode d'emploi :

Pour réduire le risque d'effets secondaires lors du démarrage de la NVP dans le cadre d'un traitement antirétroviral, ne prenez qu'une demi-dose pour 2 semaines - 200 mg de NVP une fois par jour. Après 2 semaines, prenez 200 mg de NVP 2 fois par jour.

Interactions avec d'autres médicaments :
Avec la rifampicine : peut réduire l'efficacité de la névirapine.

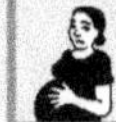

stavudine

(d4T, Zerit)

La stavudine est un médicament antirétroviral (ARV) utilisé en association avec d'autres ARV pour traiter le SIDA.

Effets secondaires : Picotements, engourdissements ou sensation de brûlure dans les bras ou les jambes. Cherchez immédiatement des soins pour les nausées, les vomissements, les douleurs abdominales sévères, la fatigue avec essoufflement, les modifications de la graisse corporelle.

Vient souvent sous forme de :
Capsules de 15, 20, 30, 40 mg ;
poudre pour solution buvable de 5 mg / 5 ml

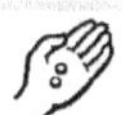 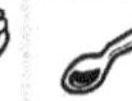

Mode d'emploi :

Prendre 30 mg 2 fois par jour.

AVERTISSEMENT : Les femmes enceintes et les femmes lourdes ne doivent pas prendre de stavudine si d'autres médicaments sont disponibles. Voir le tableau et la note ci-dessous à la page 361.

zidovudine

(AZT, ZDV, Azidothymidine, Retrovir)

La zidovudine est un médicament antirétroviral (ARV) utilisé en association avec d'autres ARV pour traiter le SIDA. Il est également utilisé pour prévenir la transmission du VIH de la mère à l'enfant pendant la grossesse et pendant l'accouchement.

Effets secondaires : Fatigue et essoufflement. Cherchez immédiatement des soins pour la peau pâle ou d'autres signes d'anémie.

Vient souvent sous forme de :
Gélules de 100 ou 250 mg; comprimés de 300 mg ;
solution buvable ou sirop de 50 mg / 5 ml ;
solution pour perfusion intraveineuse injectable de 10 mg / ml dans un flacon de 20 ml

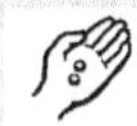 

Mode d'emploi :

Prenez 300 mg 2 fois par jour

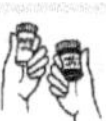

Interactions avec d'autres médicaments :

Avec dapsone : peut provoquer une anémie

Avec l'acide valproïque : les niveaux de zidovudine peuvent augmenter et provoquer des nausées, des vomissements et de la fatigue

Avec la rifampicine : peut réduire l'efficacité de la zidovudine

Prenez soin de votre matériel

Le chapitre contient des informations sur la façon dont les femmes en situation de handicap peuvent prendre soin de leur matériel pour qu'il fonctionne bien et dure le plus longtemps possible.

Prothèses auditives

Les prothèses auditives sont d'abord coûteuses, mais le fait d'acheter la prothèse ne constitue pas le seul coût. L'embout auriculaire doit bien s'adapter, sinon la prothèse auditive ne fonctionnera pas correctement. Si votre embout auriculaire commence à se fissurer ou à se rétrécir, il doit être remplacé. Les embouts auriculaires ne durent pas généralement plus de 2 ans. En outre, toutes les prothèses auditives fonctionnent avec des piles.

Les 2 prothèses auditives les plus courantes sont:

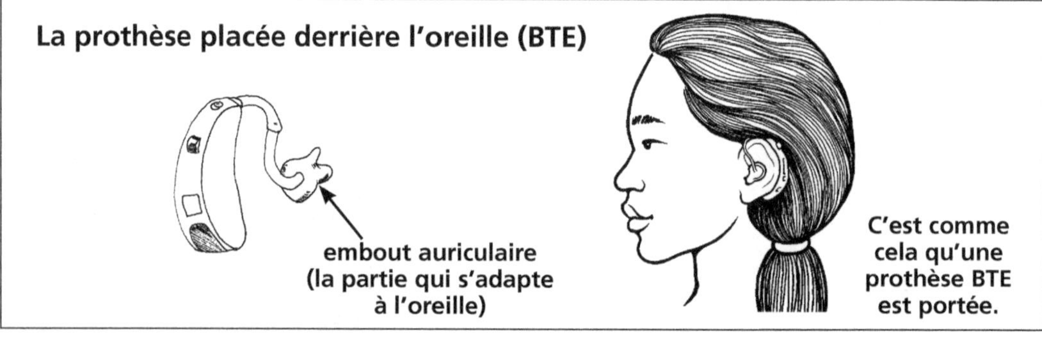

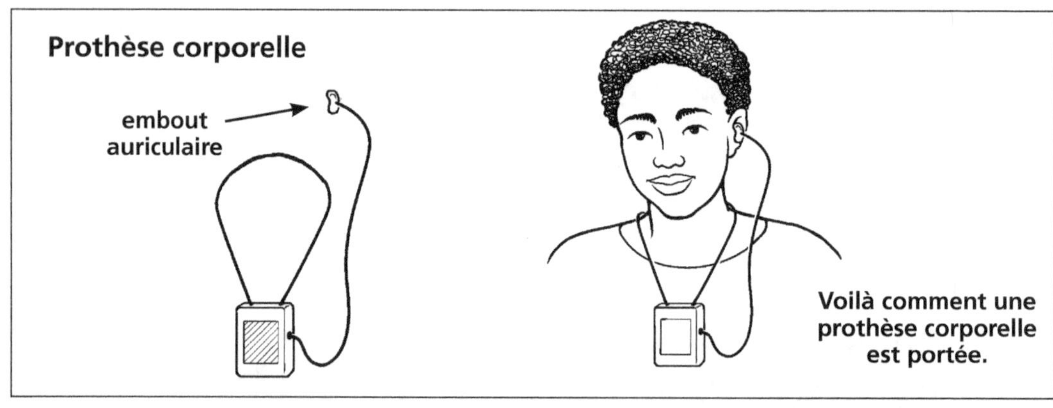

Il faut peut-être de nouvelles piles chaque semaine ou tous les 2 ou 3 mois pour faire fonctionner ces 2 prothèses auditives. La fréquence de nouvelles piles dépend de votre utilisation quotidienne du type de prothèse auditive que vous possédez, et du type de piles que vous utilisez.

Une organisation au Botswana a trouvé un moyen de fabriquer une prothèse auditive avec des piles qui peuvent être utilisées plusieurs fois (rechargeables). Voir page 374.

Certains pays offrent gratuitement des piles de prothèses auditives et des embouts auriculaires. Entrez en contact avec le Ministère de la santé de votre pays pour voir si ils sont disponibles.

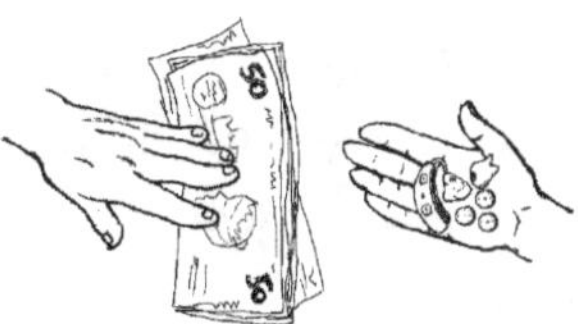

Les nouveaux embouts auriculaires et les piles sont très coûteux.

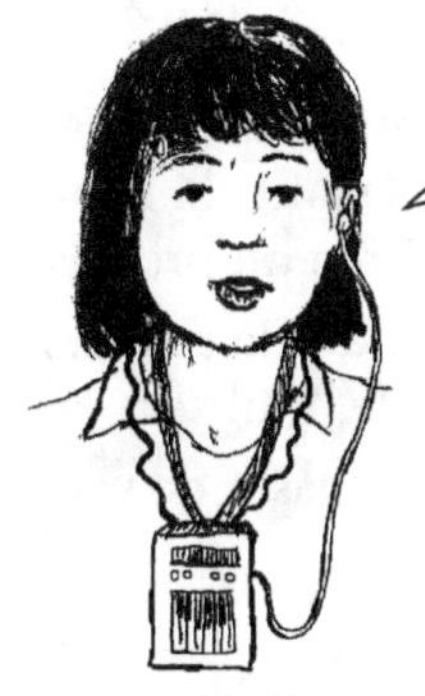

COMMENT PRENDRE SOIN D'UNE PROTHESE AUDITIVE

Quel que soit le type de prothèse auditive que vous possédez, il durera plus longtemps et donnera un meilleur son si vous avez des soins réguliers. Voici quelques conseils pour prendre soin d'une prothèse auditive:

- Lorsque vous ne l'utilisez pas, gardez-la loin des appareils électriques comme le réfrigérateur et la télévision.

- Ne la laissez pas dans un endroit très chaud ou très froid.

- Gardez-la au sec—la sueur ou l'eau l'endommageront. Pendant la journée, enlevez-la de temps en temps et essuyez toute trace de sueur ou d'humidité. Retirez la prothèse auditive avant de prendre un bain, se baigner, ou sous la pluie. Pendant la nuit, mettez la prothèse auditive dans un récipient avec du gel de silice (une substance qui absorbe l'humidité). N'utilisez pas du parfum ou du spray sur la prothèse auditive.

Nettoyage

- Utilisez un linge doux et sec pour la nettoyer. N'utilisez jamais un liquide de nettoyage.

Embout auriculaire

- Vérifiez régulièrement si il n'y a pas de cire dans l'embout auriculaire.
- Nettoyez l'embout auriculaire avec de l'eau tiède, et veillez à ce qu'elle sèche avant de l'utiliser.

Pile

- Pour que la pile dure, éteignez l'appareil auditif lorsque vous ne l'utilisez pas.
- Gardez la pile propre, et retirez-la si l'appareil auditif n'est pas utilisé pendant longtemps—par exemple, pendant que vous dormez la nuit.
- Changez régulièrement la pile. Pour vérifier si la pile doit être changée, mettez le volume maximal. Si l'appareil émet un bruit de sifflement, la pile est bonne. Si non, il faut changer la pile. Demandez de l'aide si nécessaire. Si la pile se décharge plus vite que d'habitude, peut-être que l'appareil auditif a un problème.
- Gardez les piles dans un endroit frais et sec. Si vous gardez la pile dans le réfrigérateur, laissez-la à température ambiante avant de l'utiliser.
- Emmenez l'appareil auditif dans une clinique ou un magasin de vente d'appareils auditifs pour examen de temps en temps.

Les appareils auditifs doivent être réparés. En général, la réparation se fait uniquement dans les grandes villes. Mais les organisations des personnes sourdes ont commencé à former les sourds à prendre des empreintes d'oreille, à fabriquer des embouts auriculaires et à réparer les appareils auditifs.

Utiliser un bâton pour se déplacer

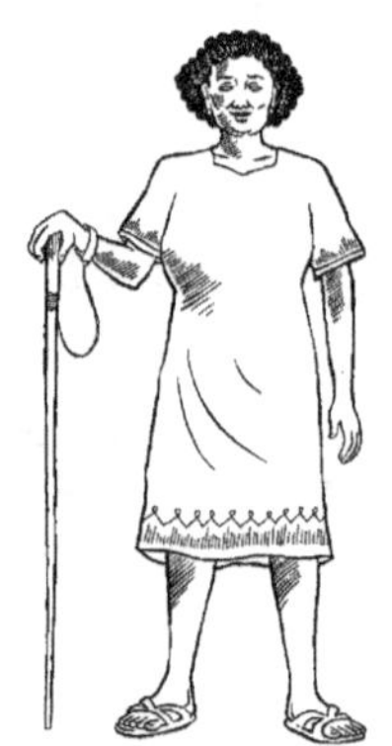

Si vous êtes aveugle ou si vous avez du mal à voir, le fait d'utiliser un bâton pour vous déplacer peut vous redonner confiance, particulièrement le fait de marcher dans des endroits que vous ne connaissez pas. Plus le bâton est long, plus vite vous pourrez marcher, car le bâton vous aidera à sentir vos pas à l'avance. Le bâton doit être en bois dur mais pas trop lourd ou épais pour que vous puissiez le tenir toute la journée. Le sommet du bâton, où vous le tenez, doit être plus épais et peut-être courbé ou droit. Vous pouvez également attacher une corde à la manche qui s'adaptera assez à votre poignet. Cela évitera que le bâton ne tombe ou se perd. Chaque jour, avant de quitter la maison, vérifiez si il y a des fissures sur le bâton. Demandez de l'aide si nécessaire.

La meilleure longueur pour un bâton est celui qui touche le sol à mi-chemin entre vos hanches et vos épaules.

Prenez soin de votre fauteuil roulant

Votre fauteuil roulant durera plus longtemps et rendra votre conduit plus agréable si vous en prenez soin. Pour le faire vous-même, vous auriez besoins de quelques outils de base (voir la case ci-dessous). Ces pages constituent un guide général qui vous aide à prendre soin de votre fauteuil roulant. L'entretien de votre fauteuil dépend du caractère rugueux ou lisse des routes ou des sentiers que vous empruntez.

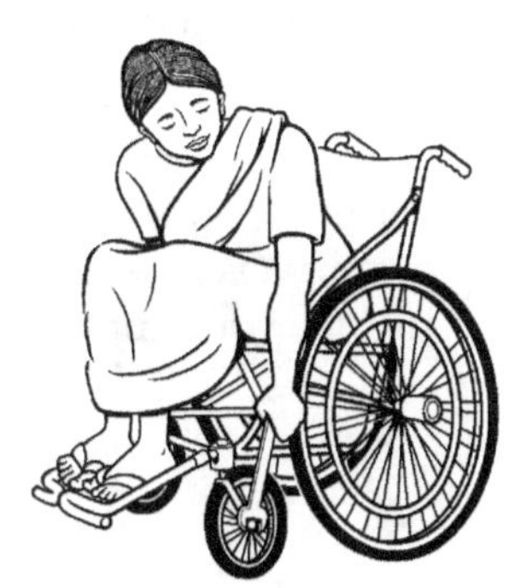

Outils pour prendre soin de votre fauteuil roulant

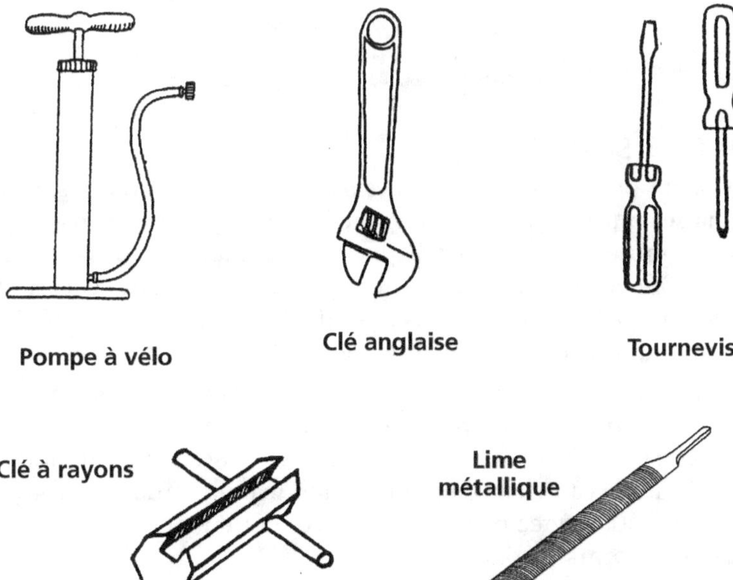

Pompe à vélo

Clé anglaise

Tournevis

Clé à rayons

Lime métallique

Il est également utile d'avoir les éléments suivants:

- Huile d'une machine de taille moyenne.
- Cire molle—comme celle utilisée pour faire faire briller une voiture, ou de la cire fabriquée à partir de l'huile de jojoba ou du beurre de karité, ou de la lanoline fabriquée à partir de la laine de mouton, ou du beurre de coco fabriquée à partir de noix de coco grillés. La cire de bougie ne fonctionnera pas parce qu'elle est trop friable.

A FAIRE AU QUOTIDIEN

- Nettoyez toute saleté sur le cadre du fauteuil roulant avec un chiffon humide.
- Essayer d'éviter que l'eau et la saleté ne touchent les paliers de devant et les roues arrière (gardez votre fauteuil au sec).
- Vérifiez les pneus pour vous assurer qu'ils sont toujours en bon état. Utilisez la pompe à vélo pour ajouter de l'air si nécessaire. Les pneus doivent être très durs lorsque vous appuyez dessus.

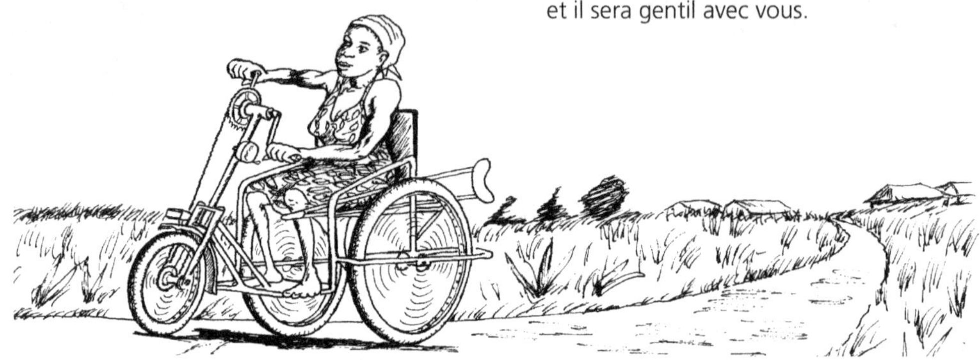

Soyez gentille avec votre fauteuil roulant et il sera gentil avec vous.

A FAIRE CHAQUE SEMAINE

- Vérifier les pneus pour détecter des roues usagés et des perforations. Si il y'a un clou ou une punaise coincé dans votre pneu, ne la retirez pas si vous n'êtes pas prête à changer la chambre à air. Changez le pneu si nécessaire. Si vous utilisez des pneus de bicyclette pour votre fauteuil roulant, vous pouvez les faire réparer ou remplacer dans un magasin de vélos. Il n'est pas très difficile de coller un pneu. Demandez à quelqu'un qui travaille dans un magasin de vélos de vous montrer.
- Vérifiez les roues arrières pour voir si elles tournent normalement. Si elles vacillent ou font un bruit inhabituel, les roulements à billes peuvent être usés et doivent être remplacés. Serrez également les pièces qui se desserrent (vous aurez peut-être besoin de voir un mécanicien pour emprunter de plus grandes clés). Apres avoir serré les écrous, vous devrez peut être les desserrer un peu pour que les roues puissent tourner normalement.
- Si les fourches avant ne tournent pas facilement d'un côté à un autre, assurez-vous qu'elles ne heurtent pas le repose-pied. Si la fourche entière est ondulée, serrez fermement l'écrou supérieur et ensuite desserrez juste assez pour qu'elle puisse tourner facilement.
- Si les roues avant ne tournent pas normalement, il faut peut-être de nouveaux roulements. Il est préférable de les faire vérifier dans un magasin de fauteuils roulants.
- Nettoyez les saletés sur les boitiers des 4 roues à l'aide d'un chiffon humide avec quelques gouttes d'huile.
- Vérifiez les rayons des grandes roues arrière. Utilisez la clé à rayons pour serrer tout ce qui est mal fixé. Remplacez tous les rayons cassés.

A FAIRE UNE FOIS PAR MOIS

- Cirez le cadre du fauteuil roulant pour faciliter le nettoyage, l'ouverture et la fermeture.

- Les roulements à billes au centre des roues peuvent être plombés en usine. Si ce n'est pas le cas, retirez-les, nettoyez-les avec du solvant, séchez-les et remettez-les avec de la nouvelle graisse. Si l'eau pénètre dans les roulements, cela peut causer de la rouille et le fauteuil ne roulera pas facilement.

- Vérifiez les accoudoirs, les repose-jambes, les jantes à mains pour éviter les points rugueux ou les bordures tranchantes. Limez-les en douceur.

- Vérifiez les vis sur le dossier et les boulons sur le siège, la jante, le croisillon, les reposes pieds, les essieux avant, les essieux arrière, les freins, la roulette avant (la petite roue avant), et le pivot (le point de pivotement). Le boulon du pivot de la roulette doit être serré mais pas trop, sinon vous aurez du mal à conduire le fauteuil.

- Vérifiez le cadre du fauteuil roulant pour éviter les fissures ou les bosses. Une fissure peut entrainer la rupture du cadre. Certaines fissures peuvent être réparées.

TOUS LES 4 A 6 MOIS

- Graissez le centre et le bas de l'entretoise avec de l'huile d'une machine de taille moyenne. Graissez les autres points de pivots sur la chaise.

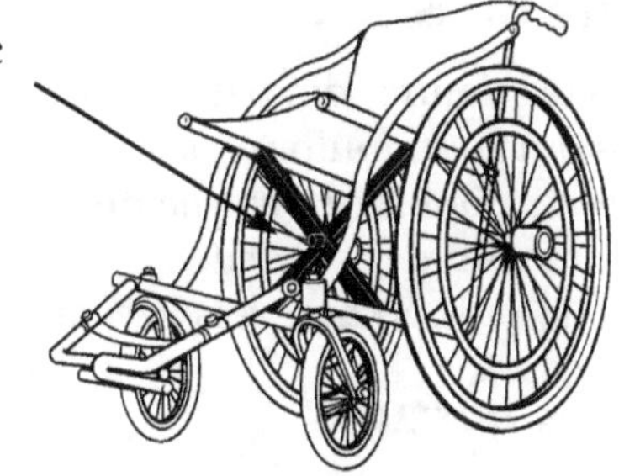

- Vérifiez le tissu du siège et remplacez-le si il y'a trop de plis. Cela est très important parce que les sièges affaissés ou déchirés peuvent entraîner des escarres de décubitus.

- Si vous utilisez un coussin en mousse, vérifiez qu'il est toujours élastique. Un coussin en mousse qui ne rebondit plus, peut également provoquer des escarres de décubitus.

  IMPORTANT ! **Les pneus avant, qu'ils soient en caoutchouc dur ou remplis d'air, devraient être remplacés dans un magasin de fauteuils roulants.**

Si votre fauteuil roulant se casse, vous devrez peut-être le faire réparer dans un magasin de fauteuils roulants. Si il n'y a pas de magasin de fauteuil roulant dans votre région, vous pourrez en avoir dans atelier de réparation de bicyclettes ou un atelier de ferronnerie.

Le langage de signes pour la santé

Dans la plupart des communautés dans le monde, les personnes sourdes ont créé leur propre langage de signes. Elles utilisent les signes pour communiquer de la même façon que le font les personnes qui ne sont pas sourdes. Les signes présentés ici sont de divers pays. Le signe pour désigner un même mot peut-être différent d'un endroit à un autre. Utiliser ces signes comme guide. Si vous êtes un agent de santé, un membre de la famille, ou un donneur de soins, demandez aux femmes sourdes de votre communauté de vous enseigner les signes qu'elles utilisent et d'autres signes, et la manière dont vous devrez changer et adapter ces signes. Le langage de signes peut vous permettre de vous assurer que les femmes sourdes de votre communauté bénéficient des soins de santé appropriés.

LES SIGNES QUE LES AGENTS DE SANTE DOIVENT CONNAITRE

Voici des exemples de signes qu'un agent de santé devrait connaître afin de fournir des soins de santé appropriés aux femmes sourdes. Parfois, les signes sont basés sur les gestes et l'épellation.

Signes qui montrent une partie du corps

On peut montrer des parties du corps qui sont douloureuses. Par exemple, pour montrer une douleur au ventre, faire le signe de la douleur, puis pointer vers le ventre.

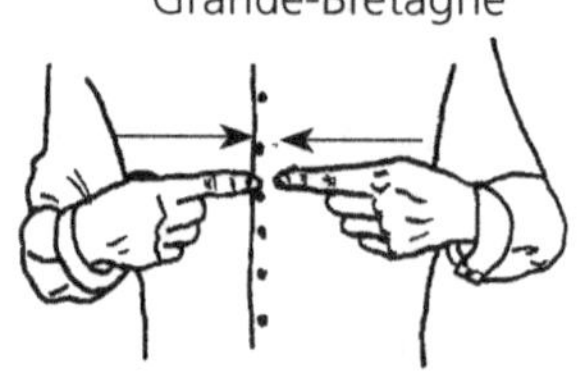
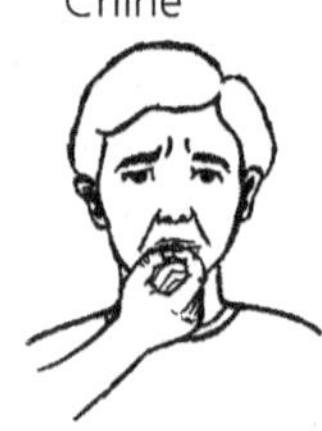

Expression de la douleur

Grande-Bretagne   Chine

Signes gestuels

Voici des exemples d'autres signes à utiliser dans un centre de santé. Ces signes sont pour la plupart gestuels:

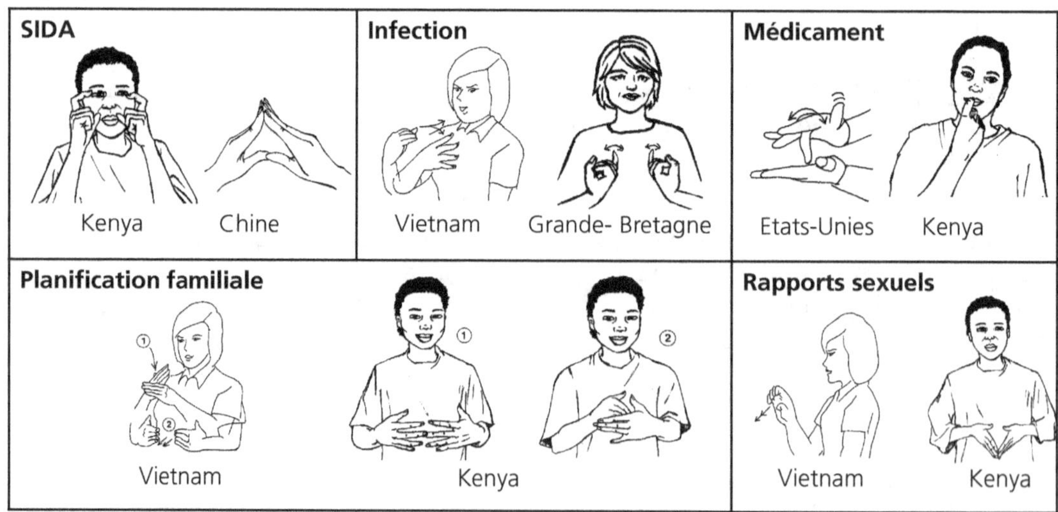

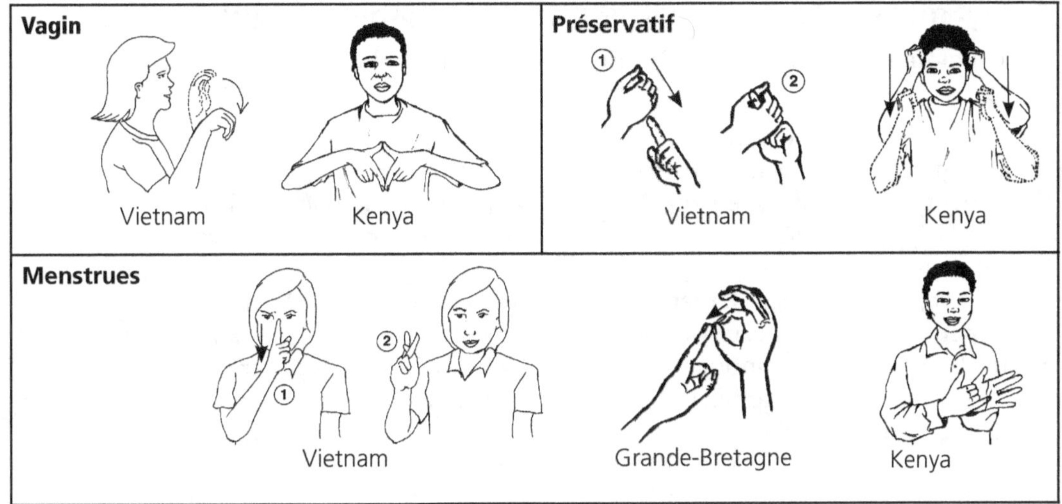

Vagin — Vietnam, Kenya

Préservatif — Vietnam, Kenya

Menstrues — Vietnam, Grande-Bretagne, Kenya

Signes d'épellation avec les doigts

Plusieurs mots peuvent être compris à travers l'épellation. Par exemple:

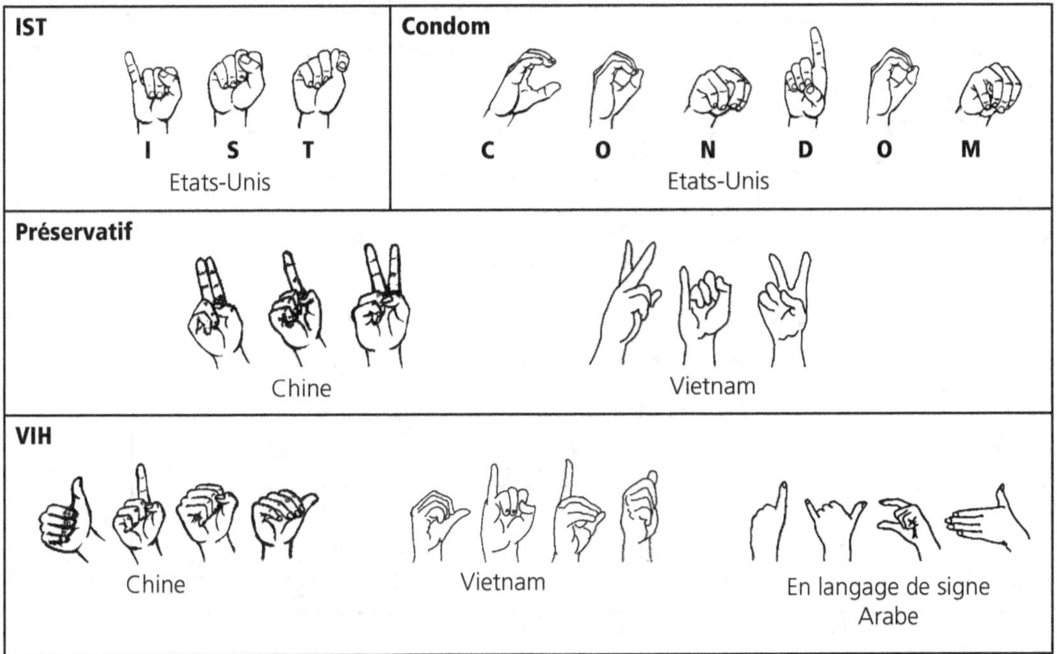

IST — I S T — Etats-Unis

Condom — C O N D O M — Etats-Unis

Préservatif — Chine, Vietnam

VIH — Chine, Vietnam, En langage de signe Arabe

Autres mots utiles à connaître avec le langage de signes

Voici quelques suggestions pour d'autres mots qu'un agent de santé devrait apprendre en langage de signes:

abus	crampes	gonflement	sang/saignement
accouchement	démangeaison	grosseur	sec
allaitement	dépression	grosseur *(sur la peau*	seins
anus	diarrhée	*ou à l'intérieur du*	selles
Aucune sensation	douleur	*corps)*	sommeil problèmes
(engourdie)	écoulement	médicaments	toux
avortement	enceinte	mucus	transpiration
bassin	évanoui	nausées *(sensation de*	travail
brûlures	examens	*malaise)*	troubles de la vision
changements de	exercice	nerveux	urine
couleur	faible	pénis	utérus
contractions	Fausse-couche	problèmes	vertiges
coupures/plaies/	fièvre	propre/laver	viol
larmes	frissons	respiration	vomissement

Signes pour les nombres

Les nombres peuvent être utilisés pour exprimer la durée du problème (combien de temps, combien de jours, de semaines ou de mois). Les nombres de 1 à 5 peuvent aussi être utilisés pour exprimer l'intensité d'une douleur, avec 1 comme le degré de douleur le plus faible, et 5 le plus élevé.

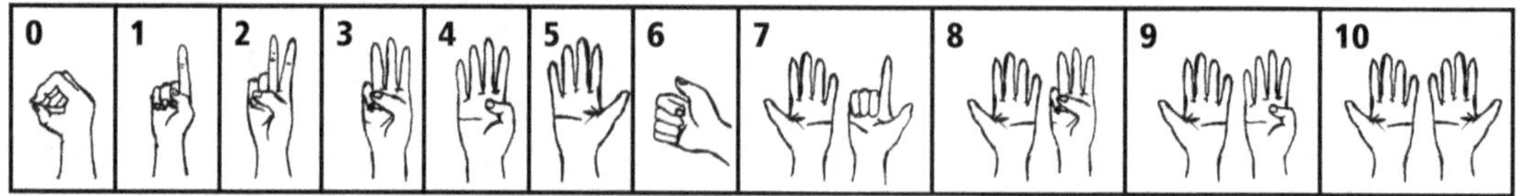

Exemples du Langage de Signes de la Grande-Bretagne

Alphabet des signes

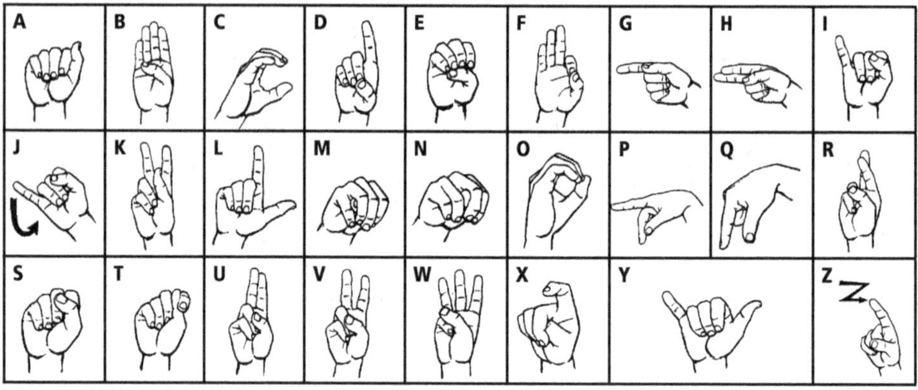

Exemples de l'alphabet du Langage de signes Américain pour les personnes ayant une seule main.

Pour en savoir plus

Nous vous proposons une petite sélection d'organisations, de documents imprimés et de ressources Internet qui peuvent fournir des informations utiles aux femmes handicapées, aux organisations de ou pour personnes handicapées et des informations sur les droits des personnes handicapées. Nous avons essayé de couvrir le plus grand nombre possible de sujets dans cet ouvrage et d'inclure des groupes travaillant dans toutes les régions du monde. La plupart des documents imprimés sont faciles à adapter et comprennent souvent d'autres listes de ressources utiles.

ORGANISATIONS

Un grand nombre des organisations répertoriées ici travaillent principalement avec des communautés de personnes handicapées dans le monde entier. Contactez-les pour savoir si elles ont des projets ou des programmes dans votre pays. Certaines organisations fournissent des informations générales sur la santé.

ABILIS

Lintulahdenkatu 10, 5th floor, 00500 Helsinki, Finland
Email : abilis@abilis.fi
Web : www.abilis.fi/?lang=en

*La Fondation **ABILIS** est une organisation non gouvernementale fondée par des personnes handicapées qui travaille dans les contextes fragiles des pays en développement. Nous finançons des projets planifiés et mis en œuvre par des personnes handicapées. Les projets visent à contribuer à l'amélioration du statut des femmes et des filles handicapées, au renforcement des droits de l'homme, à une participation inclusive et à une vie indépendante. Apprenez-en plus sur notre travail et laissez-vous inspirer par les exemples de réussite !*

Action on Disability and Development (ADD)

The Old Church School Butts Hill
Frome BA11 1HR Royaume-Uni
Tél : (44 1373) 473 064
Email : info@add.org.uk
Web : www.add.org.uk

***ADD** soutient des réseaux actifs de personnes handicapées dans plusieurs pays. De nombreux membres du personnel d'ADD sont eux-mêmes handicapés.*

Association Le Tisserin

05BP6189 Patte d'Oie 10010 Ouagadougou, Burkina Faso
Tél : (226) 51 51 00 83 / 65 33 09 14
Email : info@letisserin.org
Web : letisserin.org

***Le Tisserin** a pour objet la protection et la promotion sociale des personnes des vulnérables et défavorisées au Burkina Faso et dans les autres pays de l'Afrique de l'Ouest. L'Association le Tisserin a pour but de promouvoir le bien-être des populations en générale et des groupes vulnérables et défavorisés en particulier. L'association fournit des services d'autonomisation des personnes handicapées et de leurs organisations et fournis des ressources techniques pour la l'accompagnement des personnes handicapées*

Alexander Graham Bell Association pour les Sourds et les Mal entendant (AG Bell)

3417 Volta Place, NW Washington, DC 20007 Etats-Unis
Tél : (1 202) 337 5220
TTY: (1 202) 337 5221
Email : info@agbell.org
Web : www.agbell.org

AG Bell offre à ses membres une grande gamme de programmes et de services concernant la perte d'audition, les ressources, et le soutien et l'encouragement des personnes qui connaissent et comprennent les questions et les besoins des personnes sourdes. AG Bell édite et distribue des livres, des brochures, des matériels instructifs, des vidéos, des CD, et des cassettes audios relatifs à la perte d'audition.

Christian Blind Mission (CBM)

Stubenwald-Allee 5
64625 Bensheim, Germany
Tél : (49 6251) 131 189
Email : https://www.cbm.org/about-cbm/contact/
Web : www.cbm.org

CBM est une organisation chrétienne internationale de développement, engagée dans l'amélioration de la qualité de vie des personnes handicapées dans les pays les plus pauvres du monde.

Sur la base de ses valeurs chrétiennes et de plus de 100 ans d'expertise professionnelle, CBM aborde la pauvreté comme une cause et une conséquence du handicap, et travaille en partenariat pour créer une société pour tous.

CBM Global Disability Inclusion

Van Heuven Goedhartlaan 13D
1181 LE Amstelveen, Netherlands
Email : hello@cbm-global.org
Web : cbm-global.org

CBM Global travaille aux côtés des personnes handicapées dans les régions les plus pauvres du monde pour lutter contre la pauvreté et l'exclusion en vue de transformer des vies. S'appuyant sur plus de 115 ans d'expériences, CBM Global travaille avec les personnes les plus marginalisées de la société pour briser le cycle de la pauvreté et du handicap et construire des communautés inclusives où chacun peut jouir de ses droits humains et réaliser son plein potentiel.

Deaftronics (Pty) Ltd

Botswana Innovation Hub
Science & Technology Park
Plot 69184, Block 8 Industrial
Gaborone, Botswana
Email : deaftronics@gmail.com
Web : deaftronics.wordpress.com

Deaftronics a créé la première pile rechargeable pour appareils auditifs qui peut être rechargée à l'aide d'énergie solaire, de l'électricité ou d'un chargeur de téléphone portable. Cette pile peut être utilisée dans la plupart des appareils auditifs disponibles aujourd'hui et dure de 2 à 3 ans.

Disability and Development Partners (anciennement appelé Jaipur Limb Campaign)

Suite 22, Sackville Place, 44-48 Magdalen Street
Norwich NR3 1JU Royaume-Uni
Tél : (44 0) 1603 667497
Web : ddpuk.org

Disability and Development Partners (DDP) travaille avec des organisations partenaires locales dans les pays en développement afin d'apporter des avantages sociaux et économiques aux personnes handicapées, en particulier à celles qui ont perdu un membre ou l'usage d'un membre à la suite d'une guerre, d'un accident ou d'une maladie évitable.

Enabling Education Network (EENET)

PO Box 422 Hyde
Cheshire SK14 9DT Royaume-Uni
Tél : (44 7494) 110 655
Email : info@eenet.org.uk
Web : www.eenet.org.uk

Ce réseau de partage d'informations fait la promotion de l'inclusion des groupes marginalisés dans l'éducation. Il produit régulièrement un bulletin d'informations qui publie des études de cas des programmes existants dans le monde et comprend des contributions des groupes de parents. Il offre beaucoup de publications utiles en langue Anglaise. Le web site a une partie consacrée aux questions sur les sourds.

Fondation Liliane

Havensingel 26
5211 TX 's-Hertogenbosch
The Netherlands
Tél. : (31 73) 518 94 20
Email : info@lilianefonds.org
Web : www.lilianefonds.org

Fondation Liliane travaille à ce que les enfants handicapés dans les pays en voie de développement prennent un rôle actif dans la vie quotidienne, et participent aux activités de la famille et de la communauté.

Gallaudet University

800 Florida Avenue, NE
Washington, DC 20002-3695 Etats Unis
Tél/TTY: (1 202) 651 5000
Email : visitors.center@gallaudet.edu
Web : www.gallaudet.edu

Gallaudet University est la seule université des arts libéraux au monde conçue exclusivement pour les étudiants sourds et malentendants. L'Université Gallaudet est également une excellente source de livres sur le sujet de la surdité, ainsi que de revues et de recherches en cours.

Global Fund for Women

505 Montgomery Street, 11th Floor
San Francisco, CA 94111 Etats Unis
Tél : (1 415) 248 4800
Fax : (1 415) 248 4801
Email : info@globalfundforwomen.org
Web: www.globalfundforwomen.org

Finance des groupes de femmes communautaires qui œuvrent en faveur de la justice en matière de genre dans le monde entier, en particulier dans les endroits où les sociétés sont réprimées ou entravées par le gouvernement.

Helen Keller International

One Dag Hammarskjold Plaza, Floor 2
New York, NY 10017 Etats Unis
Tél : (1 212) 532 0544
Web : helenkellerintl.org

Helen Keller International offre des formations dans les pays en développement pour des projets de jardins qui produisent des fruits et légumes pour combattre la cécité.

Humanité et Inclusion (Handicap International)

Web : www.hi.org/fr/hi-dans-le-monde

HI est une organisation de solidarité internationale indépendante et impartiale, qui intervient dans les situations de pauvreté et d'exclusion, de conflits et de catastrophes. Œuvrant aux côtés des personnes handicapées et des populations vulnérables, elle agit et témoigne, pour répondre à leurs besoins essentiels, pour améliorer leurs conditions de vie et promouvoir le respect de leur dignité et de leurs droits fondamentaux.

Light for the World International

Niederhofstr 26
1120 Vienna, Austria
Tél : (43 1) 810 13 00
Email : info@light-for-the-world.org
Web: www.light-for-the-world.org
Light for the World Burkina Faso
Tél : (226 25) 38 25 28
Email : burkina-faso@light-for-the-world.org

Light for the World est une organisation internationale qui s'efforce de promouvoir l'inclusion et l'accès des personnes handicapées et d'améliorer la santé oculaire dans les pays à faible revenu.

MSI Reproductive Choices (anciennement appelé Marie Stopes International)

1 Conway Street, Fitzroy Square
London W1T 6LP Royaume-Uni
Tél : (44 0) 1454 457 542
Email : services@msichoices.org.uk
Web : www.msichoices.org.uk

Fournit des informations et des services de santé sexuelle à travers le monde. Pour trouver les bureaux nationaux dans le monde : www.msichoices.org/ what-we-do/where-we-work/

Sight Savers International

Email : info@sightsavers.org
Web : www.sightsavers.org

Sightsavers West Africa

Africa (West)
Rue des Ambassadeurs
Villa Becam 9 bis
Fann Résidence
Dakar Senegal
Tél : (221 33) 869 4538
Email : waromail@sightsavers.org

Sight Savers International travaille avec des
partenaires dans 25 pays pour les services oculaires,
chirurgie sur les cataractes, de l'éducation et des
formations.

Whirlwind Wheelchair International (WWI)

2111 San Pablo Avenue, Unit 2956
Berkeley, CA 94702 Etats Unis
Tél. : (1 510) 239 3557
Email : info@whirlwindwheelchair.org
Web : www.whirlwindwheelchair.org

*Une entreprise sociale à but non lucratif qui se
consacre à l'amélioration de la vie des personnes
handicapées dans les pays en développement tout
en promouvant un développement économique
local durable. WWI a développé le fauteuil roulant
Whirlwind, un fauteuil roulant léger, bon marché et
robuste, conçu pour les conditions urbaines et rurales
difficiles des pays en développement. WWI travaille
avec un réseau international d'ateliers de fabrication
de fauteuils roulants afin d'actualiser en permanence
ses modèles.*

World Federation of the Deaf (WFD)

Light House (Valkea Talo), Ilkantie 4
FIN-00400 Helsinki Finland
Email : info@wfdeaf.org
Web : www.wfdeaf.org

*Une des plus vieilles organisations internationales de
personnes sourdes, WFD est composée d'organisation
nationales de sourds dans 120 pays. WFD travaille
pour les droits de l'homme et de l'égalité des chances
pour les personnes sourdes et le droit des personnes
sourdes d'utiliser une langue de signes pour
s'instruire et s'informer. WFD a initié la Semaine
des Sourds pour célébrer la culture, l'héritage et la
langue unique pour les sourds du monde entier.*

**World Blind Union
(Union Mondiale des Aveugles, UMA)**

1929 Bayview Avenue
Toronto, Ontario M4G3E8 Canada
Tél : (1 416) 486 9698
Fax : (1 416) 486 8107
Email : info@wbu.ngo
Web : worldblindunion.org

*Union Mondiale des Aveugles (UMA) est
l'organisation mondiale représentant les personnes
aveugles ou malvoyantes estimés dans le monde
entier à 253 millions . Les membres sont des
organisations de et pour les aveugles dans 190 pays,
ainsi que les organisations internationales travaillant
dans le domaine de la déficience visuelle. L'UMA est
un des membres fondateurs de l'IDA (International
Disability Alliance), dont elle partage les valeurs*

LIVRES ET RESSOURCES ÉLECTRONIQUES

Sélection de livres et autres documents qui pourraient vous être utiles.

Hesperian Applications Mobiles

Web : hesperian.org/nos-applications-mobiles

Les applications pratiques et multilingues de Hesperian disposent des outils essentiels et des informations fiables sur la santé reproductive. Une fois téléchargée, ces applications fonctionnent sans connexion ni forfait Internet. Veuillez-les utilisez pour prendre des décisions saines pour vous-même, vos proches et votre communauté.

Le livre d'images de la naissance (The Childbirth Picture Book)

F. Hosken

Web : store.hesperian.org/prod/The_Childbirth_ Picture_Book_French.html

Guide simple et complet sur les bases de la conception, de la grossesse, de l'accouchement et de l'allaitement. Disponible en anglais, arabe, espagnol, français, et ourdou.

Liste de mots difficiles

Voici une liste de mots qui peuvent être difficiles à comprendre. Le fait de connaître la signification de ces mots peut vous aider à mieux utiliser ce livre.

Certaines des explications de ce vocabulaire contiennent également des mots écrits en *italique*. C'est parce que l'explication de ces mots se trouve également dans cette liste.

Ce vocabulaire est classé dans l'ordre de l'alphabet :

A B C D E F G H I J K L M N O P Q R S T U V W X Y Z

A

Abdomen Partie du corps contenant l'estomac, le foie, les intestins et les organes reproducteurs. Le ventre.

Accès Lorsque des services de santé et d'autres services publics sont disponibles, accessibles et faciles à être utilisés par une femme handicapée.

Aiguë Lorsque quelque chose se produit soudainement, dure peu de temps et est généralement grave ou fort - par exemple, une douleur aiguë ou une infection aiguë (à comparer avec *chronique*).

Après la naissance Voir *placenta*.

Allergie, réaction allergique, choc allergique Problème—démangeaisons, éternuements, urticaire ou éruption cutanée, et parfois difficulté à respirer ou choc—qui affecte certaines personnes lorsqu'elles respirent, mangent, *se font injecter* ou touchent des substances spécifiques. Le choc allergique est une forme grave de réaction allergique.

Antibiotique Médicament utilisé pour combattre les infections causées par des bactéries. (Les antibiotiques ne combattent pas les infections causées par des virus).

Anticorps Substance fabriquée par l'organisme pour lutter contre les infections.

Antirétroviraux Médicaments utilisés pour aider les personnes atteintes du sida à rester en bonne santé et à vivre plus longtemps. Ils ne guérissent pas le sida.

Atrophie Perte ou affaiblissement progressif des muscles résultant d'un problème au niveau des nerfs (comparer avec la *dystrophie*).

AVC Perte soudaine de conscience, de sensibilité ou de capacité de mouvement causée par une hémorragie ou un caillot à l'intérieur du cerveau.

B

Biopsie Prélèvement d'un morceau de *tissu* ou de liquide à l'intérieur ou à l'extérieur du corps et examen pour déterminer s'il est sain ou malade.

C

Cancer Maladie grave qui entraîne une modification et une croissance anormale des *cellules*, provoquant des excroissances. Le cancer peut toucher de nombreuses parties du corps.

Cellule La plus petite unité de matière vivante dans l'organisme.

Chronique Quelque chose qui dure longtemps ou qui se produit souvent. Comparer avec *aiguë*.

Cicatrice Coupure ou blessure qui laisse la peau ou les *tissus* rugueux et surélevés après cicatrisation.

Contaminé Lorsque le matériel médical ou les aliments contiennent des germes nocifs.

Contracture Réduction de l'amplitude de mouvement d'une articulation, souvent due à un raccourcissement musculaire.

Contrôle des naissances Voir *planning familial*.

Convulsion Crise d'épilepsie incontrôlée, "crise". Secousse soudaine d'une partie ou de l'ensemble du corps.

D

Dossier Document dans lequel sont conservées les informations relatives aux maladies et aux traitements d'une personne.

Douche vaginale Lavage du vagin. Cette pratique peut être néfaste car elle élimine l'humidité naturelle et saine du vagin.

Dystrophie Faiblesse musculaire progressive due à un problème au niveau des muscles eux-mêmes (à comparer avec *l'atrophie*).

E

Espacement des naissances Utilisation de méthodes de *planification familiale* pour espacer les naissances.

Effets secondaires Lorsque des médicaments ou des *méthodes hormonales* provoquent des changements dans le corps autres que ceux nécessaires pour lutter contre la maladie ou prévenir une grossesse.

Œstrogène *Hormone* féminine.

État de choc État dangereux caractérisé par une faiblesse grave ou une perte de conscience, des sueurs froides et un pouls rapide et faible. Il peut être causé par une déshydratation, une hémorragie importante, une blessure, des brûlures ou une maladie grave.

Étrier Aide qui permet de soutenir une jambe faible ou blessée. Autre terme pour "orthèse".

F

Foie Gros organe situé sous les côtes inférieures droites, qui aide à nettoyer le sang et à se débarrasser des poisons.

G

Genre rôle de genre La manière dont une communauté définit ce que signifie être une femme ou un homme.

Générique Nom de l'ingrédient principal d'un médicament. A comparer avec *"nom de marque"*.

H

Hémorroïdes Petites bosses douloureuses au bord ou à l'intérieur de l'anus. Il s'agit d'une sorte de veine gonflée qui peut provoquer des brûlures, des douleurs ou des démangeaisons.

Hépatite Maladie grave du *foie* causée par un virus, une bactérie, l'alcool ou un empoisonnement chimique. Certaines formes d'hépatite peuvent être transmises sexuellement.

Hormones Substances chimiques fabriquées par le corps qui lui indiquent quand et comment se développer. Les *œstrogènes* et la *progestérone* sont les hormones les plus importantes pour les femmes.

I

Immunisation Voir *vaccination*.

Infection Maladie causée par des bactéries, des virus ou d'autres organismes. Les infections peuvent toucher une partie ou la totalité du corps.

Injections Un médicament ou un autre liquide est injecté dans le corps à l'aide d'une *seringue* et d'une aiguille.

Injection intramusculaire (IM) *Injection* en profondeur dans le muscle.

Injection sous-cutanée *Injection* dans le *tissu* adipeux sous la peau, et non dans le muscle.

Intraveineuse (IV) Lorsque des médicaments ou des liquides sont introduits dans une veine.

J

Jaunisse Couleur jaune de la peau et des yeux. La jaunisse peut être le signe d'une *hépatite* ou d'une jaunisse du nouveau-né.

K

Kinésithérapeute, physiothérapeute Personne qui conçoit et enseigne des exercices et des activités pour les personnes souffrant d'un handicap physique.

L

Lait maternisé Lait artificiel pour bébés utilisé à la place du lait maternel. Les préparations pour nourrissons et autres aliments de remplacement ne présentent pas les mêmes avantages nutritionnels ou sanitaires que le lait maternel.

Lavement Solution d'eau introduite dans l'anus pour faire évacuer les selles ou pour augmenter la quantité de liquide dans le corps.

Ligament Bandes ou bandes rugueuses à l'intérieur du corps qui maintiennent les articulations et les os ensemble. Les ligaments relient les os entre eux, tandis que les tendons ou les cordes relient les os aux muscles.

M

Les remèdes maison Les méthodes traditionnelles de guérison.

Malformations congénitales Problèmes physiques, ou problèmes de compréhension ou d'apprentissage, dont souffre un enfant à la naissance.

Massage Manière de toucher le corps pour soulager la douleur, la tension ou d'autres signes. Le massage du ventre peut aider à la *contraction* de l'utérus et à l'arrêt des saignements abondants après un accouchement, une fausse couche ou un avortement.

Médicaments à base de plantes Fleurs, feuilles, racines et autres parties de plantes qui peuvent être utilisées pour traiter des maladies.

N

Nerfs Fibres minces le long desquelles les messages circulent dans le corps. Les nerfs sont les "messagers" du corps. Certains nerfs nous permettent de ressentir les choses et nous disent quand quelque chose nous fait mal. D'autres nerfs nous permettent de bouger certaines parties du corps lorsque nous le souhaitons.

Nom de marque Nom donné à un médicament par l'entreprise qui le fabrique. A comparer avec le *générique*.

O

Opération Lorsqu'un médecin pratique une incision dans la peau afin de réparer une lésion interne ou de modifier le fonctionnement de l'organisme.

Orthopédie Aides, procédures ou interventions chirurgicales visant à prévenir ou à corriger les blessures ou les troubles des os et du système squelettique, ainsi que des muscles, des articulations et des ligaments associés.

P

Paraplégie Paralysie ou perte de mouvement des muscles des deux jambes (avec parfois une légère atteinte ailleurs) causée par une maladie ou une lésion de la moelle épinière.

Placenta (postnatal) Organe spongieux situé dans l'utérus de la femme, qui donne au bébé tout ce dont il a besoin pour grandir pendant la grossesse. Le bébé est relié au placenta par le cordon. Après la naissance du bébé, le placenta sort également de l'utérus.

Planning familial Lorsqu'une femme utilise des méthodes pour prévenir les grossesses afin d'avoir le nombre d'enfants qu'elle souhaite, au moment où elle le souhaite.

Progestérone *Hormone* féminine.

Progestatif *Hormone* fabriquée en laboratoire qui est similaire à la *progestérone* produite naturellement par le corps d'une femme. On la trouve dans certaines méthodes de *planification familiale* hormonale.

Port de poids Appuyer le poids du corps sur une articulation ou un membre particulier Par exemple, la mise en charge du genou est possible si la force du muscle de la cuisse est bonne, mais pas si elle est faible.

Pus Liquide blanc ou jaune rempli de germes, souvent présent à l'intérieur d'une déchirure ou d'une plaie *infectée*.

Q

Quadriplégie (tétraplégie) Paralysie ou perte de mouvement des muscles des deux bras et des deux jambes causée par une maladie ou une lésion située en haut de la moelle épinière, près du cou ou dans le cou.

R

Rectal Examen du rectum à la recherche d'excroissances ou d'autres problèmes. Le toucher rectal peut également fournir des informations sur la paroi du vagin.

Résistance Capacité d'un organisme à se défendre contre ce qui devrait normalement lui nuire ou le tuer. Les bactéries, les virus et les parasites peuvent devenir résistants aux effets de certains médicaments, en particulier les *antibiotiques* et les *antirétroviraux*, de sorte que ces traitements ne permettent plus de lutter contre la maladie.

S

Saignement anormal Saignement différent de ce qui est habituel, naturel ou moyen. Pas normal.

Sage-femme Personne ayant une formation ou une expérience particulière pour aider une femme à accoucher.

Scrotum Poche située entre les jambes d'un homme et contenant ses testicules ou ("couilles").

Septicémie Infection grave qui s'est propagée dans le sang.

Spasticité Serrage ou traction incontrôlés des muscles qui empêchent une personne de contrôler ses mouvements. La spasticité survient souvent en cas d'infirmité motrice cérébrale, de lésion de la moelle épinière ou de lésions cérébrales.

Stress Résultat d'activités ou d'événements qui exercent une pression sur une femme, provoquant une tension dans son corps et son esprit.

Seringue Instrument utilisé pour *injecter* des médicaments.

T

Température Degré de chaleur du corps d'une personne.

Tension artérielle Force ou pression exercée par le sang sur les parois des vaisseaux sanguins (artères et veines). La tension artérielle varie en fonction de l'âge et de l'état de santé de la personne.

Thermomètre Instrument utilisé pour mesurer la *température* corporelle d'une personne.

Tissu Matière constituant les muscles, les zones graisseuses et les organes du corps.

Toxémie État dangereux pendant la grossesse, qui peut entraîner des *convulsions*.

Transfusion sanguine Le sang d'une personne est donné à une autre personne, dans une veine et à l'aide d'une aiguille spéciale, pour remplacer le sang que la personne a pu perdre.

V

Vaccinations ou vaccins Médicaments *injectés* pour protéger contre des maladies spécifiques comme le tétanos.

Velcro Nom de marque d'un ruban en plastique solide et flou qui se colle à lui-même. (La surface d'un morceau du ruban est munie de petits crochets en plastique qui s'accrochent aux poils frisés de l'autre morceau du ruban). Utile pour remplacer les boutons, les boucles ou les lacets sur les vêtements, les appareils orthopédiques et les chaussures, en particulier pour les personnes dont l'usage des mains est limité.

Viol par une connaissance Lorsqu'une femme est forcée d'avoir des rapports sexuels par un homme avec qui elle sort ou qu'elle fréquente.

Viol collectif Lorsqu'une personne est violée par plus d'un homme.

X

Rayons X Images de parties de l'intérieur du corps, telles que les os ou les poumons, créées par des rayons envoyés à travers le corps. Il n'est pas nécessaire d'ouvrir le corps.

Index

L'index énumère les sujets traités dans le livre dans l'ordre de l'alphabet.

A B C D E F G H I J K L M N O P Q R S T U V W X Y Z

A

Abandon, en tant que violence psychologique, 292

Abdomen, douleur *Voir* **Douleur**

Abcès, infection du sein et, 260, 262

Ablation des organes génitaux féminins
accouchement et, 245
comme pratique, 245
douleur pendant les rapports sexuels, 151
prévention de l'hépatite, 168

Abus de filles et de femmes handicapées
comme encore plus probable, 287
comme traumatisme, 57
croyances néfastes, 287, 288, 289, 307, 312
dans les institutions, 306-307
la faute n'est pas celle de la fille ou de la femme, 58, 298, 300, 309, 311
groupes de soutien, 26, 295-297, 312
légitime défense, 308-311
la nécessité d'en parler, 187, 295, 300, 301, 305
police, signalement à la police, 297
prévention, 295-296, 311-312
les travailleurs de la santé sont attentifs aux signes de la maladie, 326
vue d'ensemble, 289-290
Voir aussi **Violence émotionnelle ; Violence physique ; Viol ; Violence sexuelle ; Violence à l'égard des femmes**

Abus sexuels, 298
dans les institutions, 306
en parler à une personne de confiance, 183
les femmes handicapées mentales et, 141, 204, 299
les filles sont particulièrement exposées au risque, 298
légitime défense, 308-311
recherche de partenaires et risque de, 144
santé sexuelle après, 153, 154
Voir aussi **Abus ; Viol**

Accessibilité
centre de santé et hôpital, suggestions pour, 36-40
droit à, 24, 33-34
lits dans les hôpitaux, 40
mains courantes, 38
portes, 39
rampes, 40, 123
toilettes, 39, 40, 123
travailler pour le changement, 17-19, 21, 22-27, 34
Voir aussi **Obstacles**

Accouchement
accouchement par voie basse, 234, 242, 244
avortements antérieurs et, 208
bébé en mauvaise position, 245
dépression ou tristesse après, 250
eaux vertes ou brunes, 246
fièvre, 246
hémorragie après, anémie et, 87
herpès génital et, 165
long travail, 246
méthodes naturelles de planification familiale, 200
mutilation génitale féminine et, 245
péridurale, 238, 239
Personne accompagnant la femme, 235, 236
plan pour, 214
postes et chaires pour, 240-242
pousser le bébé vers l'extérieur, 246
saignement avant, 246

la sexualité pendant la grossesse et l'accouchement précoce, 217
signes de danger après, 247-248
signes de danger pendant, 245-247
signes de danger pour le bébé, 246, 251
s'occuper d'un nouveau-né, 250-251
soins à une nouvelle mère, 249
toxémie de la grossesse, 246-247
travailler pour le changement, 251

Accidents nucléaires, 12

Acide folique (folate), 216
fente palatine et absence de, 11

Aliments *Voir* **Régime alimentaire**

Acide trichloracétique (TCA), 166, 354

Acide valproïque, interaction avec les contraceptifs oraux, 355

Accident vasculaire cérébral - AVC
méthodes hormonales de planification familiale et, 196
THS et, 283

Acétaminophène (paracétamol), 350

Activités quotidiennes
décisions concernant les soins, 314
exercice obtenu par le biais, 88
femmes âgées cherchant de l'aide, 281
grossesse et, 223
signes de maladie mentale interférant avec, 59
soins au bébé et, 253

Accueil
les accidents comme source d'invalidité, 14
femmes âgées et changements, 280, 286
prévention de l'infection par le VIH et l'hépatite, 179-180
services, et non institutions, 307
Voir aussi **Propreté ; Équipement**

Acupuncture, 180

Acyclovir, 333

Agressions sexuelles, 299

Adoption, 83

Adrénaline (épinéphrine), 342

Aides à la mobilité
amélioration des transports pour faciliter l'utilisation, 35, 36
la création d'entreprises par les femmes, 8
fabrication artisanale, 223
les femmes âgées commencent à utiliser, 279, 281
grossesse et, 222-224
groupes de soutien, 26
ressources pour, 9
surmenage musculaire et, 92-93
surutilisation des articulations et, 93-94
Voir aussi **Cannes ; Béquilles ; Équipement ; Prothèses ; Fauteuils roulants**

Affirmation de soi, autodéfense et, 309, 311

Agriculture, conditions de travail dangereuses, 13, 14

Aider les relations, 62
Voir aussi **Groupes de soutien**

Aides auditives, 363-365

Aiguilles, ébullition, 168, 179, 180
voir aussi **Injections**

Aliments d'appoint (à haute teneur énergétique), 87
premiers aliments pour le bébé et, 265, 266

L'ankylostome
anémie et, 87
sandales ou chaussures, 275

Alphabétisation, travailler pour le changement, 18, 26

Alcool
comme cause d'invalidité, 13
éviter pendant la grossesse, 213, 215
hépatite et évitement de l'hépatite, 168
infertilité et, 82
ménopause et, 283
pas d'utilisation sur la peau, 117
réactions au traumatisme et, 57

L'allaitement
aliments ou liquides supplémentaires non recommandés, 255, 261, 262
aliments supplémentaires à l'âge de six mois, 263, 265-266
allergie à la pénicilline, 163
antibiotiques pendant, 261
ART et, 262
assistance, 256
avantages, 255
colostrum, 255
comme méthode de planification familiale, 188, 199
comment allaiter, 255-257
contraceptifs injectables et implantables sûrs pendant, 198, 199
douleur au démarrage, 256
fréquence de, 250
grive, 260
incapables d'allaiter, 255, 257-258, 263-264
infection du sein (mastite), 260-261, 262
mamelons douloureux ou fissurés, 259, 260, 261, 262
médicaments contre la douleur, 261
les méthodes de planification familiale hormonale et, 198, 199, 356
par des amis ou des parents, 263
pour arrêter la production de lait, 249
retirer le lait à la main, 255, 257-258, 259
saignement après l'arrêt du travail, 247
le sevrage du bébé, 262
signe que le bébé a assez de lait, 259
soins des seins pendant, 259-261, 262
soutien-gorge ou écharpe pour aider, 257
les troubles de l'apprentissage et de la compréhension, 254
VIH/SIDA et, 170, 199, 261-262
Voir aussi **Lait maternel**

Allergies
antibiotiques et, 330
lubrifiants et, 192
médicaments et, 329
pénicilline, 163
signes de, 329
VIH et signes de, 175

Aloès, 230, 303

Alzheimer ; Maladie d'Alzheimer, 281

Aminoglycosides, 331

Amoxicilline, 334

Ampicilline, 334

Amputations, femmes avec
la confiance en soi, 20
grossesse et, 222
l'image de soi, 53
prothèses, manque de, 9, 11
rots de bébé, 264

Anal ; Sexe anal
comme méthode de planification familiale, 203
lubrifiant pour, 182
sexe à moindre risque et, 181, 182

Anatoxine tétanique, 352

Anémie (sang faible)
ART et, 360
carence en acide folique et, 216
détection précoce, 126
grossesse et, 215
régime alimentaire pour prévenir, 87, 88
saignements mensuels abondants et, 111
signes de, 87
traitement, 88

Antibiotiques
allergies, 330
familles, 330-331
infections à levures et, 111
substitution de, 330
n'utiliser qu'en cas de nécessité, 331
Voir aussi **Médicaments**

Antirétroviraux (ARV), 170, 176, 358
voir aussi **ART**

Anus, 78
décharge, 160
saignement (hémorroïdes), 108
sexualité et, 145

Anxiété (sentiment de nervosité ou d'inquiétude)
signes, 56
stress et, 51

Apprentissage ; capacité d'apprentissage des femmes handicapées, 6

Apprentissage ; troubles de l'apprentissage et de la compréhension, femmes avec
abus sexuels, 141, 156, 299
accouchement et, 236
aide du personnel de santé, 43, 236
aide mensuelle à la saignée, 110
choix de planification familiale, 204
communication avec, 36
dans les institutions, 306
examens de santé et, 127-128, 138
régime alimentaire, 11
sexualité et, 141, 156, 204
soins aux bébés et, 254
stérilisation, 204

ARV Le traitement antirétroviral
l'allaitement et, 262
aperçu, 170, 176, 358
disponibilité, 176
grossesse et prévention de la transmission à l'enfant, 170, 233
mode d'emploi, 359-360
questions à examiner, 358-359

Arthrite, femmes atteintes
accouchement par, 213
femmes âgées et, 279
médicaments, timing, 152
la natation en tant qu'exercice, 90
sexualité et, 150, 151, 152
thérapie par la chaleur et, 152

ARV (antirétroviraux), 170, 176, 358
voir aussi **ART**

Aspiration sous vide, 208

Aspirine, 335
bourdonnements d'oreille ou ecchymoses, 120
prise séparée de l'ibuprofène, 120

Attitudes du personnel de santé, en tant qu'obstacle
accessibilité, 9, 35
amélioration, 41-42
compréhension médicale du handicap, 7
maladies des femmes handicapées, 2, 3
planification familiale, 186
sexualité, 30-32, 176
stérilisation, 204
VIH/SIDA, 174, 176

Avortement
comme choix de la femme, 207
dangereux, 81, 208
forcée, 306
grossesse après, 208
illégale, 208
méthodes naturelles de planification familiale, 200
pression pour, 209
raisons pour, 207
se prononcer contre, 210-211
sûr, 208viol et, 302
Voir aussi **Fausses couches**

Avortement médical, 208

Autodéfense contre les abus et la violence, 308-311

Azithromycine, 335

B

Bandeau oculaire, 100

Bardeaux, 175

Bananes, potassium et, 274

Bandages, manipulation sûre, 179, 180

Barrières physiques, 9-10
conception de centres de santé et d'hôpitaux, 2
voir aussi **Accessibilité**

Barrières sociales
en général, 7, 32
pauvreté, 33, 51
voir aussi **Barrières ; Genre**

Bâtiments, amélioration de l'accès, 38-40

Bâton de marche, fait maison, 223
voir aussi **Cannes et bâtons**

Bâtons à mâcher au margousier, 99

BCA (acide bichloracétique), 166, 354

BCA ; Acide bichloracétique (BCA), 166, 354

BCG, vaccination par le BCG, 276

Bébés
aide nécessaire pour les soins, 253-254
alimentation 263-265
bain, 270
boisson de réhydratation, 274
changement et habillage, 268
constipé, 270
diarrhée, traitement, 274
dormir avec, 268
élimination des mucosités, 246
en mauvaise position, 245
grive, 111, 260
les huiles ou les laxatifs ne sont pas administrés, 270
jouets pour, faits maison, 269
maladies, causes de handicaps, 12
mort de, 11, 261
nettoyer le bébé, 269-270
oxygène pendant la grossesse, 227
poussée vers l'extérieur, 246
réconforter le bébé, 266-267
relation avec la mère, 253-254, 266-267, 269
rots (vent), 264
sécurité aquatique, 275
le sexe, 212
signes de danger à la naissance, 246, 251
soins du cordon ombilical, 250
soins juste après la naissance, 250-251
se tenir au courant, 273
tenir pendant l'allaitement, 256-257
tétanos, 251
transport et déplacement avec, 271-272
VIH/SIDA et, 261-262
Voir aussi **Allaitement ; Accouchement ; Enfants ; Planning familial ; Grossesse**

Benzylpénicilline, 336

Béquilles
autodéfense, 310-311
blessures par mouvements
répétitifs, 93-94, 278
écharpe de portage, 271
fabrication artisanale, 223
femmes âgées et, 278, 279
surmenage musculaire et, 92
utilisation correcte, 94

Biberon, retrait du lait maternel avec du lait chaud, 258

Biberon, alimentation au biberon, sécurité, 264

Bisacodyl suppositoires, 107

Blessures
ouverte (escarre), 114
soins de santé, prévention du VIH
et de l'hépatite, 179
Voir aussi **Ablation génitale féminine**

Blessures
de la grossesse et de
l'accouchement, 247-249
du viol, 302-303
la création de la guerre, 11
interne, de l'avortement, 208
Voir aussi **Coupe génitale féminine ; Violence à l'égard des femmes**

Boissons à base de caféine
besoins en eau non satisfaits par,
231
ménopause et évitement de la,
283

Boissons non alcoolisées, 283

Boisson de déshydratation, 274

Boisson de réhydratation, 274

Bouche ; Soins de la bouche, 98-99

Bouche, VIH/SIDA et problèmes de, 175, 177

Bouffées de chaleur, 282, 283

Braille
Centres de dépistage du VIH et,
172
l'éducation, 22

Brûlure, sensation de brûlure au moment d'uriner, 105, 111, 159, 160

Brûlures aux pieds ou aux mains, ART et, 360

C

Caillots de sang
méthodes hormonales de
planification familiale et,
196, 197

Calcium
aliments riches en, 86
contraceptifs injectables et
nécessité, 198
crampes musculaires et, 225
fente palatine et absence de, 11
maintien de la solidité des os, 86
THS et, 283

Camomille, 168, 303

Cancer
accidents nucléaires et, 12
détection précoce, 126
du col de l'utérus, HPV et, 165
sarcome de Kaposi, 175

Cancer du sein, THS et, 283

Cancroïde, 164

Candida *voir* **Infection à levures**

Cannes et bâtons
autodéfense, 310-311
durée, 365
de l'eau de pluie, 311
fabrication artisanale, 223, 365
les femmes âgées commencent à
utiliser, 279
soins, 365
le suivi de l'aidant, 314

Capacité d'apprentissage des femmes handicapées, 6

Carbamazépine, interaction avec les contraceptifs oraux, 355

Cathéters
accouchement et, 238, 239
arthrite et, 279
bloqué, 119
dysréflexie et, 102, 119
examen pelvien et, 130
fixe (Foley), 102, 229
grossesse et, 229, 231
infections urinaires, 101, 102, 104,
106
insertion de, 103-104
perte de contrôle de la vessie en
cas de fixation, 229
plié ou tordu, 106, 117, 238
poches à urine, 130
propreté et, 102, 103, 104
saignements mensuels et, 109
sang dans, 109
sexe et, 152
taille, 102
traitement de l'infection de la
vessie, 119
vue d'ensemble, 102

Causes du handicap, 10–14
accès insuffisant aux soins de
santé, 12
accidents, 12-14
carence en acide folique, 216
guerre, 11
handicaps héréditaires, 14, 212
maladie, 12
médicaments et injections, 13
pauvreté et malnutrition, 10-11
sociale, 7

CDE4 ; nombre de CD4, 358

Céfixime 337

Centre de santé
amélioration de l'accessibilité
physique, 38-40
capacité à utiliser la langue des
signes, 36-37
la combinaison des nominations,
36
dépistage du VIH, 172-173
procédures d'avortement, 208
suggestions en matière
d'accessibilité, 36-40
procédures de stérilisation, 203
vie privée et, 42, 294
visite d'un groupe de soutien,
47-48
Voir aussi **Examens et tests ; Agents de santé ; Hôpital**

Céphalosporines, 331

Céphalosporines, 331

Cérémonies de passage à l'âge adulte, 77, 142, 155, 156

Cécité
lèpre, 280
régime alimentaire, 11

Changement de couche, 269-270
dormir avec le bébé et, 268

Changement social *voir* **Travailler pour le changement**

Chariots à roues
écharpe de portage et, 272
surmenage musculaire et, 92

Chaussures, santé des pieds et, 97

Chirurgie *voir* **Opérations**

Chlamydia
signes, 160
traitement, 161-162

Choc allergique, médicaments contre le choc allergique
dexaméthasone, 340
épinéphrine, 342

Cicatrices, 168, 180

Ciprofloxacine, 337

Circoncision, 168, 180

Cire pour la prise en charge des fauteuils roulants, 366

Clindamycine, 338

Clitoris, 78, 145, 146

Clotrimazole, 338

Colère
et les soignants, 317, 318, 319
traumatisme et, 57
voir aussi **Sentiments**

Col de l'utérus
illustré, 79
ouverture pendant le travail, 236, 237
sexe et, 79
verrues génitales (HPV) et, 165

Colostrum, 255

Communication
avec les voisins, 64
besoins et limites en matière de sexe, 147-149
en tant que problème d'accessibilité, 23, 36-37
méthodes d'autodéfense, 308-309
simple, pour les femmes ayant des difficultés d'apprentissage, 36
Voir aussi **Langue des signes**

Communauté, 5-27
amélioration des toilettes et des latrines, 123
création d'une image, 67
l'éducation promue par, 22, 69
fausse couche et, 219
femmes âgées actives, 285-286
grossesse et, 209, 212
groupes de femmes sensibilisant la population, 18-19
l'inclusion en tant que renforcement, 27
la maltraitance institutionnelle en tant que problème, 307
l'organisation de l'assistance, 122
prévention des abus, 312
promotion de la santé mentale, 68-69
la santé des femmes en tant que question, 29
soutien à la puberté par, 76-77
soutien à la santé sexuelle par, 139, 156, 183-184
statut inférieur des femmes, 212
stigmatisation du VIH/sida et, 179
stigmatisation du viol et, 299, 300, 305
Voir aussi : **Attitudes en tant que barrière ; Genre ; Croyances néfastes sur le handicap ; Inclusion ; Groupes de soutien ; Travailler pour le changement.**

Confiance
comme légitime défense, 309, 311
nécessité, 54
nourrir, 20, 21
questions des femmes handicapées et, 42

Confusion mentale (maladie d'Alzheimer, démence, sénilité), 281

Conjonctivite, 99

Conseil
en tant que problème d'accessibilité, 36
pour abus, 312
pour la dépression, 55

Constipation (difficulté à évacuer les selles)
dans bébé, 270
dysréflexie et, 108, 117, 119
grossesse et, 229
laxatifs, 108, 229, 270
manque d'eau, 102, 108
prévention, 108
traitement à la lidocaïne en cas d'urgence, 119

Contraceptifs oraux
administré avec des implants, 199
choix, 355-356
faible dose, 197, 355, 357
interactions médicamenteuses avec, 355
planification familiale d'urgence, 205, 302, 357-358
Progestatif seul, problèmes de santé nécessitant, 196, 198, 199, 206
signes de danger, 197
le temps nécessaire pour être efficace, 197
utilisation, 197, 355-356

Contraceptif, Anneau 196

Contraceptifs injectables
l'allaitement en toute sécurité, 198
comme méthode progestative, 198
utilisation, 198

Contraceptif, Patch, 196

Contractions
changement de position entre, 240
dysréflexie et, 117
pratique, 236
processus de naissance, 237
surveiller les signes de l'accouchement, 238

Contractures, 94–95
Voir aussi **Muscles spastiques (tendus)**

Convulsions
dysréflexie et, 133, 239
toxémie de la grossesse et, 232, 247
Voir aussi **Epilepsie**

Cordes (mains courantes), 38, 123

Cordon ombilical, soins, 250

Corps raide, nouveau-né avec, 251

Cortisol, 345

Cotrimoxazole, 339

Cuivre T *voir* **DIU**

Coques de psyllium *(Plantago ovata),* 108

Cour, viol et passage au tribunal, 302, 304

Crampes, 110

Crises d'épilepsie *Voir plutôt* **Épilepsie, épilepsie**

Crises de panique, 56

Croissance
douleur pendant les rapports sexuels et, 151
verrues génitales, 165-167
Voir aussi **Cancer ; Bosses**

Croyances néfastes sur le handicap
abus, 287, 288, 289, 307, 312
blâmer la mère, 15
comme porteuse de malheur, 140, 149, 292
l'exclusion, 15
IST, 157
normes de beauté, 140
problèmes de santé causés par le handicap, 31, 32
sexualité, 31, 32, 140-141, 149, 157
témoins de justice, 302
VIH/SIDA, 15, 171, 299
Voir aussi **Attitudes comme barrières ; Stigmatisation**

C-section
accouchement en milieu hospitalier conseillé après, 244
éviter, 242, 244
herpès génital et, 165
placement de la cicatrice, 244

Cycle menstruel, 75

D

Danger, signes de *voir* **Signes de danger**

Décès d'un bébé
de la diarrhée, 261
les personnes handicapées, 11

Décompte des jours, Méthode du 201-202

Déficience auditive, femmes avec
aide du personnel de santé, 43, 138
bébé de, garder près de lui, 251, 267
relation avec le bébé, 267
voir aussi **Femmes sourdes**

Déficiences visuelles, femmes avec
aide du personnel de santé, 43, 138
bébé de, bain, 270
le bébé de, garder près de lui, 251, 268
bébé de, se tenir au courant, 273
nourrir le bébé avec la cuillère ou les doigts, 265-266
préservatif, pratique de l'utilisation, 190
Voir aussi **Femmes aveugles**

Démangeaisons
anus, 108
mamelons, 260
les organes génitaux, 111, 113, 159, 165, 166
peau, VIH/sida et, 175

Démence, 281

Dents
les enfants et leur prise en charge, 275
soins, 98-99

Dépréciation, 6
voir aussi **Handicap ; Femmes handicapées**

Dépression
abus, 290-291
après l'accouchement, 250
exercice aidant, 88
femmes âgées et, 54, 55, 282
prévention, 282
signes, 54, 282
stress et, 51
sentiments suicidaires, 55
Voir aussi **Sentiments**

Désinfection du matériel et des outils
avec de l'eau de Javel, 192
biberons, 264
instruments tranchants qui coupent ou percent la peau, 168, 179, 180
voir aussi **Propreté**

Dessin et peinture
dans les groupes de soutien, 66-67
image de la communauté, 67
viol et abus, parlant de, 295, 300
récupération des traumatismes et, 58

Deuil, fausse couche et, 219

Diabète
détection précoce, 126
infections à levures et, 111
infertilité et, 82
toxémie de la grossesse et, 232

Diaphragme et cape cervicale
Protection contre le VIH/SIDA, 193
tableau de comparaison avec d'autres méthodes, 188
utilisation, 193

Diarrhée
ART et, 360
chez les enfants, traitement, 274
contraceptifs oraux et, 197
décès de bébés, 261
le lait maternel comme moyen de défense, 255
VIH/SIDA et, 169, 175, 177

Diazepam, 340

Dicloxacilline, 340

Difficultés d'élocution, femmes avec
aide de l'agent de santé, 43
communication avec, 36, 295
Viol, obtenir de l'aide après un viol, 300-301

Discrimination *Voir* **Attitudes comme obstacles ; Croyances néfastes sur le handicap**

Dispositifs intra-utérins *voir* **DIU**

DIU (dispositifs intra-utérins)
comme méthode d'urgence de
planification familiale, 205
infertilité et, 81
paralysie et choix de, 206
signes de danger, 195
tableau de comparaison avec
d'autres méthodes, 188
utilisation, 195
vue d'ensemble, 187

Dormir après l'accouchement
avec bébé, 268
manque de, 254

Dots, 144

Douleur
allaitement et, 256, 259-261
attention, nécessité, 85, 96
bras, implants et, 199
dans le bas-ventre
infection de la vessie, 105
gonorrhée, 160
hépatite, 167
Problèmes de DIU, 195
saignements mensuels
(crampes), 110
PID, 161
grossesse et, 220
comme signe d'IST, en
général, 158
grossesse tubaire, 220
infection de l'utérus, 248
dans l'estomac, pas de laxatifs, 108
dans la poitrine, attaques de
panique et, 56
dans les seins, saignements
mensuels et, 73
dans une jambe, contraceptifs
oraux et, 197
de la surutilisation des tendons, 93
des escarres, 116
douleurs dorsales, pendant la
grossesse, 226-227
en pieds, 97
étirement des muscles pour
contrôler, 90, 91
exercice et, 88, 90-92
gestion, 120, 152
haut du ventre, soudaine et
sévère, 246
hémorroïdes, 108
infection rénale au milieu ou au
bas du dos, 10 manque de
désir sexuel et, 153
pendant les rapports sexuels,
151-152, 160, 195

pendant le passage de l'urine, 105,
159, 160, 303
positions sexuelles pour soulager,
150
viol et, 303
Voir aussi **Douleur et raideur
articulaires**

Douleurs et raideurs articulaires
blessures de surmenage, 93-94
femmes âgées et, 278
gestion de la douleur, 120
grossesse et douleur, 228
manque d'exercice et, 88
prudence dans l'exercice, 92
sexualité et, 150, 151, 152
traitement, 120, 228

**Douleur ; Médicaments contre la
douleur,** 120

Douleur thoracique
attaques de panique et, 56
Contraceptifs oraux et, 197
Voir aussi **Avortement ;
Césarienne ; Planning
familial ; Travail ;
Grossesse**

Doxycycline, 341

Droits de l'homme
aux soins de santé, 29, 33-34
d'aimer, 139
de dire qui peut toucher, 311
d'être à l'abri des abus, 288
Pacte des Nations unies, au dos de
la couverture

Dysréflexie, 117–119
accouchement et, 238-239, 240
causes de, 117, 132
en tant qu'urgence médicale, 118,
133, 239
examen pelvien et précautions à
prendre, 132-133
grossesse et, 213
sexe et, 153
signes, 118
traitement, 118-119

Dystrophie musculaire, 14

D&C (dilatation et curetage), 208

E

L'eau
l'accouchement et le besoin de,
237, 240, 246
constipation et, 102, 108
grossesse et nécessité, 215, 227,
231
pour la dysréflexie, 119
pour l'infection de la vessie, 105,
231, 303
prévention des infections
urinaires, 284
soins à la nouvelle mère et, 249
l'utilisation de cathéters et leur
nécessité, 102

Eau de coco, potassium et, 274

Eau de Javel, désinfection, 192

Les eaux se brisent
l'accouchement n'a pas
commencé dans les 24
heures, 245
imitation d'une fuite d'urine, 228
processus de naissance et, 237
vert ou brun, 246

Écoulement vaginal
anormal
gonorrhée, 160
infection à levures, 111
infection de l'utérus, 248
problèmes de DIU, 195
trichomonas, 159
vaginose bactérienne, 113
VIH/sida et, 169
attention aux signes mineurs, 96
changements dans, 158
normal, 111, 158
puberté et, 72, 74
sexe et, 79, 145
signes de travail et, 237

Écoulement du pénis, 160

L'écoute
aux besoins de l'aidant, 326
aux femmes après un abus, 295,
300-301, 304
aux femmes après un
traumatisme, 59
dans les groupes de soutien, 65,
323
ne pas écouter les femmes
handicapées, 288, 302
par un partenaire aimant, 143
les travailleurs de la santé et leur
besoin, 35, 41

L'éducation
classes d'alphabétisation, 18, 26
la communauté assure, 22, 69
et partenaires, recherche, 143
promotion de la famille, 69
refusée aux filles et aux femmes,
22, 51, 52, 292
santé sexuelle, 142, 156, 182-184,
204
sur la violence à l'égard des
femmes, 312
travailler pour le changement,
22, 24

Efavirenz, 361

Effets secondaires
de la planification familiale
d'urgence, 358
de l'ART, 360
des méthodes hormonales de
planification familiale, 196,
198, 199, 356
DIU, 195
phénytoïne, 98
surveillance, 327
*Voir aussi les médicaments
spécifiques*

Ejaculation, 79, 82, 145, 203, 205

**Elocution ; difficultés
d'élocution, femmes avec**
aide de l'agent de santé, 43
communication avec, 36, 295
viol, obtenir de l'aide après un viol,
300-301

Les enfants
abus, 57
assistance précoce aux personnes
handicapées, 21
diarrhée, traitement, 274
en tant que soignants, 315
injections dans, provoquant une
incapacité, 13
maladie, gravité, 274
propreté et, 275
régime alimentaire, 265-266, 275
santé, protection, 274-276
Voir aussi **Bébés ;
Accouchement ; Planning
familial ; Vaccinations**

Engourdissement
contraceptifs oraux et, 197
de pieds, 97

Epidurale, 238, 239

Epilepsie, femmes atteintes
femmes âgées, 280, 281
gencives enflées et douloureuses,
98
grossesse, 214, 231
méthodes hormonales de
planification familiale, 196,
198
sécurité des bébés, 272
Syndrome de Down, 281
Voir aussi **Convulsions**

Epinéphrine, 342

Éponge, contraceptif
fait maison, 194
irritation du vagin et, 194
tableau de comparaison avec
d'autres méthodes, 188
utilisation, 193-194
Voir **Saignements mensuels**

Éruptions cutanées
ART et, 360
comme signe d'allergie, 329
herpès zoster (zona), 175, 177
rougeole allemande, 12, 215, 276
syphilis et, 158
urine passant dans le tissu et, 229
VIH/SIDA et, 175, 177

Erythromycine, 343

Escarres, 114-117
cause de, 114, 116
dysréflexie et, 117
femmes âgées et, 278, 280
grossesse et, 224, 232
importance d'un traitement
précoce, 33, 114
infection à levures et, 111
négligence et, 293
prévention, 112, 116-117, 224
traitement, 114-116

Esclaves sexuels, 299

Essoufflement
anémie et, 87
ART et, 360
contraceptifs oraux et, 197
grossesse et, 217, 221, 227
Voir aussi **Souffle et respiration**

Estime de soi
abus et, 296, 312
comme légitime défense, 309
faibles attentes et, 52
femmes âgées et, 282
genre et, 51
et partenaires, conclusion, 143,
144
promotion de la famille et de la
communauté, 68-69
puberté et, 72
santé mentale et, 62-65, 68-69
sexualité et, 141, 155
travail et, 143
Voir aussi **Image du corps**

Équilibre, femmes âgées et, 279,
280

Equipement
aides auditives, 363-365
barrières pour protéger le bébé,
272, 273
béquilles et cannes, fabrication,
223
chaises et tabourets
d'accouchement, 241, 242
coussin pour bébé, 272
enlèvement des vêtements, 123,
268
harnais pour bébé plus âgé, 272
lit de grossesse, 224
lit pour bébé dans le lit de la mère,
268
marcheur, fabrication, 223
poignées pour tenir les objets, 98
porte-bébé en écharpe, 271-272
soins, 363-368
table à langer, 268
Velcro, 268, 270
Voir aussi **Cannes et bâtons ;
Cathéters ; Béquilles ;
Aides à la mobilité ;
Prothèses ; Fauteuils
roulants**

Évanouissement
allergie aux médicaments, 329
anémie, 87
attaques de panique et peur
de, 56
grossesse tubaire, 220

Examens et tests
d'autres examens proposés pour rester en bonne santé, 135
de bébés, pour la lèpre, 12
examen des seins, 128-130
nécessité, 125-126
nombre de CD4, 358
permission, demander, 304
préparation, 127-128
pour les IST, 12, 164, 169
Voir aussi **Examen pelvien**

Examen de soi-même ou avec assistance
dans les soins quotidiens, 96
de pieds, 97
des seins, 128-130
détection des escarres, 114, 117
examens à faire à la maison, 135
pour les IST, 158-159

Examen numérique, 131

Examen rectal, 131

Exclusion, en tant que croyance néfaste, 15
Voir aussi **Obstacles ; Croyances néfastes sur le handicap**

Exercice, 88-95
changement de position, 89, 278
femmes âgées et, 278-279
gestion de la douleur avec, 120
grossesse et, 226, 227
ménopause et, 283
muscles tendus (spastiques) et, 92, 226
la natation, 90, 120, 227
pour les aidants, 319
prévention de la constipation, 108
soulever des objets, 90
syndrome post-polio et, 279

Exercice de compression
pour les fuites urinaires pendant la grossesse, 229
pour les problèmes d'évacuation d'urine, 101
préparation à l'accouchement, 215

Exercice de relaxation, 61

Exercices
détente, 61
étirement des muscles, 90-91
exercice d'écrasement, 101, 215, 229
exercice de poussée pour les muscles spastiques, 134
pendant le travail, 243
pour les blessures de surmenage articulaire, 93, 94
pour les contractures, 94-95

Faiblesse des os (ostéoporose)
calcium et prévention, 86, 280
contraceptifs injectables et, 198
exercice pour prévenir, 280
tabac et, 283
vitamine C et prévention de la maladie, 280

Faim, perte d'appétit, 167

Famille
adoption, 83
l'assistance précoce aux enfants, 21
les attitudes comme obstacles, 19-20
confiance en soi, 20
estime de soi des femmes handicapées et, 52
les femmes âgées et leur besoin de soutien, 281
grossesse, soutien, 233
groupe de soutien, 21
incapacité soudaine, 317-318
institutions, placement dans, 306
langue des signes et, 369
prévention des abus, 311
promotion de la santé mentale, 68-69
protection de l'agresseur, 298
les relations avec, l'entretien de, 76
santé sexuelle, soutien, 150, 155, 183
soutien à la puberté par, 76-77
soutien à l'accouchement par, 251
soutien à l'allaitement par, 256
soutien à l'alimentation des enfants par, 266
soutien aux examens de santé, 127, 137
stigmatisation du viol et, 300
Viol, sentiments à l'égard de, 300, 304
Voir aussi **Abus ; Bébés ; Soins ; Enfants ; Mères**

Famille des pénicillines, 330
allergie, 163, 330

Famille des tétracyclines, 330

Fatigue
de l'anémie, 87
ART et, 360
de la dépression, 54
de l'hépatite, 167
difficultés respiratoires et, 227
du stress, 51
du syndrome post-polio, 279
grossesse et, 221, 227
sexualité et, 153

Fausses couches
infertilité et, 81
raisons, 219
soins auto-administrés après, 219
VIH et, 233

Fauteuils roulants
amélioration des transports, 35, 36
les attitudes comme obstacles et, 9-10
autodéfense, 308, 309
autopropulsion, en tant qu'exercice, 90
coussin pour, 116
coussin pour bébé, 272
élimination des selles, 107
exercices de, 90, 278
femmes âgées et, 278, 279
grossesse et utilisation temporaire, 222
les hémorroïdes comme risque, 108
infections à levures en tant que risque, 111
portes et, 39
rampes, 40, 123
sexe, 150
soins et entretien, 366-368
surmenage musculaire, 92
surutilisation des articulations (blessures répétitives), 93-94, 278
toilettes et, 39, 40
touche de, 43
utilisation de cathéters, 102
Voir aussi **Équipement**

Fauteuils roulants ; outils pour l'entretien des fauteuils roulants, 366

Fécondation, 75, 80, 187

Fécondation ; sensibilisation à la fécondité - méthodes de planification familiale
méthode du décompte des jours, 201-202
méthode du mucus, 200-201
tableau de comparaison avec d'autres méthodes, 188

Femmes âgées
aides à la mobilité nécessaires, 279, 281
arthrite et, 279
Assistance, recherche, 281, 285
confusion mentale, 281
dépression et, 54, 55, 282
escarres, 278, 280
exercice et, 278-279
faiblesse des os (ostéoporose), 280
groupes de soutien, 286
infertilité et, 82
perte d'audition, 280
perte de la vue, 280
problèmes de mémoire, 281
problèmes de peau, 280
prothèses, 279
sexualité et, 141
soutien de la communauté, 122
surutilisation des articulations et des muscles, 278
Travailler pour le changement, 286
Voir aussi **Ménopause**

Femmes aveugles
aide de l'agent de santé, 43
arthrite et, 279
le bébé de, garder près de lui, 251, 268
bébé de, nettoyage, 270
bébé de, se tenir au courant, 273
besoins en matière de soins, 121, 314
la communication, 35-37
en tant qu'athlètes, 17
examens de santé et, 127, 138
exigences en matière d'éducation, 22
femmes âgées, 280
image corporelle, 53
infection, détection, 96
perte d'audition et, 280
positions d'accouchement et, 241
préservatifs, pratique de l'utilisation, 190
saignements mensuels et, 74, 109
sexualité et, 146, 156
Signes d'IST, vérification, 159
toucher, 43, 138

Femmes sourdes
aide de l'agent de santé, 43
arthrite et, 279
bébé de, garder près de lui, 251, 267
besoins en matière de soins, 121, 314
capacité d'apprentissage, 6
communication, 35-37, 64
la conduite de véhicules, 18
déficiences oculaires et, 280
examens de santé et, 127, 138
exigences en matière d'éducation, 22
femmes âgées, 280
interprète pour, 138
prothèses auditives, entretien, 363-365
sexualité et, 146, 156
la vie privée avec les travailleurs de la santé et, 174
viol, obtenir de l'aide après, 301
Voir aussi **Langue des signes**

Les femmes en tant que soignantes, 315

Fente palatine, régime alimentaire, 11

Le fer
pour l'anémie (sang faible), 88
pour la prévention des escarres, 117
sources de, 88

Fibromes, fausse couche et, 82

Fièvre
ART et, 360
chancre et, 164
DIU et, 195
gonorrhée et, 160
hépatite et, 167
herpès génital et, 165
infection des escarres et, 116
infection de l'utérus et, 248
infection du sein (mastite) et, 260
infection rénale et, 106
syphilis et, 163
tétanos du nouveau-né et, 251
travail avec, 246
VIH/SIDA et, 169, 174, 233

Filles
l'éducation refusée aux, 22, 51, 52, 292
éducation sexuelle et, 142, 155, 156
en tant que soignants, 315
estime de soi, 51, 68-69, 141
femmes âgées partageant leurs expériences avec, 286
mères soutenant, 21
refus de nourriture, 11, 86
ressources refusées, 9, 19
santé mentale, 68-69
statut inférieur, 212
Voir aussi : **Abus de filles et de femmes handicapées ; Éducation ; Puberté**

Fluides corporels, manipulation sûre, 179, 180

Foie
ART et problèmes, 360
voir aussi **Hépatite**

Formation
leadership, groupes de soutien et, 26
manque, pour le travail, 52, 54
voir aussi **Éducation**

Formule
malnutrition résultant de, 261
sécurité de l'alimentation, 263-264
troubles de l'apprentissage et préparation, 254

Frissons
accouchement avec fièvre et, 246
DIU et, 195
infection de l'utérus et, 248
infection des escarres et, 116
infection du sein (mastite) et, 260
infection rénale et, 106

G

Gale, 275

Ganglions lymphatiques gonflés
dans l'aine, herpès génital et, 165
dans l'aisselle, allaitement et, 260

Gastro-entérite, éviter pendant la grossesse, 229

Genre
éducation et, 22, 51, 52
handicap et, 315
norme de beauté et, 140
opportunités et, 9, 51
préférence sociale pour les
garçons, 212
régime alimentaire et, 51, 86
Gentiane violette, 344
Gonorrhée
dans la gorge, prévention par les
préservatifs, 181
signes, 160
traitement, 161-162
Gonflement
comme signe d'escarre, 114
dans une jambe, contraceptifs
oraux et, 197
de ganglions lymphatiques,
infection du sein et, 260
des seins, méthodes hormonales
de planification familiale
et, 196
hémorroïdes, 108
lèvres et visage, allergie, 329
pieds et jambes, pendant la
grossesse, 222, 232
varices, 196
**Gorge, VIH/SIDA et problèmes
avec,** 175
Grive
l'allaitement et, 260
dans nouveau-né, 111
traitement, 260
transmission du VIH au bébé et,
261
VIH/SIDA et, 175
Voir aussi **Infection à la levure**
Grossesse
acide folique (folate) pendant, 216
aides au mouvement et à
l'équilibre, 222-224
l'alcool, à éviter, 213, 215
allergie à la pénicilline, 163
anémie et, 215
après ligature des trompes, 204
après un viol, 302
attente d'une tentative, suite à
une fausse couche, 219
avortement antérieur et, 208
battements de cœur du bébé, 218
le bébé descend plus bas, 217, 236
consommation d'eau, 215, 227, 231
constipation pendant, 229

date d'échéance, 214
difficultés et besoins en matière
de sommeil, 221, 225
difficultés respiratoires, 217, 221,
227
douleurs articulaires, 228
douleur dans le bas-ventre, 220
douleurs dorsales et, 226-227
étapes, 217-218
examens prénataux, 214
exercice et, 226, 227
fatigue pendant, 221, 227
fertilisation, 75, 80, 187
les hémorroïdes pendant, 230
hépatite B et, 167, 168
herpès génital et, 165
infections à levures, traitement,
111
infections de la vessie, 230-231
infertilité, 81-82
maladies, comme cause de
malformations congénitales,
12
malaises pendant, 220-230
malformations congénitales
héréditaires, 14
médicaments, comme cause de
malformations congénitales,
13
médicaments contre la douleur
pendant, 228
médicaments normalement pris
et, 214, 231
médicaments, pas de laxatifs ni de
purgatifs, 229
mouvement du bébé, 218
pieds et jambes enflés, 222, 232
plan de naissance, 214
planification, 213
pratiques saines pendant, 215-217
les produits chimiques, comme
cause de malformations
congénitales, 14
programme intestinal et, 215, 224,
229-230
questions à poser avant, 212
régime alimentaire pendant,
215-217, 221, 222, 232
rougeole allemande et, 12, 215
saignement du vagin pendant,
220
sexe pendant, 216-217
soins auto-administrés avant la
grossesse, 213
syphilis et, 163-164

tabac, éviter, 213, 215
toile de liage pour le ventre, 227
toxémie (prééclampsie), 222, 232,
245-246
transition de la ménopause et, 285
travail précoce, préalable, 217
travailler pour le changement,
233-234
tubaire, 220
urine qui passe et fuit, 228-229,
238
vaccination contre le tétanos,
215, 276
vaginose bactérienne, 113
verrues génitales (HPV) et, 167
VIH/SIDA et, 169, 170, 233
Voir aussi **Avortement ;
Accouchement ; Planning
familial**
Grosseurs dans le sein
auto-examen des seins et, 128-129
dans le sein, 73
Voir aussi **Cancer ; Croissance**
Groupes de soutien
l'aide aux relations, 62
changement de communauté,
planification, 18
comprendre les causes des
problèmes, 67
démarrage, 65-66, 321
des femmes âgées, 286
exercices pour, 66-67
objectifs, 65
pour l'accessibilité, 25, 34
pour les aidants, 321-325
pour le changement
institutionnel, 307
pour les examens de santé, 30
pour les femmes maltraitées, 26,
295-297, 312
pour la formation au leadership,
26
pour la santé sexuelle, 154-155
pour les opportunités de travail,
26
pour les parents d'enfants
handicapés, 21
pour l'organisation d'activités
sociales, 26
sentiments, reconnaissance, 66
**Guerre, comme cause
d'invalidité,** 11

H

Hamamélis, 108, 230

Hanches, inégalité des os de la hanche, 79

Handicaps
comme un élément naturel de la vie, 7
compréhension médicale, 7
définis, 6
Voir aussi **Obstacles ; Causes du handicap ; Croyances néfastes sur le handicap**

Handicaps hérités, 14

Harcèlement sexuel, 298

Harnais pour porter le bébé, 271-272

Hémorroïdes, 108

Hépatite, 167-168
les injections se propagent, 13
méthodes hormonales de planification familiale et, 196
prévention, 110, 168, 179
signes, 167, 168
vaccins pour, 168

Herpès génital
comme cause de malformations congénitales, 12
dans la gorge, prévention par le préservatif, 181
grossesse et, 165
signes, 165
traitement, 165

Herpès zoster (zona), 175

Histoires sur
accessibilité, travailler pour le changement, 19, 23, 24, 34
accouchement par voie basse, 242
adoption, 83
atelier de couture, 20
atelier sur les appareils de réadaptation, 8
athlètes, 17
détermination du sexe de l'enfant, 212
développement de l'estime de soi, 63, 64, 65
en tant que soignants, 315
examens de santé, 126, 136
expériences des soignants, 319, 322
femme âgée retournant à l'école, 285
grossesse, 210-211, 234
groupes de soutien, 26
incapacité soudaine, faire face à, 63, 65
infertilité, 82
IST, 30-32
maraîcher, 17
normes de beauté, 140
l'optique du handicap, 34
prévention des abus et éducation, 312
plus âgés, sexualité et, 284
santé sexuelle, 155
services de l'enfance, 37, 322
sexualité, 145, 284
stérilisation pour, 205
stress et estime de soi, 52
systèmes reproductifs, 79
tentative de suicide, 64
les travailleurs de la santé apprennent des femmes handicapées, 41

Homosexualité ; relations entre personnes de même sexe, 145, 147, 148

Honte
abus et, 287
capacité à utiliser la langue des signes, 36-37
comme invalidante, 6
comme réaction au traumatisme, 57
dépistage du VIH, 172-173
procédures d'avortement, 208
procédures de stérilisation, 203
puberté et, 72
la santé des enfants, raisons de l'accouchement, 165, 208, 213, 233, 238, 239, 244
santé mentale, 60
sentiment familial, 19, 292
sexualité et, 151, 153
suggestions en matière d'accessibilité, 36-40
vie privée et, 42, 294
viol et, 300

Hormones, puberté et, 72, 79

Hormones ; traitement hormonal substitutif (THS), 283

Hormones ; méthodes hormonales de planification familiale, 196-199
DIU, 195
effets secondaires, 196, 198, 199, 356
implants, 198-199
injectable, 198
ménopause et passage de la ménopause à la ménopause, 285
paralysie et choix de, 206
progestatif seul, nécessaire, 196, 198, 199, 206
tableau de comparaison avec d'autres méthodes, 188
vue d'ensemble, 187, 196
Voir aussi **Contraceptifs oraux**

Hydrocortisone (cortisol), 345

Hymen, 78

Hypertension artérielle
détection précoce, 126
stress et, 50, 51
toxémie et, 232, 246
Voir aussi **Dysréflexie**

I

Ibuprofène 345
aspirine et, 120

Image du corps
amélioration, 53
promotion de la famille et de la communauté, 68

Immunisation *voir* **Vaccinations**

Impaction des selles, 108

Implants
signes de danger, 199
suppression de la, 199
utilisation, 198-199

Inclusion
communautés renforcées par, 27
groupes de soutien, 67
santé sexuelle et, 142, 155, 156

Infections
après l'accouchement, prévention, 249
attention aux signes mineurs, 96
avec le VIH/SIDA, médicaments pour la prévention, 177
de la poitrine (mastite), 260-261, 262
de l'utérus, suite à l'accouchement, 248
des mains ou des poignets, 94
des escarres, 116
implants et, 199
injections et, 13
langue des signes, 369
levure causant d'autres, 111
pieds et, 96, 97-98
viol et, 303
Voir aussi **IST ;** *maladies spécifiques*

Infections sexuellement transmissibles *voir* **IST**

Infection à levures
l'allaitement et, 260
antibiotiques et, 177
de la peau, 111
du vagin, 111-113
femmes enceintes et bébés, 111
infection osseuse résultant de, 111
pendant la grossesse, VIH et, 233
prévention, 111, 112-113, 177
remèdes maison, 112 signes, 111
traitement, 112, 177, 260
VIH/sida et, 233
yaourt, lait acidulé, vinaigre pour aider, 177

Infection rénale
cathéters et, 101, 102
prudence en cas de pression sur la vessie pour la vider, 101
signes, 106
traitement, 106

Infection de la vessie
cathéters et, 101, 119, 229
dysréflexie et, 105, 117, 119
grossesse et, 230-231
infertilité, 81-82
prévention, 106, 231, 284
signes, 105
traitement, 105

Infirmité motrice cérébrale, femmes atteintes
accouchement par, 213, 243
constipation et, 108
étirement des muscles, 91
examen pelvien et muscles spastiques, 134
exigences en matière de communication, 36
hémorroïdes et, 108
muscles tendus (spastiques), 92, 134
sexualité et, 150, 152

Injections
comme cause d'invalidité, 13
les excès de vitesse entraînent des situations d'urgence, 330
inutile, 13
mesure, 329
prévention du VIH et, 180

Inserts (suppositoires), 107, 108

Institutions, abus, 306-307

Interactions des médicaments, 328
contraceptifs oraux et, 355
Voir aussi les médicaments spécifiques

Interprète pour femmes sourdes
regardant une femme sourde, 138
vie privée et, 174

Isolement, 54
comme abus, 292

IST, 158
chancre, 164
chlamydia, 160-162
les femmes et les jeunes filles sont plus facilement infectées par, 80
gonorrhée, 160-162, 181
grossesse et, 215, 233
hépatite, 167-168
herpès génital, 12, 165, 181
infection multiple, 161-162
infertilité et, 81, 82
langue des signes, 370
maladie inflammatoire pelvienne (MIP), 81, 161, 162
non traitée, dangers, 158
obstacles aux soins de santé, 30-32
plaies sur les organes génitaux et infection par, 163
prévention, 80, 180-182
prévention, méthodes de planification familiale et, 189, 191, 193, 203
signes de, 158-159
syphilis, 12, 163-164
test non disponible, traitement en cas de, 161-162
tests pour, 12, 164, 169
travailler pour le changement, 182-184
trichomonas, 159-160
vérification des signes de la maladie, 158-159
verrues génitales (HPV), 165-167
viol et, 303
Voir aussi **VIH/SIDA ; Relations sexuelles protégées**

IUS (système intra-utérin), 195

J

Jambes
gonflement, contraceptifs oraux et, 197
gonflement, pendant la grossesse, 222, 232
varices, 196

Jeu « Mais pourquoi… ? », 31-32

Jeux de rôle, 45-46

Jeux récréatifs, 285

Jouets pour bébés, 269

Jus de citron
éponge contraceptive, 194
le fer libéré dans, 88
pour la grive, 344

L

Labia (lèvres vaginales), 78, 145

Lait animal, 263-264

Lait de brebis, 263-264

Lait de bufflonne, alimentation, 263-264

Lait de chèvre, 263-264

Lait maternel
colostrum, 255
alimentation à la tasse, 263
pasteurisation, 262
comme aliment idéal pour le bébé, 255, 261
enlèvement à la main, 257, 258
stockage, 258-259

Lait de vache, alimentation, 263-264

Lamivudine, 361

Langue

informations sur la santé dans de nombreux cas, 36

simple, pour les femmes ayant des difficultés d'apprentissage ou de compréhension, 36

Voir aussi **Communication ; Langue des signes**

Langue, abus sexuel avec, 298

Langue des signes

l'apprentissage des voisins, 64

avec bébé, 267

centres de dépistage du VIH et, 172

communauté, enseignement, 295

à connaître par les agents de santé, 369-371

écharpe de portage pour libérer les mains, 272

éducation des filles, 22

et le viol, obtenir de l'aide après, 301

formation des travailleurs de la santé et de la police, 36-37, 312

orthographe des doigts, 370, 371

perte de la vue et, 280

Voir aussi **Communication**

Laxatifs

ne pas donner au bébé, 270

ne pas utiliser pendant la grossesse, 229

utilisation, 108

Lésions cérébrales, l'ocytocine comme source de, 13

Lésions de la moelle épinière, femmes atteintes

accouchement par, 243

constipation et, 108

escarres et, 116, 280

examen pelvien et muscles spastiques, 134

femmes âgées, 280

grossesse et, 213

méthodes de planification familiale, 206

orgasme et, 146

relâchement des muscles tendus (spastiques), 92, 134

sexualité et, 146, 151, 153

Signes d'IST, vérification, 159

Voir aussi **Dysréflexie ; Paralysie, femmes avec**

Lèpre (maladie de Hansen)

arthrite et, 279

cécité et, 280

femmes âgées et, 279, 280

problèmes oculaires et, 99-100

la protection des pieds et, 98

test de dépistage des bébés, 12

Lésions dues aux mouvements répétitifs, 93-94

Leucémie, 12

Lever des objets, comment le faire, 90, 320

Lidocaïne, 346

Liquides

boisson de réhydratation, 274

Voir aussi : **« L'eau »**

Literie

nettoyage, prévention de l'hépatite et, 179

saignements mensuels et, 109

Lits

hôpital, 40

maison, pour la grossesse, 224

Voir aussi **Plaies de lit, Plaies de pression**

M

Macrolides, 330

Mains

femmes âgées et, 279

les objets à tenir, les poignées, 98

soins, 96

voir aussi **Propreté**

Mains courantes (ou cordes), 38, 123

Mal de dos *voir* **Douleur**

Maladie

infertilité et, 82

méthode de comptage des jours et, 201

Voir aussi **Signes de danger ; Prévention ; IST ;** *maladies et signes spécifiques*

Maladies cardiaques

méthodes hormonales de planification familiale et, 196

syphilis et, 163

THS et, 283

Maladie mentale (psychose), 59-60

syphilis et, 163

Malaria

anémie et, 87

détection précoce, 126

infertilité et, 82

protection des enfants, 275

vivant avec le VIH/sida et, 178

Maléate d'ergométrine, 342

Maléate de méthylergonovine, 342

Malnutrition

l'alimentation par le lait maternisé et, 261

les filles et les femmes et, 86

infertilité et, 82

VIH/SIDA et, 175

Maltraitance physique

problèmes de santé mentale causés par, 290

soutien au départ, 296-297

vue d'ensemble, 294

Voir aussi **Abus**

Mamelons

l'allaitement et ses problèmes, 259, 260, 261, 262

décharge, 129

illustration, 73

médicaments contre la douleur, 120

saignements et douleurs mensuelles, 73

sexualité et, 145

Mammites, 260-261, 262

Mariage

les abus et le soutien à l'abandon, 296-297

arrangé, 144, 155

stigmatisation du viol et, 299

Voir aussi **Partenaires**

Maris de minuit, 30, 144

Massage
de la gencive, épilepsie et, 98
de la poitrine dans l'allaitement,
261
douleurs dorsales, 227
gestion de la douleur avec, 120
pas de massage des escarres, 115
pas de massage des muscles
spastiques, 92, 134, 226
pour les aidants, 319
pour la constipation, 108
récupération des traumatismes
et, 58

Masturbation, 147, 181

Maux de tête
ART et, 360
contraceptifs oraux et, 197
dépression et, 51, 54
du stress, 51
herpès génital et, 165
méthodes hormonales de
planification familiale et, 196
sévère, martèlement, 118
toxémie de la grossesse et, 232,
246

Mebendazole, 346

Médecins
femme, besoin de, 35
la recherche d'un changement
dans les conditions
d'accouchement, 251
Voir aussi **Centre de santé ;
Travailleurs de la santé ;
Hôpital**

Médicaments
infertilité et, 82
partage des aiguilles, 180
réactions au traumatisme et, 57
Voir aussi **Alcool ; Médicaments ;
Tabac**

Médicaments
allergie, 329, 330
approvisionnement à domicile,
121
comme cause d'invalidité, 13
déglutition, 197, 205, 328
diarrhée entraînant une perte de
médicaments, 197
en cas de choc allergique, 329
forcé, en tant qu'abus, 306
formes de, 330
grossesse et, 13, 215
grossesse, et médicaments
normalement pris, 214, 231
grossesse, pas de laxatifs ni de
purgatifs, 229
grossesse, pour les douleurs, 228
infection du sein (mastite), 261
insertion vaginale, 205
interactions, 328
langue des signes, 369
liste de problèmes et de
médicaments, 331-332
médicaments combinés, 326
mesure de la quantité à prendre,
329
noms génériques et noms de
marque, 329
n'utiliser qu'en cas de nécessité,
327, 331
par voie orale plutôt que par
injection, 328, 330
pour l'avortement, 208
pour la chlamydia, 161-162
pour la conjonctivite, 99
pour la dépression, 55
pour la dysréflexie, 119
pour la gêne liée aux saignements
mensuels, 110
pour la gonorrhée, 161-162
pour la syphilis, 163-164
pour la vaginose bactérienne,
113, 162
pour le chancre, 164
pour l'épilepsie, 214, 231
pour l'herpès génital, 165
pour l'infection de la vessie, 105
pour l'infection de l'utérus, 248
pour l'infection des yeux, 99
pour le muguet, 260
pour le surmenage des
articulations, 93
pour le traitement de la douleur,
120
pour le VIH/sida, 176-177, 358-362
pour les articulations enflées, 120
pour les escarres, 116
pour les infections à levures, 112,
260
pour les saignements après
l'accouchement, 247
pour les saignements mensuels
abondants, 11
pour les verrues génitales (HPV),
166-167
pour les infections rénales, 106
pour les maladies mentales, 59
pour les MIP (maladies
inflammatoires pelviennes),
162
pour les trichomonas, 160, 162
prise de tous les médicaments,
169, 327
résistance, 327
surveiller les effets secondaires,
327
trop prendre, 327
vomissement, 328
Voir aussi **Immunisation ;
Injections ; Effets
secondaires ;
Médicaments
traditionnels et remèdes
maison ;** *médicaments
spécifiques*

Médicaments de marque, 329

**Médicaments traditionnels et
remèdes maison**
après l'accouchement, 249, 250
constipation, 108
consulter un guérisseur
traditionnel, 327
éponge pour le planning familial,
194
escarres, 115
grossesse et, conseils pour, 215
hémorroïdes, 108
infection de la vessie, 105
ménopause, 283
soulagement des symptômes de
l'hépatite, 168

Mélasse
comme source de fer, 88
et miel, traitement des escarres,
115
et sel, boisson de réhydratation
avec, 274

Mémoire, perte de, 281

**Mendicité, femmes handicapées
forcées,** 15, 22

Méningite, cause d'invalidité, 12

Ménopause, 282-285
faiblesse des os (ostéoporose)
et, 280
grossesse possible en cas de
transition, 285
relations sexuelles et, 284-285

Mères
filles aidantes, 315
relation avec le bébé, 253-254, 266-267, 269
soins aux nouveaux, 249-250
Voir aussi **Bébés ; Accouchement ; Enfants ; Famille ; Grossesse**

Mesure des médicaments, 329

Méthode du biberon chaud pour retirer le lait maternel, 258

Méthode du décompte des jours, 201-202

Méthode d'extraction (retrait)
comme méthode de planification familiale, 203
comme le sexe à moindre risque, 182

Méthode du mucus, 200-201

Méthodes d'urgence de planification familiale
DIU comme, 205
effets secondaires, 358
utilisation, 357-358
viol et, 302
vue d'ensemble, 205

Méthodes naturelles de planification familiale
méthode du décompte des jours, 201-202
méthode du mucus, 200-201
retirer (retrait), 203
tableau de comparaison avec d'autres méthodes, 188
vue d'ensemble, 187
Voir aussi **Médicaments traditionnels**

Méthodes hormonales de planification familiale, 196-199
DIU, 195
effets secondaires, 196, 198, 199, 356
implants, 198-199
injectable, 198
ménopause et passage de la ménopause à la ménopause, 285
paralysie et choix de, 206
progestatif seul, nécessaire, 196, 198, 199, 206
tableau de comparaison avec d'autres méthodes, 188
vue d'ensemble, 187, 196
Voir aussi **Contraceptifs oraux**

Méthodes permanentes de planification familiale
tableau de comparaison avec d'autres méthodes, 188
vue d'ensemble, 187

Méthodes de planification familiale
paralysie et choix de, 206
tableau de comparaison avec d'autres méthodes, 188
vue d'ensemble, 187

Méthodes à progestatif seul
minipilules, 356, 357, 358
problèmes de santé nécessitant l'utilisation de, 196, 198, 199, 206
le temps nécessaire pour être efficace, 197
Voir aussi **Condoms**

Métronidazole, 347
ne pas boire d'alcool avec, 113, 347

Miconazole, 347

Miel et sucre, traitement des escarres, 115

Mines terrestres, traité d'interdiction, 11

MIP (maladie inflammatoire pelvienne), 81, 161-162

Moustiquaires, 178, 275

Mucus ; Méthode du mucus, 200-201

Mucus ; Élimination du mucus chez le nouveau-né, 246

Muscles
contractures, 94-95 ;
crampes et spasmes, travail et, 240, 241, 243
crampes, grossesse et, 225
douleur pendant les rapports sexuels et, 151, 152
étirement, 90-91, 120
femmes âgées et, 278-279
gestion de la douleur, 120
manque d'exercice et, 88
surutilisation des aides à la mobilité et, 92

N

Nanisme ; Petite taille
femmes âgées, 278
grossesse et, 213, 227

Natation
comme exercice, 90, 227
gestion de la douleur avec, 120

Nausées
ART et, 360
DIU et, 195
dysréflexie et, 118
grossesse précoce et, 217
hépatite et, 167
infection rénale et, 106
méthodes hormonales de planification familiale et, 196
VIH/SIDA et, 175

Nausées matinales, 217

Négligence, comme abus, 293

Névirapine, 361

Nez bouché, dysréflexie et, 118

Nifédipine, 348
jus de pamplemousse, éviter avec, 348

Nitrofurantoïne, 348

Noms des médicaments génériques, 329

Norfloxacine, 349

Nystatine, 349

O

Obstacles, 1-3
communication, manque de, 35
corruption, 35
à des soins de santé de qualité, 1-3, 35
retrait, en tant que droit, 10
stigmatisation, 300
Voir aussi **Accessibilité ; Attitudes en tant que barrière ; Croyances néfastes sur le handicap ; Barrières physiques ; Pauvreté ; Barrières sociales ; Stigmatisation**

Œstrogènes
faiblesse des os (ostéoporose) et, 280
ménopause et, 282, 284
puberté et, 72
Voir aussi **Méthodes hormonales de planification familiale**

Ongles incarnés, 97

Opérations
pour les blessures de surmenage des articulations, 93
pour les fuites d'urine, 101
pour ne plus avoir d'enfants, 203-204, 205
stérilité causée par, 81

« L'optique du handicap », 34

Oreillons, 82

Organes génitaux
déchirures et coupures, viol et, 303
défini, 77
hommes, 79
illustré, 78, 79, 146
larmes, accouchement et, 249
lavage, 100, 103, 106, 109
vue d'ensemble, 78
Voir aussi **Système reproductif ; IST**

Orgasme, 79, 145-146

Orphelinats *Voir* **institutions**

Os, Faiblesse des os (ostéoporose)
calcium et prévention, 86, 280
contraceptifs injectables et, 198
exercice pour prévenir, 280
tabac et, 283
vitamine C et prévention de la maladie, 280

Ovaires
cycle mensuel et, 75, 79
illustré, 79

Ovulation, *75, 80*
infertilité et, 82

Oxytocine, utilisation excessive, 13

P

Panique ; Crises de panique, 56

Pansements, manipulation sûre, 179, 180

Papanicolaou ; Test de Papanicolaou, 131, 165

Paracétamol, 350

Paralysie, femmes avec
accouchement par voie basse, 244
césarienne et, 244
femmes âgées, 278, 280
grossesse et, 223-224, 227, 228, 230, 232
méthodes de planification familiale, choix, 206
méthodes hormonales de planification familiale et, 196
orgasme et, 146
sexualité et, 146, 150, 152
travail et, 236, 242, 243
voir aussi **Polio ; Lésions de la moelle épinière, femmes atteintes**

Parasites
ankylostome, 87
détection précoce, 126
enfants et, 275

Partenaires
abusif, choix du partenaire et, 144
déserter les mères d'enfants handicapés, 21
les handicapés, en tant qu'abus, 289
IST et, traitement en commun, 169
mariages arrangés, 144, 155
minuit, 30, 144
parler de sexe, 147-149
la recherche d'un partenaire amoureux, 143-144
viol et sentiments, 305
Voir aussi **Famille ; Sexe ; Violence à l'égard des femmes**

Pauvreté
abus émotionnel et, 292
comme cause d'invalidité, 10-11
comme obstacle aux soins de santé, 33
manque de médicaments contre le VIH/SIDA et, 176
régime alimentaire et, 51
stress causé par, 51

Peau
chaud, rouge ou foncé, 114
contrôle quotidien, 96
les femmes âgées et leurs problèmes, 280
fissuré, des pieds, 97
infection à levures, 111
pâle, froid ou en sueur, allergie aux médicaments, 329
prévention de la peau sèche, 117
rouge, autour des organes génitaux et dans les plis de la chair, 111
rougeâtre ou sombre, au-dessus du niveau de la lésion de la moelle épinière, 118
taches brunes ou violettes sur, 175
Voir aussi **Démangeaisons ; Escarres ; Éruptions cutanées ; Plaies**

Pelvien examen, 127-134
étapes de, 131
muscles spastiques (tendus) et, 134
postes pour, 133, 134
précautions contre la dysréflexie, 132-133

Pelvien, Maladie inflammatoire pelvienne (MIP), 81, 161-162

Pelvienne Zone
illustré, 79
os de la hanche inégaux, 79

Pénicilline, 350

Pénicilline benzathine, 336

Pénicilline procaïne, 352

Pénis
illustré, 79
réponse sexuelle et, 145
retrait, 182

Perçage d'oreilles, 180

Personnel de santé
les aidants soutenus par, 316, 326
aider les femmes souffrant de
handicaps particuliers, 43
apprendre des femmes
handicapées, 34, 41-42, 326
besoins en matière de
planification familiale et,
186, 205
besoins en matière de protection
de la vie privée et, 42, 174,
184, 198, 294
conditions d'accouchement, 251
contraceptifs injectables, 198
examens, lignes directrices, 128,
137-138
femme, besoin de, 35
la fourniture de soins, 37
implants, posés ou retirés, 198-199
Pose de stérilet, 195
procédures d'avortement, 208
respect des femmes handicapées,
42, 174, 184
signes de maltraitance, à surveiller,
326
soutien à la grossesse par,
233-234, 236
soutien à la puberté par, 77
soutien à la santé
stérilisation par, 203, 204 exuelle
par, 156, 184
Viol, soutien à la femme, 302, 304
Voir aussi **Attitudes des
agents de santé, comme
obstacle ; Sage-femmes**

Pesticides
comme cause de l'invalidité, 14
éviter pendant la grossesse, 215
prévention du paludisme et, 275

Petite taille (nanisme)
femmes âgées, 278
grossesse et, 213, 227

Phénobarbital
contraceptifs oraux interagissant
avec, 355
sécurité de la grossesse, 231

Phénytoïne
contraceptifs oraux interagissant
avec, 355
gonflement et croissance des
gencives, 98
malformations congénitales et,
231

**Picotements dans les pieds ou les
mains, ART et, 360**

Pieds
gonflement, pendant la grossesse,
222, 232
soins, 96-98

Piles (hémorroïdes), 108

Pilules à faible dose, 355, 357

Pilules à haute dose, 356

Pilule du lendemain, 205

Placenta, 236, 246, 247

Planification familiale
l'allaitement maternel, 188, 199
après la grossesse, 249
avantages, 185
dispositifs intra-utérins (DIU), 187,
195, 205, 206
efficacité, 187-188
langue des signes, 369
méthodes de barrière, 187,
189-195, 206
méthodes d'urgence, 205
méthodes hormonales, 187,
196-199, 206, 355-358
méthodes naturelles, 187, 200-203
méthodes permanentes, 187,
203-205
ménopause et utilisation, 285
paralysie et, 206
tableau de comparaison avec
d'autres méthodes, 188
Travailler pour le changement,
186, 205
Voir aussi **Avortement ;
Grossesse ; Relations
sexuelles protégées ;
Relations sexuelles ;
Méthodes spécifiques**

Plantago ovata **(enveloppes de
psyllium),** 108

Plaies
sur les organes génitaux (ulcères
génitaux), 163-167
voir aussi **Escarres**

Plis externes de la vulve, 78, 145

Plis intérieurs de la vulve, 78, 145

Pneumonie, 175

Podophylline, 351

Poids
exercice et surpoids, 88
grossesse et gain soudain, 232
infertilité et, 82
méthodes hormonales de
planification familiale et gain
de, 196
VIH/SIDA et perte de, 169, 175, 177

Poignées, fabrication, 98

Poisons, cause d'invalidité, 13, 14

Police
l'éducation à l'abus, 312
rapports d'abus, 297
Rapports sur les viols, 300, 301,
302, 304
Voir aussi **Politiques
gouvernementales ;
Travailler pour le
changement**

Polio
comme cause d'invalidité, 12
étirements musculaires, 91
grossesse et, 210-211
immunisation, 276
pauvreté et, 10
syndrome post-polio, 279
voir aussi **Paralysie, femmes
avec**

**Politiques et lois
gouvernementales**
abus, enseignement sur, 312
aides auditives et piles, gratuites,
364
assistants personnels rémunérés,
316
avortement suite à un viol, 302
comme obstacle économique, 33
enregistrement des naissances,
251
planification familiale et, 158
pour l'accessibilité, 19, 23, 25
prestations pour les personnes
âgées handicapées, 286
traitement du VIH, 176
Voir aussi **Travailler pour le
changement**

Pornographie, abus sexuels et, 298

Portes, accessibilité, 39

Pouvoir, abus et, 306, 307

Poux, 275

Prééclampsie, 222, 232, 246-247

Préservatifs pour hommes
barrières sociales à l'utilisation, 32, 189
l'élimination des déchets, 190
grossesse et, 217
illustré, 80
IST et protection contre le VIH, 181, 189, 285
langue des signes, 370
lubrifiants à utiliser avec, 151, 152, 189
pour le sexe oral, 181
pratique de la mise en place, 190
prévention de l'hépatite et, 168
sexe à moindre risque et, 181-182
tableau de comparaison avec d'autres méthodes, 188
viol et utilisation avec le partenaire suivant, 303
vue d'ensemble, 189
Voir aussi **Préservatifs pour femmes**

Préservatifs pour femmes
illustré, 80
lubrifiants à utiliser avec, 192
nettoyage pour réutilisation, 192
protection contre les IST et le VIH, 191
tableau de comparaison avec d'autres méthodes, 188
utilisation, 191-192

Pression artérielle, allergie aux médicaments et faible, 329
Voir aussi **Hypertension artérielle**

Prévention, la
abus et violence, 295-296, 311-312
anémie, 88
blessures dues à des mouvements répétitifs, 94
contractures, 94-95
de l'infection oculaire, 99
la dépression chez les femmes âgées, 282
escarres, 112, 116-117, 224
faiblesse des os (ostéoporose), 86, 280
hépatite, 110, 168, 179

infection de la vessie, 106, 231, 284
infection rénale, 106
infection à levures, 111, 112-113, 177
infections des pieds, 97
infections urinaires, 106, 231
IST, 80, 180-182
paludisme, 275
peau sèche, 117
prééclampsie, 222
seins douloureux lors de l'allaitement, 259
surmenage musculaire, 92
VIH/SIDA, 110, 179-182
Voir aussi **Propreté ; Soins quotidiens ; Alimentation ; Exercice ; Travailler pour le changement**

Probénécides, 351

Problèmes intestinaux dus au stress, 51, 54

Problèmes rénaux, toxémie et, 232

Produits chimiques
comme cause d'invalidité, 13, 14
éviter pendant la grossesse, 215
infertilité et, 82

Progestérone, 72

Programme intestinal
accouchement et, 238, 239
arthrite et, 279
défini, 107
grossesse et, 215, 224, 229-230
hémorroïdes, 108, 230
propreté et, 100, 106
sexe et, 152
suppositoires pour, 107
Voir aussi **Constipation ; Selles**

Propreté
alimentation au biberon, 264
alimentation du bébé, 263-265
l'allaitement, 259
bouche et dents, 98-99
condoms pour femmes, réutilisation, 192
eau de Javel, désinfection, 192
escarres, 115, 116, 117
insertion du cathéter, 102, 103, 104
instruments tranchants qui coupent ou percent la peau, 168, 179, 180
négligence et, 293
nettoyage et changement de

bébé et, 269
préparation à l'accouchement, 237
prévention de l'hépatite, 168
prévention des infections urinaires, 106, 231
prévention du VIH, 110, 179-180
programme intestinal, 107
saignements mensuels, 106, 109-110
soins quotidiens, 96
urine et selles, 100, 106, 107

Protéines
alimentation saine et, 86-87
dans l'urine, toxémie et, 232, 246
grossesse et, 215, 221, 222, 232
pour les bébés plus âgés, 266
prévention des escarres et, 117
rétablissement de l'hépatite et, 168
voir aussi **Régime alimentaire**

Prothèses
absence de, 9, 11
femmes âgées et, 279, 280
grossesse et, 222

Psychose (maladie mentale), 59-60

Puberté
changements corporels pendant, 71-73, 74
soutien familial, 76-77
soutien du personnel de santé, 77
changements de vie pendant, 72
besoin de connaissances, 71, 76
santé sexuelle et, 141, 155, 156
Voir aussi **Hémorragie mensuelle**

R

Rampes, construction, 40, 123

Rasoirs, ébullition, 179

Réflexes, hyperactivité, 246

Régime alimentaire
après l'accouchement, 249
comme cause d'invalidité, 10-11
crampes musculaires et, 225
grossesse, tentative de, 213
hépatite et, 168
infertilité et, 82
ménopause et, 283
pendant la grossesse, 215-217, 221, 222, 232
pour les bébés plus âgés, 265-266
prévention de la constipation, 108
prévention de la fragilité des os (ostéoporose), 86, 280
prévention des escarres et, 117
régime alimentaire sain, 86-88
types d'aliments, 87
VIH/SIDA et, 176, 177-178
Voir aussi **Allaitement**

Reins ; Infection rénale
cathéters et, 101, 102
prudence en cas de pression sur la vessie pour la vider, 101
signes, 106
traitement, 106

Relations entre personnes de même sexe (homosexualité), 145, 147, 148

Religion
avortement et, 207
exclusion des personnes handicapées, 292
planification familiale et, 185

Reproduction Système de
défini, 77
femmes, 77-79
illustré, 78, 79, 146
puberté et changements, 71-73
Voir aussi **IST**

Résistance aux médicaments
antibiotiques, 327
ART, 359

Respect
abus et absence d'abus, 288
dans les examens de santé, 128, 137-138
pour les aidants, 314
pour les femmes handicapées, 42, 174, 184, 311
pour les femmes souffrant de troubles mentaux, 59-60
relations et, 154, 155, 156

Respiration sifflante, allergie aux médicaments, 329

Rougeole
comme cause d'invalidité, 12, 215
immunisation, 12, 276

Rougeole allemande (rubéole), 12, 215, 276

Rubéole, 12, 215, 276

Rythme cardiaque rapide
allergie aux médicaments, 329
anémie, 87
l'anxiété, 56
dysréflexie, 153
stress, 50

Rythme cardiaque du bébé, 217, 218

S

Sages-femmes
choix de l'accouchement, 213
les femmes handicapées qui éduquent, 41
femmes handicapées mentales, aide, 236
travailler pour le changement, 233-234, 251
Voir aussi **Lait animal, lait maternel, lait maternisé**

Saignement
dans le cerveau, dysréflexie et, 118, 133, 239
des hémorroïdes, 108
d'une rougeur de la peau dans la région génitale, 11
implants et, 199
pieds et, 97

Saignement mensuel
aide aux soignants, 110
apparition pendant la puberté, 74
contraceptifs injectables et, 198
contraceptifs oraux et, 197, 356
cycle de, 75, 80
difficultés d'apprentissage ou de compréhension et, 110
douleur au sein ou au mamelon, 73
dysréflexie et, 117
effets secondaires de la pose d'un DIU, 195
en attendant de retenter une grossesse, 219
femmes aveugles et, 74, 109
fin de la ménopause, 282-285
implants et, 199
infections urinaires et, 106

langue des signes, 370
malaise, 110
méthodes hormonales de planification familiale et changements, 196
noms pour, 74
propreté et, 106, 109, 113
saignements abondants, 111
santé sexuelle et, 182
soins auto-administrés pendant, 109
spotting, DIU et, 195
tampons (inserts), 109, 113
Voir aussi **Saignement du vagin**

Saignement du vagin
anémie à la suite d'un accouchement, 87
anémie pendant la grossesse, 215
après l'accouchement, 233, 247, 255
avortement à risque, 208
effet secondaire de la pose d'un DIU, 195
fausse couche, 219
grossesse tubaire, 220
pendant le travail avant la naissance de l'enfant, 246
pendant la grossesse, 220, 246
viol et, 303
voir aussi **Hémorragie mensuelle**

Santé mentale
abus émotionnel et, 291
aide de la famille et de la communauté, 68-69
l'auto-assistance, 60-65
estime de soi et, 62-65, 68-69
groupes de soutien, 65-67
maladie mentale grave, 59-60
pas de solutions rapides, 49
problèmes communs, 54-58
si vous pensez que quelqu'un a un problème, 50
le stress, 50-54
viol et, 305
Voir aussi : **Anxiété ; Dépression ; Sentiments ; Estime de soi ; Groupes de soutien ; Traumatisme**

Santé sexuelle, 157
après un viol ou un abus, 153, 154, 305
croyances néfastes, 31, 32, 140-141, 149, 157
éducation, 142, 156
le fait de ressentir du plaisir lors des rapports sexuels, 145-146, 147, 153
pour les femmes qui deviennent handicapées, 149
problèmes pendant les rapports sexuels, 151-154
soutien de la communauté, 139
travailler pour le changement, 154-156
Voir aussi **Sexe ; IST**

Sarcome de Kaposi, 175

Sein ; cancer du sein, THS et, 283

Sein ; examen des seins, 128-130
préparation, 127-128

Seins
auto-examen, 73
douloureuse, l'allaitement et, 259
douloureuse ou gonflée, saignements mensuels et, 73, 110
gonflement, méthodes hormonales de planification familiale et, 196
illustré, 73
infection à levures et allaitement, 260
infection (mammite), 260-261, 262
puberté, changements, 73
taille ou forme inégale, 73
Voir aussi **Grosseurs dans le sein**

Sel, grossesse et, 221, 222, 232

Sénilité, 281

Sensibilisation à la fécondité - méthodes de planification familiale
méthode du décompte des jours, 201-202
méthode du mucus, 200-201
tableau de comparaison avec d'autres méthodes, 188

Sentiments
changements corporels et, 76
de la partenaire, après un viol, 305
des façons saines d'en parler, 318
des soignants, 317-318, 319, 322-323, 326
fausse couche et, 219
groupes de soutien reconnaissant, 66
ménopause et, 282, 283
puberté et, 72
saignements mensuels et, 110
santé sexuelle et, 153-154
suicidaire, 55
tristesse après l'accouchement, 250
viol et, 300, 301, 304, 305
Voir aussi **Communication ; Santé mentale**

Le sexe
anal, 181, 182, 203
après l'accouchement, 249
après la ménopause, 284-285
désir, manque de, 153-154
douleurs et spasmes musculaires, 152
douleur pendant, 151, 152
dysréflexie et, 117, 153
fatigue et, 153
fonction du corps pendant, 79
grossesse et, 216-217
homosexualité, 145, 147, 148
infection de la vessie et, 105
langue des signes, 369
lavage des organes génitaux après, 106
masturbation, 147, 181
ne pas avoir de relations sexuelles, 181
parler des besoins et des attentes, 147-148
plaisir, 145-146, 147, 153
postes de travail, recherche de confort, 150, 216
pour les femmes qui deviennent handicapées, 149
problèmes pendant, 151-154
réaction du sein, 73
relations et, 147-149
sexe à moindre risque, 180-182, 217, 285
sexe oral, 147, 150, 181
soins de la vessie et de l'intestin, 152-153
urine passant après, 106

vagin sec, 151, 182, 284
vie privée, 150
Voir aussi **Planification familiale ; IST ; Violence à l'égard des femmes**

Sexe à moindre risque, 180-182
défini, 181
grossesse et, 217
ménopause et, 285
saignements mensuels et, 182

Sexe anal
comme méthode de planification familiale, 203
lubrifiant pour, 182

Sexe oral, 147, 150, 181
comme méthode de planification familiale, 203
plaisir et, 147
trouver des positions confortables et, 150
utilisation du préservatif pendant, 181

Sexe sec, 151, 182, 284

Signes de danger
abus, 326
accouchement, après, 247-248
accouchement, pendant, 245-247
allergie aux médicaments, 329
anémie, 87
chez les bébés, à la naissance, 246, 251
chlamydia, 160
contraceptifs oraux, 197
dépression, 54, 282
dysréflexie, 118
escarres, 114
gonorrhée, 160
grossesse tubaire, 220
hépatite, 167, 168
herpès génital, 165
implants, 199
infection à levures, 111
infection de la vessie, 105
infection de l'utérus, 248
infection du pied, 97
infection du sein (mastite), 260
infection rénale, 106
infection suite à un viol, 303
IST, 158-159
maladie mentale (psychose), 59
MIP (maladie inflammatoire pelvienne), 161
problèmes de DIU, 195
réaction au traumatisme, 57

saignement après
l'accouchement, 247
saignement pendant la grossesse,
220
sentiments suicidaires, 55
SIDA, 169
le stress, 50-51
syphilis, 163
toxémie de la grossesse, 232, 246
travail et, 245-247
trichomonas, 159
vaginose bactérienne, 113
verrues génitales (HPV), 166
Voir aussi **Soins d'urgence ;
Effets secondaires ;
Signes particuliers**

Soins
aide à l'alimentation des enfants,
266
assistants personnels rémunérés,
316
besoins généraux, 121
contractures, prévention, 94-95
décisions concernant les soins, 314
étirement des muscles, 91
femmes âgées, 281
grossesse, soutien, 233
langue des signes et, 369
les partenaires sexuels en tant que
soignants, 148
prévention des escarres, 121
propreté des saignées mensuelles,
109-110
la propreté et le passage de l'urine
ou des selles, 100, 109
réconfortant le bébé, 266, 267
relâchement des muscles
spastiques (tendus), 92
santé sexuelle, soutien, 150, 155,
183
soutien à l'examen de santé, 127,
134, 137
soutien à la puberté, 77
Voir aussi **Abus ; Examen de
soi ou avec assistance ;
Famille ; Partenaires**
Soins de la bouche, 98-99

Soins quotidiens
assistance, besoin d'assistance, 121
attention aux signes mineurs, 96
bouche et dents, 98-99
contrôle de la peau, 96
saignements mensuels, 106,
109-110
soins des mains, 96, 98
soins des pieds, 96-98
vérification des cheveux, 96
les yeux, 99-100
Voir aussi **Programme
d'élimination intestinale ;
Soins ; Passage de l'urine**
Sommeil et grossesse
crampes musculaires, 225
difficultés, 221
difficultés respiratoires et, 227
Sonde fixe (Foley), 102, 229
Sonde de Foley, 102, 229
**La sorcellerie, en tant que mythe
sur le handicap,** 15, 16
Le souffle et la respiration
allergie à la médecine et, 329
anxiété et, 56
de l'enfant, signes de danger et,
251
exercice de poussée et, 134
exercice de relaxation, 61
exercice et, 91
grossesse et, 217, 221, 236
levage correct et utilisation, 90
premier bébé, 247
stress et, 50
syndrome post-polio et, 279
le travail et l'accouchement, 235,
236, 240
voir aussi **Essoufflement**
Sous-vêtements en coton propre,
113
Soutien aux aidants, 313-326
assistants personnels rémunérés,
316
la défense des intérêts du
gouvernement par les
groupes de soignants, 318
formation, 316
groupe de soutien, 321-325
pauses et autres avantages
nécessaires, 122, 314, 315,
316, 324-325, 326
recevoir de l'aide de la part d'une
femme handicapée, 320

respect, 314
sentiments des soignants, 317-318,
319, 322-323, 326
soins auto-administrés, 319-320
Spastique (muscles tendus)
accouchement et, 213, 243
douleur pendant les rapports
sexuels et, 151, 152
examen pelvien et, 134
grossesse et, 225-226
médicaments, timing, 152
pas de massage pour, 92, 134, 226
relaxer, 92, 134
voir aussi **Contractures ;
Muscles**
Spéculum
préparation de la femme à
l'examen, 128, 132
sensations causées par, 131
Sperme, 79
détermination du sexe de l'enfant,
212
infertilité et, 82
sexe oral plus sûr et, 181
Spermicides, 194
diaphragme ou cape cervicale
et, 193
éponge et, 193, 194
irritation du vagin, 194
tableau de comparaison avec
d'autres méthodes, 188
**Spina bifida, prise d'acide
folique,** 216
Stavudine, 362
mise en garde contre, 360
Stérilisation, 203-204
forcée, 204, 306
pour la femme (ligature des
trompes), 203-204
pour l'homme (vasectomie), 205
tableau de comparaison avec
d'autres méthodes, 188
Stéthoscope, 218
**Stigmatisation des personnes
handicapées,** 300
du viol, 299, 300, 305
VIH/sida et, 179
voir aussi **Attitudes comme
barrières ; Croyances
néfastes sur le handicap**

Stress, 50-54
les barrières sociales comme source, 51-54
changements physiques et maladies causés par, 50-51
infertilité et, 82
méthode de comptage des jours et, 201

Suicide, 55, 64

Sulfas (sulfamides), 330

Suppositoires, 107, 108

Suppositoires à la glycérine, 107, 108

Surcharge pondérale *voir* **Poids**

Surdité, rougeole allemande et, 12

Symptômes *voir* **Signes de danger**

Syndrome de Down
caractéristiques physiques, 14
causes de, 12, 14
femmes âgées et, 281, 282
ménopause et, 282

Syphilis
comme cause de malformations congénitales, 12
grossesse et, 163-164
signes, 163
traitement, 163

Système médical
compréhension du handicap, 7
Voir aussi **Centre de santé ; Travailleurs de la santé ; Hôpital**

Système de reproduction
défini, 77
femmes, 77-79
illustré, 78, 79, 146
puberté et changements, 71-73
Voir aussi **IST**

T

Tabac
comme cause d'invalidité, 13
éviter pendant la grossesse, 213, 215
infertilité et, 82
ménopause et, 283
voir aussi **Drogues**

Tablettes
alternatives à la déglutition, 197, 205
diarrhée et, 197
méthode de déglutition, 328
vomissements et, 197, 328
voir aussi **Médicaments**

Tabouret
l'accouchement et l'élimination des, 238, 239
bébé, nettoyage, 269-270
essuyage après le passage, 106
infection par l'hépatite A et, 168
infections à levures contaminées, 111
manipulation sûre, 179, 180
préparation de l'examen pelvien par l'ablation, 130
sexe et passage, 152
supprimer, 107, 108
Voir aussi **Programme intestinal ; Constipation**

Tatouages, 168

TCA (acide trichloracétique), 166, 354

Td (TT, tétanos) immunisation, 276

Teigne, 275

Température chaude, dysréflexie et, 117, 118
Voir aussi **Chaleur, thérapie**

Température froide, dysréflexie et, 117, 118

Tendons, lésions dues aux mouvements répétitifs, 93-94

Tenir le bébé pendant l'allaitement, 256-257

Test de Papanicolaou, 131, 165

Testicules
douleur ou gonflement, 160
illustré, 79
infertilité et, 82
vue d'ensemble, 79

Tétanos
du nouveau-né, 251
vaccinations, grossesse et, 215

Tétracycline, 353

Thérapie antirétrovirale *voir* **ART**

Thérapie par le froid/la glace
avant l'étirement des muscles, 91
infection du sein (mastite), 261
pour les articulations douloureuses pendant la grossesse, 228
pour les blessures dues à des mouvements répétitifs, 93
pour les hemorroïdes, 108
vue d'ensemble, 120

Thérapie par la chaleur
accouchement et, 237, 243
avant l'étirement des muscles, 91
douleurs dorsales, 227
infection du sein (mastite), 261
grossesse et, 226, 227, 228
pour l'arthrite, 152
pour la gêne liée aux saignements mensuels, 110
pour les articulations douloureuses, 228
pour les crampes musculaires, 225, 243
pour les muscles spastiques, 92, 226
vue d'ensemble, 120

THS (traitement hormonal de substitution), 283

Thyroïde, cancer, 12

Tire-lait, 257

Toilettes
conception pour, 39, 40, 123
en tant que problème d'accessibilité, 36
enfants utilisant, 269, 275
prévention de l'hépatite A et, 168
toilettes pour fauteuils roulants, 224, 229

Toucher
autodéfense d'une personne non désirée, 308
l'auto-touche, l'inconfort avec, 137
bon toucher et mauvais toucher, enseignement de la différence, 311
des fauteuils roulants, 43
des femmes aveugles, 43, 138
des femmes sourdes, 43
sexualité des femmes âgées et, 284
sexuelle, comme méthode de planification familiale, 203
plaisir sexuel et, 145-146, 147, 153

le VIH/SIDA ne se propage pas
par, 171
viol et besoin de contrôle, 304

Toux
avec flegme, grossesse et, 227
VIH/sida et, 169, 175

**Toxémie de la grossesse
(prééclampsie),** 222, 232,
245-246

**Traditionnel ; médicaments
traditionnels et remèdes
maison**
après l'accouchement, 249, 250
constipation, 108
consulter un guérisseur
traditionnel, 327
éponge pour le planning familial,
194
escarres, 115
grossesse et, conseils pour, 215
hémorroïdes, 108
infection de la vessie, 105
ménopause, 283
soulagement des symptômes de
l'hépatite, 168
Traitement de l'eau salée
trempage des parties génitales
après l'accouchement, 249
yeux, 100

**Traitement hormonal substitutif
(THS),** 283

Transfusions sanguines
accouchement des femmes de
petite taille et, 213
VIH et, 180

Transpiration
dysréflexie et, 118
ménopause et, 282, 283
puberté et changements, 72
VIH/sida et, 169

Transport
amélioration des soins de santé
avec, 35, 36
groupe de soutien, 322

Traumatismes, 56-58

Travail
ce qu'il faut faire une fois que l'on
a commencé, 237
crampes et spasmes musculaires,
240, 241, 243
dysréflexie et, 238-239, 240
laxatifs ou purgatifs, cause de la
précocité de la maladie, 229
longue, 246

mouvement et marche pendant,
240
oxytocine surutilisée, 13
passage de l'urine et, 238, 239, 240
positions d'accouchement,
240-242
précoce, sexe pendant la
grossesse et, 217
programme intestinal et, 238, 239
respiration pendant, 235, 236, 240
signes de, 236-237
signes de danger pendant,
245-247
Voir aussi **Accouchement ;
Contractions**

Travail
comme cause de handicap, 13-14
compétences professionnelles, 54
échange de, 296
estime de soi et, 143
et partenaires, recherche, 143
groupes de soutien, 26
harcèlement sexuel, 298
histoire de l'agriculture, 17
histoire de l'atelier de couture, 20
l'histoire des aides à la mobilité, 8
prévention des abus, 296
Voir aussi **Travailleurs de la
santé ; Travail sexuel**

Travailler pour le changement
abus, 307, 311-312
l'accès aux toilettes et aux latrines,
123
accessibilité, 17-19, 21-27
accouchement, 251
l'assistance généralement
nécessaire, 121-122
centres de santé et hôpitaux,
faciliter l'utilisation, 35-40
examens de santé, 136-138
femmes âgées, 286
institutions, 307
jeux de rôle, 45-46
partager des expériences, 45
plan d'action, travail sur, 48
planification familiale, 186, 205
prévention des IST, 182-184
recherche des causes profondes
des problèmes, 31-32
santé sexuelle, 154-156, 182-184
se rendre dans un centre de santé
et en discuter, 47
sécurité de l'avortement, 208
sensibilisation aux questions de
handicap, 17-27

Voir aussi **Politiques et lois
gouvernementales ;
Prévention ; Groupes de
soutien**

**Travail sexuel, femmes
handicapées forcées,** 15, 298,
299

Trichomonas
signes, 159
traitement, 160, 162

Triphasique, pilules triphasiques,
355

Trompes de Fallope
cycle mensuel et, 75, 79
illustré, 75

Trompes, ligature des trompes,
203-204

**Troubles de l'apprentissage et de
la compréhension, femmes
avec**
abus sexuels, 141, 156, 299
accouchement et, 236
aide du personnel de santé, 43,
236
aide mensuelle à la saignée, 110
choix de planification familiale,
204
communication avec, 36
dans les institutions, 306
examens de santé et, 127-128, 138
régime alimentaire, 11
sexualité et, 141, 156, 204
soins aux bébés et, 254
stérilisation, 204

Troubles de l'estomac, ART et, 360

Grossesse tubaire, 220

Tuberculose, 175
détection précoce, 126
infertilité et, 81, 82
pauvreté et, 10
VIH/sida et, 175, 177

U

Urèthre, femme, 78

Urine, infections urinaires
cathéter utilisé pour traiter, 119
grossesse et, 230-231
prévention, 106, 231, 284
sexualité des femmes âgées et,
284
signes et traitement, 105-106
utilisation du cathéter et, 101, 102,
104, 106

Urine, ouverture urinaire, 78, 104

Urine

consommation d'eau et couleur de la peau, 231

manipulation sûre, 180

odeur ou apparence désagréable, 105, 167

sang dans, 303

Urine, poches à urine, 130

Urine, fuites d'urine

grossesse et, 228-229

prévention des infections à levures et, 111, 112

Urine, passage d'urine

accouchement et, 238, 239, 240

après les rapports sexuels, 106

besoin fréquent, 105

contrôle de la vessie, 101

douleur ou brûlure pendant, 105, 159, 160, 303

grossesse et, 228-229

infections à levures souillées par, 111

préparation de l'examen pelvien par, 130

propreté et, 100

sexe et, 152

vessie trop pleine, 106, 117

la vidange de la vessie, 101

voir aussi **Cathéters**

Usines, conditions de travail dangereuses, 13-14

Voir aussi **Travail**

Utérus, 79

dysréflexie et contractions, 117

voir aussi **Contractions ; Travail**

V

Vaccin DPT, 276

Vaccination contre l'hépatite B, 276

Vaccination contre Hib, 276

Vaccinations

BCG (tuberculose), 276

DPT, 276

les handicaps évités grâce à, 12

hépatite A et B, 168, 276

Hib, 276

horaire des enfants, 276

polio, 276

prévenir les handicaps avec, 12

rougeole allemande (rubéole), 12, 276

tétanos, 215

Vagin, 78–79

absorption de la pilule, 205

accouchement et soins, 249

douleur pendant les rapports sexuels, 151

langue des signes, 370

larmes, accouchement et, 249

livraison par l'intermédiaire, 234, 242, 244

ménopause et changements, 282, 284

mouillage pendant les rapports sexuels, 79, 145

plis de la peau protégeant, 78, 145

puberté et changements, 72, 74

sec, sexe et, 151, 182, 284

soins après une fausse couche, 219

spermicides irritants, 194

voir aussi **Coupe génitale féminine ; Saignements mensuels ; IST**

Vagin ; Plis vaginaux, 78, 145

Vagin ; Infection vaginale

douleur pendant les rapports sexuels et, 151

méthode du mucus pendant, 201

utilisation de cathéters et, 104

vaginose bactérienne, 113-114, 162

voir aussi **infection à levures**

Vagin ; Ouverture du vagin, 78

Vaginose bactérienne, 113–114, 162

Varices, méthodes hormonales de planification familiale et, 196

Vasectomie, 205

Velcro, 268, 270

Verrues génitales (HPV), 165-167

cancer du col de l'utérus et, 165

grossesse et, 167

signes, 166

traitement, 166-167

Vertiges

anémie, 87

grossesse tubaire, 220

Vêtements

chaussettes et santé des pieds, 97

chaussures et santé des pieds, 97

confort de la ménopause et, 283

de l'enfant, 268, 270

grossesse et, 224

image corporelle et, 53

retrait, adaptations pour aider, 123

sous-vêtements en coton propre, 113

traitement du VIH et de l'hépatite, 179

Vie privée

abus institutionnels et manque de, 306, 307

contraceptifs injectables et, 198

pour le sexe, 150

statut VIH et, 174

système reproductif et, 78

la toilette, 123

les travailleurs de la santé et leur besoin, 42, 174, 184, 198, 294

viol et nécessité, 300, 301, 302

Vierges, croyance néfaste sur le VIH et, 171, 299

VIH / SIDA, 169-179

allaitement et, 170, 199, 261-262

comme cause de malformations congénitales, 12

conseil, 173

cotrimoxazole et, 177

croyances néfastes sur la cause et la guérison, 15, 171, 299

détection précoce, 126

diarrhée, 175

éruptions cutanées et démangeaisons, 175

les femmes et les jeunes filles sont plus facilement infectées, 80, 171

fièvre, 174, 233

grossesse et, 169, 170, 233

infections évitées grâce à des médicaments, 177

les injections se propagent, 13

langue des signes, 369, 370

les médicaments combinés sont les meilleurs pour, 328

nausées et vomissements, 175

perte de poids et malnutrition, 175

prévention, 110, 179-182

prévention, méthodes de planification familiale et, 189, 191, 193, 203

problèmes de bouche et de gorge, 175

programme de soins pour, 358
propagation, 170-171
régime alimentaire et, 176, 177-178
la saignée mensuelle et les soignants, 110
saignements mensuels, sexe pendant, 182
sexe à moindre risque, 180-182
sexe sec et, 151, 182, 284
SIDA, description, 169
signes, 169
stigmatisation et, 179
test pour, 172-173
toux, 175
traitement, 176-178, 358-362
travailler pour le changement, 182-184
tuberculose, 175, 177
vie privée et, 174
VIH, décrit, 169
viol et, 303
vivre positivement avec, 178
Voir aussi **ART (thérapie antirétrovirale)**

Vinaigre
dans l'éponge contraceptive faite maison, 194
traitement de l'infection à levures, 112, 177

Virus, les antibiotiques ne guérissent pas, 330

Visites à domicile, 35

Viol
avortement après, 207
cour, aller au tribunal, 302, 304
déchirures et coupures, 303
défini, 299
des filles, 299
et vie privée, nécessité, 300, 301, 302
examen par le médecin à la suite, 302
grossesse et, 302
infections de la vessie ou des reins, 303
IST et VIH/SIDA, 303
légitime défense, 308-311
obtenir de l'aide, 300-302
planification familiale d'urgence après, 302
police, signalement à la police, 300, 301, 302, 304
problèmes de santé causés, 302-303
santé sexuelle après, 153, 154, 305sentiments après, 300, 301, 304, 305
sentiments du partenaire à l'égard de, 305
si une personne que vous connaissez a été violée ou maltraitée, 301
stigmatisation, 299, 300, 305
Violeur connu de la femme, 298
Voir aussi **Abus ; Violence à l'égard des femmes**

Violence à l'égard des femmes
comme traumatisme, 57
dans les institutions, 306-307
groupes de soutien pour les femmes, 26
méthodes d'autodéfense, 308-311
prévention, 295-296, 311-312
soutien aux femmes qui quittent leur partenaire, 296, 297
sur le lieu de travail, 13
Voir aussi : **Abus ; Ablation génitale féminine ; Viol ; Abus sexuel ; Traumatisme**

Violence psychologique
abandon, 292
comme affaiblissant la femme, 291
isolement, 292, 306
négligence, 293
vue d'ensemble, 290
Voir aussi **Abus**

Vomissements
ART et, 360
de la pilule contraceptive, 197, 328
hépatite et, 168
infection rénale et, 106
la manipulation sûre des vomissures, 179, 180
des médicaments, 106, 328
VIH/SIDA et, 175
Voir aussi **Nausées**

Vulve, 78

Vulve ; plis externes de la vulve, 78, 145

Vent (rot du bébé), 264

W

Déambulateur fait maison, 223

Y

Yeux
de l'enfant, soins, 250
les femmes âgées et la perte de la vue, 280
lèpre et problèmes liés à la lèpre, 99-100
soins, 99-100
vision floue ou taches, 118
vision trouble ou double, 246

Yeux jaunes, peau jaune
ART et, 360
Voir aussi **Hépatite**

Les autres livres de Hesperian

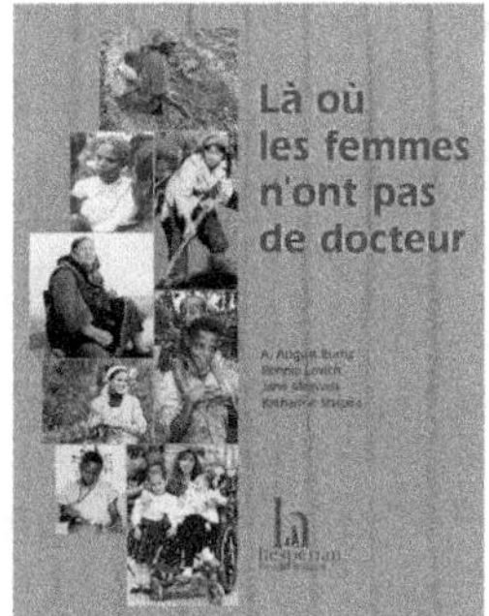

Là où les femmes n'ont pas de docteur

par A. August Burns, Ronnie Lovich, Jane Maxwell, et Katharine Shapiro. Des conseils utiles pour mieux comprendre, traiter et prévenir les problèmes de santé qui touchent les femmes. Ce guide aborde en particulier les thèmes de la santé de la reproduction, de la violence, de la santé mentale, du VIH et autres. (en ligne seulement)

Là où il n'y a pas de docteur

par David Werner avec Carol Thuman et Jane Maxwell. C'est peut-être le manuel de soins de santé le plus utilisé dans le monde. Il fournit des informations vitales faciles à comprendre, sur la manière de diagnostiquer, traiter et prévenir les maladies courantes. L'accent est mis sur la prévention, y compris l'hygiène, le régime alimentaire et la vaccination, et sur le rôle actif que les populations doivent jouer pour se protéger des maladies. 512 pages. En cours de réédition.

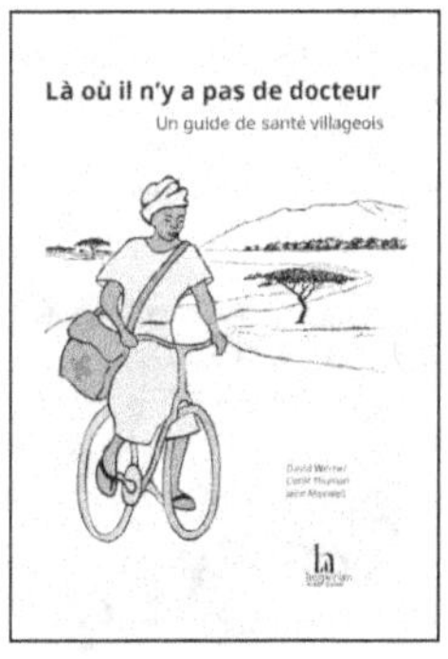

Guide des sages-femmes

par Susan Klein, Suellen Miller, et Fiona Thomson. Ressource vitale tant pour les sages-femmes en activité que dans le cadre des programmes de formation au métier à travers le monde, ce livre, mis à jour pour incorporer les nouvelles directives de l'OMS/UNICEF, couvre l'essentiel des soins à dispenser avant, pendant et après l'accouchement. 544 pages.

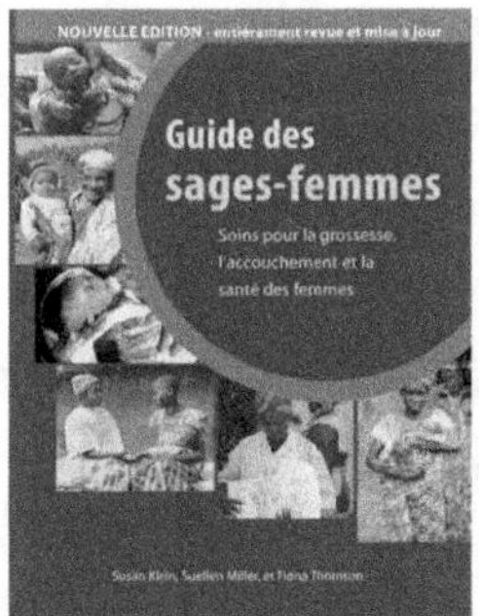

Là où il n'y a pas de dentiste

par Murray Dickson. Ce manuel explique comment prendre soin des dents et des gencives, et comment prévenir les problèmes bucco- dentaires par l'hygiène, la nutrition et l'éducation. Il comprend des informations détaillées et bien illustrées sur l'utilisation des équipements dentaires, le placement de l'amalgame, l'arrachage des dents, etc. Un nouveau chapitre aborde le VIH et la santé buccale. 248 pages.

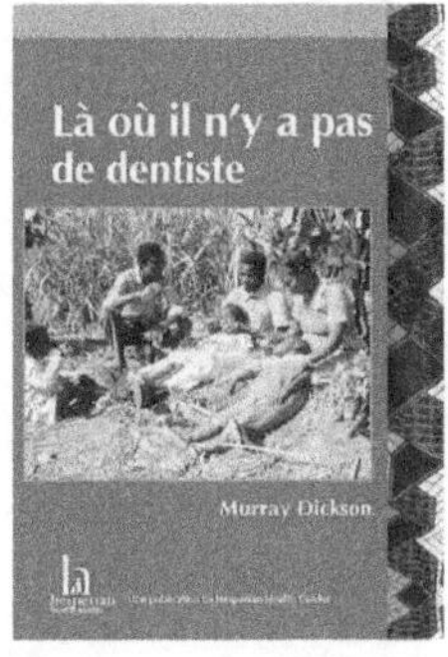

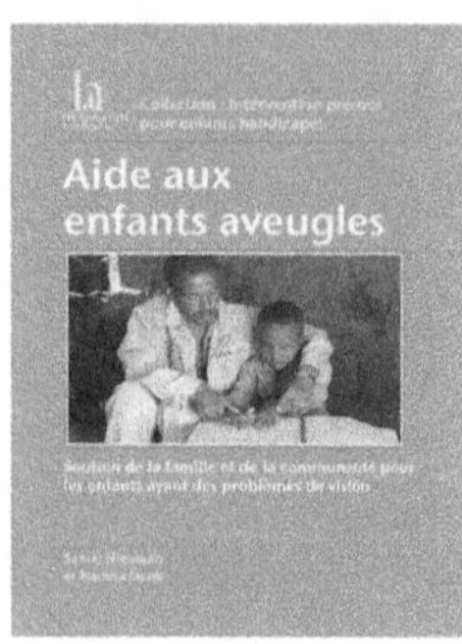

Aide aux enfants aveugles

par Sandy Niemann et Namita Jacob. Ce livre aide les parents, les aidants et les soignants à soutenir les enfants aveugles en développant toutes leurs facultés. Les thèmes englobent notamment l'évaluation de ce que l'enfant peut voir, la prévention de la cécité, les déplacements de l'enfant, l'apprentissage des activités courantes, etc. 192 pages

Aide aux enfants sourds

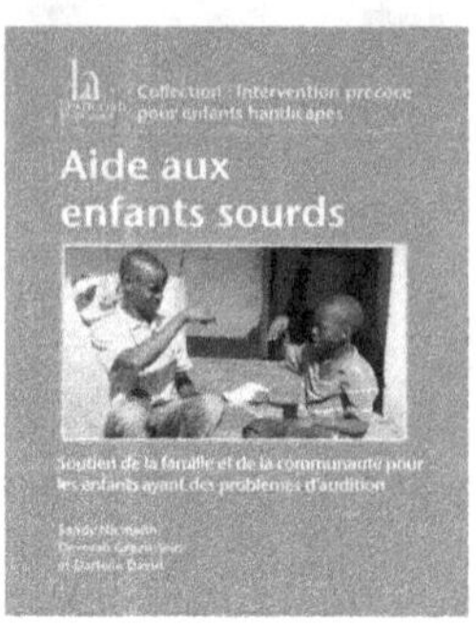

par Sandy Neimann, Devorah Greenstein, et Darlena David. Ce livre aide les parents et les autres aidants à développer les techniques de communication des jeunes enfants malentendants. Il aborde entre autres le développement du langage et la communication à travers les signes et la voix, ainsi que l'évaluation de la perte d'ouïe et la recherche des causes de la surdité. 250 pages

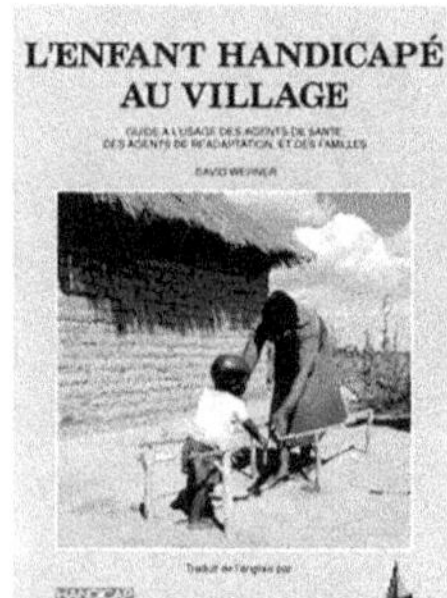

L'enfant handicapé au village

par David Werner. Ce livre traite des handicaps les plus courants chez les enfants. Il propose des techniques de rééducation et explique comment fabriquer divers équipements à faible coût. Il met l'accent sur la manière d'aider les enfants handicapés à jouer un rôle et à être acceptés dans la communauté. 672 pages.

Pour commander des livres en anglais ou en espagnol, ou pour en savoir plus sur notre travail, contactez-nous à l'adresse suivante :

Hesperian Health Guides
2860 Telegraph Ave.
Oakland, California, 94609
USA

tél : (510) 845-4507
Courriel : bookorders@hesperian.org
www.hesperian.org